다해선생의 자연의원리 강의록(신장 방광편)

6

玄鑑의 정기로 새 文明의 밭을 갈다

玄聖의 쟁기로 새 文明의 밭을 갈다 6 - 다해선생의 자연의 원리 강의록

발행일 | 단기 4353년(서기 2020년) 6월 10일
지은이 | 다해 표상수

펴낸이 | 표건우
펴낸곳 | 화평제
구입문의 | 화평제

출판등록 | 단기 4346년(2013년) 10월 30일(제2013-87호)
주소 | 서울시 관악구 남부순환로1675 금정 B/D 3층 302호
홈페이지 | 자하생식 효소찜질(https//pyohoon1.modoo.at/)
전화번호 | 02-872-6067
팩스번호 | 02-872-6069

값 35,000원

ISBN : 979-11-951942-3-0 04040
ISBN : 979-11-951942-0-9 (전6권)

玄聖의 정기로
새文明의 밭을갈다

다해선생의 자연의원리 강의록(신장 방광편) 6

들어가는 글

자연의 원리 강의록 『현성의 쟁기로 새 문명의 밭을 갈다』 시리즈 전 6권을 마무리 짓는 본서 「신장·방광편」에서는 현시대를 살아가는 많은 사람들이 겪고 있는 질병인 신장·방광이 허약해짐으로 인하여 혈액이 탁해지고 신장 기능이 나빠지는 과정들을 자연의 원리, 생명 원리의 관점에서 심도 있게 집중적으로 다루었다.

우리 몸속 혈액이 정상적인 생명 온도를 유지하지 못하였을 때 나타나는 수많은 통증과, 혈액이 탁해짐으로써 야기되는 염증의 원인을 이치로 규명하고, 그 해결책을 제시하였다.

아울러 신장과 방광이 건강할 때의 본성(성격)을 알아보고, 반대로 신장·방광이 허약할 때, 즉 병이 났을 때 정신적·육체적으로 어떠한 성격들이 나타나는지도 본편에서 세세하게 다루었다.

현대의학은 한번 나빠진 신장은 회복되지 않는다고 말하고 있다. 그리고 그에 대한 치료법으로 투석을 하거나 신장을 이식해야 한다고 한다. 이는 생명의 원리에 어긋난 이론으로 바른 방법이라 말할 수 없다. 본 강의록에서도 언급했듯이 현성의학에 따르면 그 사람의 6장 6부 중에서 신장·방광이 제일 허약해지면 석맥(石脈)이 나타나는데, 맥을 개선하면 신장이 나빠졌다 하여도 회복되는 속도가 약간 느릴 뿐 회복할 수 있다고 분명하게 말하고 있다.

현성의학은 신장이 허약하여 석맥이 나왔으니 석맥을 고치라고 말한다. 석맥이 고쳐지면 신장과 방광의 기능이 회복되어 건강한 사람으로 돌아가는 것이다.

이 책에서는 석맥을 고치는 방법을 구체적이고 다각적, 반복적으로 알기 쉽게 이야기하듯 전개한 점이 특징이다. 이 시대의 대표적 질병인 당뇨, 고혈압, 각종 암, 중풍 등은 신장이 병드는 것과 밀접한 관계가 있으며, 일체의 모든 염증의 원인도 신장과 관련이 있음을 본 강의록에서는 설명하고 있다.

더 나아가 피가 식고 탁해져 생기는 류마티스, 루푸스 등 각종 희귀병도 신장이 허약해지는 것과 밀접한 관련이 있다고 보고 있다. 그 이유는 이러한 병자들이 석맥을 가지고 살고 있기 때문이다. 지금 창궐하다시피 하는 대상포진과 통풍도 신장을 건강하게 하고 본래의 생명 온도를 회복할 수만 있다면 어렵지 않게 해결되는 병이다.

지금 천만 명이 넘는 사람들이 탈모(脫毛)로 인해 고통 받는다고 한다. 탈모 환자의 80% 이상이 석맥이 나오기 때문인데, 현성의학에서는 신장·방광을 튼튼하게 하면 탈모도 개선될 수 있음을 분명하게 말하고 있다.

본 강의록에서는 이 시대의 최대 난제 중 하나인 치매와 조현병(정신

질환)에 대해서도 그 원인과 증상, 대처방법에 대해 알기 쉽게 설명하였다. 특히 치매의 원인을 규명하고, 그 개선책을 제시한 점이 주목할 만하다 하겠다.

중풍에 대해서도 원인별 증상과 치유하는 방법을 단계별로 설명했는데, 여기에서 사관침법, 구궁팔괘침법, 황제내경침법과 자석테이프 보법을 사용하여 중풍을 4단계에 걸쳐 완전하게 다스리는 방법과 순서를 다뤘다.

앞서 출간한 간·담편, 심·소장편, 심포·삼초편, 비·위장편, 폐·대장편 등 5권의 책을 통해 많은 내용을 다루었던바, 신장·방광에 대해서는 1편인 간·담편에서부터 이미 반복적으로 다루어 왔던 부분임을 감안하여 본서 자연의 원리 강의록 6편에서는 종합적으로 정리하는 개념으로 짜였다.

본서에 우리 민족 3대 경전 중 『천부경』과 『삼일신고』에 대해 해설한 내용을 수록했다. 그동안 매 기수 강의 때마다 『천부경』과 『삼일신고』에 대한 질문이 있었고, 거기에 대해 부분적인 설명만 했었는데, 이번에 지면을 할애하여 강의한 것을 수록하게 됨을 밝히니, 한민족의 위대한 경전의 가르침을 살펴보시길 권한다.

자연의 원리 강의록 완결판인 시리즈 6편 『현성의 쟁기로 새 문명의 밭을 갈다(신장·방광편)』을 펴내는데 여러 일꾼의 노고가 있었다. 강의록 시리즈 1편 간·담편(2011년 발행) 때부터 편집을 맡은 주경자 선생을 팀장으로 하여 주인숙 선생이 전체적인 교정과 색인을 맡아서 수고해 주었고, 조안나 선생이 보이지 않는 곳에서 여러 일을 처리해 주었다. 그 밖에도 여러 도반의 관심과 도움으로 이 책이 출간하게 되었음을 지면을 통해 고마운 마음을 전한다.

단기 4353년(서기 2020년) 경자(庚子)년 입춘절(立春節)에
충북 음성 화평제(和平齊)에서
다해 표상수

일러두기

1. 본 강의록은 2008년 10월에서 12월까지 진행된 제33기 요법사반 강의 내용을 책자로 펴낸 것이다. 요법사 교육은 봄과 가을 각각 한 차례씩 1년에 두 번 진행된다.

2. 본권은 자연의 원리 강의록 시리즈 중에서 마지막 편인 신장·방광에 관련된 내용에 몇 가지 항목을 추가하고 전체의 내용을 총정리해서 내는 것이며, 이로써 자연의 원리 강의록 6권이 완결된 것이다.

3. 본문 내용 중, 학생이 묻고 선생이 답한 것은 질문과 대답으로 표시했다. 선생이 묻고 전체 학생이 답하였을 때 선생이 한 질문에 대해서는 따로 표시하지 않고, 학생이 답한 것은 괄호 표시로 구분하였음을 알려둔다.

4. 제4강에 우리의 경전인 『천부경』과 『삼일신고』 해설본을 함께 실었다.

차 례

제3강 신장 방광 石脈편

천부경(天符經), 삼일신고(三一神誥)

신장 방광 石脈편 제1강

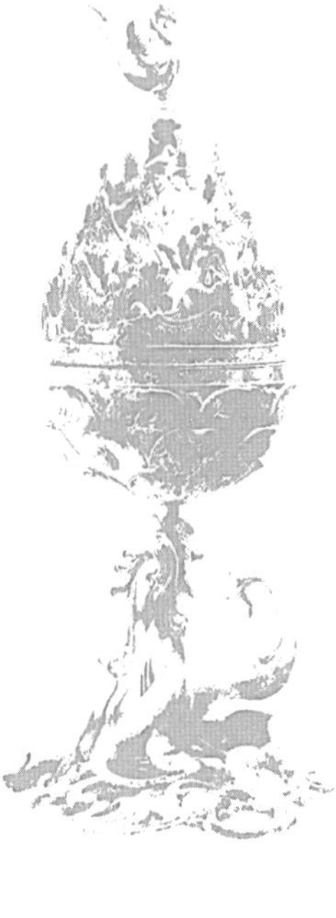

신장 방광 石脈편 제 1 강

신장·방광편을 시작하며

이번 시간부터 우리가 공부할 내용은 자연의 원리를 갈무리하는 수기(水氣), 즉 신장과 방광에 관한 내용입니다. 현대의 학문은 한번 망가진 신장은 회복이 불가능한 것으로 단정 짓고 있습니다. 신장이 망가지면 외부의 힘을 빌려 투석을 하거나, 다른 사람의 건강한 신장을 이식하는 것 외엔 그 치료법이 없다고 합니다.

이것은 곧 신장이 왜 나빠지는지 그 원인을 분명하게 알지 못할뿐더러, 나빠진 신장의 기능을 회복할 방법이 없다는 말과 같습니다.

우리는 이번 신장·방광편을 통해서 신장·방광이 크게 태어난 사람과 작게 태어난 사람을 구별함은 물론, 6장 6부 중에서 신장·방광이 제일 허약할 때 나타나는 석맥(石脈)과 그 석맥이 나타나는 원인을 규명하고, 허약해진 신장·방광에 다시 힘을 불어넣어 건강하게 하는 방법을 배울 것입니다.

또한 신장·방광이 건강할 때의 본성은 어떤지, 또 반대로 신장·방광이 허약하여 병났을 때 육체적, 정신적으로는 어떠한 증상들이 나타나는지도 살펴볼 것입니다. 정신(미친)병과 치매에 대해서도 포괄적으로 공부하여 그에 대한 예방법과 대처하는 방법에 대해서도 배울 것입니다. 아울러 중풍에 대해서도 함께 공부해 보는 시간을 갖도록 하겠습니다.

그럼 다 같이 인사합시다. 안녕하세요?

진도 나가기 전에 질문 받겠습니다.

질문 : 식중독은 보통 무더운 여름에 생기는 것으로 알고 있었는데, 요즘은 가을이나 겨울에 더 많이 생기는 것 같습니다. 중학생인 조카아이가 있는데 여름에는 괜찮다가 10월 중순인 지금 아이들이 식중독에 장염 등이 생겨 그 학교가 비상이 걸리고 난리인데, 왜 이런 현상이 일어나는지 궁금합니다.

대답 : 그러한 현상이 일어나는 제일 큰 원인은 첫째 사람들의 뱃속 생명 온도가 식어서이고, 두 번째는 너무 싱겁게 먹어서 각종 세균이나 바이러스 등에 대한 저항력과 면역력이 급격히 떨어져서 생기는 것으로 볼 수 있습니다. 세 번째는 물과 음식에 문제가 있어서일 겁니다.

부연해서 말씀 드리면 뱃속의 생명온도가 식는 이유는 대부분의 사람들이 여름 내내 냉장고 속에 들어있는 음료수와 과일 그리고 아이스크림과 얼음을 갈아서 만든 팥빙수 등으로 몸속 내장 안에서 적정하게 유지되던 따뜻한 생명온도를 급격히 떨어트리고 있습니다.

또한 더운 공기를 마셔야 할 시기인 여름부터 초가을까지 에어컨 찬바람을 마시기 때문에 몸속이 식어 생명온도는 내려갈 수밖에 없습니다. 이런 생활을 반복하게 되면 모든 장기(臟器)의 기능이 떨어지게 되고, 저절로 면역력도 약해지는 것은 불 보듯 뻔한 것입니다.

싱겁게 먹어서 그렇다는 것은 누구나 다 알고 있듯이, 건강한 사람의 몸속에 흐르는 혈액과 소화액을 포함한 분비물속에 0.9%의 염분이 들어있다고 합니다. 그리고 건강한 사람이 배설하는 분비물과 소변에도 0.9%의 염분이 함유되어 있다고 합니다. 이렇듯 몸속에 염분을 충분히 머금고 있어야 소화액을 포함한 모든 생명물질을 원활하게 생성하고 분비할 수 있게 되는 것입니다.

특히 소화액인 위액(胃液)의 주성분은 염산(鹽酸), 소화효소, 점액 이렇게 세 가지인데, 염산은 음식물 속에 들어있는 세균이나 바이러스, 박테리아 등을 살균하여 부패나 발효를 막고, 곤죽을 만들어 흡수가 잘 될 수 있는 상태로 만듭니다.

염산(鹽酸)의 염자는 소금이라는 뜻입니다. 즉 체내에 소금이 부족하면 위액이 제대로 분비되지 않는다는 말과 같고, 음식물 속에 따라들어오는 온갖 세균과 바이러스 등을 살균하지 못하고, 소화에 상당한 장애가 일어난다는 말과 같습니다. 이때 여러 종류의 세균 중에서 소량의 세균이 섭취하는 물이나 음식에 들어있다면 식중독이 일어날 확률이 높아지겠죠?

질문 : 그럼 소금을 어느 정도 섭취하는 것이 적당하겠습니까?

대답 : 사람과 계절에 따라 차이가 있겠습니다만, 성인 기준 하루에 소변과 분비물 등으로 배설되는 양이 2,000cc 정도 된다면 염분이 대략 18g 정도 빠져 나간다는 계산이 나옵니다. 매일 18g의 염분이 몸 밖으로 빠져 나간다면, 최소한 18g의 소금을 매일 먹어야 현상유지가 된다는 말과 같습니다.

여름철에 땀을 많이 흘려 물 섭취량이 늘고, 수박 등 과일 등을 많이 먹게 되면 수분 섭취량과 배설량이 3,000cc 정도는 훌쩍 넘어가게 되는데, 이때는 0.9%×3,000cc=27g 정도의 소금을 섭취해야 현상유지가 된다는 이치가 성립됩니다.

그런데 현실은 어떻습니까? WHO(세계보건기구)는 하루 2~5g 정도의 소금을 섭취하라고 권고하고 있고, 대한민국 정부와 대부분의 전문지식인 집단들은 이를 따라야 한다고 목소리를 높이고 있습니다. 그리고 대부분의 사람들도 소금을 마치 독극물로 취급하고 있는 실정이 되었습니다.

그러면 아까 질문하신 그 학교 급식을 담당하는 식당으로 가봅시다. 일단 조리실 내부와 식재료의 청결 상태는 나름 우수하다고 보고, 영양사 선생이 매뉴얼대로 염도계로 염도를 측정해서 짜면 안 되니까 대략 싱겁게 조리할 겁니다.

만에 하나 조리된 음식 속에 미세한 세균 등이 묻어 있다면 우리 학생들은 지난 여름부터 에어컨 찬바람과 찬 음료수, 아이스크림 등으로 몸속 위장 등이 식어 있고, 식사 전후에 찬물을 마실 것 아닙니까?

체온이 1°C 떨어지면 저항력과 면역력이 30% 떨어지고, 체온이 1°C 올라가면 저항력과 면역력이 30% 상승된다는 속설이 있습니다. 그래서 요즘은 여름보다 가을과 초겨울에 식중독이 빈번하게 생기는 이유가 여기에 있습니다.

염분의 절대량이 부족하여 혈액속의 염분 함량이 0.9% 미만이 나온다면, 방금 설명한 대로 위액 속의 염산이 묽어지면서 소화력과 세균 등을 살균하는 작용이 떨어져 음식물이 부패하거나 발효가 일어나 식중독을 유발할 수 있습니다.

질문 : 신종플루나 사스 등 독감 같은 전염성 호흡기 질환이 생기는 것도 같은 관점으로 보면 되겠네요?

대답 : 그렇습니다. 세균이나 바이러스 등이 전염되는 경로는 크게 세 종류로 볼 수 있습니다. 첫째는 오염된 물과 음식으로, 즉 입을 통해서 이고, 두 번째는 공기를 타고 들숨 할 때, 즉 코를 통해서 전염되는 호흡기 질환 같은 것이 있고, 세 번째는 접촉을 통해서 일어나는 파상풍이나 모기 등의 곤충이나 동물에 의해 전염되는 수십 종류의 전염성 질병이 있습니다. 이외에도 다른 원인에 의한 것도 있을 겁니다.

그 중에서도 지금 질문하신 감기나 독감과 같은 호흡기 질환이 생기는 가장 큰 원인은 몸이 추워서 생기는 것입니다. 몸이 추워지면 생명온도가 식어 인체의 모든 기능이 떨어지는데, 그 중에서도 아주 중요한 세균과 바이러스에 대한 면역력이 떨어져 각종 세균이나 바이러스의 숙주가 될 가능성이 높아집니다. 이때는 몸을 따뜻하게 하여 정상적인 체온을 유지하는 것이 중요합니다.

두 번째는 6장 6부가 허약하여 각종 세균과 바이러스에 대한 저항력이 떨어져 생기는 것이 있는데, 이때는 살균제 역할을 하는 염분을 충분히 섭취하고, 체질과 맥에 맞춰 섭생을 하면 됩니다.

각종 바이러스에 의한 호흡기 질환과 독감에 대하여 완전무결하게 다스리는 방법을 심포·삼초 구삼맥편에서 상세하게 설명해드렸는데, 참고하시면 되겠습니다.(심포·삼초편 378~423쪽 호흡기 질환인 각종 감기 고치는 방법 참조)

질문 : 두통이 심해서 머리가 지끈거리고, 눈알이 뻑뻑하여 빠질 듯이 아픈 것은 왜 그렇습니까?

대답 : 통증이 있다. 즉 아프다는 것은 그곳이 식었다는 것입니다. 두통이 생기는 원인은 여러 가지가 있는데, 눈알이 빠질 듯이 아픈 것은 대개 석맥 인영 4~5성으로 양교맥의 병입니다. 지금 같은 경우는 삼초경과 방광경으로 냉기가 흘러 식는 것으로 봐야 합니다.

이때는 머리에 모자를 쓰거나 곡식자루 찜질로 따뜻하게 보온하고 짠맛과 떫은맛을 충분히 먹으면 해결됩니다. 만약 석맥이 나오고 인영이 크다면 방광경의 지음과 신맥혈을 사하고, 자석테이프 보법으로는 신장경의 조해, 수천, 태종혈에 붙입니다.

질문 : 앞머리(이마)가 무겁거나 아플 때는 위경맥이 식어서 그런 겁니까?

대답 : 그렇습니다. 과식하거나 찬 것을 많이 먹으면 위장이 식는데, 그 냉기가 위경맥을 따라 흐르기 때문에 두통이 생기면 앞머리(이마)가 아픕니다. 그러니 위장이 허약한 사람은 소식하고 찬 것을 피해야 합니다.

이렇게 전두통(前頭痛)이 생길 때는 배(복부)를 따뜻하게 하고 위장을 영양하는 단맛의 식품을 먹어야 합니다. 또한 담경은 머리의 측면을 지나가기 때문에 간·담이 허약하면 편두통이 생기므로 이때는 신맛으로 해결합니다.(심포·삼초편 133~154 두통 참조)

갱년기의 여성은 호르몬 주사를 맞아야 하는가?

질문 : 갱년기(폐경기)에 여성들이 보통 호르몬 분비를 위해 주사를 맞는데, 이 주사를 계속 맞아야 하는지요?

대답 : 갱년기에 접어들었을 때 먼저 호르몬 분비가 잘 안 되는 이치를 알아야 합니다. 일생을 사계절로 본다면 봄과 여름을 지나고 장하

(長夏)를 지나 갱년기는 1년 중 가을로 접어드는 시간대로 볼 수 있습니다.

가을로 접어들면 초목(草木)은 꽃을 피우고 열매를 맺기보다는 이미 성장한 열매를 영글게 하여 결실을 맺도록 하는 기운을 형성합니다. 마찬가지로 여성들이 폐경기에 접어들면 생리하고 수태하게 하는 생명물질(호르몬) 분비를 서서히 줄여나가도록 심포·삼초 생명력(相火氣)이 조절하는 시기입니다.

질문 : 그렇다면 여성 호르몬 주사를 계속 투여할 경우 나중에 나쁜 결과를 초래할 수도 있겠네요?

대답 : 그럴 수도 있습니다. 호르몬 주사를 맞는 것은 내 몸에 호르몬 분비량이 적다고 공장에서 대량으로 만들어낸 인공 화합물을 몸속에 투여하는 것이기 때문에 문제 될 수도 있습니다. 사실 우리가 간과하는 것이 내 몸에 꼭 필요한 호르몬이라면 내 몸 스스로가 만들어내도록 자기 자신이 노력하는 것입니다. 따라서 체질에 맞는 섭생과 함께 몸을 따뜻하게 하고, 운동을 해서 몸을 건강하게 유지시키는 것이 가장 중요합니다.

공장에서 대량으로 생산한 약을 몸속에 투여하는 것은 일시적으로 증상을 완화시킬 뿐, 자신의 6장 6부를 건강하게 하는 것과는 전혀 무관합니다. 인체가 필요로 하는 모든 생명물질 호르몬은 우리 몸속에 있는 6장 6부와 그 하부기관에서 만들게 되어 있습니다. 그래서 예나 지금이나 우리의 어머니와 할머니들이 골고루(육미) 먹으라고 말씀하시는 이유가 바로 여기에 다 포함되어 있는 것입니다.

그리고 폐경기 때가 돼서 여성 호르몬 분비가 저절로 줄어들면 내 육체가 가을을 맞이하는구나, 내가 나이를 먹긴 먹었나보다 생각하고, 그런 현실을 인정하고 그에 맞게 본인 스스로가 건강관리에 노력을 기울여야 합니다. 섭생은 매운 것과 짠 것을 기본으로 하고, 자신의 체질과 맥에 맞춰서 섭생하면 됩니다. 특히 이때는 덥지도 않은데 몸에서 땀이 난다거나 한열왕래, 즉 열이 올랐다 내렸다 하는 몸짓이 수시로 반복되기 때문에 체온유지에 각별히 힘써야 합니다.

질문 : 체온유지라 함은 어떻게 하는 것을 말합니까? 사실 갑자기 열이 확 오르고, 땀이 나고 식을 때 몸이 으스스 떨리고 감기에도 잘 걸리거든요.

대답 : 갑자기 몸에서 열나고 덥다고 찬물을 벌컥벌컥 마시는 경우가 있는데, 이때 땀이 더 나는 것을 다들 경험해 봤을 겁니다. 땀으로 수분이 빠져나갔기 때문에 그만큼 갈증이 바로 오는 거예요.

이때는 오히려 미지근하거나 따뜻한 물을 마시는 것이 체온유지에 몇 배 너 유리합니다. 그리고 외출할 때 얇은 면티 같은 속옷과 가벼운 겉옷을 준비하는 것이 좋습니다.

갑자기 열이 훅하고 오르면서 땀이 날 때, 젖은 속옷을 갈아입으면 체온유지가 되어 몸이 얼마나 편안한지 즉시 느끼게 될 겁니다. 가벼운 겉옷은 다 아시다시피 열이 오를 때는 벗고, 몸이 식어 으스스 떨릴 때 걸치면 체온유지가 되어 감기도 예방됩니다.

간염 예방접종은 있는데, 신장염과 대장염 등의 예방접종은 왜 없는가?

질문 : 간염 예방접종을 해야 한다고 하는데 꼭 해야 하는 겁니까?

대답 : 예방접종을 하는 것보다 우선은 간을 건강하게 하고, 간에 염증이 생기지 않도록 하는 것이 더 중요합니다. 대부분 염증(炎症)은 염분,

즉 소금기가 부족해서 생긴다고 했습니다.

A형 간염과 C형 간염은 금극목 하여 간 기능이 저하되어 현맥이 나올 때 생기는데, 이때는 신맛과 짠맛을 충분히 먹어야 합니다. 그리고 B형 간염은 간 기능이 항진되어 목극토 하여 홍맥이 나올 때 생기므로, 이때는 단맛과 매운맛, 짠맛을 먹습니다.

간염 예방접종을 한다고 해서 '간이 튼튼해지고 건강해졌다'라는 확증은 없는 것으로 알고 있습니다. 염증 예방접종을 하는데 왜 간염에만 예방접종을 합니까? 이왕 하려면 폐렴, 대장염, 신장염, 방광염, 위염이나 피부염, 관절염, 비염 등 기타 모든 염증 같은 것에도 예방접종을 해야 하는 것 아닙니까.

그리고 왜 간염에만 A형, B형, C형이 있고, 다른 장부의 염증에는 A형, B형, C형이 없을까요? 오장에 다 있어야 하는 것 아닙니까? 그런데 오직 한가지의 염증만 있는 걸까요? 이것은 간염에 관한 연구만큼 인체의 다른 장기의 염증에 대해서는 연구되지 않았음을 보여주는 것으로, 연구를 게을리 한 것은 아닌지, 또 왜 그런 것인지 생각해볼 만한 문제입니다.

다시 말씀드리자면 간 기능이 저하 됐을 때 생기는 염증이 A형 간염과 C형 간염이라 했는데, A형 간염은 간 기능이 약간 저하됐을 때를 말하고, C형 간염은 간 기능이 더욱 악화됐을 때 생기는 염증을 말합니다. 또한 간 기능이 이상 항진됐을 때도 염증이 생기는데, 이게 바로 B형 간염입니다.

질문 : 어떻게 그렇게 단정할 수 있나요?

대답 : 그럼 단정을 해야지 추측을 합니까? 자연은 근원적 이치가 있

으므로 이치에 합당하게 인식하고 말할 수 있어야 합니다. 생명의 원리도 마찬가지입니다. 즉 밤은 어둡고, 낮은 환하다. 이렇게 말하고, 여름은 덥고, 겨울은 춥다고 말하면 되는 것입니다. 세포를 포함한 모든 물질은 뜨거우면 늘어나고, 추우면 오그라드는 것이 자연의 이치입니다.

그런데 요즘 사람들은 밤이 되어 어두운 것 같아요. 낮은 환한 것 같아요. 또는 여름이라 더운 것 같아요. 겨울이라 추운 것 같아요. 이런 식으로 말을 합니다.

다시 부연해서 말씀드리자면, A형 간염은 현맥 1성이 나옵니다. 정경의 병으로 간의 기능이 약간 나빠진 경우입니다.

C형 간염은 현맥 인영 4~5성 이상 나옵니다. 기경8맥(奇經八脈)의 병으로 간의 기능이 현격히 나빠진 상태입니다.

이 두 가지 간염은 금극목(金克木) 하여 현맥(弦脈)이 나오기 때문에, 그 사람의 6장 6부 중에서 폐와 대장은 실하고, 간과 쓸개는 허약한 상태를 말합니다. 이 사람은 짠맛과 신맛 그리고 쓴맛도 좋아할 수 있습니다. 그래서 맥을 모르는 상태에서는 이렇게 단정적으로 말할 수 없는 것입니다.

다음 B형 간염은 간과 쓸개의 기능이 이상 항진됐을 때의 염증입니다. 간의 기능이 항진되면 당연히 금극목을 못하고, 목극토가 되어 홍맥이 나옵니다. 이때는 그 사람의 6장 6부 중에서 간·담은 실하고 폐·대장과 비·위장은 허약한 상태입니다. 이 사람은 단 것과 맵고 짠 것을 좋아합니다.

이렇듯 폐·대장이 허약할 때의 염증은 모맥이 나오고, 폐와 대장이 실할 때의 염증은 현맥이 나온다고 단정적으로 말할 수 있는 것입니다.

다른 장부의 염증도 마찬가지입니다.

그러나 일체 모든 염증은 염분(鹽分)이 부족해서 생기는 것이므로 짠 맛의 식품을 충분히 먹는다면 염증으로부터 해방될 수 있습니다.

역사에서 패자(敗者)들의 기록은 삭제되었다

그래서 학문과 이론은 현실과 다른 경우가 많다고 하는 것입니다. 그 어떠한 이론이라 할지라도 그것이 정론이 된다는 보장이 없으므로 우리는 그것이 경우와 이치와 사리에 합당한지, 혹은 어긋나는지를 분별할 줄을 알아야 합니다.

인류 대부분 역사만 봐도 당시에 득세했던 승자(勝者)들의 주장을 기록으로 남기지 않았습니까? 그것이 바로 지금 남아있는 역사 기록인 것입니다. 당연히 패자들의 기록은 대부분 삭제되고 소각됐다고 해도 무방합니다.

기록된 역사가 모두 진리가 될 수 없을뿐더러, 전체적인 진실을 기록했다는 보장도 없습니다. 학문 또한 당시에 득세하던 권력자들과 학자들의 주장이 정설이 되고, 그것을 바탕으로 이론이 정립되고, 또 그것으로 다음 세대들을 교육합니다. 그것이 지금 우리 청소년과 청년들이 배우고 있는 교과서라고 보면 됩니다.

현시대의 승자는 누구입니까? 자본주의하에서의 승자는 기필코 자본가가 될 수밖에 없습니다. 아무리 훌륭한 학문과 기술이라도 자본가의 이익에 반하면 그것은 세상에 나올 수 없고 도태되기 마련입니다.

정신집중 하는 연습, 골(骨)에 글쓰기

질문 : 정신집중을 연습할 때 골속에 글씨가 잘 써지지 않고, 자꾸 눈 앞에서 써지는 것 같은 것은 왜 그렇습니까?

대답 : 정신집중. 골속에 확철대오(確哲大悟)를 그릴 때는 먼저 전신에서 힘을 다 빼고, 세상만사를 다 놓고, 육체가 없어졌다고 한 그 생각을 잡아서 오로지 골속에 글씨만 써야 합니다.

그런데 생각을 꽉 잡지 못한 상태에서, 한편으로 다른 생각도 하면서 글씨를 쓰게 되면 잘 안 써집니다. 또 전신에서 의식적으로 힘을 다 빼고 세상만사를 다 놓으면 마음이 편안해져 잠이 오는 경우가 있는데, 이때도 글씨가 잘 써지지 않습니다.

세상만사를 다 놓으라고 했지 정신까지 놓으라고 하지는 않았습니다. 잠에 빠지지 말고 잠이 온다고 생각하는 그 생각까지 똑바로 잡아서 골속에 글씨만 써야 합니다.

그리고 인영맥이 4~5성 이상 너무 크거나 좌우 인영맥의 크기가 다를 때도 글씨가 바르게 써지지 않습니다. 그러므로 인영·촌구 네 개의 맥을 바루게 하는 것은 정기신이 바른 사람이 되는 기본이 되는 것입니다.

또한 골속에 글씨만 쓰라 했는데, 골 밖으로 글씨가 나가는 것은 호흡이 고르지 않거나 아직 집중력이 충분치 않아 그럴 수 있습니다. 머리 밖에서 글씨가 써지고 있는 것은 생각으로 쓰지 않고, 눈으로 쓰고 있는 경우일 것입니다. 이때도 눈이 없다고 생각하고, 그 생각을 잡아서 해골속 중앙에 한 획씩 쓰는 겁니다.

정신집중을 꾸준히 연습하는 것은 자기 자신을 위해 매우 중요한 기초가 되는 수행입니다. 골에 글을 쓰려면 골속에 글을 쓸 수 있는 정신이 집중된 상태여야 합니다. 글을 쓸 수 있는 상태가 되지 않고는 절대 바르게 써지지 않습니다. 즉 정기신이 집중되어야지만 글쓰기가 제대로 된다는 애깁니다. 천천히 그리고 꾸준히 하는 것이 중요합니다.

질문 : 골속에 글자가 한 획씩 써질 때마다 머릿속에서 소리가 나는 것 같고, 머리가 뽀개지는 것처럼 아픈 것은 왜 그런 것입니까?

대답 : 그것은 그 사람이 과거에 수련이나 수행 중에 장시간 너무 집중하고 있을 때 머리에 탁기나 냉기가 들어가서 그런 것일 수 있습니다. 특히 건강하지 않은 상태에서 인당이나 백회, 풍부, 뇌호 등 독맥에 의식을 집중한다든지, 추운 곳에서 장시간 수행하게 되면 독맥을 타고 냉기가 흐르게 되는데, 누적된 냉기가 머릿속에 잠복해 있는 상태에서 집중된 의식으로 글씨를 쓸 때 지금과 같은 증상이 나타날 수 있습니다.

이때는 골에 글쓰기를 하는 것보다 몸을 많이 쓰는 노동이나 하체운동을 꾸준히 해서 몸을 튼튼하게 하는 것이 먼저입니다. 이렇게 해서 만들어진 따뜻하고 건강한 기운으로 몸속의 냉기나 탁기를 정화하면, 내 몸 입장에선 훨씬 더 유리하겠지요. 또 몸이 따뜻하고 유연해야 집중도 잘 되고 글씨도 더 뚜렷하게 써집니다.

인영맥이 촌구맥 보다 4~5배 이상 크고 몸에 냉기가 많은 사람도 이러한 현상이 나타날 수 있는데, 이때는 들숨 할 때만 한 획씩 천천히 써보세요. 처음 하는 분들은 한 번 쓰는데 5분 이상 넘어가지 않도록 하고, 짧게 자주 하는 것이 좋습니다.

산행하다 발목 등을 접질리거나 삐었을 때

질문 : 등산을 하다가 발목이 삐어 절뚝거리며 잘 걷지 못하던 사람을 지나가던 사람이 그 자리에서 침을 딱 놓으니까 바로 일어나 멀쩡히 걸어가는 것을 본 적이 있었는데, 우리도 열심히 노력하면 그렇게 하는 게

가능할까요?

대답 : 그럼요. 발목은 수기인 신장·방광이 지배하는 곳입니다. 신장경의 조해, 수천, 태계, 태종혈과 방광경의 지음, 신맥, 복삼, 곤륜혈을 내경침법으로 2사1보 또는 1보2사를 하면 즉시 효과를 볼 수 있습니다. 평소에 발목이 잘 삐는 사람이라면 그 자체가 석맥이 있다는 증좌이기 때문에, 짠맛이 있는 식품을 잘 먹어줘야 합니다. 맥을 모를 경우에는 접질린 발목 부위에 방광경의 신맥혈과 신장경의 조해혈에 침을 쓰면 좋습니다.

또 산침으로 다친 부위나 통증이 있는 부위에 침을 놓는 방법도 있습니다. 보통 무릎이 아프면 무릎 부위에 침을 놓는데, 무릎을 보면 무릎 정 가운데로 위경맥이 흐르고, 안쪽으로는 간경이, 바깥쪽으로는 담경이 흐르게 됩니다. 그 경맥을 찾아서 여러 개를 놓는 것이 산침(散針)입니다. 그렇게만 해도 상당한 효과를 볼 수 있어요. 침법에서 효과가 좋은 혈자리는 12경맥의 종시(終始)혈과 기경팔맥을 통제하는 혈, 사관혈, 기타 주요 혈사리가 있습니다.

모맥 증상과 석맥 증상이 나오는 학생

질문 : 제가 예전부터 가르치던 학생이 화형인데, 초등학교 6학년 때부터 갑상선 항진증이 있고, 혈뇨가 나오고, 축농증에 비염과 아토피가 있고, 귀가 안 좋아서 잘 못 듣는 증상들이 있습니다. 병원에서는 약을 먹고 반드시 저염식을 해야 한다고 했다는데, 이때는 어떻게 해야 합니까?

대답 : 지금 그 학생은 화형 체질에서 생길 수 있는 모맥과 석맥 증상, 즉 금수(金水) 쪽이 허약할 때의 제 증상이 한꺼번에 몰려서 나타나고 있습니다. 화형은 심·소장에 비해 폐·대장과 신장·방광이 허약합니다.

이런 경우 아이가 어렸을 때부터 약한 장부를 영양하는 매운맛과 짠맛의 음식을 입맛대로 충분히 먹었으면 아무 일도 없었을 겁니다.

질문 : 그 학생이 짠 것을 정말 좋아한다고 합니다.

대답 : 당연히 좋아하지요. 목마른 사람이 물을 찾듯, 본능적으로 몸에 필요한 걸 찾는 거예요. 하여튼 맵고 짠 것을 피하라고 하는 학자들 말만 맹신하면 곤란한 겁니다. 사실 자연의 원리에서 하는 말들은 기존 현대의학에서 하는 이야기와는 상반되는 경우가 많습니다.

대부분이 몸속의 생명력과 자연의 이치를 보지 않고, 그 증상을 보고, 거기에 이름을 붙이고, 그 이름인 병명에 맞춰 제약회사에서 나오는 인위적인 약을 써서 증상을 완화하려고만 하니 한계가 있는 겁니다.

그 아이만 보더라도 체질이 심·소장이 큰 화형이니까 화극금 하여 폐·대장이 약하고, 수극화를 못해 신장·방광이 허약한 제 증상이 많이 나오는 게 당연하잖아요. 그런데 증상만 보고 병명에 따른 치료를 받으러 여기저기 다니다 보니 근본적으로 개선되는 일이 없는 거예요. 비염과 귀, 축농증은 이비인후과로, 혈뇨는 신장내과로, 갑상선 항진증은 내분비내과로, 아토피는 피부과로 여기저기 치료받느라 고생이 이만저만이 아닙니다.

병원에서 치료한다고 하지만 가만히 보면 약으로 고칠 수 있는 것이 거의 없습니다. 각설하고 그 경우는 골고루에다 떫은맛에 매운맛과 짠맛을 주식, 부식, 간식으로 먹으면 됩니다.

갑상선 저하증과 항진증

질문 : 그러면 갑상선 문제는 어떻게 하면 됩니까?

대답 : 어떻게 하긴요? 갑상선을 건강하게 하면 되지요. 지금 시대처

럼 찬 것을 많이 먹으면 몸속이 식어서 호르몬을 생성하고 분비하는 기능에 문제가 생기기 쉽습니다. 이때 맥을 보면 급하고 빠르게 뛰는데, 이것은 몸속에 염증이 있고, 냉(冷)하다는 증거입니다.

그래서 내 몸 안에 있는 생명력을 따뜻하고 건강하게 하기 위해서는 찬 우유, 찬 음료수, 빙과, 찬 과일 등 일체 찬 것을 멀리하고, 갑상선이 있는 목을 스카프나 목도리로 따뜻하게 보온하는 것이 중요합니다. 떫은맛은 기본으로 먹고 체질과 맥대로 다스리면 됩니다.

질문 : 항진증도 있고 저하증도 있는데, 이때는 어떻게 해야 합니까?

대답 : 항진이든 저하든 모두 심포·삼초의 대표적 역할인 생명력의 조절능력이 떨어졌기 때문입니다. 조절능력이 회복되면 항진된 것은 그 기운을 줄여서 균형을 맞출 것이고, 저하된 것은 그 기운을 보충하여 균형을 이룰 것입니다.

이것도 결국 생명력이 조절하는 것이니까, 떫은맛이나 담백한 맛으로 영양을 해서 그 조절하는 힘을 만들면 되는 거예요. 이때 현맥이면 신맛을, 석맥이면 짠맛을, 모맥이면 매운맛을 보충해서 섭취해야 합니다.

질문 : 그러면 화형인 그 아이에게 생식을 권유할 경우 금생식과 수생식을 주면 되는지요? 그리고 기간은 어느 정도 걸린다고 해야 하나요?

대답 : 거기에 떫은맛인 상화생식을 추가하면 더 좋고, 기간을 딱 정할 수는 없습니다. 몸이 아픈 것도 천층만층이라 때에 따라서는 6개월을 한 후 좋아질 수도 있고, 어떤 사람은 한 달만 했는데도 좋아졌다고 하거든요.

어린 학생에게 생긴 갑상선은 큰 병이 아니고 심포·삼초가 약해진 경우입니다. 수기(水氣)인 신장·방광과 폐·대장인 금기(金氣), 간·담인 목기(木氣)의 관계도 있지만, 아직 어린아이이므로 그냥 체질대로 화형이니까 맵고, 짜고, 떫은맛을 주면 됩니다.

화형은 대개 맵고 짠 것을 좋아합니다. 그러므로 일체 이유 없이 그 아이가 좋아하는 것을 먹이라는 거예요. 병명을 고치려 하지 말고 허약해졌으니까 튼튼해지도록 영양하고, 반드시 운동하라는 겁니다. 병명이나 증상을 고치려 하는 것보다, 몸을 튼튼하고 건강하게 하는 것이 더 중요합니다.

아이들이 밖에서 뛰어놀고, 고추장(매운맛)에 밥 비벼 먹고, 된장국(짠맛)에 밥 말아 먹던 시대에는 갑상선이니 아토피니 루푸스니 하는 질병이 뭔지도 모르고 살았습니다. 자본에 종속된 현대문명이 우리 아이들뿐만 아니라 전 인류를 병들어가게 하고 있습니다.

항문에서 피가 나오는 경우

질문 : 지인이 일주일째 항문으로 피가 나와서 병원에서 처방해 준 약을 먹고 있는데, 아직도 피가 멈추지 않고 계속 나오는 경우는 어떻게 해야 합니까?

대답 : 항문에서 피가 나올 때는 몇 가지 원인이 있습니다. 우선 항문에 있는 혈관이 터지거나, 직장이나 대장에 있는 혈관이 터져서 생길 수 있습니다. 이것은 모두 모맥 증상이므로 매운맛을 먹어야 합니다. 그리고 지금도 출혈이 진행되고 있다면 우선 지혈을 해야 합니다. 이때는 쓴맛과 단맛을 먹는데, 특히 단맛을 많이 먹으면 일단 지혈이 됩니다. 지혈이 되면 대장과 직장, 항문을 튼튼하게 하는 매운맛과 떫은맛을 장기간 꾸준히 먹고, 찬 것을 피하고 항상 배를 따뜻하게 해야 합니다. 찜질할 때 곡식자루를 활용하는 것도 좋은 방법입니다.

질문 : 병원에서는 매운 것을 피해야 한다고 했다는데요.

대답 : 모든 환자에게 매운 것과 짠 것을 피하라고 하는 것은, 곧 밥을 먹지 말라고 하는 것과 같습니다. 모맥이 나오고, 폐·대장과 직장, 항문 등이 약한 사람은 예외 없이 얼큰한 맛이 필요하고 대개 좋아합니다. 그래서 이런 사람들은 매운맛을 즐겨 먹게 됩니다. 그런데 이런 근본적 원리를 모르는 사람은, 이 사람들의 식습관이 매운 것을 많이 먹어서 나빠진 것으로 착각한다는 거예요. 물구나무서서 세상을 보는 것과 진배없습니다.

폐·대장을 영양하는 음식으로는 매운맛, 비린맛, 화한맛이 있습니다. (폐·대장편 284~285 참조)

드문 경우인데 구맥이 나오는 사람이 항문에서 피가 나오는 것도 있습니다. 대변을 다 보고 나서 마지막에 깨끗한 피가 나오는데, 주르륵 뚝뚝 떨어진다고 합니다. 소장에 있는 혈관이 터져서 피가 나오는 것으로, 이때는 맥대로 쓴맛과 단맛을 먹습니다.

석맥으로 인한 요통, 턱 관절통, 팔이 빠지는 것, 손바닥의 색깔

질문 : 오랫동안 요통으로 고생하고 있는 지인이 있어 맥을 봤는데, 석맥이 나오고 맥이 굉장히 빠르게 뜁니다. 이런 경우 순소금을 언제까지 먹어야 하나요?

대답 : 석맥이 나온다는 것은 지금 그 사람의 6장 6부 중에서 신장과 방광이 제일 허약한 상태이고, 맥이 굉장히 빠르다는 것은 몸이 차고 염증이 있다는 것입니다. 이때는 기간을 정하지 말고 석맥이 없어질 때까지 깨끗하고 좋은 순소금이나 짠맛 나는 식품을 꾸준히 먹고, 몸을 따뜻하게 해야 합니다. 짠맛이 그만큼 많이 필요하다는 얘기예요. 그리고 신장·방광을 튼튼하게 하는 운동을 해야 합니다. 아무리 오래된 요

통도 짠맛으로 영양하고, 허리 돌리기 운동을 허리에서 열이 생길 때까지 매일 30분 이상 천천히 그리고 꾸준히 하면 요통에서 벗어날 수 있게 됩니다.

질문 : 석맥 인영 4~5성 이상이면 팔이 잘 빠진다고 했는데, 그러면 턱뼈가 어긋나서 소리가 나는 사람은 왜 그런 건가요?

대답 : 턱뼈에서 딱딱 소리가 난다거나 떠걱떠걱 소리 나는 경우도 석맥 증상입니다. 턱은 신장·방광이 지배합니다. 요즘은 하도 싱겁게 먹어서 뼈와 힘줄, 인대가 약해져서 턱이 내려오고 소리 나는 사람이 많아요. 어깨뿐 아니라 고관절, 무릎, 골반 뼈와 견갑골 등에서 소리 나는 사람도 부지기수입니다. 이처럼 뼈, 힘줄, 인대 등은 신장·방광이 지배하므로 짠맛을 충분히 먹어줘야 합니다. 그래서 순수한 소금이 절대적으로 필요하게 된 겁니다.

그런데도 작금의 현실은 짠맛의 음식을 기피하는 사람이 많아져 신장 기능이 점차 허약해지는 상황으로 치닫고 있습니다. 그로 인해 피가 탁해지고 면역력이 약해져 석맥으로 오는 병이 창궐하고 있는 추세입니다. 각종 식중독과 바이러스성, 세균성이라고 하는 것은 사실 전부 짠 것을 피하고 싱겁게 먹어서 생기는 거예요. 이런 현실에서 자연의 원리를 공부하신 우리 요법사 선생님들의 말을 듣고 직접 실천하시는 분들은 지금보다 건강하게 살 수 있는 길이 열린 것입니다.

자연의 원리에서 하는 말을 경시하고 서양에서 건너온 이론만 믿고, 맹목적으로 따라가면 참담한 결과를 초래할 수 있다는 걸 본인 스스로가 자각해야만 합니다. 장차 자연의 원리가 인류를 건강하게 하고 행복하게 하는 획기적인 방법이 되어 모두가 지금보다 건강해지도록 실천하는 생활문화로 자리매김할 것으로 기대하고 있습니다.

질문 : 저는 손바닥이 노란색인데, 손바닥 색깔에도 오행이 있는지요?

대답 : 있습니다. 손바닥이 노란색이면 어디가 안 좋은 거예요? (비·위장) 위장이 허약한 것이니 단맛의 식품이 필요합니다. 그리고 손바닥이 지나치게 빨갛다면? (심·소장) 희다면? (폐·대장) 검으면? (신·방광) 푸른색이 감돌면? (간·담) 그렇게 보면 되는 겁니다. 손바닥이 얼룩얼룩하거나 두 가지 이상의 색이 섞여 있다면 심포·삼초가 약한 것으로 보는 겁니다.

요법사 스스로 자신이 어떤 사람인지 실감을 못 하고 있다

지금 자연의 원리를 공부하고 있는 여러분들은 지난 3개월 동안 너무 빠른 시간에 어마어마한 것들을 거머쥐어서 본인 스스로가 어떻게 변모했는지 실감이 잘 안날 겁니다. 세상의 금은보화를 한 트럭 가진 것보다 더 큰 것을 가졌는데, 그걸 실감하지 못할 뿐이에요.

여러분께서 배운 내용은 이 책(자연의 원리 교재)과 지금 여러분들이 받아 적고 있는 노트에 다 들어있습니다. 그러니까 이 교재를 50번 이상 소리 내어 읽으세요. 그러면 문리(文理)는 저절로 트이고, 내용은 노래하듯 입에 달라붙게 됩니다.

지금 일반 서점에 가보면 온갖 의서나 건강 관련 서적들이 즐비하게 놓여 있는 것을 보셨을 겁니다. 예를 들어, 당뇨병에 관한 책만 해도 산더미입니다. 그런데 책 내용대로 해도 당뇨병이 안 낫잖아요. 그래서 병이 해결되지 않으니까 또 책을 쓰는 겁니다. 만약 어떤 책에 나와 있는 내용대로 해서 병이 나았다면 더는 다른 책은 필요 없는 거예요. 육체적, 정신적 또는 심리적으로 생기는 병이 해결되었다면 그대로 하면 되니까, 병을 고치기 위해 다른 방법을 찾을 필요가 없다는 거예요. 그런데 안 되니까 계속 연구하고, 세미나 하고, 논문과 책을 쓰는 겁니다.

의학(醫學)은 6장 6부를 뿌리로 하는 정기신(精氣神)에 기인하며, 이 안에서 1센티만 벗어나도 그건 이미 의학이 아닙니다. 사람의 만사와 만병의 근원은 6장 6부의 음양 허실 한열 이 안에 있는 것입니다. 일체의 감정이나 감각, 마음도 모두 이 안에서 일어나기 때문에 정기신을 바르게 하는 것이 무엇보다도 선행되어야 합니다.

그리고 정기신을 바르게 하는 구체적인 실천방법이 바로 육기섭생법을 실천하는 것입니다. 그렇게 정기신을 바르게 한 다음에 우리의 최종 귀착점은 평맥을 만들고, 잠재능력을 계발하여 살기 좋은 세상을 건설하는 온전한 사람이 되는 것입니다. 먼저 마음을 맑히고 정신을 집중하여 확철대오(確哲大悟) 하는 것입니다. 확철대오 없이 무슨 능력을 얻고 행사하는 것은 신통(神通)이 된 것이지 깨달음과는 거리가 먼 것입니다.

깨달음은 무엇인가? 깨달음을 얻으면 무엇이 좋은가?

질문 : 선생님 깨달음이 무엇입니까? 또한 깨달음을 얻으려면 어떻게 해야 하는지요? 그리고 깨달으면 뭐가 좋은가요?

대답 : 깨달음은 무엇이고, 깨우치려면 어떻게 해야 하는가? 나도 잘 모르겠는데요. 참으로 어렵고도 쉬운 질문입니다.

깨달음이란? 여러 차원이 있겠지만 쉽게 말하면 보편적으로 이치에 합당하고 사리가 분명한 진리(眞理)를 본 것을 말합니다.

깨달은 자란? 즉 각자(覺者)란 진리를 본 사람이죠? 깨달음의 세계에도 천층만층 구만 층이 있다는 것을 알아야 합니다. 여기에서 진리란 영원불변의 원리와 참된 이치를 말하는 것입니다.

그동안의 깨달음은 소수 특정인의 전유물처럼 상징화되어, 일반 대중들에겐 근접하기 어려운 경지에 도달하는 것이라 여겨졌습니다. 그러나 남녀노소를 불문하고 깨달을 수 있는 시대가 도래했습니다.

예를 들어 참된 이치란 모든 물질은 뜨거우면 늘어나고, 식으면 굳고 오그라든다는 것이지요. 겨울은 추우니까 따뜻하게 하고, 여름은 더우니까 시원하게 해야 한다는 것을 아는 것도 깨달은 것입니다. 또 하루는 낮과 밤이 있는데 낮에는 낮에 맞게 살고, 밤에는 밤에 맞게 사는 것이 좋다는 것을 아는 것입니다.

낮과 밤은 왜 생기는 것이냐? 빛이 있어서 그렇다는 것을 아는 것이지요. 지구는 항상 빛을 발하는 태양을 중심에 두고 공전과 자전을 하며 도는데, 빛을 발하는 태양과 마주하면 밝은 낮이 되고, 등지면 어두운 밤이 된다는 이치를 아는 겁니다.

보통 사람들이 살아가는 데 있어서 진리란 간단하고 명료합니다. 누구나 그렇구나! 하고 바로 알 수 있고, 그 누구도 부정할 수 없는 원리와 이치가 바로 진리입니다.

이러한 이치를 깨달았다면 먼저 해야 하는 것이 바로 자기 자신을 건강하게 하는 것입니다. 만약 간(肝)이 병들어 현맥이 나오는 사람이라면, 간을 영양하는 신맛이나 고소한 맛으로 섭생하고, 튼튼해지도록 운동하여 현맥을 고쳐서 건강을 회복하는 것을 아는 것이 깨달은 것이라 할 수 있습니다.

이처럼 깨달은 것을 실천하여 병든 간을 건강하게 하고 현맥을 고쳤다면 욕하고, 심술부리고, 폭언하고, 죽이고 싶던 사나운 마음이 순하고, 너그럽고, 인자하고, 생육하고 희망적인 사람으로 변하는데, 이것은 현맥이 나오는 사람의 간(肝) 입장에서는 성불(成佛)한 것입니다. 이렇듯 사람이 좋아지도록 하는 바른 방법이야말로 진정한 진법(眞法)입니다.

참된 이치는 자연의 원리, 우주의 원리, 생명의 원리를 말하는데, 이것을 표현하는 방식은 다양합니다. 선가(仙家)나 불가(佛家)에서 표현하는 방식과 도가(道家)나 유가(儒家) 또는 기독교를 기반으로 한 서학(西學)에서 표현하는 방식이 있는데, 결국 같은 근본(根本)을 서로 다른 용어로 표현했다는 것을 알 수 있습니다.

자연의 원리에서는 음양중(삼태극), 사상(하통지리), 오행(상통천문), 육기(중통인사)론으로 우주, 자연, 사람의 근본을 꿰뚫어 살펴보고 실천(實踐)을 통해 참된 이치를 터득한다고 보는 것입니다. 그 구체적인 실천방법으로는 그동안 여러 차례 이야기한 7대 완전한 자연섭생법이 있습니다.

그리고 깨달으면 뭐가 좋으냐고 질문하셨는데, 한마디로 지금보다 더 기쁘고, 즐겁고 자유로워집니다. 또한 자기 자신과 다른 사람에게 좋은 일을 할 수 있는 사람이 될 수 있습니다.

진리를 본 사람은 자기가 먼저 무엇을 해야 하는가? 이것이 중요한데, 우선 자기 자신의 정기신을 바르고 건강하게 할 수 있어야 한다는 겁니다. 육체적, 정신적으로 건강하면 호연지기가 저절로 발현됩니다.

그러나 육체적, 정신적으로 병이 나면 몸 쓰기를 회피하고, 자기합리화하는데 시간을 허비하고, 공상 망상, 과대망상, 의심, 분노, 책임 전가, 원망, 두려움, 자포자기, 무례함, 초조, 불안 등의 비정상적인 감정이 수시로 표출되어, 자기 자신에게도 다른 사람에게도 나쁜 영향을 주게 됩니다.

그러므로 자신의 정기신이 바르고 건강한 상태가 되어야, 만사(萬事)를 경우와 이치와 사리에 맞게 보고, 생각하고, 말하고 행동할 수 있게 되는 것입니다.

매일, 매시 항상 이렇게 하는 것이 결코 쉬운 일이 아니나 각자가 노력한다면 지금보다 더 좋은 삶을 영위할 수 있을 것입니다.

흔히 재물을 잃으면 조금 잃은 것이고, 명예를 잃으면 많이 잃은 것이며, 건강을 잃으면 인생의 전부를 잃은 것이라고 말합니다. 그러면서 건강이 최고다, 무엇과도 바꿀 수 없는 것이 건강이다, 10년만 젊었어도 원하는 것을 얻을 수 있다고도 합니다.

이 말은 곧 건강해야 재물이든, 명예든, 깨달음이든 자신이 얻고자 하는 것을 얻을 수 있다는 것을 사람들이 무의식중에 알고 있다는 것을 보여줍니다.

한마디로 깨닫든 깨닫지 못하든, 재물이 있든 없든, 남녀노소 누구든지 그 사람이 건강해야 그러한 사람들로 이루어진 건강한 가정과 사회가 만들어지게 되고, 더 나아가 건강한 국가와 세상이 건설되는 것입니다. 이것을 우리가 한번 해보자는 겁니다.

맥이 명확하지 않은 경우

질문 : 맥이 넓게 퍼져 있는 것 같으면서 가운데에 실처럼 가늘고 긴장감이 있는 느낌이 있는데, 이런 맥도 있습니까?

대답 : 실제 그런 맥을 봤다면 질문자가 상당한 집중력을 만들어냈다고 볼 수 있습니다. 지금 질문하신 내용 중에 넓게 퍼져 있는 맥은 화극

금을 해서 생긴 모맥입니다.

이 모맥이 오래되면 병의 진행 방향이 금극목의 방향으로 가기 때문에 실처럼 가늘고, 길고, 긴장감이 있는 현맥이 생성되는데, 그 과정의 맥을 본 것입니다. 이때는 아직 완전한 현맥이 아니기 때문에 모맥으로 보고 매운맛으로 먼저 다스려야 합니다.

질문 : 인영맥이 큰 사람인데, 맥이 힘이 없고 홍맥 같기도 하고 석맥이 들어있는 것도 같으며, 촌구맥에서는 현맥이 뛰다가 다시 구삼맥이 뛰는데, 이렇게 도무지 구분이 안 될 때는 어떻게 봐야 합니까?

대답 : 맥을 아주 잘 보고 있는 겁니다. 약이나 영양제 등을 복용 중이거나 장부 등의 절단 수술이 있을 때는 맥이 명확하지 않을 수 있습니다.

그리고 지금처럼 구분이 잘 안 될 때는 그 사람의 사관(합곡과 태충)에 자석테이프(MT)를 붙이고 10분이나 20분 정도 기다렸다가 맥을 다시 보면 뚜렷하게 구분이 되는 경우가 있습니다.

여러분이 맥을 보는 실력이 없는 것이 아니고, 다만 정신집중이 잘 안 됐다거나 그 사람 몸이 현재 맥이 명확하지 않은 상태에 놓여 있을 때도 있다는 것을 숙지하고 있어야 합니다.

또한 홍맥 같기도 하고, 석맥이 들어있는 것 같을 때는 토극수가 진행되는 경우일 수 있습니다. 지금 질문하신 맥상을 진정(眞正)으로 보았다면 맥 공부가 일취월장하여 상당히 이뤄진 겁니다. 이때는 육합혈을 눌러보는 방법도 고려할 수 있습니다.(비·위장편 249~251쪽 참조)

이렇게 여러 가지 형태의 맥상이 나온다고 하여도 복잡하게 생각하거나 걱정하실 필요가 없어요. 인영·촌구 네 곳의 맥 중에서 제일 큰 맥이 무엇인지 알면 되는 것입니다. 나머지 작은 맥은 일단 무시해도 됩니다.

질문 : 비타민 C나 종합비타민을 장기간 복용한 사람도 맥이 명확하지 않습니까?

대답 : 비타민 C는 신맛이니까 토형이나 금형 같은 경우에는 웬만큼 먹어서는 맥이 크게 변하지 않습니다. 종합비타민은 과일, 야채, 곡물 등 음식물에 들어있는 특수한 물질만을 추출해서 만들어 놓은 것이므로, 일반 식품과 비교하면 그 기운이 강하다고 볼 수 있습니다.

따라서 체질이 목형인 사람이 비타민 C를 장기간 먹었다면 맥에 변화가 올 수 있으므로 맥이 명확하지 않을 수 있습니다. 다만 오미(五味)가 골고루 다 들어있는 종합비타민이라면 무난할 것입니다.

질문 : 천연 재료를 쓴 것이 아니라 화학 약품으로 만든 것도 있거든요.

대답 : 인공 화합물로 만든 것은 별로입니다. 그런 것을 장기간 복용할 경우, 일체 우리 몸을 이롭게 하지 않아요. 천연재료로 만든 비타민 같은 것이 있을 겁니다. 음식물 속에서 어떠한 성분을 추출해서 만든 것이기 때문에, 그 맛이 골고루만 들어있으면 크게 탈이 안 납니다.

신맛인 비타민 C는 간·담을 좋게 하니까 토형이나 금형들, 특히 금기가 있는 사람들은 항상 금극목을 하는 상태이므로, 그 사람들에게는 신맛이 강한 비타민 C가 좋습니다. 천연 구연산 같은 것도 식품인데, 그런 것도 일정 부분 현맥인 사람한테는 좋습니다.

하지만 홍맥이나 모맥이 나오는 사람이 그런 신 것을 먹었다면 굉장히 안 좋아질뿐더러 장기간 복용할 경우, 나중에는 위장에 궤양이나 구멍이 날 수도 있습니다.

사람의 체질을 고려하지 않고 비타민 C가 좋다고, 너도나도 먹으면 토형이나 금형한테는 좋은 먹거리가 될 수 있으나, 목형이나 화형에게는 치명적인 손해로 작용한다는 것을 알아야 합니다.

자연적인 것과 인위적인 것의 차이

그러면 자연적(自然的)인 것과 인공 화합물 같은 인위적(人爲的)인 것을 한번 살펴봅시다.

가령 노란색을 띠고 있는 오렌지, 감, 참외, 바나나, 호박 등 이런 것들이 가지고 있는 노란색을 먹었을 때 우리의 소화기관인 장부(臟腑)는 이러한 색도 소화흡수를 합니다. 소변을 봐 보면 노란색이 안 나와요. 마찬가지로 수박, 붉은 고추, 파프리카, 토마토 등을 먹었다고 해서 소변이 붉은색이 나오지 않습니다.

그러나 비타민제나 다른 영양제 등을 먹어보면 아주 소량을 복용했다 해도 소변 색깔이 바로 노랗게 변하는 것을 볼 수 있습니다. 이것은 장부에서 소화흡수가 안 됐다고 볼 수 있어요. 우리의 장부는 자연적인 것은 그 색깔이 어떠하든 흡수를 해서 몸에서 사용합니다. 그것이 곡식이든 과일, 야채, 육류, 생선이든 또는 천연 한약(韓藥)재 속에 들어있는 색깔까지 포함합니다.

그런데 인위적인 화합물 속에 들어있는 수많은 종류의 비타민제와 영양제 또는 기타 치료제 속에 들어있는 색은 왜 흡수를 안 할까요? 이것은 생명의 원리로 볼 때 해롭거나 아니면 색이 분해가 안 되어 우리의 장부 능력으로는 도저히 소화 흡수를 할 수 없으므로 소변으로 그냥 나가는 것으로 봐야 합니다.

누구나 겪는 맥 공부의 어려움, 그리고 해소법

질문 : 맥 공부가 처음에는 쉽고 재미있었는데 갈수록 만만치 않습니다. 이를테면 제가 아는 분의 맥을 봤는데, 인영에서 굵으면서 단단한 이것이 석맥 같은데 아닌가? 헷갈립니다.

그리고 촌구맥에서 현맥 같기도 하고 구삼맥 같기도 한데, 확신할 수 없는 것이 큰 어려움인데 어떻게 해야 합니까?

대답 : 네 군데의 맥을 보고 인영맥이 큰지 촌구맥이 큰지를 비교 확인하는 것은 어렵지 않은데, 처음 공부하는 과정에서 현맥, 구맥, 홍맥, 모맥, 석맥, 구삼맥, 즉 오계맥을 구분하는 것은 누구나 겪는 어려움입니다.

처음 입문하여 맥진법을 전수받는 과정에서는 맥을 못 봐서 어려운 것이 아니고, 경험이 짧다 보니 자신 스스로 석맥이면 석맥이다 라고 단정 짓기가 어려운 것입니다.

맥을 볼 때는 먼저 생각을 단순화해야 합니다. 상대방이 어떤 맥이 나올까? 또는 어떤 증상이 있을까? 예단이나 예상하지 말고, 일단 맥의 느낌(形象)만 보는 것이 중요합니다.

그런 다음에 살펴본 맥이 길쭉하고 단단하고 바둑돌 같은 석맥 같은지,

굵고 넓고 부드럽고 완만한 홍모맥 같은지,

가늘고 길고 긴장감이 있는 현맥 같은지,

연하고 말랑말랑한 구맥 같은지를 비교해 볼 수 있습니다. 지금 질문하신 그분의 맥이 석맥 같다고 하셨습니까?

학생 : 네. 단단한 석맥 같았는데 제가 자신이 없어서 그렇습니다.

대답 : 그 상태라면 맥 공부는 7~8부 능선을 오르고 있는 것으로 볼 수 있습니다.

골에 글씨를 써서 정신을 집중하는 연습을 꾸준히 해야 합니다. '확철대오 대자대비 환골탈태 전지전능(確哲大悟 大慈大悲 還骨奪胎 全知全能)' 이 16자를 2번씩 32자를 쓰는데 보통 5~6분 정도 걸립니다. 이것을 하루에 5회 정도 써보세요, 5분씩 5회. 세상만사를 다 내려놓고, 전신에서 힘을 완전히 빼고, 생각을 잡아서 골속 중앙에 한 획씩 글씨만 쓰는 겁니다.

맥을 볼 때는 세상만사를 다 내려놓고 전신에서 힘을 완전히 빼고 엄지손가락에 느껴지는 맥상(혈관의 형상)만 보는 거예요. 맥은 본 사람이 제일 정확하게 아는 것이지, 보지 않은 사람은 모르는 것입니다.

지금부터는 살펴본 맥이 석맥 같으면 석맥이다 라고 말하면 되는 것입니다.

홍맥 같으면 홍맥이다 라고 말하세요.

그리고 현맥 같으면 현맥이다 라고 말하세요.

구맥 같으면 구맥이다 라고 말하세요. 그런 다음에 그 맥에 따른 정신적, 육체적 제 증상을 확인해 보고, 그 맥을 다스리는 음식, 운동, 호흡 등을 처방하면 됩니다.

맥을 잘 보았는지 확인하는 방법

학생 : 그럼 석맥 같으면 신장·방광이 허약하니 짠 것을 먹으라 해도 되는 겁니까?

대답 : 당연히 그렇게 해야 합니다. 다만 초심자들은 자신감이 부족하

기 때문에, 자신이 본 맥이 정확한 것이 아닐 수도 있다고 걱정할 수 있습니다. 이것을 보완하기 위해서 상대방에게 물어서 확인하는 방법도 있습니다.

(1) 맥을 보고 인영·촌구 네 곳 중 제일 큰 맥이 석맥 같으면 신장·방광이 허약하므로, 허리에 문제가 있습니까? 발목, 종아리 통증이 있습니까? 후두통, 귀, 소변에 이상, 탈모, 생식기의 이상, 각종 염증, 두려움과 공포증, 엄살, 부정하고 반대하는 등 신장·방광이 허약할 때의 제 증상을 물어봐서 확인을 하는 겁니다.

그리고 석맥이 나오는 사람은 단 것은 별로이고 짠 것을 좋아합니다. 가령 김, 된장찌개, 간장게장, 김치찌개, 젓갈, 수박, 장아찌, 장조림 등을 좋아하고 맛있게 먹을 수 있는데, 그렇지 않습니까? 라고 물어봐도 됩니다.

(2) 만약 인영·촌구 네 곳 중 제일 큰 맥이 홍맥 같으면 비·위장이 허약하기 때문에 무릎에 이상이 없습니까? 트림은 없습니까? 속이 쓰리지 않습니까? 입술이 갈라지고 허물이 생길 수 있습니다. 허벅지 이상, 살이 트고 위장, 췌장, 당뇨, 입과 입술의 이상, 개기름이 흐르고 구취, 뒤꿈치에 꾸덕살이 생기거나 갈라질 수 있습니다.

정신적으로는 공상 망상하고, 호언장담하고, 거짓말하고, 의심하고, 의처증, 의부증, 게으르고, 반복해서 말하는 등 비·위장이 허약할 때의 제 증상을 물어봐서 확인하는 것입니다.

홍맥이 나오는 사람은 대개 신 것은 별로이고 단 것을 좋아합니다. 귤이 좋습니까? 감이 좋습니까? 라고 물어보세요. 본인이 본 맥을 확인하는 방법입니다. 홍맥이면 십중팔구 귤은 싫고 감이 좋다고 말합니다. (비·위장편 363~365쪽 비·위장을 영양하는 음식 참조)

⑶ 맥을 보고 좌우 인영·촌구 네 곳 중 제일 큰 맥이 모맥 같으면, 대장은 어떠세요? 변은 잘 보십니까? 항문에 이상은 없습니까? 이렇게 물어봐도 됩니다.

그렇다고 하면 매운맛이 필요하다고 말해 주고, 계속해서 얘기를 나누는 거예요. 피부가 약해질 수 있습니다. 손목은요? 가슴에 팽만감, 비염, 기침, 천식, 축농증, 변비, 치질, 치루, 폐병, 폐암, 과호흡증, 대장무력, 대장염, 대장암, 직장암 등이 생기는 것은 폐와 대장이 허약해서입니다.

정신적으로는 무기력, 우울증, 의욕 상실 등 폐·대장이 허약할 때의 제 증상을 물어봐서 확인을 하는 겁니다. 이렇게 물어보는 것은 치료하기 위해서가 아니고, 허약해진 장부의 기능을 회복하기 위해서입니다. 그렇게 하기 위해서는 먼저 매운맛과 비린맛이 있는 음식으로 영양을 해야 합니다.(폐·대장편 284~285쪽 폐·대장을 영양하는 음식 참조)

⑷ 인영·촌구 네 곳 중 가장 큰 맥이 현맥 같으면 대개 근육통이나 근육경련이 생길 수 있습니다. 발에 쥐 나는 거 있습니까? 눈이 시리고 눈물이 자주 나지 않습니까? 이렇게 상대방에게 물어보면서 확인하는 방법으로, 이때 서두르지 말고 천천히 해야 합니다.

그리고 현맥이면 다음과 같은 증상들이 생길 수 있습니다. 눈에 이상, 소화불량, 편두통, 목구멍, 편도선, 고관절에 이상, 발에 이상, 잠꼬대, 몽유병, 이 갈고, 닭살, A형과 C형 간염, 담석, 새벽에 복통, 간암, 가래, 사시, 늑막염 등의 육체적 증상과 함께 정신적으로는 노하기를 잘하고, 소리 지르고, 폭언하고, 폭력적이고, 약 올리고, 심술부리는 등 간·담이 허약할 때의 제 증상을 물어봐서 현맥인지를 확인해 가는 겁니다.

현맥 같으면 단맛 나는 참외보다는 신맛 나는 자두가 맛있습니다.(간·담편 342~347쪽 간·담을 영양하는 음식 참조)

(5) 인영·촌구 네 군데의 맥을 보고 제일 큰 맥이 구맥 같으면 심장 부위 통증이나 혹은 땀이 많이 납니까? 팔꿈치 관절에 이상, 위 팔뚝, 어깻죽지, 날개 뼈(견갑골)에 이상, 숨차고, 고혈압이나 얼굴이 붉어집니다. 혀에 이상이 생길 수 있습니다. 가슴이 두근두근하거나 여성일 경우 하혈, 습관성 유산이나 불임증이 있을 수 있습니다.

정신적으로는 화를 잘 내거나 신경질적이고, 반말하고, 무례하고, 꿈이 많고, 집중력이 없고, 오전과 여름에 더 심하고 등 심·소장이 허약할 때의 제 증상을 물어봐서 확인하면 됩니다.

구맥일 때는 쓴맛 나는 음식이 좋습니다. 상추, 쑥갓, 더덕, 도라지 등 쌉쌀한 맛이 좋습니다.(심·소장편 397~399쪽 심·소장을 영양하는 음식 참조)

(6) 인영·촌구 네 곳 중 제일 큰 맥이 구삼맥 같으면 6장 6부 중에서 심포·삼초가 허약한 것인데, 이때도 마찬가지입니다.

구삼맥 증상으로는 손바닥에 땀이 나고, 손이 열나고, 허물 벗고, 주부습진, 손바닥이 갈라지거나 열이 올랐다 내렸다 하는 한열왕래, 가슴이 두근거리는 심계항진, 임파액 뭉침, 관자놀이부터 지끈거리는 미릉골통, 주기나 양이 일정치 않은 생리곤란, 찔끔거리며 시원치 않은 소변곤란 등이 생깁니다.

신경성 두통, 신경성 소화불량, 신경성 대장질환 등의 각종 신경성 질환과 햇빛 증후군, 꽃가루 증후군, 먼지 증후군 등 각종 증후군이 생깁니다. 요하통, 꼬리뼈통, 항상 피곤하며 무거운 짐을 진 것처럼 어깨가 무겁고, 팔이 올라가지 않는 등 어깨관절에 염증이나 이상이 생기는 것도 구삼맥 증상입니다. 통증이나 저림증이 여기저기로 이동하고, 모든 대사 작용에 이상이 생깁니다.

정신적으로는 초조하고 불안하며, 신경이 예민하고, 우울증, 울화가 치밀고, 이랬다 저랬다를 반복합니다. 집중력이 없고 산만하고, 부끄럽고 창피하다고 합니다. 요령을 피우고 잔꾀를 쓰며, 이간질 합니다. 늘 피곤하고 무기력하며, 각종 저항력, 면역력이 없습니다. 적응력이 약해서 환절기에 더 심합니다.

이렇게 구삼맥이 나와서 심포·삼초가 허약한 경우에는 떫은맛, 아린맛, 생내나는맛, 담백한맛이 있는 음식이 좋습니다.(심포·삼초편 470~472쪽 심포·삼초를 영양하는 음식 참조)

그리고 육합혈과 12모혈, 12유혈을 눌러봐서 확인하는 방법도 활용할 수 있습니다.(비·위장편 249~267쪽 참조)

질문은 다음 시간에 또 하기로 하고, 진도 나가기 전에 정신집중 하는 연습을 하겠습니다.

정신집중 하는 훈련 또는 연습

먼저 자세를 바르게 합니다. 목과 등, 허리를 반듯하게 펴고,

엉덩이와 의자를 바르게 합니다. 턱을 약간 당깁니다.

전신에서 힘을 다 빼고, 세상만사를 다 놓습니다. 완전히 놓으세요.

팔다리에서 힘을 다 빼고, 팔다리가 없다고 느끼세요.

가슴통과 배통에서 힘을 다 빼고, 가슴통과 배통이 텅 비어졌다고 느끼세요.

6장 6부에서도 힘을 다 빼고, 6장 6부가 없다고 느끼세요.

머리통 속에서 힘을 다 빼세요. 머리통 속이 텅 비어졌다고 느끼세요.

눈, 코, 입, 귀, 혀 오관에서 힘을 완전히 빼고, 오관이 사라졌다고 느끼세요.

다시 한 번, 전신에서 힘을 완전히 빼고, 육체가 있는지 없는지 모르겠다, 육체가 없다고 한 그 생각만 남았습니다. 남아있는 그 생각을 잡아서, 부려서 골속에 열여섯 자를 한 획씩 글씨만 쓰세요.(메트로놈 소리 똑-똑-똑-똑)

確 哲 大 悟

大 慈 大 悲

還 骨 奪 胎

全 知 全 能

5~6분 경과 후

그만 쓰시고, 삼매(집중된 상태)에서 나오는 연습을 하겠습니다.

세상만사를 다 놓으시고, 팔다리에서 힘을 빼세요.

팔다리가 편안하고 따뜻하다고 느끼세요.

몸속에 있는 6장 6부에서 힘을 빼고, 6장 6부가 편안하고, 따뜻하다고 느끼세요.

머리통 속에서 힘을 빼고, 머리 통속이 시원하고 맑아졌다고 느끼세요.

눈, 코, 입, 귀, 혀 오관에서 힘을 빼고, 오관이 편안하고 뚜렷해졌다고 느끼세요.

다시 한 번 전신에서 힘을 완전히 빼고, 전신이 편안하고, 따뜻하고, 평맥이 됐다고 생각하세요.

맑고, 따뜻하고

밝고, 환하고, 명랑한

완전한 사람으로

활짝!!!

깨어납니다.

세상만사를 완전히 다 놓는다는 것은, 그 순간 우아일체(宇我一體), 즉 우주와 하나가 된 것과 같은 것입니다. 골에 글쓰기를 할 때 지금처럼 16자 정도 쓰는 것을 기본으로 하고, 더 쓰고 싶을 때는 한번 더해서 32자까지 쓰세요. 이 정도까지는 괜찮습니다.

특히 초보자의 경우 여기서 더 욕심을 부려 32자 이상 쓰는 것은 절대 금물입니다. 30분 이상 쓸 경우엔 이상한 삼매에 빠져 부작용이 생길 수 있습니다.

만약 삼매에 빠져서 못 나오면 이상한 기운이 머리로 뻗친다든지, 머리띠를 두르거나 모자를 쓴 것처럼 답답하거나 멍해지기도 합니다. 그리고 명상할 때, 마음 수련한다고 오랜 시간 앉아서 삼매에 빠지는 경우도 있습니다. 이때 냉기가 들어가면 머리가 깨지는 것처럼 아프고, 머리에서 소리가 들린다든지 바람이 부는 것 같다든지, 물이 떨어지는 것 같은 여러 증상이 나타날 수 있는데, 이것은 삼매에서 깨어나지 못해 생기는 현상입니다.

이때는 방금과 같이 삼매에서 나오는 연습을 해서 확실하게 깨어나야 합니다. 눈을 꽉 감고, '내 몸속에 흐르는 기운이 맑아진다. 몸속에 있는 기운이 따뜻하다. 머리는 맑고 시원하다. 모든 굴레와 억압으로부터 해방된다. 밝고 명랑하고 완전한 사람으로 활짝 깨어난다.'를 되뇌는 겁니다.

이때 눈을 활짝 떠서 밝아지면 빠져나온 것입니다. 아직 밝지 않고 안개 같은 것이 남아있다면 완전히 걷어질 때까지 활짝 깨어난다를 반복하면 됩니다.

만약 신장에 병이 있다면?

지금부터 자연의 원리 석맥편 수기(水氣)에 대해서 공부하겠습니다. 만약 신장에 병이 있다면 가장 먼저 해야 할 일이 무엇이겠습니까? 약을 먹고, 주사 맞고, 투석하고, 신장 이식 수술을 받기 전에, 우선 신장과 방광이 허약해지는 원인과 허약해진 신장을 다시 건강하게 하는 방법은 무엇인지, 그리고 신장의 건강을 회복하기 위해 식사는 어떻게 하고, 호흡과 운동은 어떻게 하는 것이 좋은가를 먼저 생각(生覺)해야 합니다.

그 사람의 6장 6부 중에서 신장·방광이 제일 허약하면 석맥이 나오고, 그 원인은 토극수(土克水)라 했습니다. 신장과 방광에 병이 있다는 것은 자기 스스로 신장과 방광을 튼튼하고 건강하게 하는 생활을 하지 않은 것과 같은 것입니다.

그러면 자연과 사람의 수기(水氣)에 대해서 알아보도록 하겠습니다. 그리고 석맥이 나올 때 나타나는 정신적 증상과 육체적 증상에는 어떤 것들이 있고, 신장·방광이 지배하는 부위는 어느 곳인지도 함께 살펴보도록 하겠습니다.

수기(水氣)의 속성

그 전에 우선 수기를 살펴보겠습니다. 오행 안에서의 수기(水氣)는 물이지만, 자연 안에서의 수기, 즉 우주 안에서의 수기가 있습니다. 그리고 사람의 정기신(精氣神) 안에서의 수기는 육체 안에서의 수기와 기운, 정신세계 안에서의 수기가 있으므로 이를 각각 구분해서 봐야 합니다.

우주, 즉 천지자연이 생명을 만들어냈기 때문에 먼저 우주, 자연을 알아야 합니다. 자연에서의 수기(水氣)는 연(軟)하고, 말랑말랑하고, 맑고 깨끗하게 하려는 본성을 가지고 있습니다. 그 움직임은 흐름이고, 존재성은 고요함입니다. 또한 물은 더러움을 밀어내고 정화하여 깨끗하고 맑고 투명하게 하는 기운도 가지고 있습니다.

예를 들어 5리터 정도 되는 큰 유리그릇에 물과 흙을 한 컵 정도 혼합하여 휘저으면 물이 혼탁해집니다. 그러면 물이라는 본성은 어떻게 해서든 그것을 맑게 하려고 합니다.

그냥 가만히 놔두면 물보다 무거운 성분들은 가라앉고 가벼운 것들은 물 위에 뜨면서 물은 맑아집니다. 물은 무조건 맑고 연하게 합니다. 물 입장에서 다른 성분은 자꾸 밀어내려고 그래요. 그래서 그냥 놔두면 물만 남고 나머지는 밀어내게 됩니다.

이걸 우리 몸 안에서 보자면, 탁한 기가 들어올 때 탁한 놈을 밀어내려고 하는 본성이 바로 수기라는 겁니다. 이러한 수기는 우리 몸 안에서 오장(五臟) 중 신장과 방광에서 나옵니다.

끊임없이 나쁜 것을 밀어내고 자기 본질만 지키려 하는 신장과 방광에서 나오는 수기에는 우리 몸속에 흐르는 피를 맑고, 연하고 깨끗한 상태를 지키려 하는 본성을 가지고 있습니다.

지구에서 수기는 바다

그렇다면 지구에서 이러한 수(水) 기운(氣運)이 가장 많은 곳은 어디일까요? 바로 바다입니다. 지구 표면의 7할을 차지하는 바다는 짠맛으로 수기의 대표적 기운입니다. 특히 바닷물 속에 들어있는 대략 3.5% 정도의 소금 성분은 바닷물 속에 혼합된 현시대의 인류문명이 배출시킨 온갖 더러운 오염물질들을 받아들여 바다를 맑고 깨끗하고 정갈하게 하는, 즉 정화시키는 본성을 가지고 있습니다. 이러한 수기(水氣)가 지구 자연을 정화시킨다는 것입니다.

수기 중에서도 가장 강력한 소금은 썩는 것을 막아 줍니다. 현대 인류의 살림살이는 자연환경을 망가트릴 정도의 거대한 양의 오염원을 만들어내고 있습니다.

먼저 각 가정에서 배출하는 생활오수와 매일 사용하는 비누, 샴푸, 린스, 주방세제, 각종 세탁세제 등 수많은 오염물질을 방출합니다. 그리고 공장 폐수, 축산 분뇨, 수많은 자동차 배기가스, 난방기구와 공장의 분진, 미세먼지 등이 비가 내리면 빗물을 타고 흘러 강과 호수로, 최종적으로 바다로 흘러들어 갑니다.

그러면 소금이 이러한 오염물질과 바닷물이 혼합되지 못하게 밀어내는 작용으로 분해와 흡착, 정화과정을 거쳐 바다는 맑고 깨끗해질 수가 있는 것입니다. 그러나 너무나 많은 양이 전 지구적으로 바다에 버려지기 때문에 바다도 병들고 있습니다.

민물은 이렇게 안 되죠? 민물 호수에는 소금 성분이 없어서 그런 겁니다. 그래서 토기운인 한여름이 되면 온갖 것들이 뒤엉켜 녹조니 뭐니 하면서 물의 상태가 급격히 나빠지는 거예요.

4대강을 좋게 한다며 보를 쌓아 물길을 막고 강바닥을 파내고, 크고 거대한 깊은 물웅덩이를 만든 것이 4대강 사업이죠. 강물은 흘러야 하는데, 웅덩이로 가두어 놓으니 썩을 수밖에 없는 것입니다.

자연의 원리를 거스른 거죠. 강의 본성을 회복시키지 아니하고, 웅덩이 속에 가둬 놓은 물은 퇴적물이 쌓여서 여름이면 녹조에 시달릴 수밖에 없는 거예요.

1년 중 겨울, 하루 중 밤

수기는 1년 사시(四時) 중에서 추운 겨울입니다. 겨울은 아주 청량(淸涼)하고 맑은 기운을 가지고 있습니다. 1년을 오행의 기운으로 보면, 부드럽게 하여 싹을 틔우는 봄은 목기입니다.

뜨겁고 확산하여 꽃을 피우는 여름은 화기이며,

열매를 맺어 천지 기운을 통합하는 장하의 한여름은 토기이고,

영글게 하여 결실하는 가을은 금기이며,

저장하여 동면하는 겨울은 수기이고,

계절의 기운을 조절하고 연결하는 환절기는 상화기인데, 우리가 자연과 사람의 기운을 볼 때, 이것을 알고 있으면 자연의 힘을 전체적으로 이해하는데 큰 도움이 됩니다.

그리고 하루 중에서의 수기는 밤입니다. 이때는 모든 것이 차분하고 고요하게 가라앉아 있어요. 이때는 사람의 마음도 차분하고, 깊고 고요해집니다. 그래서 계획을 한다거나 글을 쓸 때, 연구한다거나 깊이 생각할 때, 혹은 깊은 명상이나 기도를 할 때는 대개 번잡한 낮보다 잠잠하고 고요한 밤에 하는 것이 보통입니다.

수기는 맛으로는 짠맛, 색으로는 검은색, 수(數)로는 1과 6, 방위로는 북쪽

음식의 맛으로는 짠맛, 지린맛, 꼬랑내 나는 맛이 수기입니다. 짠맛은 고유의 본성을 지키려는 성질이 있습니다. 본성을 유지하려면 다른 잡스러운 것들이 들어오면 안 되겠지요.

부패시키는 바이러스, 곰팡이, 세균 등이 들어오지 못하게 하는 것이 소금의 짠맛입니다.

인체의 면역력과 저항력은 오미(五味) 중에서도 짠맛을 기반으로 합니다. 이런 짠맛 중에 가장 강력한 맛을 가진 것이 바로 소금입니다. 큰 틀에서 보면 지구와 사람은 짠맛으로 볼 수 있습니다. 지구의 7할을 차지하는 바다가 짠맛이고, 인체도 70%가 물로 구성되어 소변과 양수, 인체가 분비하는 눈물과 땀을 비롯한 대부분의 분비물이 짠맛이기 때문입니다.

색깔로는 검은색, 암흑색이 수기에 속합니다. 우주의 생성과 관련된 것으로 여겨지며, 우주 대부분을 형성하고 있을 눈에 보이지 않는 물질을 두고 서양의 일부 학자들은 암흑물질이라 부르며 연구하고 있는데, 우리 선조들은 이를 하늘의 근원 물질이라 명명하고, 이것이 억겁을 돌고 돌아 혼돈(混沌)의 상태, 즉 현현(玄玄)한 깊고 그윽한 상태를 수기에 속한다 하였습니다.

그리고 이것이 수생목을 하고 목생화 하여, 화기의 대폭발(빅뱅)로 인하여 발생하는 파동(소리)과 빛이 함께 어우러져 우주의 광대한 공간과 대기의 하늘 공간을 빈틈없이 채우는데, 그것이 바로 공기(空氣)일 것입니다.

자연의 원리에서 자주 사용하는 용어인 태초의 일기(一氣)는 우주의 시원(始原)을 말하며, 수리학에서 일(一)과 육(六)은 수기에 속합니다. 일(一)은 선천의 시작하는 수(數)이고, 육(六)은 후천이 시작되는 개벽수(開闢數)로 여섯(열어서 세운다는 뜻)이라 부르고 있습니다.

방위로는 북쪽이 수기에 속합니다. 앞서 여러 번 설명했듯이 남쪽은 화기, 동쪽은 목기, 서쪽은 금기, 중앙은 토기에 속합니다.

대기(大氣) 중에서 수기는 한기(寒氣), 간지(干支)에서 수기는 임계(壬癸)와 해자(亥子)입니다.

북쪽에는 찬 기운인 수기가 있는 반면에 남쪽에는 상대적으로 뜨거운 화기가 있습니다. 우리가 보통 대기(大氣)의 기운을 오행으로 나눌 때, 공기가 움직이는 바람을 목기라 하고, 열기(熱氣)를 화기라 하며, 습기(濕氣)는 토기라 하고, 건조(乾燥)를 금기라 하며, 한기(寒氣)는 수기라 합니다. 이때 빛은 상화기에 속합니다.

매년, 매월, 매일, 매시의 기운을 따져 천지 기운을 살펴 개인과 국가, 지역의 명운을 추명 하는 학문인 명리(命理)학에서 천간(天干)의 임계(壬癸)와 지지(地支)의 해자축(亥子丑)은 수기에 배속됩니다. 여기에서 축(丑)은 찬 기운이 많은 토기로 보면 됩니다.

사람의 정기신(精氣神) 안에서의 수기

우리 몸의 6장 6부 중에서 신장·방광은 수기에 속하고, 쉼 없이 피를 맑고 깨끗하고, 연하게 합니다. 간·담은 부드럽게 하고, 심·소장은 뜨겁게 하여 확산합니다. 즉 확산하는 것은 화기(火氣), 부드럽게 하는 것은 목기(木氣), 맑고, 연하고, 깨끗하게 하는 것은 수기입니다.

이러한 기운을 한데 모아 통합하여 형체를 만들고 고정시키는 것은 토기(土氣)이며, 잡아당기고 조여서 팽팽한 막을 만들어 다듬어내는 것은 금기(金氣)입니다.

그리고 이러한 오행의 기운을 서로 적절한 상생과 상극을 통해 조화와 균형을 이루려 하는 것은 생명력인 상화기운입니다.

지구는 다른 행성들과 달리 태양계에서 짠 물이 가장 많은 별입니다. 우리의 몸도 수기(水氣)인 신장·방광이 끊임없이 피를 맑게 하는 작용을 하고 있습니다. 그런데 이런 본성을 무시하고 무조건 짠 것은 해로우니 먹지 말라 하는 것은, 곧 우리 몸을 탁하고 뭉쳐서 굳게 하라는 말과 같습니다. 지금 내 몸속의 피가 탁하고 걸쭉해지고 있는데, 그걸 깨끗하게 하지 않고 어떻게 건강해질 수 있을까요?

신장이 허약하여 석맥이 나오는 원인의 대부분은 짠맛의 음식을 필요한 만큼 섭취하지 않았기 때문입니다. 그렇다면 맑고 깨끗한 건강한 피를 만들고 유지하려면 어떻게 해야 할까요? 당연히 수기인 신장·방광을 실(實)하게 해야겠지요. 실하게 하는 방법은 먼저 짠맛, 지린맛, 꼬랑내 나는 맛의 식품으로 영양해야 합니다. 그리고 신장·방광을 튼튼하게 하는 운동을 하는 것입니다.

심포장과 삼초부에서 나오는 생명력 상화기는 5장 5부의 도움을 받아 스스로 피를 만들어냅니다. 이 피로 뼈와 살도 만들고, 근육과 피부, 일체의 신경도 만듭니다. 그리고 모든 힘, 즉 저항력과 면역력, 적응력을 만듭니다.

한마디로 핏속에 생명체가 필요로 하는 모든 것이 다 들어 있기에,

그 원료를 피라고 할 수 있습니다. 이러한 피(血)의 원료는 물과 음식 그리고 빛과 공기입니다.

피를 맑고 깨끗하게 하는 것은 심장이 아니라 콩팥, 즉 신장이 그 기능을 하는 것입니다. 콜레스테롤 수치가 높다거나 고지혈증이 생기는 것도 결국 신장·방광이 허약해져서 제 역할을 못해 나타나는 경우가 대부분입니다.

신장·방광이 허약해지면 피가 탁해지고, 탁해진 걸쭉한 피가 혈관 내벽에 달라붙게 되면 혈관 내경이 좁아지면서 혈관에 걸리는 압력계수가 높아집니다. 그리고 이런 상태가 오래 지속되면 연하고 말랑말랑 했던 혈관 내벽은 유연성이 떨어지고 걸쭉하고 단단해지는 경화현상이 일어날 수 있는데, 이것을 동맥경화라 합니다. 이런 경우 맥상(脈像)은 예외없이 단단하고, 걸쭉하고, 바둑돌 같은 석맥(石脈)이 나타납니다.

따라서 6장 6부 중에서 신장·방광이 제일 허약하면 일체 이유 없이 석맥이 나오는 것입니다. 아까 물이 담긴 유리그릇에 흙을 계속 넣으면 걸쭉해지고, 거기에 토극수를 더하면 단단해진다고 그랬지요. 토기의 본성은 뭉치고 걸쭉하게 하고 단단하게 만드는 거니까, 당연히 석맥 4~5성의 맥상은 바둑돌처럼 단단하게 나오는 것입니다.

수형의 본성은 유연하고 참고 견디며, 발전적이고 건설적이며, 지혜로운 마음

소우주인 사람의 정신세계 안에서의 수기는 유연하고 참고 견디며, 저장하고 발전적이며, 건설적이고 지혜로운 마음과 생각의 형태로 존재합니다. 이러한 정신세계는 우리 몸의 신장·방광에서 발현됩니다.

더운 여름의 화기가 생명을 부단하게 활동하게 만든다면, 추운 겨울의 수기는 생명에게 참고 견디는 인내력과 지구력을 강화하고, 동면하는 기운을 형성하게 합니다. 그래서 겨울철에는 옷을 따뜻하게 입고 동면하듯 실내에서 생활하는 시간이 많습니다.

이러한 기운은 체질을 통해서도 나타납니다. 수형은 조용하고 동면하듯 차분하게 연구하고 개발하며, 발전적인 사고를 하므로 지혜가 있다고 합니다. 반면 목화형들은 희망을 품고 계획을 세우며, 적극적이고 용감하며 진취적이고 활동적입니다.

예를 들어 초등학교 같은 반 아이 10명 중에 수형이 3명, 나머지는 각각 화형과 금형이 있다면, 수형들은 수업시간 내내 차분히 앉아 있는 반면 화형들은 앉아있는 게 답답해서 꼼지락거리고 옆에 있는 친구들을 참견하거나 쳐다보고 좀처럼 가만히 있지를 못합니다.

대개는 이런 행동을 보고 산만하다고 하죠. 그런데 사실은 산만한 게 아닙니다. 화형인 아이들은 본래 기운이 활동적이라 성상하는 과정에서 그만큼 집중력이 떨어지는 겁니다.

그리고 같은 반 아이 10명 중 3명은 화형이고 나머지는 다른 체질이라면, 화형인 아이들은 용감무쌍하여 놀 때도 위험한 곳을 찾아올라 다닙니다. 철봉 같은 데에 거꾸로 매달리기도 하고, 나무 같은 것도 잘 타고 놀아요.

반면 수형 아이들은 말수도 적고 움직이는 것을 싫어합니다. 그래서 체질을 모르는 선생들은 아이에게 무슨 문제가 있는 것으로 생각할 수도 있다는 겁니다.

또 놀이방 아이 10명에게 퍼즐 맞추기를 주고 놀게 할 때도 수형 아이들은 온종일 그걸 가지고 재미있게 놀지만, 화형 아이들은 두 번 정도 하고 나면 싫증이 나서 다른 거 달라고 합니다.

금형 아이들은 이 안에서 대장 노릇을 합니다. 친구한테 뭘 시킨다거나 너 이리와 봐 하고, 선생님이 심부름을 시키면 자기가 해야 하는데도 다른 아이를 시킵니다.

질문 : 성격이나 행동뿐만 아니라, 생각이나 성향도 체질에 따라 다를 수 있다는 겁니까?

대답 : 그렇습니다. 체질에 따라 대개 성격이나 정신, 그 사람의 성향이나 행동까지도 다를 수 있습니다. 간·심·비·폐·신장 각각 5장의 기운이 크고 작음에 따라 해당하는 기운이 표출됩니다.

목형은 계획을 세우고 설계를 하며 희망을 품습니다.

화형은 활동적이고 도전하며 용감하고 예절이 바릅니다.

토형은 확실하고 정확하며 확고하게 실천을 잘합니다.

금형은 적재적소에 현실적 상황판단을 잘하고 솔선수범하며 지시를 잘하고, 내가 할 일과 네가 할 일 등 나누는 것을 좋아합니다.

체질에 따라 일하는 성향도 다르다.

일을 맡길 때도 진득하니 한 가지 일에 끈질기게 매달려 연구하고 개발하며 발전시키는 것은, 참고 견디며 지구력이 강한 수형이 잘합니다.

외교, 섭외, 영업, 발표, 전달 등 다양한 일은 진취적이고 용감한 화형들이 잘하고,

전반적인 상황을 종합적으로 계획, 설계하고 교육하고 설득하는 것은 목형이 잘합니다.

금형은 솔선수범하고 모범을 보이며, 조직하여 지시하기를 좋아하고,

토형은 정해진 대로 확실하고 틀림없고, 정확하며 믿음을 줍니다. 처음부터 끝까지 일관성 있게 합니다. 그래서 토형들이 배운 대로 실천을 잘해서 한 우물만 파는 전문가가 많습니다.

이처럼 사람마다 표출되는 기운이 제각각 다르게 나타나므로, 어떤 일을 추진할 때 체질을 참고하면 그 효과는 배가 되고, 더불어 이 기운들이 다 어우러졌을 때 구색이 맞춰졌다고 하는 것입니다. 그리고 내 안에 이러한 기운이 다 있는데, 오장의 기운이 크고 작음에 따라 성향이 강하거나 약하게 표출되는 것입니다.

수기(水氣)인 신장·방광이 지배하는 곳

육체적으로 수기(水氣)인 신장·방광이 지배하는 부위로는 12정경인 신장경과 방광경, 기경8맥인 음교맥과 양교맥이 있고, 12모혈은 중극과 경문이 있습니다. 경문은 신장의 모혈, 중극은 방광의 모혈입니다.

12유혈은 척추에서 허리 부위에 신장유와 방광유가 있습니다. 그래서 신장·방광이 허약하면 허리가 아픈 것은 이런 이유에서 입니다.

그리고 뼈, 골수, 두피, 힘줄, 인대, 연골, 허리, 발목, 종아리(정강이), 생식기, 머리털, 겨드랑이털, 음부의 털, 치아 등이 있습니다.

우리 몸속에 짠기가 부족하면 이러한 곳이 약해지고 문제가 생깁니다.

탈모 환자 1,000만 명 시대, 그리고 뼈가 약해지는 시대

문명 시대를 살아가는 현대인들이 탈모로 인한 극심한 스트레스와 자신감마저 상실되고 있는 것이 작금의 현실입니다. 더구나 요즘 사람들은 싱겁게 먹어서 머리털이 숭숭 빠지고, 머리카락 끝이 갈라지거나 부서지고, 모발에 윤기가 없어 부석부석한 사람들이 허다합니다.

현재 우리나라에도 탈모로 고통 받는 사람이 1,000만 명이 넘는다고 하지요. 이것은 모두 신장·방광이 지배하는 두피가 허약해져서 나타나는 석맥 증상으로, 짠맛을 기피하고 싱겁게 먹는 한 탈모는 막을 수 없습니다.

두피를 튼튼하게 하고 더는 머리털이 빠지지 않고 다시 나게 하려면, 충분한 수분섭취와 함께 짠맛과 떫은맛의 식품을 꾸준히 먹어야 합니다. 모발 관리는 크림이나 린스로 하는 것보다 본질적으로 두피를 따뜻하게 하고 혈액공급이 원활하도록 관리하여 두피가 건강해지게 하면 되는 것입니다. 여기에 가장 확실한 방법은 깨끗한 물과 좋은 소금을 맥에 따라 충분히 섭취하는 것입니다.

그리고 골다공증 치료를 위해 칼슘제를 먹는데, 우리의 전통음식인 김치, 간장, 된장, 각종 젓갈류, 해초류, 장조림 등 짠맛 나는 식품을 꺼리고, 저염식으로 싱겁게 섭생을 계속하는 한 뼈를 건강하게 할 수 없습니다. 신장·방광에서 나오는 수기(水氣)가 약하면 골수 생산이 충분치 못해 골밀도가 낮아져서 뼈가 약해집니다.

장차 우주에서 강력한 수기(일종의 냉기)가 내려온다고 하는데, 이때는 우리 몸 내부에 있는 수기로 저항하고 대응해야 합니다. 마찬가지로 가을엔 금기가 내려오니까 폐·대장이 지배하는 피부가 더욱 건조해지겠지요. 이때 금기로 버티는 거잖아요?

지금 석맥이 나오는 사람들은 수기로 버텨야 하는데, 전문가라는 지식인들이 짠 것을 먹지 말라고 하니 뼈가 숭숭 골이 다 비어가고 있는 실정입니다. 그러면 수기가 강하게 내려올 때 뼈가 기둥인데, 어떻게 되겠어요? 약해진 뼈가 부서지면서 폭삭 주저앉겠지요. 요즘 뼈가 부서진다는 병이 있지요? 어딜 가다가 혹은 살다가 갑자기 뼈가 뚝 하고 부러진다는 얘기잖아요.

대부분 이런 사람들은 평상시에 무염식에 가까울 정도로 싱겁게 먹었다는 겁니다. 그러니까 뼈가 수숫대 꺾이듯 부서진다는 것이 수기에 해당하는 뼈를 말하는 것입니다.

지금 시대는 남녀노소 할 것 없이 신장·방광이 약해서 아픈 사람이 부지기수입니다. 허리뿐만 아니라 발목, 종아리, 귀, 이빨, 생식기, 자궁 등 신장·방광이 지배하는 데가 심각할 정도로 문제가 많습니다.

요즘 치열 교정기를 장착하고 다니는 사람들이 많은데, 무조건 짠 것을 지금보다 더 먹어야 합니다. 짭짜름한 햄이나 소시지, 찝찌름한 치즈가 다 소금으로 버무려 놓은 수기잖아요. 서양인들이 먹는 소시지나 건육 등의 짠맛은 우리 것보다 짠맛이 훨씬 더 강합니다. 그런데 서양 사대주의에 눈멀고 귀먹어 그들이 싱겁게 먹는 줄 알고 자신의 뼈를 다 삭이고 있어요.

더구나 장차 혼인하고 아기를 가져야 할 지금 우리 아이들이 자궁에 병들어 있어서 자칫 잘못하면 자손을 보기가 힘들어질 수도 있습니다.

짠 것이 해롭다 하는 현재의 학문을 그대로 두고 갈 경우를 생각해 보자는 겁니다. 충분한 염분을 섭취하여 생명이 생명답게 자기 일을 해야 하는데, 염분이 부족하여 제 할 일을 못 하면 생명의 기운이 어그러져 평생을 고생하며 산다는 것입니다.

지금 이 시각 병원에 입원해 있는 모든 환자에게 충분한 염분을 공급하기 위해 소금물인 생리식염수를 쓰고 있다는 현실을 직시해야 합니다.

전 세계의 모든 병원 입원실에서 소금물(링거액)을 거의 만병통치 급으로 사용하고 있다는 사실을 우리 일반인들만 모르고 있는 걸까요?

종아리, 발목, 힘줄, 연골, 골수도 신장이 지배한다

정강이는 장딴지 또는 종아리라고도 하지요. 수기가 부족하면 발목과 힘줄이 다 땅기면서 종아리가 터질 듯이 아픕니다. 수기가 연골, 골수를 지배합니다. 두개골 안에 들어있는 뇌 있지요? 뇌수의 경우 거의 수기가 주관합니다. 뇌수막염 같은 것은 다 짠 것을 안 먹어서 생기는 것입니다. 이상과 같이 석맥이 나오고 이런 곳에 문제가 생기고 있다면 육장·육부 중에서 신장·방광이 제일 허약하니까, 거두절미하고 신장·방광을 튼튼하고 건강하게 해야 합니다.

허약해진 신장·방광의 자연치유력을 강화하는 섭생법을 실천하는 것이 중요한데 다음과 같습니다.

신장·방광을 위한 7대 완전한 자연 섭생법

첫 번째, **좋은 물과 음식으로 영양**을 해야 합니다. 신장·방광이 허약해지면 약 먹고, 주사 맞고, 투석하고, 이식하기 전에 또는 침, 뜸, 기공, 지압, 방사선 치료 등등을 하기 전에 먼저 음식으로 영양을 해야 한다는 겁니다. 무슨 맛으로 영양을 하느냐?.

신장·방광을 튼튼하게 하는 짠맛이나 꼬랑내, 지린내 나는 식품으로 영양을 해야 합니다. 콩, 서목태, 밤, 수박, 미역, 김, 다시마, 각종 해초류, 돼지고기, 수많은 젓갈류, 장조림, 장아찌, 간장, 된장, 소금, 두부, 두유 등이 있습니다.

그리고 좋은 물을 먹어야 합니다. 좋은 물이란 일단 깨끗한 물을 말

합니다. 더 좋은 물은

① 생명체 속에 들어있는 생체수를 말하며, 모유나 우유 등 동물의 젖과 가공되기 전의 생유를 말합니다. 그리고 수박, 사과, 포도, 배 등 과일이나 야채 속에 들어있는 물을 말합니다.

② 화우로(火雨露)가 있습니다. 빗물을 불로 끓여서 이슬이 된 물을 말하며, 과학적인 용어로 증류수(蒸溜水)를 말합니다. 거의 순수하고 안전한 물인데, 어느 정도로 안전하냐면 주사기로 혈관에 직접 주입해도 될 만큼 인체에 해가 없는 물입니다.

그런데도 입으로 먹으면 안 된다고 말하는 사람들이 있습니다. 이 얼마나 하품 나오는 학문이 아니냐 이겁니다. 얼마나 안전하고 좋은 물이면 탈수환자를 비롯하여 모든 병실에 입원한 환자들의 혈관에 직접 주입하느냐는 것이지요. 그래서 할 수만 있다면 증류수를 마시는 물로 이용하면 좋지 않겠는가 하는 것입니다.

③ 석정수(石井水)가 있습니다. 지하 암반수를 말하며, 지금 시중에서 판매되고 있는 대부분 생수는 여기에 속합니다. 지하 암반수에 불순물이나 기타 광물질이 없는 것이 비교적 좋은 물입니다. 3등급으로 볼 수 있습니다.

④ 정수기 등 기계장치를 통과한 정수 물입니다. 수돗물에 필터를 이용하여 정수하여 얻어진 물로, 필터만 잘 관리한다면 어느 정도 믿을 수 있는 물입니다.

⑤ 수돗물과 흐르는 물이 있습니다. 지표에 흐르는 강물을 정수한 것

을 수돗물이라 합니다. 바다나 강 그리고 초목들이 뿜어내는 수분이 증발하여 구름이 되고 비가 되어 지표로 떨어질 때 지표를 씻는 역할을 합니다.

이때 수많은 오염물질과 각종 미세먼지와 초미세먼지를 끌어안고 숲이나 바위, 땅, 도로, 각종 건물과 구조물 등 삼라만물을 씻고, 일부는 땅속으로 스며들어 석정수가 되고, 나머지는 하천과 강으로 흘러 바다로 모여듭니다. 그리고 다시 하늘로 증발하여 구름이 되고, 비가 되어 내리는 반복 순환으로 지구를 정화하는 작용을 하고 난 물인데, 깨끗할 수는 없다고 봐야 합니다. 이 중에서 어떤 물을 마셔야 하는지는 각자가 선택할 일입니다.

두 번째, **운동과 활동**을 해야 합니다. 신장·방광이 허약하여 석맥이 나오는 사람이면, 신장·방광이 지배하는 부위를 운동하는 것이 유리합니다. 즉 신장경맥과 방광경맥, 음교맥과 양교맥이 지나가는 곳을 스트레칭 하고, 지압하거나 운동하고, 허리, 발목, 종아리, 귀 등과 뒷목 운동을 하는 것이 좋습니다.

마찬가지로 간·담이 허약하여 현맥이면 간·담이 지배하는 눈, 목, 고관절, 발, 근육, 간경맥과 담경맥, 대맥이 지나가는 옆구리 등을 운동하면 더 좋습니다.

심·소장이 허약하여 구맥이면 심·소장이 지배하는 얼굴, 견갑골, 상완, 팔꿈치관절, 심장경맥과 소장경맥, 독맥이 지나가는 곳을 운동하면 좋습니다.

비·위장이 허약하여 홍맥이 나오는 사람은 비·위장이 지배하는 입안과 입술, 무릎, 허벅지, 배통, 유방, 살 그리고 비장경맥과 위장경맥, 충맥이 지나가는 곳을 운동하면 좋습니다.

폐와 대장이 허약하여 모맥이면 폐·대장이 지배하는 코, 가슴, 손목, 하완, 항문, 어깨 그리고 폐경맥과 대장경맥, 임맥이 지나가는 곳을 운동하면 좋습니다.

심포·삼초가 허약하여 구삼맥이 나오는 사람은 어깨, 손, 심포경맥과 삼초경맥 그리고 음·양유맥이 지나가는 곳과 전관절, 전신 운동을 하면 좋습니다. 운동할 때는 체질과 맥을 기준 삼아서 운동의 3대 원칙을 참고하면 도움 됩니다.

운동의 3대 원칙은 다음과 같습니다.

① 직선운동은 에너지를 소비하고, 원운동은 에너지를 생성합니다.

② 땀나게 하는 운동은 에너지를 소비하고, 땀이 날듯 말듯 하게 하는 운동은 에너지를 생성하고 강화합니다.

③ 순발력 있게 하는 운동은 에너지를 소비하고, 천천히 하는 운동은 에너지를 생성합니다.(비·위장편 366~387쪽 운동의 기준과 순서 참조)

세 번째, **호흡**을 해야 합니다. 석맥이 나오고 인영맥이 크면, 들숨을 길게 하고 날숨은 짧게 합니다. 촌구맥이 크면, 날숨은 길게 하고 들숨을 짧게 합니다.

인영맥이 촌구맥 보다 1배가 크면 날숨보다 1배 길게 들이 마시고,

인영맥이 2배가 크면 2배 길게 들이 마시고,

인영맥이 3배가 크면 3배 길게 들이 마시고,

인영맥이 4~5배 클 때는 들숨을 4배 길게 들이 마시면 인영·촌구의 맥이 빠르게 조절됩니다.

반대로 인영맥 보다 촌구맥이 클 때도 마찬가지입니다. 촌구맥이 인영맥 보다 1배가 크면 들숨보다 날숨을 1배 길게 내쉬고,

촌구맥이 2배가 크면 2배 길게 내쉬고,

촌구맥이 3배가 크면 3배 길게 내쉬고,

촌구맥이 4~5배 클 때는 들숨보다 4배 길게 내쉬면 인영맥이 커지는데 강력한 효과를 냅니다.

만약 인영맥과 촌구맥이 같거나 비슷하다면 들숨과 날숨의 비율을 같게 하면 됩니다. 그리고 복식(단전) 호흡이 좋습니다. 지금 대부분 사람들이 흉식 호흡을 하는데, 이는 현대인의 인영맥이 커진 것과도 연관성이 있습니다.

복식이 좋으냐 흉식이 나쁘냐 굳이 따지기 싫으면, 복식과 흉식을 합한 몸통 전체로 천천히 호흡하는 것도 좋은 방법입니다.

초보자에게 제일 좋은 호흡은 본인이 지금 가장 편안하게 할 수 있는 호흡입니다. 그 상태에서 약간만 길게 들이마시거나 깊은숨을 내쉬면 됩니다. 그렇게 몇 일간 해보고, 방금 이야기한 것처럼 맥에 맞춰 호흡 길이를 조절하면 음양의 균형이 저절로 이뤄지게 됩니다.

네 번째 **온도**, 즉 **체온조절**을 잘해야 합니다. 체온유지를 위해 자기 몸의 온도를 잘 조절해야 합니다. 이 시대는 에어컨과 냉장고 등의 과다 사용으로 냉수, 찬 과일, 찬 음료수, 찬 우유, 찬 맥주, 아이스크림 등 몸속을 차게 하는 생활이 일상화되어 있습니다.

몸속의 장부가 식으면 맥이 급(急)하게 변합니다. 맥이 급하다는 것은 생명 내부의 파동이 급하다는 것인데, 이는 성격이나 행동거지에도 영향을 끼치게 됩니다. 그 결과 대부분 현대인이 조급하고 점점 참을성이 없어지는 것도 이런 맥락과 일치합니다.

요즘 논란이 커지고 있는 조현병(정신병)도 몸이 식어가는 것과 무관하지 않습니다. 그래서 누구나가 빨리빨리 병에 걸려 있어, 수많은 시행착오에 시달리고 있는 겁니다.

지금 현재 몸속의 장부가 식으면서 적응력과 저항력, 면역력이 저하되고, 일체의 모든 생명작용이 저하됨으로써 생기는 병마가 창궐하고 있습니다.

그 대표적인 모든 호흡기 질환, 기침, 천식, 감기, 신종 플루, 조류독감, 돼지독감, 사스독감, 각종 세균과 바이러스에 의해 면역력이 떨어져 생기는 질병은 일단 짠맛을 먹고 몸을 따뜻하게 하는 것이 제일 중요합니다.

몸이 따뜻해서 정상체온을 유지할 때 우리 몸은 최상의 저항력과 면역력을 갖고 대응하기 때문에 훨씬 더 유리합니다.

몸이 식어서 생기는 것 중 대표적인 병은 각종 암, 중풍, 피부병 등이 있고, 루푸스, 대상포진, 통풍, 류마티스 등과 같이 몸이 굳거나, 심한 통증을 유발하는 질병이 있습니다. 극심한 통증을 유발하는 병은 대개 몸이 식어서 생기기 때문에 반드시 몸을 따뜻하게 해야 합니다.

인간은 온혈동물이기 때문에 적정한 온기를 상실하고 식어서 몸이 냉해진다면 반드시 통증이 생기는데, 그것이 바로 한병(寒病), 냉병(冷病)입니다.

다섯 번째 **천기에 맞게 적응**할 줄 알아야 합니다. 천기라 함은 공기를 비롯하여 태양과 달, 그리고 태양계의 행성들이 지구 생명체에 미치는 에너지 작용을 말하며, 더 나아가 우리 은하계와 북극성을 위시한 삼천대천세계인 온 우주의 에너지를 말합니다.

천기에 맞게 살려면 먼저 자연의 원리를 알아야 합니다. 천기(天氣)는 어려운 것이 아닙니다. 여름은 여름에 맞게, 겨울은 겨울에 맞게 살고, 낮에는 낮에 맞게, 밤에는 밤에 맞게 사는 것을 말합니다.

그러니까 낮에는 일하고 밤에는 잠을 잔다, 한여름에는 무더우니까 한낮에는 그늘 밑에서 쉬고 아침저녁으로 일한다, 한겨울은 너무 추우니까 한낮에만 조금 일하고 실내에서 지낸다. 무릇 이런 것을 말하는 것입니다.

이미 앞의 강의에서 우리는 음양중(陰陽中) 삼태극과 하통지리인 동서남북 사상(四象), 그리고 상통천문인 목화토금수 오행(五行)의 상생과 상극, 상화의 이치를 살펴봤습니다.

계절의 변화에 따라 봄에는 동남풍이 불고, 여름에는 남풍, 가을은 서풍이, 겨울은 대개 북서풍이 분다는 것을 알 수 있었습니다.

2017년은 목불급의 해인데, 이는 목성의 기운이 강하게 미치지 못한다는 겁니다. 그러나 현맥이 지배하는 해이기 때문에 5장 중 간·담이 힘든 해입니다. 옛 기록에는 불급(不及)의 해는 큰 격변은 일어나지 않고, 대개 태과(太過)의 해에 일어난다고 했습니다.

2018년은 화태과의 해입니다. 일 년 중 구맥이 지배하므로 심장과 소장에 문제가 더 생기고, 심장병이 있는 사람은 위험에 처할 수 있는 해입니다. 그러므로 쓴맛이 있는 음식으로 충분히 식사해야 합니다. 이러한 화태과의 해는 천지(天地)가 쓴맛이 있는 농사를 잘되게 한다 했습니다.

2019년은 토불급의 해입니다. 일 년 중 홍맥이 지배하지만 불급의 해는 행성이 지구에 미치는 영향이 크지 않아 사람의 질병이나 동물과 식물에 작용하는 힘도 보편적이고, 특별히 설명할 것이 없다고 되어 있습니다.

2020년은 금태과의 해입니다. 일 년 중 모맥이 지배하므로 특히 호흡기 질환에 유의해야 하고, 감기에 걸리면 오래 갈 수 있습니다. 가슴이 아프거나 폐·대장이 지배하는 부위에 병이 생깁니다. 폐·대장이 허약해지는 해이므로 모맥이 나오는 사람은 매운맛을 주식으로 먹어야 합니다.

표 세운연대표(歲運年代表)

2005	2006	2007	2008	2009	2010	2011	2012	2013	2014	2015	2016	2017	2018
金	水	木	火	土	金	水	木	火	土	金	水	木	火
不	太	不	太	不	太	不	太	不	太	不	太	不	太
及	過	及	過	及	過	及	過	及	過	及	過	及	過
毛	石	弦	鉤	洪	毛	石	弦	鉤	洪	毛	石	弦	鉤

※ 2005년 금불급 모맥부터 2018년 화태과 구맥까지의 세운연대표입니다.

토태과의 해는 비·위장에 문제가 더 생기므로 천지는 단맛의 농사를 잘되게 하고, 금태과의 해는 폐·대장에 문제가 더 생기므로 천지는 매운맛의 농사가 잘되게 하며, 수태과의 해는 신장·방광에 문제가 더 생기므로 천지자연은 짠맛의 농사가 더 잘되게 하고, 목태과의 해는 간·담에 문제가 더 생기므로 천지는 신맛이나 고소한 맛의 농사를 잘되게 한다고 했습니다.

여섯 번째 **체질과 맥**을 알아야 합니다. 자신의 체질과 맥을 앎으로써 거기에 맞게 영양하고, 호흡과 운동을 하며, 체온을 조절하고, 천기에 맞게 적응하며 건강하게 사는 것입니다. 가령 얼굴의 형태가 이마가 좁고 턱이 넓으며, 배꼽과 치골 사이가 길고, 허리가 굵고 다리가 짧은 수형이라면 6장 6부 중에서 신장·방광이 큰 사람입니다.

큰 장부가 있다는 것은 반드시 작은 장부도 존재한다는 것입니다. 수형인 이 사람은 수극화 하여 심장과 소장이 작고, 토극수를 못해 비·위장이 작습니다. 그래서 수형은 골고루에 작은 장부인 심·소장을 영양하는 쓴맛과 비·위장을 영양하는 단맛이 좋습니다. 이것이 체질에 따른 균형 있는 식사법인 것입니다.

체질분류법을 모르고선 체질을 개선할 수 없다고 봐야 합니다. 더군다나 허약해진 장부를 튼튼하고 건강하게 하는 방법이 있는지 없는지도 모르고서는 체질 개선은 요원하다고 봅니다.

일곱 번째, **무한한 잠재능력 계발**입니다. 궁극적으로 인간 내면에 있는 무한한 잠재능력을 계발하여 쓸 수 있게 만드는 것이 자연의 원리가 추구하는 길입니다. 이것을 다른 말로는 초능력계발이라고도 합니다. 인간 내면에 깊숙이 잠재된 능력을 계발해서 쓰려면 먼저 그 사람이 건강해야 합니다.

즉 6장 6부의 음양 허실 한열의 균형을 이루고 건강해야만 어떠한 힘을 집중할 수 있고, 그 집중된 에너지로 내면에 잠재된 무한한 능력을 스스로 꺼내 쓸 수 있기 때문입니다. 이런 것을 하기 위해서는 다음 세 가지를 반드시 알아야 합니다.

⑴ 자연의 원리를 알아야 합니다. 많은 사람이 자연의 원리가 너무 광범위해서, 어떻게 접근할까 고민하고 어려워하는 것이 사실입니다. 그러나 누구나 알기 쉽고 이해할 수 있도록 다음과 같이 정리된 것은 인류 역사의 대사변이라 할 수 있습니다. 무수한 이론이나 교설이 있겠지만 자연의 원리는 아래 네 가지를 말합니다.

① 삼태극(음양중)의 원리
② 사상(하통지리)의 원리
③ 오행(상통천문)의 원리
④ 육기(중통인사)의 원리

⑵ 체질을 알아야 합니다. 즉 체질분류법을 말하는 것인데, 음양체질분류법과 오행체질분류법을 숙지하고 있어야 합니다.

여기서 음양체질은 크게 삼음체질과 삼양체질로 나눌 수 있습니다.

삼음체질은 궐음체질· 소음체질·태음체질을 말하고,

삼양체질은 소양체질·태양체질·양명체질을 말합니다.

음양체질분류법으로는 장부의 허실을 규명할 수는 없고, 관념적 성향을 알아보는데 참고할 수 있습니다.

오행체질분류법은 얼굴과 몸통을 기하학적 원방각(○□△)의 원리로 목·화·토·금·수·상화형으로 분류하여, 6장 6부의 대소·허실을 구분해낼 수 있는 탁월한 방법입니다.

오행체질분류법은 사람의 본성과 병이 났을 때의 감정과 성격 등 정신적 측면을 알 수 있을 뿐만 아니라, 각 장부의 대소에 따른 허실을 분류하여 체질을 개선하고, 건강을 회복하는 기준으로 삼을 수 있습니다.

오행에 따른 각각의 체질에 맞춘 식사법, 운동법, 호흡법, 천기에 적응하는 법, 대인관계 설정, 궁합, MT, 침법 등을 실생활에서 다양하게 활용할 수 있습니다.(심·소장편 200~239쪽 체질분류법 참조)

(3) 맥을 알아야 합니다. 인영맥과 촌구맥인 음양맥진법과 현맥·구맥·홍맥·모맥·석맥·구삼맥의 오계맥진법을 말합니다. 자연의 원리에서 핵심을 이루는 부분이죠. 기존의 의학과는 개념이 전혀 다른 측정법입니다. 기존의 동양의학적 진단법은 요통이 있는가? 무릎이 아픈가? 설사하는가? 두통이 있는가? 등의 증상을 알아내는 식의 진단법과 고혈압, 당뇨, 관절염, 암 등의 병명을 알아보려는 식입니다.

거기에 반해 음양 오계맥진법은 가령 석맥이 나오면 신장·방광은 힘이 약하고, 비·위장은 힘이 세다고 보는 겁니다. 석맥이 나오게 된 원인을 토극수의 원리로 보기 때문에 그렇습니다. 상극작용은 힘의 허실(虛實), 강약(强弱)에 의해 균형이 깨져서 생기는 자연현상이기 때문에 맥진법을 익혀야 합니다. 증상이나 병명은 따지지 않고, 장부의 허실, 즉 힘이 강한가, 약한가를 보는 겁니다.

신장이 병나면 부정하고 반대한다. 이때도 짠 것을 먹어야 한다

사람 안에서의 정신세계가 참고 견디고 개발하려고 해도 수기인 신장·방광이 병나면 궁상떨고 반대를 합니다. 밥 먹어 하면 안 먹어! 하고 반대하는 것 있잖아요. 뭘 하든 반대하고 부정하고 매사를 반대로 생각합니다.

특히 요즘 아이들 말하면 잘 안 듣죠. 그 이유는 짠 것을 피하고 싱겁게 먹여서 그렇습니다. 생각해 보세요. 우리의 한 세대 전만 해도 먹거리 반찬은 거의 짠맛이 주를 이뤘습니다. 밥상에는 늘 깍두기와 짠지, 자반 등 소금에 절인 음식이 있었고, 야채나 나물 같은 것도 소금, 간장에 버무려서 먹었잖아요.

그런데 언젠가부터 식생활이 서구식으로 변하면서 야채에 소스 같은 것 뿌려서 생채(샐러드)로 먹고 있습니다. 다들 잘 아시다시피 소금에 절여야 제독이 되는 겁니다.

우리가 열무나 배추로 김치를 담글 때 제일 먼저 하는 일이 뭐예요? 물에 씻은 다음 소금에 절이지요. 물론 서양 사람들도 이런 종류의 음식이 있을 겁니다. 하지만 김장을 담근다든지 장아찌를 담그고, 젓갈, 간장, 된장, 고추장 등을 담가서 먹는 우리의 밥상과는 그 근본부터 다르다는 겁니다.

그런데도 우리 것은 촌스럽고, 우리의 방식대로 안해야 더 문화인이고, 더 똑똑하고, 더 진화된 사람인줄 착각해서 우리 것을 도외시하고 생활한지 한 세대가 지나고 있습니다.

소금기에 자연 발효된 내용물이 적당하게 들어 와야 몸속의 소화, 분해 효소들이 순기능을 하게 되는 겁니다.

싱겁게 먹으면 뼈에 문제가 생긴다

앞으로 우리가 살아가는데 이 수기(水氣) 자체가 가장 큰 관건이 될 겁니다. 즉 허약해져 있는 신장·방광을 어떻게 잘 갈무리해서, 그 기능을 복원시키는지가 중요하다는 얘깁니다.

지금 사람들의 맥을 보면 거의 70에서 80%가 석맥이 나옵니다. 다들 싱겁게 먹어서 뱃속에 짠기가 부족한 데다 거기에 짠기가 아닌 다른 이상한 성분이 들어가면 짠기가 그것을 제독해야 하거든요. 그러면 생명체는 뼛속에 내장시켜 놓은 수기를 빼서 쓸 수밖에 없는 겁니다. 그러니까 뼈의 밀도가 숭숭 비는 거예요.

과거에는 골다공증이 50대 이후의 여성들만 걸리는 줄 알았는데, 지금은 남녀노소 불문하고 상당수가 골다공증에 노출되어 있습니다. 약해진 뼈의 원인을 공기가 오염되었다든지, 공해병, 산업병이란 명목으로 다른 곳에서 책임 전가하는 현실임을 감안하면 누구를 탓하거나 욕할 수도 없는 세상이 되었습니다.

당장 집에 있는 식구들만 보더라도 짠 것 먹으면 안 된다고 말하고 있잖아요. 늙은 부모님이 짠 것을 먹으려 하면 그 자식이 안된다고 막아서고 있으니 서로가 서로를 죽이고 있는 아수라판이 된 것입니다. 현대 학문이 사람들을 사망의 골짜기로 인도하고 있는 것입니다.

이미 학계와 언론은 할 일을 다 했기 때문에 지금은 집 안에 있는 식탁에서 서로가 서로를 죽이고 있습니다. 부모가 자식을, 자식이 부모를 죽이고 있어요. 다들 싱겁게 먹고, 맵고 짜게 먹지 말라며, 서로가 서로를 세뇌시키고 있잖아요. 뼈를 포함한 신장·방광이 지배한 곳이 허약해진 근본적 원인은, 결국은 짠맛의 먹거리를 멀리한 결과물임을 우리 스스로가 인지해야만 합니다.

석맥과 오계맥이 생성되는 원인과 맥상

(1) 석맥이 나오는 원인은 비·위장이 제일 실하므로 토극수 하여 신장·방광이 6장 6부 중에서 제일 허약 할 때라고 되어 있습니다. 그 모양은 미끄럽고 단단하고 걸쭉하고, 4~5성이면 둔중하고, 딱딱한 바둑돌

같은 맥상을 말합니다.

(2) 현맥이 나오는 원인은 폐·대장이 제일 실하므로 금극목 하여 간·담이 6장 6부 중에서 제일 허약할 때이고, 그 형상(形像)은 가늘고 길고 미끄럽고, 4~5성 이상이면 긴장감이 있어 팽팽한 맥상을 말합니다.

(3) 구맥이 나오는 원인은 신·방광이 제일 실하므로 수극화 하여 심·소장이 6장 6부 중에서 제일 허약할 때이고, 그 형상은 연하고 말랑말랑하고, 4~5성 이상이면 꼭꼭 찌르고 터질 것 같은 느낌의 맥상을 말합니다.

(4) 홍맥이 나오는 원인은 간·담이 제일 실하므로 목극토 하여 비·위장이 6장 6부 중에서 제일 허약할 때이고, 맥의 형상은 굵고 넓고 짧고, 4~5성 이상이면 맥이 아주 크고 부드럽고, 완만한 것이 벌~렁 빌~링 한 느낌의 맥상을 말합니다.

(5) 모맥이 나오는 원인은 심·소장이 제일 실하므로 화극금 하여 폐·대장이 6장 6부 중에서 제일 허약할 때이고, 맥의 형상은 굵고 넓고 짧고, 4~5성 이상이면 맥이 퍼져 있어 아주 크고 솜과 같은 느낌의 맥상을 말합니다.

(6) 구삼맥이 나오는 원인은 수극화 하거나 6장 6부의 음양 허실 한열의 균형이 어그러져 긴장하고 흔들릴 때, 심포·삼초 생명력이 허약해질 때이며, 맥의 형상은 가늘고 길고 연하고 말랑말랑하고 꼭꼭꼭 찌르는 것 같은 맥상입니다.

가늘면서 흔들리거나, 꺼끌꺼끌하거나, 꼭꼭 찌르거나, 좌우지간 심장과 혈관이 긴장하고 떨리면서 피를 뿜어내는 상황의 맥상을 말하는 것입니다. 4~5성 이상이면 이러한 맥상이 4~5배로 커져 있으면서 말랑말랑하고 꼭꼭꼭 찌르는 듯한 느낌입니다.

맥 공부는 왕도가 없습니다. 오로지 실습을 통해서만 터득됩니다. 책상 앞에 앉아서 천 날, 만 날 책을 본다고 맥진이 터득되는 것이 아니란 거지요. 지금 당장 일어나 가까운 사람의 맥을 살펴보는 것이 왕도입니다.

신장·방광이 건강할 때의 본성, 저장성 있고, 지구력이 있고, 참고 견딘다

수형의 본성은 다음과 같습니다. 신장·방광이 건강할 때의 성격, 즉 수형 체질의 본성을 살펴보겠습니다. 먼저 저장성이 있고 지구력이 있으며, 동면하고 참고 견디는 것을 잘합니다. 그래서 수형들이 겨울잠 자듯 차분하고 참고 견디는 인내력이 있습니다. 아파도 아프다는 말 않고 그냥 참아요. 꾹 참고 있다가 나중에 말할 때쯤 되면 이미 큰 병이 되어 있는 경우도 있습니다.

수형은 조용하고 끈기가 있고 말이 별로 없습니다. 만약 말수가 적은 수형이 말을 잘하고 싶다면, 달고 쓴 것을 먹으면서 말하는 연습을 자주 하면 되겠지요. 반면에 화형들은 용감하고 활동적이어서 말하기를 좋아하고, 좋은 내용의 이야기를 전하여 함께 나누고 싶어 합니다.

흔히들 '침묵은 금이다.'라고 하잖아요. 만약 말수가 적은 수형한테 이런 말을 쓰면 말을 더 못하게 하는 것과 같습니다. 화형한테 침묵이 금이라면 수형들은 말을 많이 하는 것이 금이 되는 이치입니다. 그만큼 말의 쓰임도 사람의 체질에 따라 달라지게 되는 것입니다.

대장 기질이 있는 금형들은 정의를 내세우며, 무엇이 옳은지도 모르면서 옳은 일을 해야 좋은 것이라고 말합니다. 다른 사람이야 어찌 되든 말든 전우를 위해 몸 바치라며, 앞으로 내몰면서 끝까지 대장 노릇을 합니다.

이처럼 사람마다 지닌 특성이 체질에 따라 다르게 나타남을 볼 수 있습니다. 그래서 골고루 섞여 있어야 적절히 조화가 이루어진다는 겁니다.

만일 6장 6부의 음양 허실 한열을 조절하고 조화를 이루어서 건강한 사람이 되었다고 합시다. 그리고 이런 객체들이 모여 마을을 형성했을 때, 무슨 일을 정할 때나 그 일을 누가 했으면 좋겠는지를 판단할 때 마을 사람들 스스로가 결정할 수 있어서 좋습니다. 전체적으로는 잘할 수 있는 장점을 찾아서 서로 보완하며 살아가기 때문에, 조화로운 세상을 만들어 갈 수 있는 것입니다.

그런데 지금 세상은 어떻습니까? 똑같은 시험문제를 내서 최고 점수를 찍은 사람을 뽑고, 그 사람이 최고니까 그 사람을 따라가라고 합니다. 그러면 나머지 사람은 낙오자 또는 열등한 사람으로 내모는 거예요. 지금 단순하고 획일화되어 있는 이러한 것들이 사람들의 삶을 더 어렵게 만들고 있습니다.

수형은 수학적, 과학적, 지혜가 있다. 연구 개발한다

그 다음에 수학적이고, 과학적이며, 기계적이고, 지혜가 있습니다. 수형은 연구하며 개발하는 것을 좋아합니다. 그래서 대개 수형들은 활동하는 것보다 오랫동안 앉아서 연구하고 개발하는 것을 잘합니다. 수형 아이들은 학생 때 수학과 과학이 재미있다고 그래요.

그러니까 수학이나 과학, 숫자만 봐도 질색하는 사람들이 있는가 하면 음악과 그림을 좋아하고, 만들기나 글 쓰는 것을 좋아하는 등 사람마다 제각각 좋아하는 게 있는데, 이러한 것을 체질 분류법을 통해서 대략 파악할 수 있다는 거예요. 사람의 본성, 즉 본래 타고난 기운이 어떤지를 체질분류법만 알아도 유추해 볼 수 있는 것입니다.

수형은 정력적이며 생식 능력이 좋다

수형은 정력이 강하고 생식 능력이 좋습니다. 수형 남자들은 뼈가 굵고 강하고, 수형 여성들은 골반과 자궁이 튼튼해서 난산의 확률이 낮을 뿐 아니라 다산할 능력도 있어요. 이렇게 신장·방광이 건강하게 태어난 수형이 본인의 체질에 맞게 살면 되는데, 요즘은 다 획일화되어 있는 삶을 추구하다 보니 본래 타고난 좋은 부분들까지 병나고 있습니다.

내성적이고 양보하며 한발 물러서서 기다리고, 발전적이고 새로운 의견을 제시한다

그리고 내성적이고 양보심이 많으며, 한발 물러서서 기다립니다. 수형은 선두에 나서지 않고 항상 뒤에서 지켜봅니다. 무엇을 할 때 화형들이 전면에 나서기를 좋아한다면, 수형은 한발 물러서서 차분하게 사물을 살피기 때문에 시행착오를 줄일 수 있습니다. 그래서 수형들이 지혜롭다고 하는 거예요.

그다음으로 발전적이고 새로운 의견을 제시하며, 연구하고 개발하는 것을 좋아합니다. 사실 문명을 발전시키고 과학기술을 창달시키는 등의 공로는 거의 수형들이고, 개발한 것을 더 발전할 수 있게 확산시킨 것은 화형들이 한 것입니다. 물과 불 수화(水火)가 서로 조화를 이룬 셈이지요.

신장·방광이 병나거나 허약할 때의 성격, 부정적이고 반대한다

이번에는 신장과 방광이 병났을 때의 정신적 증상을 알아보겠습니다. 즉 석맥이 나오거나 수형의 기운이 지나쳐 병나면 다음과 같습니다. 부정적이고 반대합니다. 석맥이 나오면 반대를 위한 반대를 합니다.

요즘 어느 단체고 간에 토론을 중요시합니다. 수많은 토론이라는 것을 보면 서로 건설적인 의견을 개진하여 더욱 발전적인 방향으로 가야 하는데도 불구하고, 일단 상대방의 의견을 반대하고 부정합니다. 그중에서도 정치집단들의 상대방에 대한 반대를 위한 반대는 국민 눈살을 찌푸리게 합니다. 신장·방광이 병나면 모든 관계에서 무조건 반대합니다.

그리고 석맥이 오래되면 비리와 부정을 저지릅니다. 지난 수십 년 동안 짠맛이 해로우니 싱겁게 먹어야 한다는 건강이론을 맹신하고 따른 결과, 대부분 사람이 석맥인이 나오는 세상이 되었습니다. 그 결과 온 세상이 부정과 비리가 판을 치고 있어요. 사람들이 말하길 공조직이든 사조직이든 조직이란 조직은 대부분 썩었다고 말합니다.

교육수준이 높아지고 종교의 규모가 커지면 세상이 바르고 깨끗해져야 하는데, 세상은 더욱더 부패가 만연하고 부정은 일상이 되어가는 것도, 결국 콩팥이 병들어 피가 탁하고 더러워져서 그런 겁니다. 개인과 조직이 썩는 것을 방지하고 치유하는 것은 오로지 사람의 신장을 건강하게 하여 피를 깨끗하게 하는 것 말고는 방법이 없다고 봐야 합니다.

필요한 만큼 적절한 양의 좋은 소금을 섭취하지 않는다면, 그 몸은 각종 염증이 생기고 썩는 것이 자연의 이치입니다. 그래서 병원에서는 지금도 대량의 소금물(생리식염수)을 수많은 환자에게 치료제로 사용하고 있는 겁니다.

반항하고 개혁하고 혁명을 한다

신장·방광이 병나면 반항하고, 개혁하고, 혁명을 합니다. 반대를 위한 반대를 하고, 개혁을 위한 개혁을 한다는 것이지요. 신장·방광이 병나면, 상대 쪽에서 좋은 의견을 내도 무조건 반대하고 잘못됐다고 합니다.

우리나라 정치를 대표하는 국회를 보면 정부가 하는 일을 야당은 무조건 반대하고 봅니다. 정책에 대한 검토고 뭐고 필요 없고, 무조건 반대를 위한 반대를 합니다. 안될 것은 된다고 생각하고, 될 것은 안 된다고 생각합니다. 오랫동안 짠맛을 독극물 보듯 살아온 경우, 누구를 막론하고 이렇게 될 확률이 90% 이상입니다.

엄살 부리고 궁상을 떨며, 놀고먹자고 한다

신장·방광이 병나면 엄살 부리고 궁상을 떨며, 놀고먹자고 합니다. 허리와 장딴지가 아프거나 근육이 딱딱하게 굳고 땅기고, 뼈와 힘줄이 굳고 온 삭신이 쑤시며, 실제로 몸이 엄청 아픕니다.

움직이는 것이 불편해서 몸 쓰는 것을 싫어해요. 몸속이 그만큼 경직되고 굳어 있다는 얘깁니다. 그러니까 그냥 누가 좀 해줬으면 하는 거예요. 본인이 할 만한데도 그래요. 모처럼 친정엄마가 오시면 아주 그냥 날 받아놓은 것처럼 빨래에 청소며, 김치까지 담가 놓고 가시라 한다니까요.

몸이 굳어 있어서 앉을 때도 엄살이 심하다고 그랬지요? 일어날 때도 자연스럽게 일어나는 것이 아니라, 실제로 아프니까 매일같이 인상을 쓰면서 어이구 허리야! 하고 일어납니다.

다른 사람이 보면 엄살 같아 보이는데, 아픈 당사자는 실제로 엄청 아픈 거예요. 엄살이 아니거든요. 그래서 이런 사람은 짠 것을 먹고, 허리를 따뜻하게 찜질해 주고, 매일 30분 이상 허리 돌리기 운동을 해야 합니다.

핑계를 대며 책임을 전가한다

현대를 살아가는 사람들의 특징 중 하나가 책임을 전가하는 것입니다. 어떤 경우에도 될 수 있으면 책임지지 않으려 합니다.

가령 대화를 나눌 때도 '그렇다'라고 말해야 하는데, '그런 것 같다'라고 말합니다. 화창한 봄날에 '날씨가 참 좋다'라고 말하면 될 것을 '날씨가 참 좋은 것 같아요' 이런 식이라는 겁니다.

실제로도 '내가 이렇게 힘들게 사는 것은 누구 때문이야!' 그러죠. 개인이든 조직이든 책임을 전가합니다. 조직이 커질수록 그 정도는 심해지는데, 짠 것 많이 먹어야 합니다. 피가 맑아져야 사람의 정기신이 맑고 깨끗해지는 것이며, 사람이 깨끗해져야 세상이 저절로 깨끗해지는 것입니다.

석맥이 나오면 공포증과 두려움이 있다

핑계를 대며 책임을 전가하고, 공포증과 두려움이 있고, 무서워하며 겁이 많습니다. 혼자 있는 것이 무섭고, 어디 가는 것을 두려워하고, 무서운 꿈꿀까 봐 잠을 못 자는 그런 사람들이 많아요. 밤과 겨울에 더 심하고 짠 것을 좋아합니다.

모든 두려움증과 공포증은 수기가 부족해서 생깁니다. 폐쇄공포증, 고소공포증, 대인공포증, 대물공포증, 공황장애 같은 것도 마찬가집니다. 만약 수기인 신장·방광과 생명력인 심포·삼초가 같이 병나면 두려움이나 공포증 등이 더 심해집니다.

저염식, 무염식을 오래 한 사람일수록 미래에 대한 막연한 두려움이 생깁니다. 피가 맑은 시절인 청년기는 미래에 대한 두려움보다는 희망이 있는데, 같은 시기의 청년이라도 석맥이 있으면 유별나게 희망보다는 무서움이 많습니다. 피가 탁해지고 진해지는 갱년기 이후 두려움이 생기는 것은 자연스러운 현상인데, 나이를 먹어 갈수록 걱정거리가 많고 무서운 것이 많아집니다. 피가 탁해져서, 즉 석맥으로 인한 자연스러운 현상입니다.

사실 세상에서 제일 무서운 것이 뭐냐는 거죠. 그러면 그게 뭔지 알고나 갑시다.

세상에서 제일 무서운 것

세상에서 제일 무서운 것이 뭘까요? 그러면 그게 뭔지 알고나 가자는 겁니다. 세상을 살면서 제일 무서운 것은 자신이 힘이 없고, 몸이 아픈 것입니다. 힘이 없어서 살기가 어렵고, 자신감이 없고, 어떤 일을 할 때 겁이 난다는 것이지요.

또 지금보다 더 아플까 봐 두려워합니다. 그게 다 싱겁게 먹고 몸을 차게 한 나 자신이 만들어 놓은 것인데, 이것을 해결하려면 제일 먼저 힘을 기르고 몸을 따뜻하게 해야 합니다. 그리고 피를 맑게 해야 하겠지요. 맑고 깨끗한 피를 만들려면 일체 이유 없이 신장을 건강하게 해야 합니다.

그런데 탁하고 걸쭉하고 더러운 피로 새로운 세포를 만든다면, 허약한 세포가 만들어지는 것은 자명한 이치입니다. 몸속에 탁한 피가 흐르면 여지없이 탁하고 허약한 세포가 만들어지기 때문에, 아픈 몸을 이끌고 계속 살 수밖에 없는 거예요.

그러니 두려움이 계속 생긴다는 거지요. 꾸준히 콩팥을 건강하게 해서 피를 맑게 해 놓으면, 그다음부터는 허실을 조절하는 것은 일도 아닙니다. 결국, 몸이 건강해지면 아픈 것에 대한 두려움증과 공포증 등이 모두 해소된다는 것입니다.

밤과 겨울에 더 심하고, 짠 것을 좋아 한다

다음은 신장·방광이 병났을 때의 증상은 밤과 겨울에 더 심하고, 짠 것을 좋아한다고 되어 있습니다.

복습하는 차원에서 한 번 더 반복하겠습니다.

간·담이 병났을 때는 봄과 새벽에 더 심하고, 신 것과 고소한 것을 좋아합니다.

심·소장이 병났을 때는 여름과 오전에 더 심하고, 쓴 것과 단내나는 것을 좋아합니다.

비·위장이 병났을 때는 장하와 정오에 더 심하고, 단 것과 곯은내나는 것을 좋아합니다.

폐·대장이 병났을 때는 가을과 저녁에 더 심하고, 매운 것과 비린내, 화한 것을 좋아합니다.

심포·삼초가 병났을 때는 변절기에 더 심하고, 떫은 것과 아린 것, 생내나는 것, 흙내나는 것, 담백한 것을 좋아합니다.

이상과 같이 수기인 신장·방광이 건강할 때의 본성은 어떤 것들이 있는지와, 허약할 때엔 정신적으로 어떻게 나타나는지, 서로 달라지는 증상에 대해 살펴봤습니다. 매사는 항상 음양 관계로 되어 있습니다. 그러면 중(中) 입장에서 보자는 거예요. 가운데에서 보면 이것은 허약해서 그럴 수 있고, 저것은 건강해서 본래 체질이 그렇구나! 하고 이렇게 볼 수 있다는 겁니다.

자연의 원리를 공부한 우리는 항상 중간 입장에서 전후·좌우·상하·표리관계로 사물을 보는 연습을 하면 좋겠습니다.

신장·방광이 허약할 때의 육체적 증상, 신장경과 방광경

6장 6부 중에서 신장·방광이 제일 허약하면, 즉 석맥이 나올 때는 다음과 같은 육체적 증상이 나타납니다. 먼저 경맥 주행상의 통증이 있습니다. 여기에서 경맥은 신장경과 방광경 그리고 기경팔맥인 음교맥과 양교맥이 지나가는 부위에 통증이나 저림증, 쑤시고, 땅기는 신경통 같은 것이 생기는 것을 말합니다.

신장경맥은 발바닥의 용천혈에서 시작하여 연곡, 조해, 태계로 해서 안쪽 복사뼈 뒤 태종을 거쳐 종아리와 허벅지 내측을 지나 충맥을 형성하는 복부를 타고 빗장뼈 밑 유부혈까지 옵니다.

방광경맥은 새끼발가락 끝 지음혈에서 시작하여 속골, 경골, 신맥을 지나 외측 복사뼈 뒤 움푹 들어간 곤륜혈을 거쳐 15낙맥인 비양에서 꼬부라져 종아리 중앙 승산혈을 지나, 인체의 후면을 지배하면서 척추(독맥)를 중심에 두고 허리와 등판에 두 줄로 좌우 네 줄로 지나갑니다.

방광경맥은 아주 길고 복잡할 뿐만 아니라, 혈자리 또한 한쪽이 63개, 좌우 126개로 12경맥 중 가장 많습니다.

오줌보인 방광이 126개의 방광경맥의 혈을 통제하는 의미는 무엇인가?

방광이 지배하는 족태양방광경맥은 보시다시피 우리 육체의 후면을 장악하고 통제하고 있습니다. 다른 장부에 비해 단순하고 역할도 오줌보 정도로만 알고 있는데, 방광이 지배하는 방광경맥은 왜 이렇게 길고 복잡하면서 혈자리가 많은가를 생각해 봐야 할 것 같습니다.

5장(五臟) 중에서 한시도 쉬지 않고 일을 하는 심장과 폐의 경우를 보더라도, 지배하는 경맥이 심장경맥은 9개의 혈자리, 폐경맥은 11개의 혈자리로 되어 있습니다.

여기에 비해 방광경맥은 여섯 배 정도 많은 63개의 혈자리를 가지고 있는데, 이는 서양의 해부학적으로는 설명이 어려운, 생명체 입장에서 방광의 중요성을 나타내는 것이 아닌가 보고 있습니다. 즉 방광이 병나면 126개 혈자리에 문제가 생긴다고 보는 것이 동양학의 관점입니다.

우리 선조들은 태양경맥이 식으면 골병드는 것으로 인식했다

방광이 약해지면 인체의 후면인 발목 뒤쪽, 종아리, 오금, 허벅지 뒤쪽, 허리와 등 전체, 뒷목, 후두부와 정수리 그리고 눈 뿌리인 청명혈에 문제가 생깁니다. 그 신호가 바로 통증으로 나타나는 겁니다.

석맥이 나오고 인영 4~5성일 때는 양교맥에 통증이, 촌구 석맥 4~5성일 때는 음교맥에 통증이 생깁니다. 이때는 당연히 몸을 따뜻하게 하고 짠맛을 더 먹어야 합니다.

특히 허리와 등짝 전체는 태양경맥만 지나가는데, 어깻죽지 좌우 견갑골 부위에 수태양소장경이 지나가는 것 일부를 빼고는 족태양방광경이 지배한다고 봐도 무방합니다.

우리 선조들께서는 이 태양경(太陽經)을 따숩게 하는 것을 건강의 요체 중 하나로 봤다는 것을 기억해야 합니다. 즉 등과 허리가 식으면 골병이 드는 것으로 인식하고 있었다는 것을 허투루 봐서는 안 된다고 봅니다. 우리 선조들의 행복의 척도 중 하나는 다름 아닌 등 따숩고 배부르면 만사 만족으로 봤던 것 같습니다.

12경맥과 인체 각 부위 통증과의 관계

간·담이 허약하여 현맥이 나올 때는 간경, 담경, 대맥 그리고 편두통, 발, 고관절, 눈, 목, 근육 등에 통증 등이 생깁니다.

심·소장이 허약하여 구맥일 때는 심경, 소장경, 독맥 그리고 팔꿈치 관절, 위팔뚝, 혀, 견갑골 등에 통증 등이 생깁니다.

비·위장이 허약하여 홍맥이 나올 때는 비장경, 위경, 충맥 그리고 무릎, 허벅지, 살, 입술이 트고, 앞이마, 아랫잇몸, 발뒤꿈치, 유방 등에 통증 등이 생깁니다.

폐·대장이 허약하여 모맥이 나올 때는 폐경, 대장경, 임맥 그리고 손목, 아래팔뚝, 가슴통, 항문, 코, 피부 등에 통증 등이 생깁니다.

심포·삼초가 허약하여 구삼맥이 나오면 심포경, 삼초경, 음유맥과 양유맥 그리고 어깨관절, 손관절, 임파선, 미릉골 등에 통증 등이 생깁니다.

인체의 저리고, 쑤시고, 땅기고, 욱신욱신 거리는 신경통에도 12경맥과 기경8맥 등을 살피는 것이 타당합니다. 화상(火傷)이나 상처를 입어 다친 것을 제외한 일체의 통증은 식어서 생긴 것이므로, 그곳을 따뜻하게 하고, 움직이고, 마사지, 지압을 해서 기운과 혈액순환이 잘되게 하고, 장부에 해당하는 맛의 식품으로 영양하면 됩니다.

모혈, 유혈, 합혈에 통증이 있다

다음은 모혈, 유혈, 합혈에 통증이 있다고 되어 있습니다. 12모혈과 12유혈 그리고 6합혈에 통증이 생깁니다.

신장의 모혈은 옆구리에 있는 담경상의 경문혈, 방광의 모혈은 임맥상의 하복부인 치골 바로 위 중극혈을 말합니다.

유혈은 방광경상의 허리 부분에 신유혈과 방광유가 있습니다.

방광의 합혈은 무릎 뒤 오금 중앙에 위중혈을 말합니다. 석맥이 나오고 인영이 큰 사람은 위중혈을 누르면 아프다고 그래요.(비·위장편 249~261쪽 12모혈 등 참조)

두 뺨에 검은색이 있고 하품을 잘한다

두 뺨에 검은색이 있습니다. 뺨에 검은색이 주욱 내려오는 사람들이 있어요. 석맥이면 피가 걸쭉하고 탁해져 있어서 전체적으로 얼굴이 검게 되는데, 특히 귀밑 구레나룻 난 곳에서 턱이 각진 곳이 검어지는 것을 말합니다. 이것도 짠 것만 먹으면 얼굴색이 훤해집니다.

눈 밑이나 이마가 검은색이면 비·위장에 문제가 있는 것이고, 콧등이 검거나 푸른 것은 간이 나쁜 경우입니다. 양볼이 붉어지는 것은 심장이 안 좋은 겁니다.

하품을 잘합니다. 콩팥이 나쁘면 하품을 잘한다고 했습니다. 요즘 시도 때도 없이 하품하는 사람이 너무 많아요. 짠맛을 먹어야 합니다. 석맥을 고쳤는데도 하품을 잘하는 것은 15낙맥인 열결에 이상이 있는 겁니다.

15낙맥인 열결이 허하면 기지개를 켜고, 소변이 저절로 나오고, 시도 때도 없이 하품이 나온다 했습니다. 이때는 맵고 짜고를 먹고, 열결

에 보법으로 뜸을 떠야 합니다.(비·위장편 408~414쪽 15낙맥의 병 참조)

재채기를 할 때는 매운 것을 먹고, 트림할 때는 단것을 먹으면 됩니다. 딸꾹질할 때는 쓴맛으로, 한숨이 나올 때는 간·담이 약한 것이므로 신 것을 먹어서 다스립니다. 진저리를 잘 치는 것은 심포·삼초가 허약한 것이니까 떫은 것을 먹으면 됩니다.

식욕이 없고 얼굴이 검다

석맥이 나오면 식욕이 부진할 수 있습니다. 이때는 배가 고파도 밥을 안 먹습니다. 밥맛이 없다고 그래요. 어른들이 말씀하시기를 밥 먹기 전에 단 것 먹으면 밥을 못 먹는다고 그러시죠.

단맛으로 토극수를 해서 그렇습니다. 밥상 차려 놓으면 밥은 안 먹고 도망 다니는 아이들이 있어요. 그러면 우리 할머니들은 어떻게 하셨냐 하면, 이렇게 딴전 부리는 아이들에게 밥에다 간장과 참기름을 넣어 비벼서 먹였습니다.

그러면 아이들이 짭짜름하고 고소해서 잘 먹어요. 간장은 짠맛으로 수기를 보하고, 고소한맛은 목기이므로 목극토 하여 토극수를 막아주는 원리입니다.

이러한 원리를 깨친 우리 할머니들이 식품영양학 학자보다 지혜롭고 동양과학의 이치를 알았던 것 같습니다.

신장·방광이 허약하면 얼굴이 검습니다. 얼굴에 검은색이 있는 것은 짠 것이 부족하기 때문입니다. 짠 것이 좋다 나쁘다 이렇게 OX, 선악(善惡)의 개념으로 보면 안 된다는 겁니다.

그럼 쓴맛이 좋은 거냐, 나쁜 거냐? 단맛이 좋은 거냐, 나쁜 거냐?

매운 것이 좋은 거냐 나쁜 거냐? 신 것이 좋은 거냐, 나쁜 거냐?

이렇게 흑백논리와 이분법적으로 보지 말고, 시고, 쓰고, 달고, 맵고, 짜고 오미(五味) 중에서 어떤 맛이 많이 필요하고, 적게 필요한가를 봐야 하는 겁니다.

오미를 조절하는 것이 쉽고, 간명한 것은 본인이 직접 먹어보고 맛이 있으면 되기 때문입니다.(비·위장편 229~245쪽 처방의 기준 참조)

그래서 얼굴색이 푸른색은 신맛이 부족하여 간·담이 허약한 것이고,

얼굴이 붉은색은 쓴맛이 부족하여 심·소장이 허약한 것이며,

얼굴이 누런색이면 단맛이 부족하여 비·위장이 허약한 것이고,

얼굴이 창백하거나 허연색이면 매운맛이 부족하여 폐·대장이 허약한 것입니다.

얼굴색이 두 가지 이상 얼룩얼룩, 희끗희끗하면 심포·삼초가 허약하여 생기는 증상입니다.

오장의 허실에 따라 목소리가 다르다

신장·방광이 병나면 신음소리로 말한다고 되어 있습니다. 말을 할 때 엄살 부리면서 앓는 소리를 하는 거예요. 콩팥이 병나면 골속을 울리듯 신음소리, 호소력 있는 끙끙 앓듯 애절한 소리를 냅니다. 몸을 따뜻하게 하고 좋은 소금을 먹어야 합니다. 아파서 엄살 부리고 궁상떨며 내는 소리, 좌우지간 신음소리를 냅니다.

간·담이 병나면 목이 쉰 소리가 나옵니다. 흔히 허스키 목소리라고 하죠.

심·소장이 병나면 목소리가 떨립니다. 초대 대통령 이승만 박사가 연설할 때 내는 목소리가 그런 것입니다.

비·위장이 병나면 목소리가 한 옥타브 올라갑니다. 이런 사람 둘이 모이면 시끌벅적합니다.

폐·대장이 병나면 코맹맹이 소리를 냅니다. 징징거리고 응석부리는 소리는 모맥 증상입니다.

심포·삼초가 병나면 목소리가 안 나옵니다. 목소리가 안으로 기어들어 간다고들 하지요. 목이 메는 것도 구삼맥 증상입니다.

후두통, 오금과 종아리통, 발목관절통

석맥이 나오고 인영이 크면 후두통이 있습니다. 뒷골이 아픈 걸 말합니다. 정두통이라고도 하며 정수리까지 아픈 경우입니다. 후두통과 정두통일 때는 짠 것을 먹어야 합니다. 편두통일 때는 신 것을 먹고, 전두통, 즉 앞이마가 아플 때는 위장이 안 좋은 것이므로 단것을 먹으면 됩니다.(심포·삼초편 133~154쪽 두통 총정리 참조)

방광이 병나면 오금과 종아리통. 오금은 무릎 뒤를 말합니다. 무릎 뒤가 땅겨서 심하게 아픈 사람들은 짠 것을 먹고 위중혈에 마사지해서 풀어줘야 합니다.

경맥이 반듯하게 흐르다가 꼬부라지는 부분이 아픈 거예요. 손목, 어깨, 종아리, 장딴지, 허리, 두통 등 흔히 아픈 곳은 경맥이 꼬부라지거나 엉키는 부분에 유독 통증이 잘 생깁니다.

왜 그런고 하니 몸이 식으면 오그라들어 수축하는데, 지금 말씀드린 이런 꼬부라지고 엉킨 곳이 약간만 추워도 더 빨리 수축되기 때문입니다. 수축되면 그만큼 혈액순환이 더디게 되는 거예요.

무릎에 오금을 대면 위중혈이 닿거든요. 거기를 마사지하는데, 소파에 앉아서 매일 저녁 좌우로 5분씩 해주면 좋습니다. 그리고 이 위중혈이 단단하게 뭉쳐진 사람들은 생식기에도 이상이 오고 있다는 신호입니다. 생식기가 단단해지면 나중에 근종이나 물혹 등이 생길 수 있습니다. 종아리통도 짠맛으로 다스리면 됩니다.

발목 관절염, 발목관절통도 석맥 증상

다음은 족관절통이 있습니다. 족관절은 발목관절입니다. 전에 변리사 한 분이 발목관절이 삭고 부서졌다고 하면서 여기를 오셨는데, 걷지를 못하니까 병원에서 수술 날짜를 받아놓고 목발을 짚고 간신히 오신 거예요.

병원에서는 발목에 뼈가 툭 삐져나와 있어서 거길 수술해야 한다고 그랬다는데, 이런 경우 뼈와 힘줄, 인대 같은 것이 약해져서 그런 것입니다. 사실 이분 같은 경우는 뼈가 약하니까 눌리면서 밀려 나간 것으로 볼 수 있거든요. 이걸 보고 병원에서는 뼈가 이상하게 자란다고 했다는 겁니다. 밀려 나간 곳을 사진 찍으니까 뼈가 자란다고 얘기할 수밖에 없을 것 같습니다.

만약 그 사람의 체중이 굉장히 많이 나가면 몸무게만큼 발목이 눌리잖아요. 그러면 발목을 받치고 있는 이 뼈 연골이 물러서 약하면 무거운 체중 때문에 밀리게 됩니다. 밀린 것을 뼈가 자랐다고 잘라내야 한다는 거예요.

신장·방광이 발목을 지배한다는 것은 이제 다 아실 겁니다. 그래서 이런 이치를 설명했더니 생식을 해보겠다고 해서, 본인 체질에 맞게 생식과 순소금을 먹고 육기섭생법을 실천해서 지금은 거뜬히 걸어 다닙니다.

병원에서는 발목관절 자체가 굉장히 복잡하다고 하면서, 더구나 바로 밑에 발 관절이 있어서 수술해도 장담을 못 한다고 했답니다. 평생을 전동 휠체어 타고 다녀야 하는 것 아닌가, 그렇게 생각했던 분도 불과 몇 달 만에 나아서 지금은 걸어 다닙니다.

저 역시 석맥 인영 4~5성이 나올 때는 군대에서 허리 다친 거로 고생 많이 했습니다. 거기다가 예비군 훈련 중에 발목을 다쳤는데, 발목이 약하니까 자꾸 옆으로 삐져 나가는 거예요. 허구 헌 날 발목이 삐어서 퉁퉁 부어 있었는데, 수기를 강화시키는 순소금을 먹고, 발목이 튼튼해지니까 계단 내려갈 때도 자신감이 생기는 겁니다.

산에 오를 때는 그런대로 괜찮아요. 그런데 하산할 때는 이게 보통 일이 아닌 거예요. 발목이 후들거려서 중심이 안 잡히니까 겁나서 벌벌 거리며 내려오고 그랬다니까요. 롤러스케이트 같은 거 한창 유행할 때도 발목이 접질릴까 봐 타고 싶어도 못 타고, 스케이트도 겁나서 못 타는 겁니다.

눈알이 빠질듯하면 석맥 인영 4~5성

그다음에 눈알이 빠질듯하고, 뻑뻑하고 찍어 당기며 터질 것같이 아픕니다. 이런 경우 적당량의 좋은 소금을 먹으면 그 자리에서 해결됩니다. 물론 오래된 것은 얼마만큼 먹느냐에 따라 기간이 달라질 수 있습니다. 금방 생긴 것은 금방 해소됩니다.

화기가 많은 화형이나 화토형인 경우 눈알이 앞으로 튀어 나온 사람이 많습니다. 눈알이 빠질 듯이 안압이 높아지는 것도 석맥이 나오고 인영 4~5성이 되면 나타나는 증상으로 머리로 피가 많이 올라가서 생기는 것입니다. 피만 많이 올라가는 것이 아니죠. 다른 것도 같이, 골수나 뇌수도 많이 올라갑니다. 그래서 안압이 높아지는 겁니다.

생전에 현성 선생님은 사람의 눈 속에 물이 가득 들어있는데, 그 물이 파란 물, 빨간 물, 노란 물, 하얀 물, 까만 물, 광채 나는 물이 들어있어서, 외부에서 빛이 들어올 때 심포·삼초 생명력이 아주 섬세하게 작용을 해서 사물의 형태와 색깔을 본다고 했습니다.

그런데 이 물이 너무 많아져서 안압이 높아진답니다. 어떤 경우에는 물이 너무 많아서 황소 눈처럼 앞으로 튀어나오기도 하는데, 이것도 석맥 인영 4~5성일 때 나타나는 증상입니다. 당연히 짠 것을 먹고 하체운동을 많이 하고, 들이쉬는 숨을 2배 이상 길게 해서 인영맥을 작게 하면 됩니다.

하여간 눈이 빠질듯하여 견딜 수가 없으면 병원에 가게 됩니다. 가서 안압을 점검해 봐서 높게 나오면 안압을 떨어트리는 주사약이 있는데, 이거 한 방만 맞으면 석맥 인영 4~5성이 단박에 없어진답니다. 인영 4~5성이 없어진다는 것은 인영·촌구가 얼추 같아진다는 것 아닙니까? 이렇게 되면 안압이 현격히 줄어들겠고, 이대로 열흘 정도 지켜보면 저절로 치유되겠죠. 이 정도만 되도 실민할 겁니다.

그런데 이렇게 강력하고 좋은 약이 있는데도 병을 못 고치고 있는 것이 기가 막힌 거예요. 왜 못 고치냐? 환자가 다음에 와서 하는 말이 눈이 빠질 것 같은 것은 어느 정도 좋아졌는데, 약간 뻑뻑하고 불편한 것이 반은 남았다고 말합니다.

4~5성이 없어지고 인영·촌구가 같아지면 그냥 놔두고 1주일 정도만 기다려도 생명체 내의 생명력이 스스로 치유하는데, 병원에서는 인영맥이 작아졌는지 커졌는지 모르잖아요? 맥을 모르니까 얼마나 좋아졌는지를 알 수 없는 겁니다.

환자가 말하는 증상대로 병원에서는 아직도 안압이 높아서 그런가 보다 판단하고, 안압을 떨어트리는 주사를 놔주게 됩니다. 이렇게 서너 번 반복하다 보면 인영맥이 확 떨어져서 안압은 거의 잡히겠죠.

문제는 인영맥이 너무 작아지고, 반작용으로 석맥 촌구 4~5성으로 거꾸로 뒤집어진 경우가 발생합니다. 이렇게 되면 눈알이 빠질 것 같은 게 아니라 안으로 찍어 당긴다고 합니다.

인영·촌구의 대소만 알았어도 그 약은 천하제일 명약이 될 수 있는데, 그 좋은 약을 얼마만큼 써야 할지를 알 수 없다는 것이 안타까운 거예요.

방광경이 시작되는 청명혈의 중요성

방광경맥은 눈 뿌리에 해당하는 청명혈에서 시작되며, 기경8맥인 양교맥과 음교맥의 종시(終始)혈이기도 합니다. 우리 몸에 365개의 혈자리가 있다고 하는데, 한 개의 혈자리에서 여러 개의 경맥이 시작하는 혈자리는 청명혈이 거의 유일합니다. 그래서 눈의 뿌리라고 하는 겁니다.

이 청명혈이 막히거나 식으면 눈물이 계속 나온다든지, 눈이 불편하거나 시력에도 문제가 생기게 됩니다. 어떤 경우는 염증이 생겨 끈적끈적한 액체가 계속 흐르는데, 이런 눈물 나는 병도 못 고치는 게 지금의 현실입니다. 짠맛과 신맛을 적절히 먹어서 다스려주면 즉시 효과를 볼 수 있습니다. 식은 죽 먹기보다 더 쉬운 일이죠. 평소에 이곳을 지압 또는 마사지로 풀어 주거나, 따뜻한 물수건을 대주는 것도 좋은 방법입니다.

방광경맥은 청명혈에서 시작하여 눈썹의 찬죽혈을 지나 머리를 타고 넘어가 후두부를 타고 내려갑니다. 이어서 뒷목으로 해서 등과 허리를 지나 엉덩이와 허벅지, 오금, 종아리로 내려와 발목을 감아 돌아 새끼발가락 끝 지음혈까지 옵니다.

이처럼 모든 양경맥(陽經脈)은 위에서 아래로 흐르고, 모든 음경맥

(陰經脈)은 아래서 위로 흐릅니다.

머리는 양경맥만 지나간다고 했습니다. 석맥이 나오고 몸에 냉기가 들어 식으면, 그 차가운 기운이 머리쪽으로 거꾸로 흐르는 경우가 있는데, 이것을 기역(氣逆)한다고 하는 겁니다.

이때도 눈알이 빠질 듯이 아프고 심한 두통이 생길 수 있습니다. 이때는 머리와 등을 따뜻하게 하고 짠맛으로 영양합니다. 눈에서 모래가 있는 것 같다는 사람도 봤습니다. 이 경우도 짠맛과 신맛을 먹어서 다스리면 됩니다.

이명은 석맥이 오래된 것인데, 심포·삼초증도 있다

이명은 귀에서 소리가 나는 것을 말합니다. 원인은 귀속의 심포·삼초 생명력이 허약해져서 나타나는 증상입니다. 귀는 오장 중 신장·방광이 지배합니다.

귀에서 나는 소리에는 이명과 환청이 있습니다. 가만히 있는데 누가 날 부른 것 같은 것은 환청으로, 이것은 대개 석맥 증상입니다.

이명은 사람에 따라 귓속에서 전신주 울리는 소리, 삐-이 소리, 귀뚜라미 소리, 매미 소리 등이 시도 때도 없이 울려 대는 것을 말합니다. 그러니 얼마나 신경이 쓰이겠어요. 맥박이 뛰는 소리가 난다거나 시냇물 흐르는 소리가 나고, 바람 소리가 난다거나 기찻길에서 기차 지나가는 소리가 나고, 모기 같은 게 날아다닐 때 나는 왱왱거리는 소리는 모두 이명입니다. 이때는 수기인 짠맛과 목기인 신맛, 상화기인 떫은맛을 먹어서 다스립니다.

그리고 수십 년씩 아주 오래된 이명이 있습니다. 신장·방광이 오랜 기간 허약한 상태이면 병의 진행 방향은 상극의 순으로 맥이 바뀐다고 했습니다.

석맥을 안 고치면 수극화 하여 구맥이 나와서 생기는 이명이 있고,

구맥을 안 고치면 화극금 하여 모맥이 나와서 생기는 이명도 있습니다.

모맥을 안 고치면 금극목 하여 현맥이 나와서 생기는 이명이 있고,

현맥을 안 고치면 목극토 하여 홍맥이 나와서 생기는 이명도 있습니다.

심포·삼초가 나빠서 구삼맥으로 생기는 이명까지 6종류와 사맥급인 인영 10성 그리고 인영맥이 없거나 극소해서 생기는 이명까지 적어도 9종 이상으로 봐야 합니다.

수십 년씩 아주 오래된 이명이라도 짠맛을 먹으면 어느 정도 효과를 보는데, 그렇게 증상이나 병명대로 하기보다 현재 맥대로 하는 것이 더 좋습니다.

이를테면 병이 고쳐지는 순서, 즉 병맥이 다스려지는 순서는 상극(相克)의 역순(逆順)으로 진행된다고 했습니다.

현재 현맥이면 신맛을 먹어서 현맥이 고쳐지면 모맥이 나오고,

매운맛을 먹어서 모맥이 고쳐지면 구맥이 나옵니다.

그리고 쓴맛을 먹어서 구맥을 고치면 석맥이 나오는데, 석맥을 이와 같은 방법으로 치료하는 것이 자연의 원리에 합당한 원칙입니다. 좋은 간장이나 소금, 다시마, 콩, 콩 중에서도 쥐눈이콩(서목태)이 좋습니다.

맥이 바뀌면서 이명 소리가 달라지는 경우도 있는데, 오계맥인 맥상의 파동이 각각 다르게 뛰기 때문에 생기는 현상으로 보면 됩니다.

질문 : 대관령 고개처럼 높은 곳에 올라가다 보면 어느 지점에서 갑자기 귀가 막히는 것 같고, 멍~ 하는 소리가 들리는 것도 이명증입니까?

대답 : 그건 다른 겁니다. 누구든지 나타나는 현상입니다. 높은 산에 오르거나 엘리베이터 타고 63빌딩 같은 높은 건물에 오를 때, 귀에서 나는 그런 증상은 누구나 다 나타날 수 있습니다. 다만 다른 사람들보다 심하다면 신장·방광이 허약한 것으로 봐야 합니다.

중이염(中耳炎). 염(炎)은 수극화(水克火)를 못 해 화기가 넘치는 현상

중이염은 증상이 여러 가지로 나타나는데, 그중에서 귀에서 액체가 나오거나 고름이 나오는 것을 말합니다. 일체의 귓병은 짠맛으로 다스립니다.

순소금과 짠맛의 음식을 꾸준히 먹었던 사람이 멀쩡하던 귀에서 물이 막 나오고 고름이 나오는 경우도 있습니다. 과거에 귓병으로 고생한 적이 있었다는데, 꾸준히 2~3개월 섭생하면 좋아집니다.

염증(炎症)은 인체의 모든 곳에서 일어나는데, 가령 간염, 위염, 폐렴, 대장염, 맹장염, 신장염, 방광염, 췌장염, 십이지장염, 자궁염, 전립선염, 뇌염, 근육에 염좌, 피부염, 골수염, 관절염, 비염, 구강염, 편도선염, 중이염, 각막염, 치주염 등 이루 헤아릴 수 없을 정도로 광범위합니다.

이 염(炎)자를 살펴보면 불 화(火)자 두 개가 겹쳐 있습니다. 문사의 뜻은 불에 타다, 불이 타오르다, 뜨겁다, 덥다, 불탈 염자입니다. 염증이 생긴 부위가 불에 타고 있는 증상이라는 뜻도 가지고 있는 것입니다.

왜 불(火)에 타고 있을까요? 물(水)이 부족해서 그렇습니다. 만약 어느 부위가 불(炎)에 타고 있다면 불을 꺼야 하는데, 이때는 일체 이유

없이 물(水)이 필요한 겁니다.

즉 불은 물로 다스린다는 수극화(水克火)의 원리가 적용되기 때문에 간·담편에서부터 일찌감치 모든 염증은 짠맛으로 다스린다고 누누이 말씀드린 바 있습니다. 여기에서 불(火)은 쓴맛이고, 물(水)은 짠맛이라는 것은 다 아시죠? 만약 몸에 염증(炎症)이 있는 사람이 짠맛(水)은 멀리하고, 커피나 술 등 쓴맛(火)이 있는 것을 매일 먹게 되면 염증은 없어지지 않고, 오히려 여기저기에 더 큰 문제가 확산됩니다.

짠맛을 먹어서는 안 된다며 마치 독극물 취급하는 현대의 학문은 창궐하는 염증에 속수무책일 수밖에 없는 거예요. 그뿐만 아니라 염증의 원인이 바이러스나 균에 의해서 생기는 것으로 보기 때문에 쓴맛(火)계열인 마이신 같은 항생제를 쓰는데, 이것은 화기(火氣)의 확산하고 퍼져나가는 기운을 쓰기 때문에 염증에 도움이 안 될 때가 많습니다.

다만 항생제이기 때문에 균이나 바이러스의 확산을 억제하는 데는 도움 될 수도 있겠죠. 그 도움도 현맥이나 구맥이 나오는 경우에 한해 제한적이고, 모맥이 나오는 사람에게는 오히려 염증이 더 커지고 곪는 등 역작용(火克金의 이치)이 나타나는 예도 있습니다.

다 알다시피 추운 겨울은 수기(水氣), 더운 여름은 화기(火氣)라 했습니다. 균이나 바이러스가 여름에 더 기승을 부릴까요, 아니면 겨울에 더 기승을 부릴까요? 여름이죠. 초등학생도 알 수 있는 것입니다.

쓴맛은 화기이고, 짠맛은 수기인데, 불이 활활 타오르는 것이 염증입니다. 이 염(炎)증을 다스리려면, 즉 불을 끄려면 수화(水火) 중에서 무엇을 써야 할까요? 불을 끄기 위해서는 반드시 물을 써야 하는 것은 유치원생 정도만 되어도 알 수 있는 상식입니다.

동양학은 귀에 걸면 귀걸이, 코에 걸면 코걸이라고 말하는 사람들이 있습니다. 동양학을 제대로 공부하지 않은 낮은 수준의 지식으로 말하는 것인데, 그럴 수 있다고 봅니다.

어린아이들은 청력 회복도 빠르다

질문 : 저희 조카가 귀가 약해서 보청기를 쓰는데, 짠 것을 그렇게 좋아라 합니다. 그냥 먹게 놔둬야 하나요? 그 아이는 순소금이 맛있다고 그래요.

대답 : 예, 그냥 놔둬야 합니다. 그리고 더 먹을 수 있게 해야 합니다. 귀에 이상이 생긴 것은 신장이 허약해져서 나타나는 증상입니다. 아이들이 어렸을 때 귀에 이상이 생겨 소리가 잘 안 들린다고 할 때 짠맛을 주면 굉장히 좋아하고 잘 먹는데, 신장 속의 생명은 그만큼 짠맛이 필요하기 때문입니다. 이때는 골고루에 짠맛과 신맛, 떫은맛을 주면 청력이 좋아집니다. 그 아이의 경우 순소금을 꾸준히 먹을 필요가 있습니다.

그리고 아이들이 성장하는 과정에서 일시적으로 귀가 잘 안 들릴 때가 있어요. 귀뿐만이 아니죠. 일시적으로 눈이 나빠져 시력이 떨어진다거나 다른 기능도 저하되는 경우도 있습니다. 급하게 서둘지 말고, 어느 정도 시간이 지나면 대부분 원래대로 돌아오는 경우가 많습니다. 몸속에 있는 생명력이 균형을 다시 회복하는 과정인데, 그만큼 시간이 필요한 겁니다.

어린아이 때 일시적으로 귀가 잘 안 들리는 것을 청각 장애로 보고, 어렸을 때부터 보청기 같은 걸 끼워서 청각이 아예 퇴보되는 일이 광범위하게 벌어지고 있습니다. 보청기를 쓰면 증폭 장치 때문에 소리는 잘 들리는데, 귀가 건강해지는 것과는 별개의 문제입니다.

귀 주변에 흐르는 경맥들이 있습니다. 삼초경맥의 이문혈과 예풍혈 그리고 소장경의 청궁혈 같은 곳에 자석테이프 작은 것을 붙여 주면, 청각을 회복시키는데 상당히 효과적입니다. 그 혈자리들을 잘 살펴보면 거기에 예풍·계맥·노식·각손·이문혈 등 수소양삼초경맥이 귀를 휘감아 돌고 있는데, 이곳 혈자리에 엠티를 붙여주고 짜고 떫고를 먹으면, 유아기 때는 청각 장애가 빨리 회복될 수 있습니다.

목소리가 점점 커지는 현대인

지금 짠맛을 기피하는 현대인들은 남녀노소를 불문하고 청각 감퇴, 귀 울림증인 이명 또는 환청 등 귓병으로 고생하는 사람들이 매우 많습니다. 본인이 귀가 잘 안 들리니까 다른 사람도 그런 줄 알고 큰소리로 말하는데, 어떤 모임이나 회식 자리에 가면 목소리가 점점 커지는 현상을 쉽게 볼 수 있습니다. 이것도 싱겁게 먹어서 생긴 결과물입니다.

엄마 배 속에 있을 때부터 짠 것을 필요한 만큼 못 먹어서, 특히 목화형이나 화토형으로 태어난 아이들은 신장·방광이 약하니까, 수기가 지배하는 부분이 동시에 망가지는 것입니다.

어떤 사람은 귀가 먼저 약해지거나 허리가 먼저 약해지고, 탈모나 생식기가 먼저 약해질 수 있습니다. 전체적으로 수기인 신장·방광이 주관하지만, 이 안에서도 짠맛으로 만들어진 에너지가 공급이 잘 되는 곳과 덜 되는 곳이 있을 것 아닙니까?

또 생식기는 멀쩡한데 머리털이 다 빠지는 사람이 있고, 머리털은 있는데 생식기에 뭐가 생길 수 있는 사람이 있는 것처럼 동시에 다 나빠지는 것이 아니란 겁니다. 석맥 안에서도 약해지는 곳이 다르게 나타난다는 것을 알아야 합니다.

이번 신장·방광편에서 다루는 정신적, 육체적 증상이 날로 확대되어 가고 있는 것은 전적으로 짠 것을 멀리하라고 하는 현대 학문의 책임입니다.

사람의 몸은 천지의 진액을 담아놓은 그릇

사람의 몸은 천지기운(天地氣運), 그중에서도 가장 정묘한 천지의 진액을 담아놓은 그릇입니다. 그 진액을 받아 담을 때 오장오부(五臟五腑)가 서로 상생하고 상극하여 조화와 균형을 이루며, 심포장과 삼초부 즉 상화기의 조화의 권능으로 내 안에 들어있는 생명이 필요로 하는 모든 것을 지어낸다고 했습니다.

간장과 담낭은 천지가 길러낸 신맛과 고소한 맛, 노린내 나는 맛의 영양분을 섭취하여 5장 5부의 조력을 받아 부드럽고 완만하게 하는 목기운의 에너지를 지어냅니다.

이 부드러운 목기운(木氣運)의 주도하에 다른 오행의 기운과 조화를 이뤄 태중(胎中)에서 간·담을 만들고, 간경, 담경, 대맥, 눈, 목, 고관절, 발, 근육, 편도선, 손발톱, 시력, 눈물 등을 주관합니다.

심장과 소장은 천지가 길러낸 쓴맛과 불내나는 영양분을 섭취하여 5장 5부의 조력을 받아 확산하고, 퍼지고 흩어지게 하는 뜨거운 화기운의 에너지를 지어냅니다.

이 확산하고 퍼지는 화기운의 주도하에 다른 오행의 기운과 조화를 이뤄 태중(胎中)에서 심장과 소장을 만들고, 심경, 소장경, 독맥, 얼굴, 혀, 견갑골, 상완, 주관절, 혈관, 피, 땀 등을 주관합니다.

비장과 위장은 천지가 길러낸 단맛, 향내 나는 맛, 곯은내 나는 맛의 영양분을 섭취하여 5장 5부의 조력을 받아 혼합하여 뭉치고, 굳건하게 하여 고정시키는 토기운(土氣運)의 에너지를 지어냅니다.

이 혼합하여 뭉치는 토기운의 주도하에 다른 오행의 기운과 조화를 이뤄 태중(胎中)에서 비장과 위장을 만들고, 비경, 위경, 충맥, 입, 입술, 유방, 배통, 허벅지, 무릎관절, 비계, 뒤꿈치 등을 주관합니다.

폐와 대장은 천지가 길러낸 매운맛, 비린내 나는 맛, 화한맛의 영양분을 섭취하여 5장 5부의 조력을 받아 견고하고, 억누르고, 잡아당겨 팽팽하게 긴장시키는 금기운(金氣運)의 에너지를 지어냅니다.

이 견고하고 잡아당겨 긴장시키는 금기운의 주도하에, 다른 오행의 기운과 조화를 이뤄 태중(胎中)에서 폐와 대장을 만들고, 폐경, 대장경, 임맥, 코, 가슴통, 하완, 손목관절, 피부, 체모, 직장, 맹장, 항문, 모든 막(세포막·각막·고막·복막·횡경막 등) 등을 주관합니다.

여기에서 금기운의 주도하에 다른 오행의 기운과 조화를 이룬다는 것은 이렇습니다. 금기(金氣)는 토생금을 받고, 금생수 해준다는 것이고, 또한 금극목으로 목기를 견제하여 다듬고, 화극금을 받아 서늘하고 긴장된 금기를 화기(火氣)로 따뜻하게 하여 긴장을 누그러트린다는 것을 말합니다. 다른 오장도 같은 원리와 이치로 작용합니다.

신장과 방광은 천지가 길러낸 짠맛, 꼬랑내 나는 맛, 지린내 나는 맛의 음식을 섭취하여, 5장 5부의 조력을 받아 밀어내고 깨끗하게 하여 말랑말랑하고 연하게 하는 수기운(水氣運)의 에너지를 지어냅니다.

이 깨끗하고 연하게 하는 수기운의 주도하에, 다른 오행의 기운과 조화를 이뤄 태중(胎中)에서 신장과 방광을 만들고, 신경, 방광경, 음교맥, 양교맥, 생식기, 허리, 정강이, 발목, 귀, 치아, 뼈, 골수, 적혈구, 힘줄, 인대, 연골, 머리털, 음부의 털, 침 등을 주관합니다.

무형으로 존재하는 심포장과 삼초부는 천지가 길러낸 떫은맛, 담백한 맛, 아린맛, 생내나는맛, 먼지내나는맛의 음식을 섭취하여 5장 5부의 조력을 받아 조정하고 조절하여, 균형과 조화를 이루는 상화기운(相火氣運)의 에너지를 지어냅니다.

이 조절하여 균형과 질서를 이루려 하는 상화기운의 주도하에, 다른 오행의 기운과 조화를 이뤄 태중(胎中)에서 심포장과 삼초부의 생명력을 만들고, 심포경, 삼초경, 음유맥, 양유맥, 견관절, 손, 임파액, 각종 호르몬, 표정, 감정, 감각, 저항력, 면역력, 신진대사, 근력, 소화력, 지구력, 순발력, 판단력, 직관력, 분별력, 창의력, 기억력, 시력, 청력, 창조력 등 모든 힘을 주관합니다.

다시 말씀드리면 사람의 정기신(精氣神), 즉 몸과 기운(힘) 그리고 생각과 마음의 근원적(根源的) 질료(質料)는 천지자연(天地自然)이 길러낸 오미를 가진 곡기와 물기 그리고 공기와 빛이라는 것입니다.

골, 골수, 힘줄 병이 있다

골, 골수, 힘줄 병은 석맥이 오래된 것입니다. 골은 뼈지요. 적혈구는 콩팥에서 만들고, 백혈구는 비장에서 만들어진다고 했습니다. 골수에서 적혈구가 만들어지고, 골수가 만들어지는 곳은 신장입니다.

지금 시대엔 다들 짠 것 먹지 말라고 하는 통에 싱겁게 먹어서 골다공증, 생식기에 이상, 탈모 등이 창궐하고 있습니다. 과거에는 안 그랬는데 지금은 여성들도 탈모가 생기잖아요. 그게 전부 수기가 고갈되어서 생기는 것입니다.

인대가 늘어났다, 힘줄이 늘어났다, 이런 것도 짠맛을 보충해야 한다

생명의 발원처는 수기입니다. 생명의 발원처인 수기가 수생목을 하기 때문에 본질적으로 생명은 수(水)에서 나오는 겁니다. 목기인 나무의 발원처가 수기니까, 불이나 쇳덩어리에서 나올 수 없다는 얘깁니다.

이처럼 생명의 발원처인 수기에 해당하는 신장은 우리 몸속 피를 맑고 깨끗하게 합니다. 그런데 전부 짠 것 먹지 말라고 하는 교설(敎說)들이 신장·방광을 약화시키고, 그 결과 혈액이 탁해지고 더러워지고 있습니다.

동양의학, 특히 서양의학은 소금을 기본적인 치료제로 가장 많이 쓴다

우리의 대표적 동양의서인 본초강목이나 동의보감에 보면 소금은 거의 만병통치 급으로 나옵니다.

서양의학도 수기(水氣)인 물과 소금을 주원료로 하는 링거 주사제인 생리식염수를 모든 입원 치료를 받는 환자에게 만병통치 급으로 사용되고 있습니다. 이때도 석맥 증상이 많은 경우에는 생리식염수가 탁월한 효과를 나타냅니다.

그러나 심장이 허약하여 고혈압 등 구맥 증상이 많이 나올 때는 아주 적은 양의 생리식염수를 사용해야 합니다. 실제로 그렇게 하고 있어요.

대부분의 동양의학 입문서에도 수기에 속하는 신장·방광을 튼튼하게 하는 것은 함미(鹹味)라고 쓰여 있습니다. 한의에서도 소금, 다시마, 함초, 생율, 건율 등을 약재로 쓰고 있는데, 이 사람들 역시 서양의학에 편승해 짠 것을 먹지 말라고 말합니다.

앞에서도 말씀드렸듯이 '소금이 좋은 것이냐 나쁜 것이냐' 이렇게 극단적 이분법으로 보지 말고, 신장·방광이 허약한 사람은 소금이 많이 필요하고, 심장이 허약한 사람은 아주 적은 양의 소금이 필요한 것입니다.

침 흘리는 아이는 짠 것이 부족한 것이다

그다음에 '침 흘리고'라고 되어 있습니다. 아기들 침 흘리는 것 있지요? 아이 키우는 엄마들은 자주 보셨을 겁니다. 특히 아기들은 치아가 생길 때 침을 더 흘립니다. 이빨이 수기잖아요. 그러면 이빨을 만들기 위해서 이 절대 생명체 안에서는 더 많은 양의 짠기가 필요하겠죠. 그래서 아이가 침을 흘려서 짠기의 부족함을 엄마한테 정보로 알려주는 겁니다.

지금 아기의 생명체가 짠기가 더 필요하다는 것을 알려 주는데도, 그걸 아는 엄마들이 이 지구상에서 거의 없다는 것입니다. 이때는 아기 이유식에 순소금을 조금씩 적당히 넣어서 먹이면 좋습니다. 아기 몸속에 필요한 에너지가 들어 갈 때 아기가 좋아서 방긋방긋 웃는 모습 상상이 가지요?

성인들은 침이 끈적끈적해진다고 했습니다. 침이 덩어리가 되어서 넘어가지도 않고, 코도 아니고 가래도 아닌 그런 침을 말합니다. 뱉으면 그 끈적한 침이 쩍 늘어나잖아요. 계속 뱉어도 안 떨어지고, 어떨 때는 침이 목을 한 바퀴를 감고 돌아서 안 떨어집니다. 석맥이 크고 더 오래될수록 침의 농도(끈적거림)는 더 진해집니다.

이럴 때도 체질에 맞게 생식과 좋은 소금을 먹어서 신장·방광이 좋아지면 맥이 조금씩 작아지면서 끈적끈적한 침의 농도가 점점 연해지고, 나중에는 아주 맑아집니다. 이처럼 탁하고 끈적한 침이 맑아졌다면 몸속에 흐르는 피도 맑아진 것으로 볼 수 있습니다.

질문 : 침이 물처럼 줄줄 나올 때가 있는데, 이때도 소금을 더 먹어야 합니까?

대답 : 그렇지 않습니다. 질문하신 것처럼 침이 맹물처럼 줄줄 나오는 것은 홍맥 증상입니다. 그런 경우 위장이 급격히 힘든 상황일 겁니다. 과음이나 과식을 했을 때, 식초나 소금을 갑자기 많이 먹었을 때, 뱃속이 급랭할 때, 또는 위경련이 일어날 때도 그럴 수 있습니다.

이때는 뭘 먹는 것이 아니고 위장을 편하게 그냥 놔둬야 합니다. 그런 다음에 진정이 된 후 단맛인 따뜻한 꿀물이나 설탕물을 조금 먹으면 좋습니다.

배골통(背骨痛)

배골통은 등뼈가 아픈 것을 말합니다. 등 배(背)자에 뼈 골(骨)자입니다. 등에 냉기가 들어가거나 방광경에 냉기가 흐르면 배골통이 생깁니다. 등에는 방광경맥이 한쪽에 두 줄씩 네 줄로 지나갑니다. 석맥이 나오고 인영이 크다면 방광에 더 문제가 있으므로 이곳에 통증이 생길 수 있습니다.

집안 어른들께서 보통 뼈가 시리고 아픈 것을 삭신이 쑤신다고 하지요. 뼈가 울리거나 뼈가 아픈 것은 신·방광이 허약한 석맥 증상이므로 짠맛으로 다스립니다.

근육통, 근육경련 등 근육에 문제가 있을 때는 간·담이 허약한 현맥 증상이므로 신맛으로 다스리고,

피와 혈관에 이상이 있을 때는 심·소장이 허약한 구맥 증상이므로 쓴맛으로 다스립니다.

살이 멍들고 갈라지거나 통증이 있을 때는 비·위장이 허약한 홍맥 증상으로 보고 단맛을 먹고,

피부가 가렵고 통증이나 염증 등 이상이 있을 때는 폐·대장이 허약한 모맥 증상으로 보고 매운맛으로 다스립니다.

한열왕래와 각종 신경계, 임파선 등 면역계에 이상이 있을 때는 심포·삼초 구삼맥 증상으로 보고, 떫은맛으로 다스립니다. 물론 이때도 맥대로 하는 것이 원칙입니다.

요통은 허리가 아픈 것을 말합니다. 요통은 다음 시간에 따로 정리해 드리도록 하겠습니다. 생식으로 점심을 맛있게 먹고 오후 시간에 뵙겠습니다.

육체적 증상

식사 맛있게 하셨습니까? (네)

자, 진도 나가기 전에 질문 받겠습니다.

질문 : 석맥일 때 얼굴이 검다고 하셨는데, 석맥이면서 검지 않은 사람도 있나요?

대답 : 그렇습니다. 얼굴이 검으면 대개 석맥이라는 것이지, 석맥이 나온다고 해서 얼굴이 다 검은 것은 아닙니다. 마찬가지로 얼굴에 푸른빛이 돌 때는 대개 현맥으로 볼 수 있지요. 맥이 아니라 체질로도 볼 수 있는데, 예를 들어 얼굴이 하얀 편이라면 금형으로 볼 수 있습니다. 또 금형들은 체질적으로 금기가 강해서 피부가 좋고 상처가 나도 금방 아무는데, 금기가 약한 목화형들은 모기나 벌레 등에 물리거나 하면 벌겋게 번지고 오래가는 경우가 많습니다.

질문 : 체질이 목화형으로 평소에 대장이 안 좋고 변비도 심한 사람이었는데, 제가 침으로 폐·대장경에 2사1보를 하고, 매운맛인 금기원을 먹였더니 반응이 생각보다 너무 빨리 와서 질문드립니다. 금기원을 먹자마자 정말 어마어마할 정도로 많은 양의 변을 일시에 쏟아냈는데, 이렇게 빠르게 반응할 수도 있는 건가요?

대답 : 그렇습니다. 어떤 경우든 반응은 사람에 따라 다르게 나타날 수 있습니다. 빠르게 나타날 때는 먹은 것이 목구멍으로 다 넘어가기도 전에 반응이 오기도 합니다.

가령 편두통이 있는 사람이 목기원을 씹어서 먹었더니, 그 강한 신맛이 딱 느껴지는 것과 동시에 통증이 없어졌다거나, 후두통으로 고생하던 사람이 순소금을 먹었는데, 그 짭짜름한 맛이 입에 남아있는데도 통증이 사라졌다는 경우가 많이 있습니다. 무릎 아픈 사람이 꿀을 한 컵 먹었더니 입안에 아직 단맛이 남아 있는데도, 그 자리에서 무릎 통증이 없어진 경우도 아주 많습니다. 완치된 것이 아니고 일시적 단방의 효과입니다.

지금 얘기한 그 사람은 폐경과 대장경을 다스리는 2사1보 하는 내경 침법을 썼을 때, 이미 효과가 나타나기 시작했고, 목화형의 체질에 맞게 매운맛인 금기원을 먹었으니 대장쪽으로 효과가 더욱 빠르게 나타난 것입니다.

일반적으로 대장이 나쁘면 변이 묽거나 설사를 하는 것이 보통인데, 변비가 생길 때도 있습니다. 이런 경우 처음 변이 나올 때 굵고 단단하여 아주 힘들게 나오고, 그 이후엔 묽은 변이 나오게 됩니다. 대장이 안 좋고 변비가 심했다면 평소에 매운맛은 물론이고 짠맛도 충분히 먹어야 합니다.

여드름의 원인과 단박에 다스리는 방법

질문 : 여드름이 생기는 것은 심장의 열기가 올라와서 그런 것인가요? 제 딸이 고등학생인데, 여드름이 심해 여간 신경 쓰이는 게 아닙니다.

대답 : 그렇습니다. 여드름, 즉 면종이라 하는데 화기가 항진되어 생긴 것입니다. 면종은 수극화를 못 하여 항진된 화기가 화극금을 해서 나오

는데, 대개 사춘기인 목생화(木生火)의 시기에 나타납니다.

태어나서 어른이 되기 전에 다들 사춘기가 지나가지요? 출생해서 14세를 전후한 나이까지가 인생의 목기인 봄에 해당합니다. 그 시절을 꽃 피는 봄이라고 하는 거예요.

청소년기를 지나 어른이 되면 봄날은 다 지나갔다고 하잖아요. 사춘기를 거친 몸의 상태는 그 이전과 완전히 다릅니다. 즉 사춘기를 지나서 생리하는 아이와 아직 하지 않는 아이의 몸은 전혀 다르다는 겁니다.

엄마가 될 수 있는 몸과 엄마가 될 수 없는 몸의 차이니까요. 그 차이를 구분할 줄 알아야 합니다. 여자니까 무조건 똑같다는 게 아니라는 겁니다.

목생화의 시기라는 것은 목기에서 화기로, 다시 말해 봄에서 여름으로 넘어가는 환절기에 해당합니다. 요즘은 대개 중학생에서 고등학생 때쯤으로 이때 화기가 왕성하게 피어오르면서 여드름이 막 나게 되고, 남자아이들은 아주 헌헌장부가 되고, 여자아이들은 이 시기에 함박꽃 피듯이 활짝 핍니다.

지금의 아이들은 성장 속도가 빨라 초등학교 5~6학년 때 초경을 하는 경우도 많습니다. 이때부터 여드름이 나타나기도 하는데, 이때는 매운맛과 대량의 짠맛이 필요합니다.

옛날같이 고추장 같은 매운 음식 먹고, 간장이나 된장, 소금 같은 짠 음식을 충분히 먹었을 때는 여드름이 일정 시기에만 나고 그 뒤엔 딱 없어졌거든요. 그런데 지금은 그 증상을 가진 채로 성장하는 아이들이 계속 늘어나는 추세입니다. 맵고 짠 것을 필요한 만큼 안 먹어서 그런 겁니다.

화기가 왕성해질 때인, 즉 청소년에서 청년기로 접어드는 시기에 적절한 수기(水氣)로 화기(火氣)를 잘 조절해 주기만 하면 여드름이 잘 안 납니다.

물론 체질마다 조금씩 다르게 나타나는데, 금수형 아이들은 다른 체질들에 비해 원래 여드름이 잘 안 나는 편입니다. 반면 목형이나 화형 또는 목화형이나 화토형들은 체질적으로 금극목을 못 하고 화극금을 하기 때문에, 일생에서 화기가 왕성해질 때인, 즉 목기인 소년 시기에서 화기인 청년 시기에 접어들면 심한 경우 멍게처럼 나기도 합니다.

어쨌든 여드름, 즉 면종은 피부에서 나타난 것이죠. 피부는 금기가 지배합니다. 그래서 심·소장편을 공부할 때 '면종에는 대량의 맵고 짜고를 쓰라'고 했던 겁니다.

화기가 왕성하니까 대량의 매운맛으로 피부를 오므려뜨리고, 대량의 짠맛을 먹어서 수극화로 불을 꺼주면 여드름은 다스려집니다. 여드름이 꺼지고 난 뒤에 쓴맛으로 갈무리를 해주면 흉터도 없이 깨끗해집니다.

피부는 금기지만 얼굴은 화기의 지배를 받으니까 갈무리는 쓴맛으로 하는 것입니다. 왕여드름으로 고생하던 20대 중반의 여성이 맵고 짠맛을 충분히 먹고, 한두 달 만에 잡히는 것도 본 적이 있습니다.

우리의 몸, 즉 육체와 정신(의식)이 만들어지는 통로

우선 우리 몸이 어떻게 만들었는지를 살펴보면, 내 몸을 내 어머니가 만들었고, 내 어머니의 몸은 할머니가 만들었고, 그 할머니의 몸은 할머니의 어머니가 만들었잖아요.

그렇게 몸을 만들 때 무엇으로 만들까요? 일체 다른 것 없습니다. 무조건 물과 음식을 먹어서 그렇게 얻어진 영양분으로 내 몸을 만든 것입니다.

우리 몸이 이렇게 있으면, 입을 통해서 물과 음식이라는 물질이 들어오고, 코를 통해서는 공기가 들어오는데, 이 공기는 몸 안에서 영양분을 혼합하고 태우는데 쓰입니다. 그러니까 이 코와 입은 육체를 창조하는 에너지가 들어오는 입구로 볼 수 있는 거예요. 결국 이 통로(通路)를 통해서 육체가 만들어지는 것입니다.

그리고 입으로 음식이 들어올 때 입속에 있는 혀가 오미를 감지합니다. 그 과정에서 내 몸에 필요한 것인지 안 필요한 것인지, 많이 필요한 것인지 조금 필요한 것인지를 맛으로 검사하게 됩니다.

즉 혀 속의 생명력이 직접 오미를 측정하여 오장의 허실을 따져 그것에 맞게 영양하는 것을 스스로 알아서 필요한 양을 결정한다는 것입니다. 많이 필요한 것은 아주 맛있게 느껴져 많이 먹게 되고, 조금 필요한 것은 맛이 별로라서 덜 먹게 합니다. 완전 자동이죠.

당장 필요 없는 것은 산해진미라 할지라도 입맛을 없게 만듭니다. 심포·삼초라는 무형의 생명력이 자신의 생명에게 최적의 상태를 유지하기 위해 균형과 조화를 맞춰나가는 것입니다.

지금 밖에 '지윤'이라는 '세 살 먹은 아이'가 와 있어요. 그 아이에게 뭘 주면 어떤 것은 맛있게 잘 먹고, 또 어떤 것은 맛없다고 잘 안 먹거나 싫다고 합니다. 그런 판단을 내리는 것은 그 아이의 정신이나 지식이 아니라 감각을 지배하는 심포·삼초 '생명력'입니다. 혀 속의 생명력이 맛을 보는 과정에서 그걸 먹는 즉시 맛있다, 맛없다고 느끼도록 결정하는 것입니다. 생명체가 알아서 몸속 장부의 허실을 따져 영양하며 육체를 만드는 것이지요.

또한 코를 통해 음식의 향기, 즉 냄새를 맡아서 분별하기도 합니다. 오미(五味)와 오색(五色)이 있듯이 다섯 가지 향기, 즉 오향(五香)도 있습니다.

귤, 레몬, 딸기 같은 '신맛 나는 향기'는 간·담을 편안하게 해줍니다.

쑥, 더덕, 도라지, 커피 같은 '쓴맛 나는 향기'는 심장과 소장을 편안하게 해줍니다.

참외, 호박, 꿀 같은 '단맛 나는 향기'는 비장과 위장을 편안하게 해줍니다.

고추, 생강, 파, 계피 같은 '매운맛 나는 향기'와 '민트, 박하 같은 화한 향기', 생선비린내 나는 향기는 폐와 대장을 편안하게 해줍니다.

간장, 된장, 김치찌개, 된장찌개 같은 '짠맛, 꼬랑내 나는 향기'는 신장·방광을 편안하게 해줍니다.

어떤 특정한 꽃향기나 허브 향, 풀 향기, 바다 향기, 숲 향기, 과일 향기, 떫은맛·생내·흙냄새 등은 심포·삼초 생명력을 활성화시켜 줍니다.

같은 음식이라도 자신에게 필요한 음식이면, 거기에서 나오는 향기만 맡아도 아주 편안하고 행복해 진다는 거예요. 이렇게 내 안에 생명은 균형을 이루기 위해 저절로 필요한 음식을 더 많이 섭취하게 하는 것입니다. 그래서 편식이 나쁜 것만은 아니에요.

그런데 사람에게는 육체만 있는 것이 아니라 정신세계도 있습니다. 그러면 그 정신세계, 즉 지식과 정보, 사상과 이념, 철학, 종교와 신앙, 신념과 가치관, 의식과 사고 등 이런 것들은 도대체 어떻게 해서 만들어질까요? 다른 거 없습니다. 눈으로 사물을 보고, 책을 보고, 그림을 보고, 또 귀로 어떤 사람들의 말을 들어서 만들어지는 겁니다.

즉 눈과 귀를 통해 사물의 형상(形狀)을 보고, 소리(素理)를 통해 일체의 지식과 정보 등 정신세계가 만들어지는 것입니다.

선천적으로 훈습되어 온 '선천의식'이 있고, 이번 생에 태어난 이후에 보고 듣고 하면서 만들어지는 '후천의식'이 있다는 것입니다. 이러한 것을 총체적으로 주도하고 지휘하는 주체가 바로 생명력인 심포장과 삼초부인 것입니다.

요통에 대하여

질문 : 요즘 제 주변에 허리 문제로 고생하는 사람들이 많습니다. 요통에 대해서 정리해 주신다고 했는데, 자세한 설명을 듣고 싶습니다.

대답 : 지금 이 시대에는 남녀노소를 불문하고 허리가 아파서 고생하는 사람들이 참으로 많습니다. 예전보다 최첨단 의료장비와 치료방법이라는 의술이 다양하게 발전하고, 치료제도 획기적으로 개발됐다 하는데, 왜 이렇게 허리 아픈 사람들이 점점 많아질까요?

역설적으로 말하면 온갖 첨단 장비를 동원하고 최고의 의술을 펼쳐 치료는 하는데, 건강한 허리로 회복되지 않는다는 것이 작금의 현실입니다.

대한민국 척추전문가들이 쓰고 있는 책에 다음과 같은 납득할 만한 내용이 있어 발췌해 왔습니다.

"요통 환자를 위한 다양한 치료방법이 있으나, 과학적인 근거로 요통이라는 질병이 자연 경과와 비교하여 치료 효과가 우수한 치료방법은 드물며, 다양한 치료방법에도 만성 요통 환자는 증가하고, 이로 인한 장애가 급격히 증가하고 있으므로, 현재까지 요통 환자에게 시행해왔던 기존 치료방법들은 요통 치료에 실패하였다고 생각되며 새로운 차원의 치료방법이 개발되어야 한다고 말하고 있다."(척추 외과학 발췌)

대부분 병은 몸이 스스로 치유한다

기존 의학의 치료법은 약물치료와 수술치료, 방사선 치료, 재활 치료로 크게 나누어 볼 수 있는데, 치료를 해줘야 한다는 강박적 관념에서 한발 물러나 생각해 보면, 아팠던 사람들 대부분이 시간이 지나 기능이 회복되는 것은, 생명 스스로 회복하려는 최고의 노력을 불철주야로 경주한다는 것을 알 수 있습니다.

그래서 어지간한 병은 그냥 놔둬도 저절로 치유되는 것을 볼 수 있습니다. 이때 치유에 필요한 치유물질을 만들어 내야 할 때 필요한 것이, 바로 따뜻한 체온과 음식이라는 원자재입니다.

음식을 통해 필요한 에너지원을 확보하면 그것을 기반으로 몸에 필요한 치유물질을 만들어 냅니다. 이때 꼭 필요한 것이 안정과 휴식입니다. 그래야 적당량의 완벽한 치유물질을 생성할 수 있고, 이것을 기반으로 몸은 스스로 치유하고 완전한 회복의 길로 들어서는 것입니다.

생명(심포·삼초)은 치유하고자 하는 부분에 염증(炎症)을 만든다

이때 치유에 필요한 에너지(음식)를 공급받지 못하면, 생명(심포·삼초)은 치유하고자 하는 부분에 염증(炎症)을 일으킵니다. 적극적으로 염증을 일으켜 세균이나 바이러스가 활동하기 좋은 환경을 조성해 준다는 겁니다. 생명이 하는 일을 살펴보면 그럴 수 있다는 거예요.

이렇게 되면 치유하려고 하는 부위가 염증으로 인해 벌겋게 되고, 열도 나고, 아프기도 하고, 붓기도 하고, 곪아 터지기도 하겠죠. 그럼 우리 몸은 이것을 해결하려고 엄청난 양의 혈액을 염증이 일어난 부위에 공급하게 됩니다.

이 혈액 속에 치유와 회복에 필요한 모든 근원적 에너지(물질)가 들어있다고 봐야 합니다. 그 근원적 에너지원이 바로 음식인데, 모든 음식에는 고유의 맛(기운)이 들어있습니다. 이때 입에서 당기는 음식이 바로 치유와 회복에 필요한 원자재입니다.

현대의학은 몸이 알아서 치유하도록 지켜보고 기다리는 것이 아니고, 적극적으로 개입하여 치료하기 때문에 질서와 조화를 깨트리는 것은 아닌지 염려스럽습니다.

현대의학은 염증을 치료한다고 소염제를 쓰고, 균을 죽이려고 항생제를 씁니다. 통증을 치료한다고 진통제를 써야 하는 것으로 알고, 열난다고 해열제를 적극적으로 사용합니다. 환자가 치료되었을까요? 오히려 몸 자체의 자연치유력과 회복력을 약화시킨 것은 아닌지 의심해 봐야 하지 않을까요?

간·담이 허약할 때(현맥) 요통인 전후굴신 불가 요통

요통에도 오행이 있습니다. 동양학은 만물과 만사를 음양중, 사상, 오행, 육기로 보는 것이 기본적 바탕을 이해하는데 쉽다고 했습니다. 생사의 근원과 만병의 근원은 그 사람의 6장 6부에 달려 있습니다.

만약 현맥이 나온다면 6장 6부 중 간·담이 제일 허약한 상태입니다. 그러면 허리 부위에서 간·담이 어디를 지배하느냐? 바로 고관절과 근육을 지배합니다.

근육이 굳고, 오그라들어 허리에서 두둑두둑 소리 나는 사람들이 있지요? 그건 금극목을 해서 근육이 경직되어 생기는 것입니다. 특히 식어서 생기는 것인데, 현맥이 나오고 인영맥이 큰 사람은 대개 빼빼 마릅니다. 살집이 두툼하게 있어야 열을 담을 수 있는데, 이 경우에는 빼빼 마르고 경직되어 열을 담을 그릇(살집)이 작아 근육이 잘 식는 것이 특징입니다.

또한 고관절 언저리에 근육이 경직된다든지, 척추 기립근이나 요방근 같은 큰 근육들이 경직돼 앞으로 구부리지도, 옆으로 또는 뒤로 젖히지도 못하게 됩니다.

새벽에 눈을 뜨고도 몸이 경직되어서 일어나지를 못하는 거예요. 두드려서 좀 풀어지면 한참 있다가 그때 일어납니다. 움직여서 열이 생긴 낮에는 아무렇지 않게 생활하다가 다음 날 새벽 되면 몸이 뻣뻣하게 굳어서 아침에 자고 일어날 때 아주 힘들어합니다. 구들장이 허리 붙들고 있느냐고 소리 듣는 사람들 있잖아요.

이 사람들은 10분이고 20분이고 움직여서 열이 만들어져야 자연스럽게 움직일 수 있습니다. 황제내경을 번역한 책에서는 '전후굴신 불가 요통'으로 '허리가 앞뒤로 구부리는 것이 안 되는 것을 말한다.'라고 되어 있습니다.

고관절이 뻣뻣하게 경직되어서 구부리지도 못하고 좌우로 안 움직여져서 아픈 것은, 간·담이 지배하는 고관절과 근육이 굳어서 그런 것입니다. 오래되면 목 근육까지 굳어서 목도 안 돌아가고, 이게 잘못되면 목 디스크에도 문제가 생깁니다.

현맥이 나오면 고관절과 근육, 인체의 다른 곳도 경직되니까 척추 연골도 굳어서 오그라지는 겁니다. 협착증이라는 것이 여기에 속합니다.

현맥(弦脈)이 나오면 목기(木氣)의 부드러운 기운은 없고 금기(金氣)가 잡아당겨 수축시키고 오그라트리는, 즉 긴장시키는 기운이 많아서 아픈 것입니다. 이런 경우는 부드럽게 해주어야 합니다.

현맥일 때는 금극목을 하니까 골고루에다 목기인 부드럽고 느슨(緩)하게 하는 신맛과, 금기를 다스리기 위해(火克金) 퍼지고 확산시키는 화기인 쓴맛으로 영양합니다.

이때 신맛으로 식초를 쓸 경우 그 양을 반 컵이냐 아니면 한 컵이냐는 먹어봐서 본인이 정하는 것입니다. 약이 아니고 식품이기 때문에 자신이 직접 먹어봐서 먹을 만한 양을 먹는 거예요. 며칠 만에도 좋아지는 것을 느낄 수 있는데, 속이 쓰리면 물과 식초를 1 : 1로 희석하고 설탕을 적당히 넣어 먹는 방법도 있습니다.

그리고 간·담경에 내경침법으로 2사1보를 하는데 다음과 같습니다.

인영맥이 크고 촌구맥이 작으면 담경(규음, 구허)을 2사 하고, 간경(태충)에 1보 합니다.

인영맥이 작고 촌구맥이 더 크면 간경(태돈, 태충)을 2사 하고, 담경(구허)에 1보 합니다.

자석테이프는 맥이 작은 쪽에 붙입니다. 현맥이 나오고 인영이 크면 간경에 2개혈, 현맥이 나오고 촌구가 크면 담경 2개혈에 붙입니다. 간·담편에 혈자리까지 자세히 나와 있습니다(간·담편 326~338쪽 참조).

치료할 수도 없고, 치료되지도 않고, 치료한 역사도 없다

그러니까 병을 치료할 수는 없는 겁니다. 병(病)이 뭔지를 모르기 때문에 치료하겠다고 야단법석을 떠는데, 응급상황이거나 사고(事故)로 다쳤을 때, 즉 부상(負傷) 당한 것은 당연히 치료해야죠.

병(病)과 상(傷)을 구분해서 다스려야 합니다. 부상(負傷)으로 다쳤을 때 항생제나 외과적 수술로 치료하듯, 장부가 허약해져서 생긴 병(病)을 같은 관점으로 보면 안 된다는 겁니다.

만병(萬病)의 근원은 6장 6부의 음양 허실 한열의 균형이 깨져서 생긴다 했습니다. 그래서 기존의 치료법으로는 음양을 조절할 수 없고, 허실을 조절할 수 없으며, 한열을 조절할 수 없으므로 치료에 한계가 있다고 보는 겁니다.

왜 그러냐 하면 기존의 학문은 6장 6부의 음양 허실 한열의 균형 상태를 진단하는 방법이 없기 때문에 병의 원인을 규명해 내지 못하고 있습니다. 그래서 근원 치료를 못 하고 증상치료와 병명 치료에 매달릴 수밖에 없고, 국소치료에 한정하며 통계치료의 오류를 반복하고 있는 것입니다.

일찍이 현성 선생님은 병은 치료할 수도 없고, 치료되지도 않고, 치료한 역사도 없다고 단정 지었습니다. 다만 허약해진 장부, 즉 6장 6부를 체질과 맥에 따라 시고·쓰고·달고·맵고·짜고·떫고의 육미로 영양하고, 무리하지 않게 들숨과 날숨을 조절하고, 천천히 운동하고, 몸을 따뜻하게 하면 음양 허실 한열이 조절되어 저절로 치유되고 회복된다 했습니다. 사람들은 이것을 병이 치료되고 낫는다고 하는 것이라 했습니다.

심장·소장이 허약할 때(구맥) 요통인 좌골신경통

두 번째, 심·소장이 허약할 때의 요통은 좌골(坐骨)신경통이 생깁니다. 수극화 하여 구맥(鉤脈)이 나오는 요통입니다. 처음에는 엉덩이뼈에 이상이 옵니다. 엉덩이가 시리고, 저리고 멍멍한 거 있죠? 이게 악화되면 허벅지를 타고 발까지 내려가면서 하지(下肢)에 극심한 저림증이나 마비 증상이 생깁니다.

이 좌골 상부에 12유혈 중 하나인 '소장유(小腸兪)'가 있는데, 이런 증상은 대개 심·소장이 작은 금수형들에게 많이 나타납니다. 초기에는 엉덩이가 시리고 멍하고, 우리우리하고 심란하게 아픕니다. 병원에 가서 사진 찍으면 이상 없이 정상으로 나타나는 경우가 있는데, 본인은 고통스럽게 아픈 거예요.

이때는 골고루에다 화기인 쓴맛과 수기를 견제하기 위해 토기인 단맛을 먹습니다.

그리고 인영과 촌구를 살펴서 구맥이 나오고 인영맥이 크면(二盛) 소장경(소택, 완골)을 2사 하고, 심장경(소충이나 소부)에 1보 합니다.

구맥이 나오고 촌구가 크면 소장경(소택)을 1보 하고, 심경(소부,소충)에 2사 합니다.

자석테이프는 인영맥이 크면 심장경에 2개혈, 촌구맥이 크면 소장경 2개혈에 붙입니다. 자석테이프는 항상 맥이 작은 쪽에 붙이고, 잠잘 때 8시간 정도 붙였다가 일어나서 반드시 떼야 합니다.

좌골신경통 증상이 엉덩이에서 다리까지 진기에 감전되는 것처럼 너무 심할 때가 있는데, 이때는 곡식 자루를 전자레인지에 5~6분 정도 데워서 엉덩이를 뜨겁게 찜질하면 좋습니다. 쓴맛을 대량으로 강력하게 먹는 방법의 하나로 커피 5~6봉을 타서 먹는 겁니다.

금형이나 수형, 또는 현맥이나 구맥이 있는 경우 커피를 물에 타지 않고 그냥 날로 먹을 수도 있는데, 봉지 커피를 입에 넣고 우물우물하면 초콜릿처럼 맛있습니다. 어떤 사람은 알갱이 커피를 밥숟가락으로 푹 떠서 우물우물 씹으면 아주 강한 쓴맛이 들어가기 때문에 몸에서 순식간에 화극금이 일어나 오그라든 몸이 쫙 펴지는 게 느껴진다고 합니다.

아침에 일어났을 때 어떤 날은 쓴 것을 먹어보면 그때 오그라든 것이 쫙 펴지는데, 속에서 파스 바른 것처럼 시원하고 화한 느낌이 퍼지듯 경락을 타고 쭉 내려가는 것이 느껴질 때가 있습니다.

이렇게 했는데도 통증이 계속 심하다면, 제일 아픈 곳에 '부항사혈하는 방법'도 있습니다. 기혈순환을 방해하는 어혈을 빼내는 강력한 방법입니다.

이런 단방(單方) 처방이 순간적으로 효과가 있긴 하지만, 장기적인 측면에서 보면 장부를 건강하게 하는 방향으로 가야 합니다. 즉 증상이나 병명 치료에서 그치는 것이 아니라, 곡물 씨앗인 수수와 기장쌀로 만든 생식으로 심장과 소장을 영양하고, 심장을 튼튼하게 하는 운동으로 구맥을 고치고, 건강을 회복하는 방향으로 가야 하는 것이 원칙입니다.

비·위장이 허약할 때(홍맥) 허리 위 등짝, 비유, 위유에 통증

세 번째는 허리 위 등짝이 아픕니다. 6장 6부 중에서 비장과 위장에 병이 있으면 허리 위 등짝이 답답하고 아프다고 그래요.

목극토 하여 홍맥이 나오는데, 허리보다는 무릎이 더 아픈 경우도 있습니다. 마치 뭐 먹고 얹힌 것처럼 허리 위 등짝이 아프고, 아픈 거기에 뭐가 걸린 것처럼 답답하고, 심할 때는 꼼짝도 못 할 때가 있는데 위 무력증이나 위궤양인 경우도 있습니다.

여성인 경우 속옷 브래지어 끈 밑에 등짝 그 자리가 답답하고 아프다고 그럽니다. 그곳이 12유혈 중에서 위장유와 비장유가 있는 자리로 허리 윗부분을 말합니다. 엄밀히 말하면 이것은 요통이 아니에요.

이때는 골고루에 토기인 단맛과 금기인 매운맛을 먹습니다. 단방 처방을 하고 싶다면 꿀이나 엿 또는 설탕을 먹으면 됩니다.

침법으로는 홍맥이 나오고 인영맥(三盛)이 크면 위경(여태, 충양)을 2사 하고, 비경(태백)에 1보 합니다.

반대로 홍맥이 나오고 촌구맥(三盛)이 크면 위경(충양)을 1보 하고, 비경(태백, 상구)에 2사 합니다.

자석테이프는 인영맥이 크면 비장경에 2개혈, 촌구맥이 크면 위장경 2개혈에 붙이면 됩니다. 자석테이프는 맥이 작은 쪽에 8시간 붙입니다.

만약 홍맥 촌구 4~5성이면 '충맥을 다스리는 비경의 공손혈'을 사하고, '자석테이프는 담경의 임읍혈'에 붙입니다. 이렇게 했는데도 통증이 계속 심하다면, 제일 아프고 답답한 부위에 부항사혈 하는 방법도 있습니다. 기혈순환을 방해하는 어혈을 빼내는 강력한 방법입니다.

폐·대장이 허약할 때(모맥) 요통인 요안통(腰眼痛)

네 번째, 6장 6부 중에서 폐·대장이 허약하여 생기는 요안통이 있습니다. 이때는 모맥이 나오는데 이 맥을 고치면 됩니다. 허리 눈이라는 자리인데, 위치는 기립근 하단, 허리 하부 끝자락을 말합니다. 좌우 엉덩이 상단 가운데 보조개처럼 쑥 들어간 곳으로, 12유혈 중 대장유가 있는 자리를 요안(腰眼)이라 합니다.

허리의 눈. 발뒤꿈치를 들고 활처럼 휘는 운동을 해주면 이 부분이 자극됩니다. 또한 옆으로 누워서 다리 들기를 좌우 30회씩 3회 정도 하면 큰 효과를 볼 수 있습니다.

모맥 요안통이 있을 때는 골고루에 금기인 매운맛과 수기인 짠맛을 먹어서 다스립니다.

침을 쓸 수도 있습니다. 모맥이 나오고 인영맥(三盛)이 크면 대장경(상양, 합곡)에 2사 하고, 폐경(소상)을 1보 합니다.

모맥이 나오고 촌구맥이 크면 대장경(상양)에 1보 하고, 폐경(소상, 어제)을 2사 합니다.

자석테이프는 인영맥이 크면 폐경에 2개혈, 촌구맥이 크면 대장경 2개혈에 붙이세요. 자석테이프는 항상 맥이 작은 쪽에 붙입니다. 취침 전에 붙이고 아침에 일어나 떼면 됩니다. 8시간을 넘지 않게 하는 것이 중요합니다.

요안 부위가 아프면 잠도 안 오고 심란해서 누가 거길 꾹 눌러주거나 밟아줬으면 좋겠다 하고, 어떤 때는 칼로 후벼 파는 것처럼 아프다고 합니다. 이렇게 심하게 아플 때는 생강차 3~5봉을 진하게 타서 먹고, 옆으로 누워서 다리 들기 운동을 20~30회씩 3회 정도 꾸준히 하면 바로 좋아지는 것을 느낄 수 있습니다. 이걸 매일같이 수시로 하면 폐·대장이 건강해지고 모맥이 없어지면서 요안통이 저절로 없어집니다.

이렇게 했는데도 통증이 심할 때는 그곳을 뜨겁게 곡식자루 찜질을 한 후 부항사혈을 같은 자리에 3~4회 하는 방법도 있습니다. 부항사혈은 혈액순환을 왕성하게 하는 강력한 방법이므로 즉효가 있습니다.

신장·방광이 허약해서(석맥) 생기는 신허요통(腎虛腰痛)

다섯 번째는 신장과 방광이 허약해서 생기는 요통입니다. 당연히 석맥이 나오고, 한의학에서 말하는 신허요통으로 이 시대에 제일 많은 허리 병입니다. 이때는 신장·방광이 허약하여 석맥일 때의 제 증상이 함께 나타납니다. 가령 종아리통, 발목관절통, 탈모, 생식기의 이상, 새끼발톱 찌그러지는 것, 후두통, 침이 탁하고 치아에 이상, 귀에 이상 등이 생길 수 있습니다.

콩팥이 병나서 생기는 신허요통의 특징은 척추가 이렇게 있다면 갈비

뼈가 있는 부분을 등뼈인 흉추라 하고, 척추뼈 하단에 골반 뼈가 있는데, 가운데 갈비뼈가 없는 부분을 허리뼈, 즉 요추라 합니다.

이 요추 좌우 옆 부분에 신장이 있습니다. 그래서 신장이 허약하면 신장을 감싸고 있는 허리가 식어서 통증이 생기는 것입니다. 심장이 허약하면 심장부위가 뜨끔뜨끔 아픈 것과 같은 이치입니다.

옆구리를 보면 맨 아래 갈비뼈 끝부분 뒤쪽에 12모혈 중 신장의 모혈인 경문혈이 있고, 약간 앞쪽에는 비장의 모혈인 장문혈이 있습니다. 이곳이 상당히 위험한 급소에요. 허리 부분에 내부 장기를 보호해주는 갈비뼈가 없습니다. 그래서 태권도나 권투, 격투기 선수들이 시합할 때 이곳을 정확히 가격하면 그 자리에서 고꾸라지는 장면을 보았을 겁니다.

석맥이 나온다는 것은 신장·방광이 허약하여 이 허리 부분에 있는 척추 뼈, 디스크, 연골, 근육, 신경 등의 전체에 문제가 생길 수 있다는 거에요. 이러한 사람은 골고루에 짠맛을 더 많이 먹어야 합니다. 하지만 이 시대는 짠 것을, 특히 현대의학은 소금을 무슨 독극물 취급하듯 하니, 많은 사람이 먹을 수 없게 되어 있습니다. 상황이 이렇다 보니 남녀노소를 불문하고 특히 허리 병 환자가 창궐하는 추세입니다.

석맥이 나오는 신허요통은 골고루에 수기(水氣)인 짠맛과 토극수(土克水)를 막기 위해서 목기(木氣)인 신맛을 먹고, 신장·방광을 튼튼하게 하는 발목, 종아리, 허리운동 등을 꾸준히 지속해야 합니다. 좋은 소금을 얼마만큼 먹느냐에 따라서 십 수 년 고생한 허리도 단 몇 주 만에 호전시킬 수도 있습니다.

침법을 쓸 때는 석맥이 나오고 인영이 크다면 방광경(지음, 속골)에

2사 하고, 신경(태계)을 1보 합니다.

반대로 석맥이 나오고 촌구가 크면 방광경(지음)을 1보 하고, 신경(용천, 태계)에 2사 합니다.

자석테이프는 인영맥이 크면 신장경에 2개혈, 촌구맥이 크면 방광경 2개혈에 붙이세요. 자석테이프는 항상 맥이 작은 쪽에 붙입니다.

이렇게 했는데도 통증이 계속 심하다면, 제일 아픈 곳에 따뜻하게 찜질한 후 부항사혈 하는 방법도 있습니다. 기혈순환을 방해하는 어혈을 빼내는 강력한 방법입니다.

심포·삼초가 허약(구삼맥)해서 생기는 요하통, 꼬리뼈통

그다음 여섯 번째는 심포장과 삼초부가 허약하여 생기는 요통이 있습니다. 허리 아래로 넓게 통증이 생기는 것을 말합니다. 구삼맥 통증은 이름이 없어서 현성 선생님이 요하통이라 이름을 붙인 겁니다.

흉추 4~5번 궐음유(심포유) 부위, 등 윗부분이 무겁게 짓눌리는 증상도 심포·삼초증입니다.

구삼맥 증상에서 일명 꼬리뼈통이라는 것도 있는데, 앉아도 아프고, 누워도 아프고, 항상 초조하고 불안해합니다. 그래서 이 꼬리뼈가 아프면 이건 보통 일이 아닌 거예요. 제대로 앉아있을 수가 없습니다.

꼬리뼈 밑 장강혈이라는 곳이 있습니다. 꼬리뼈 밑에 손을 대보면 마지막 뼈가 있는데, 이곳이 아픈 거예요, 처음에는 거기만 아프다가 주변으로 넓게 퍼집니다.

이때는 골고루에다 떫은맛을 먹습니다. 곡식으로는 녹두나 옥수수가 좋습니다. 주식, 부식 등 모든 식사를 떫은맛으로 생식하면 이러한 요통뿐 아니라 심포·삼초로 인한 모든 증상도 개선됩니다.(심포·삼초편 470~472쪽 심포·삼초를 영양하는 식품 참조)

침법으로는 구삼맥이 나오고 인영맥이 크면 삼초경(관충, 중저)을 2사 하고, 심포경(중충이나 노궁)에 1보 합니다.

반대로 구삼맥이 나오고 촌구맥이 크면 삼초경(관충이나 중저)을 1보 하고, 심포경(중충, 노궁, 내관)에 2사 합니다.

자석테이프는 인영맥이 크면 심포경에 2개혈, 촌구맥이 크면 삼초경 2개혈에 붙입니다. 자석테이프는 항상 맥이 작은 쪽에 붙입니다.

이렇게 했는데도 통증이 심할 때는 그곳을 찜질한 후 부항사혈 하는 방법도 있습니다. 부항사혈은 혈액순환을 왕성하게 하는 강력한 방법이므로 즉효가 있습니다.

기경팔맥(奇經八脈) 요통 4종(현맥 인영 4~5성인 대맥요통)

다음으로는 기경 요통이 있습니다. 앞에서 열거한 여섯 가지 정경(맥이 1~3성)의 요통은 운이 좋으면 침이나 뜸, 부항사혈 한방에도 낫고, 한약 몇 첩으로도 낫고, 자고 일어나면 통증이 없어지는 경우도 있습니다.

그런데 기경팔맥이 병나서 생기는 요통은 진통제를 먹어도 잘 낫지 않는 중증 요통입니다. 12정경이 병난 것은 쉽게 다스릴 수가 있는데, 4~5성으로 커진 기경요통은 그 차원이 다릅니다.

첫 번째 대맥(帶脈)요통이 있습니다. 이건 금극목(金克木) 하여 간·담이 병나서 현맥 인영 4~5성일 때 나타납니다.

배꼽을 중심으로 허리 한 바퀴를 빙 둘러서 돌아가는 것이 대맥이라 그랬지요? 대맥에 냉기가 흘러 정상적인 에너지 소통이 안 되면, 심한 경우 등과 배를 돌아 허리가 끊어지는 것처럼 아픕니다. 배꼽을 중심으로 좌우 옆구리 쪽으로 한 뼘 또는 두 뼘 정도 되는 지점이 아프다거나,

허리 뒤쪽으로만 아픈 사람도 있습니다.

임신 중에 환도가 선다거나 생리할 때 허리가 끊어지는 것처럼 아픈 사람도 있습니다. 그런 사람은 대개 현맥 인영 4~5성으로 간·담이 허약할 때의 제 증상이 나타납니다. 이때는 식초 같은 신맛을 먹으면 일시적으로 효과가 나타납니다.

그러나 그것으로 한계가 있습니다. 곡식, 야채, 과일, 음료 등 주식, 부식을 신맛이나 고소한 맛의 식품으로 생식하면 효과가 있습니다. 이때 과식하지 않는 것이 매우 중요합니다.(간·담편 339~344쪽 간·담을 영양하는 식품 참조)

그중에서 목기의 대표 곡식인 푸른 팥이 가장 강력한 효과가 있습니다. 그리고 대맥요통의 원인이 금극목이기 때문에 화극금(火克金) 하기 위해 화기의 대표 곡식인 붉은 수수가 아주 좋습니다.

또한 담경맥이 지나가는 고관절, 옆구리, 목, 발 운동 등을 해야 합니다. 몸에서 열이 날 만큼 운동하면 통증으로부터 해방될 수 있습니다.

현맥 인영 4~5성일 때의 침법은 대맥을 통제하는 혈자리인 '담경의 임읍혈'을 사(瀉)하고, 자석테이프는 상대혈인 '비경의 공손혈'을 보(補)합니다. 침이나 뜸은 반드시 발에 있는 담경의 '임읍'을 써야만 효력을 볼 수 있습니다.

이렇게 했는데도 통증이 심할 때는 통증이 있는 그곳을 찜질한 후 부항(附缸) 사혈(瀉血)하는 방법도 있습니다. 부항사혈은 혈액순환을 왕성하게 하는 강력한 방법이므로 즉효가 있습니다. 같은 자리를 3~4회 반복하면 바로 좋아지는 것을 느낄 수 있습니다.

기경팔맥 중 독맥요통(구맥 인영 4~5성, 척추통(脊椎痛))

두 번째로는 독맥요통이 있습니다. 심·소장이 크게 병나 구맥 인영 4~5성일 때 나타나는 요통입니다. 이것은 허리뿐만 아니라 척추 전체가 아픕니다. 사람의 머릿골과 척추 정 가운데를 따라 생명력이 흐르는 선을 독맥이라 합니다.

그 독맥으로 냉기가 흐르면 머리가 뽀개지는 것처럼 아픈 것을 독맥두통, 척추가 굳어서 움직이지 못해 아픈 것을 척추통이라고 합니다. 오래되면 앉기도 힘들고, 서 있거나 눕기도 힘들어집니다. 또 척추 전체가 아프고, 목과 등, 허리 부분의 척추가 아픈 경우도 있습니다. 이때도 심장과 소장이 허약할 때의 제 증상이 함께 나타납니다.

이때는 쓴 것을 아주 강력하게 먹어줘야 합니다. 통증이 아주 심한 경우 단방 처방으로 쓴맛이 강한 마이신을 대여섯 개 복용하면 일순간에 효력이 나타날 수 있습니다. 이때의 마이신은 항생제로 쓰는 것이 아니고, 강한 쓴맛의 먹거리로 쓰이는 거예요.

설탕이 들어있지 않은 커피 10봉 정도를 타서 먹는다든지, 강한 쓴맛을 가진 진도홍주나 안동소주, 고량주, 위스키, 보드카 같은 아주 독한 술도 쓴맛의 효력이 있습니다.

그리고 화기(火氣)가 강한 붉은 수수와 토기(土氣)인 기장쌀을 비롯하여 쓴맛으로 된 주식, 부식 야채 과일 등 쓴맛의 식품으로 생식하는 것이 가장 좋습니다.(심·소장편 397~401쪽 심·소장을 영양하는 식품 참조)

거듭하여 말씀드리지만, 일체의 통증이나 굳고 경직되는 것은, 그곳으로 냉기가 흘러 식어서 생기는 것이기 때문에 따뜻하게 하지 않고는 치료되지 않는다고 봐야 할 것입니다.

척추와 허리가 아픈 경우에 뜨거운 온돌방에 지지는 것도 굉장히 좋은 방법입니다. 따뜻한 기운으로 오그라들었던 것들이 풀어지는 효과가 있습니다.

생기(生氣)는 따뜻한 온기를 말하고, 탁기(濁氣)나 사기(邪氣)는 식은 기운, 즉 냉기(冷氣)를 말합니다. 그래서 등을 따뜻하게 하여 독맥(척추 중앙으로 흐르는 경맥)을 통해서 따뜻한 온기가 흐르게 하는 것은 매우 중요한 치유법입니다.

구맥 인영 4~5성으로 인한 독맥요통인 척추통(脊椎痛)일 때의 침법(鍼法)으로는 '소장경의 후계혈'을 사합니다. 반드시 후계혈을 다스려야만 이 요통을 해결할 수 있어요. 오래된 것도 2~3일에 한 번씩 후계혈(독맥을 통제하는 혈)에 꾸준히 침을 쓰면서 따뜻하게 하면 점점 부드러워지게 됩니다.

자석테이프 보법은 '폐경맥의 열결혈'에 붙입니다.

이렇게 했는데도 계속하여 통증이 심할 때는 통증이 있는 그곳을 찜질한 후 부항(附缸) 사혈(瀉血)하는 방법도 있습니다. 부항사혈은 혈액순환을 왕성하게 하는 강력한 방법이므로 즉효가 있습니다. 같은 자리를 3~4회 반복하면 바로 좋아지는 것을 느낄 수 있습니다.

기경팔맥 중 양유맥요통(구삼맥 인영 4~5성, 정옆구리통)

다음은 세 번째로 심포·삼초가 나빠져서 구삼맥 인영 4~5성으로 생기는 양유맥요통이 있습니다. 이것은 허리 측면인 정옆구리가 아픕니다. 인체의 외측면 옆구리로 양유맥이 지나가는데, 여기가 쿡쿡 찌르는 것처럼 아파서 몸을 옆으로 구부리고 다니는 사람들이 있어요. 그럼 반대쪽이 늘어나겠죠. 오그라진 쪽을 펴면 통증이 생기니까 생명은 본능적으로 아픈 쪽을 감싸게 되어 몸이 자꾸 구부러지게 되는 것입니다. 좌우 맥의 크기가 다를 때 척추가 옆으로 휘는 겁니다.

구삼맥 인영 4~5성으로 심포·삼초가 허약할 때의 육체적, 정신적 제 증상이 함께 나타납니다. 특히 성격이 반대로 나타납니다. 기쁜 것은 슬프게 나타나고 슬픈 것은 기쁘게 나타나며, 추운데 덥다고 느끼고 더운데 춥다고 느낍니다. 겨울엔 덥다고 방문을 열어 놓고, 여름엔 춥다고 방문을 꼭꼭 닫아 놓는 경우입니다.

이때는 심포·삼초를 영양하는 떫은맛을 먹습니다. 타닌이나 키토산이 아주 떫은 것인데 효과가 있습니다. 제일 좋은 것은 녹두와 옥수수가 있습니다. 곡식, 야채, 과일, 차류 등 떫은맛으로 주식, 부식, 간식을 생식하면 효과를 냅니다. 과식하면 안 되고 꾸준히 소식하는 것이 중요합니다.(심포·삼초편 470~472쪽 심포·삼초를 영양하는 식품 참조)

침법으로는 양유맥을 통제하는 혈자리인 '삼초경의 외관혈'을 사하고, MT는 '심포경의 내관혈'을 보합니다.

이렇게 했는데도 통증이 심할 때는 통증이 있는 그곳을 찜질한 후 부항(附缸) 사혈(瀉血)하는 방법도 있습니다. 부항사혈은 혈액순환을 왕성하게 하는 강력한 방법이므로 즉효가 있습니다. 같은 자리를 3~4회 반복하면 바로 좋아지는 것을 느낄 수 있습니다.

기경팔맥 중 양교맥요통(석맥 인영 4~5성)

네 번째로 양교맥요통이 있습니다. 이것은 석맥 인영 4~5성일 때 생기는데, 신허요통이 오래된 것으로 뒤 옆구리와 허리통 전체가 아픕니다. 어떤 할머니들 보면 허리를 젖히고 다니시죠. 사실 거기가 너무 아파서 그런 겁니다. 허리가 끊어지는 것처럼 아픈데, 양교맥이 지나가는 뒷옆구리쪽으로 통증이 더 심합니다. 너무 아파서 허리를 어떻게 해야 할지를 몰라요. 진통제도 안 들어먹습니다. 흔히들 지하철이나 버스 기다리면서 뒤 옆구리 두드리고 있는 사람들 많지요.

이 요통은 대개 한쪽이 더 아픈 경우가 많습니다. 왜냐하면 대부분 좌우 맥의 크기가 조금씩 다르기 때문인데, 에너지가 한쪽으로 더 가고 덜 가고의 차이인 거죠. 그리고 찬기가 많이 들어온 쪽이 더 식으니까 그쪽이 더 아프게 되는 겁니다.

이 양교맥요통은 석맥이기 때문에 짠맛을 더 먹어줘야 합니다. 순소금이나 좋은 소금을 주식처럼 필요한 만큼, 즉 석맥 4~5성이 없어질 때까지 먹어야 이 통증으로부터 해방될 수 있습니다. 곡식으로는 서목태(쥐눈이콩)가 좋습니다. 토극수 하여 석맥이 나왔으므로 짠맛으로 수기를 보하고, 신맛으로 토기를 견제하는 원리입니다. 콩, 두부, 간장, 된장, 해초류 등 짠맛 나는 식품으로 주식, 부식 등을 생식하면 좋습니다.

다른 경우에도 마찬가지지만 병을 다스리는데 있어 중요한 것은 다른 것 다 먹고, 짠 것 조금 더 먹는다고 4~5성이 없어지는 것은 아닙니다. 수행자(修行者)가 처절하게 도를 구(求道)하듯 생식을 하고, 운동하고, 호흡하고, 몸을 따뜻하게 할 때 원하는 건강을 얻을 수 있는 것입니다.

병자(病者)가 얻고자 하는 도(道) 중에서 가장 소중하고 고귀한 도가 무엇이겠습니까? 바로 건강회복입니다. 건강해야 원하는 것을 얻을 수가 있는 것입니다.

침법으로는 3~4일 간격으로 양교맥을 통제하는 혈자리인 '방광경의 신맥혈'을 사하고, MT는 '신장경의 조해혈'에 붙입니다. 반드시 신맥을 다스려야만 양교맥요통을 해결할 수 있습니다.

이렇게 했는데도 통증이 심할 때는 통증이 있는 그곳을 찜질한 후 부항(附缸) 사혈(瀉血)하는 방법도 있습니다. 부항사혈은 혈액순환을 왕성하게 하는 강력한 방법이므로 즉효가 있습니다. 같은 자리를 3~4회 반복하면 바로 좋아지는 것을 느낄 수 있습니다.

침법에서 보사(補瀉)의 기준, 통증에는 따뜻하게 하라

질문 : 요통 환자에게 침으로 보하고 사(瀉)할 때 몸이 휘어진 쪽으로 하는 건가요?

대답 : 그렇지 않습니다. 보사(補瀉)는 반드시 맥대로 해야 합니다. 맥이 큰 쪽은 사하고 작은 쪽은 보하면 됩니다. 아주 간단하고 명료한 기준이죠. 그리고 통증은 따뜻하게 하는 것이 중요합니다.

침을 맞고 단박에 통증이 없어지는 경우와 여러 차례 맞았는데도 차도가 없는 경우가 있습니다. 일침(一鍼)으로 통증이 사라진 것은 대개 통증이 생긴 지 얼마 안 된 것이라 침 한 방으로도 기혈순환이 되어 온기가 회복된 겁니다.

그런데 수십 차례 침을 맞았음에도 아직도 통증이 있을 때는 곡식자루로 찜질하여 아픈 곳에 온기만 넣어줘도 훨씬 살만하다는 거예요.

통증이 있다는 것은 그곳에 지금 냉기가 차 있다는 것입니다. 그 서늘한 기운이 언제부터 흘렀느냐에 따라서 통증의 강도도 천층만층 다 다르게 나타납니다. 일률적으로 똑같지가 않아요. 4~5성이 언제 생겼고, 냉기에 얼마만큼 더 많은 시간 노출되었는지에 따라 다르게 나타난다는 겁니다.

곡식자루를 활용한 찜질 방법은 온도를 몇 도로 해야 할지 고민할 필요가 없습니다. 곡식자루를 전자레인지에 5~6분 정도 돌리면 뜨겁잖아요. 너무 뜨거우면 수건 한두 장 덧대서 사용하면 되고, 아니면 시간을 조금 줄여서 내 몸에 맞게 사용하면 되는데, 곡식자루 등으로 아픈 부위를 따뜻하게 해주면, 그곳에 온기가 순환되어서 냉기가 사라지는 순간 통증이 없어집니다.

냉기가 없어졌다는 것은 그곳이 따뜻해져 세포들이 살기 좋은 환경으로 탈바꿈되었다는 것입니다. 신진대사뿐 아니라 영양소와 산소공급, 노폐물 제거가 원활해졌다는 것이죠.

일시적으로 통증이 완화되어도 그곳이 다시 식으면 여지없이 재발하는 게 통증입니다. 일체의 통증은 식어서 생기는 것임을 명심하고, 몸을 차게 하는 생활에서 따뜻하게 하는 생활로 바뀌어야 합니다.

그런데 자꾸만 '차게 먹어라, 차게 키워라' 하지요. 음식물만 봐도 신선하게 보관한다고 차가운 냉장고에 넣어 놓고, 그걸 바로 꺼내 먹고 있잖아요. 그러니 우리 아이들 몸이 알게 모르게 자꾸 식어가고 있는 겁니다. 나중에 그 업보를 누가 감당해야 하느냐? 그 부모와 당사자가 감당해야 합니다. 다른 누가 어떻게 대신 해줄 수 없는 거예요.

15낙맥의 태종 요통

15낙맥 중에서 태종(太鐘)혈 자리가 있습니다. 대종혈이라고도 하며, 신장경상에 있습니다. 위치는 발목 안쪽 복사뼈와 뒷꿈치뼈(종골) 그리고 아킬레스건이 교차하는 지점의 움푹 들어가는 곳을 말합니다. '태종혈'이 허(虛)하면 요통이 생긴다고 했습니다. 이 자리를 눌러보면 굉장히 아픈 사람이 있는데, 대개 요통으로 고생하는 사람으로 볼 수 있습니다.(비·위장편 421쪽 15낙맥 중 태종혈 참조)

15낙맥인 태종 요통은 다른 방법으로는 잘 안 되고 지압이나 뜸으로 해야 하는 곳입니다. 다른 방법으로 잘 안 된다는 것은 수술, 침, 운동, 약 등 기타 요법을 말하는데, 평생 요통을 달고 산다는 만성 요통을 말하는 것입니다.

이때는 뜸으로 보법을 하는데, 피부에 화상이 생기지 않도록 2~3장 정도 따뜻하게 떠 주는 것을 보법이라 합니다. 이렇게 해서 보름이고, 한 달이고, 두 달이고 꾸준히 해서 움푹 들어간 태종혈을 정상화하면 됩니다. 섭생은 당연히 짠맛을 먹어야 합니다.

15낙맥 중 장강 요통

요통 마지막으로 15낙맥 중 장강(長强)혈이 있습니다. 장강혈은 기경팔맥 중 하나인 독맥(督脈)이 끝나는 자리에 있으며, 척추 하단 끄트머리 꼬리뼈와 항문 사이 부드러운 곳입니다. 이 장강혈이 실(實)하면 척추가 굳는다고 되어 있습니다.(비·위장편 423쪽 15낙맥 중 장강혈 참조)

척추 전체가 아프거나 굳는 것을 말하는데, 몸을 구부리거나 좌우로 비트는 것이 안 되고, 걷거나 뛰는 것은 더욱 안 되고, 앉는 것도 잘 안 됩니다. 갑옷 같은 보호대를 착용하여 척추를 보호하는데, 오래되면 양손으로 지팡이 2개를 짚고 다녀야 합니다.

이때는 쓴맛을 먹어야 하고 뜸은 사법을 씁니다. 뜸으로 사한다는 것은 혈자리에 뭉쳐 있는 것을 태워서 녹이는 방법을 말하는데, 장강혈에 뜸으로 사법을 쓴다는 것은 참으로 난처한 곳입니다. 그래서 이때는 '장강의 보조혈인 회양(會陽)'을 씁니다. 회양혈은 족태양방광경상 꼬리뼈 끝 좌우 0.5촌 엉덩이 부위에 있습니다.

혈자리가 실(實)하다는 것은 뭐가 뭉쳐서 팥알처럼 혹은 콩알처럼 구슬 같은 것이 있는 것을 말하고, 허(虛)하다는 것은 혈자리가 비어서 꺼져 있는 것처럼 움푹 들어가 있는 것을 말합니다. 혈자리의 허실은 반드시 손으로 만져서 확인해야 알 수 있습니다.(비·위장편 408~413쪽 참조)

이렇게 하여 12정경 요통 6종, 기경요통 4종, 15낙맥 요통 2종, 총 12종의 요통에 대해서 알아봤습니다. 사고나 부상으로 다친 것 말고, 병으로 생기는 요통의 원인은 이 12가지로 볼 수 있습니다. 요통에 적절히 대처하는데 도움이 되길 바랍니다.

질문 : 기경팔맥 요통에서 대맥, 독맥, 양유맥, 양교맥은 요통이 있는데, 임맥이나 충맥 그리고 음유맥과 음교맥 요통은 왜 없는 겁니까?

대답 : 중증 요통인 기경팔맥 요통은 지금까지 설명한 대로 네 개의 양경맥인 대맥, 독맥, 양유맥, 양교맥에서 생기는 것으로, 허리 부위를 지나가는데, 각각의 경맥에 따뜻한 정기가 잘 흐르면 건강해집니다. 반대로 장부가 병이 나서 이 경맥에 냉기나 탁기가 흐르게 되면 병이 생기게 되는데, 그중 하나가 요통입니다.

기경팔맥 중 네 개의 음경맥인 임맥, 충맥, 음유맥, 음교맥은 허리가 아닌 복부(腹部)로 지나가기 때문에 허리가 아플 수 없는 것으로 보시면 됩니다.

외상(外傷) 치료받을 때도 체질에 따른 섭생이 중요함

어디를 다쳤다거나 전쟁터에서 총상을 입었을 때, 자동차 사고를 당했다면, 그건 병에 걸린 게 아니라 물리적으로 상처를 입은 것이기 때문에 외과치료를 받아야 합니다. 그리고 그런 치료를 받더라도 이왕이면 체질대로 섭생하면서 치료받는 것이 회복속도도 훨씬 더 빠르겠지요.

가령 간·담이 지배하는 눈, 목, 근육, 고관절, 발이 다쳤을 때는 고소한 맛이나 신맛을 위주로 섭생하는 것이 유리합니다.

심·소장이 지배하는 얼굴, 견갑골, 상완, 팔꿈치, 혈관 등이 다쳤을 때는 쓴맛을,

비·위장이 지배하는 입과 입술, 무릎, 대퇴부, 살, 배통, 유방 등이 다쳤을 때는 단맛을 위주로 섭생하는 것이 유리합니다.

폐·대장이 지배하는 코, 피부, 하완, 손목 등이 다쳤을 때는 매운 맛을,

신장·방광이 지배하는 치아, 귀, 뼈 골절, 연골, 인대, 힘줄, 발목, 정강이, 허리 등이 다쳤을 때는 짠맛을 위주로 섭생하는 것이 회복하는 데 몇 배 더 유리합니다.

외상 치료를 받더라도 주식이나 부식, 간식, 음료수 등을 환자의 상황에 맞춰주는 것이 더 유리하고, 이치에도 합당한 것입니다.

척추를 떠받쳐 주는 기립근

질문 : 아까 현맥 요통 설명할 때 나온 큰 근육은 척추 양쪽에 있는 기립근을 말하는 건가요?

대답 : 그렇습니다. 척추 전체를 떠받쳐 주고 감싸고 있는 척추 기립근을 말하는 겁니다. 우리 몸에서 근육 전체는 간·담이 지배하는데, 금극목 하여 현맥이 오래되면, 작은 근육은 물론이고 그 큰 근육까지 경직되니까 굴신(屈伸)이 잘 안 되는 겁니다.

그래서 상체를 구부릴 때 허리가 뻣뻣해서 잘 안 내려가는 사람들이 많아요. 그런 사람은 아침에 일어나면 허리가 아파서 움직일 수가 없는데, 이때는 현맥이므로 신맛을 더 먹고 천천히 부드럽게 하는 운동을 해야 합니다. 운동할 때도 레몬주스나 오렌지주스 등 신맛의 음료수를 중

간 중간 마시면서 하면 더 좋습니다.

허리가 아프고 석맥 4~5성이 나오는 사람들 대부분은 근육통이 다 있습니다. 정경일 때 요통을 앓았었는데, 그 뒤로 계속 진행되어서 지금 현재 석맥 4~5성이 나오고 있는 것입니다.

이때 전병(前病)의 역사를 추정해 보면 정경(1~3성)의 병일 때 토극수 하여 석맥이 나올 때의 요통, 수극화 하여 구맥일 때의 요통, 화극금 하여 모맥일 때의 요통, 금극목 하여 현맥일 때의 요통, 목극토 하여 홍맥일 때의 증상 등을 다 앓았던 거죠. 허리디스크를 오래 앓았던 사람들은 현재 나오는 맥 이전의 과거가 있습니다.

그래서 현재의 병맥(病脈)을 고치면 바로 직전 과거의 병력이 나타나게 됩니다. 이때 나타난 병맥을 그 맥에 따라 영양하고, 운동하고, 호흡하고, 몸을 따뜻하게 하는 등의 육기섭생법을 실천하여 고쳐내는 것이 우리가 쓰는 방법입니다. 이대로 하나하나씩 해결하면 시간이 걸릴 뿐 점차 해결된다는 것이지요.

척추측만증 환자는 운동 전문가의 도움을 받아야 한다

질문 : 제가 아는 중학생이 척추측만증이 있는데, 헬스 같은 운동을 하니까 더 심해진다고 합니다. 어떻게 해야 하는지요?

대답 : 척추를 영양하는 식사는 하지 않고 무리하게 운동해서 그럴 겁니다. 척추측만증일 때는 골고루에 짠맛과 신맛을 충분히 먹고 적합한 운동을 해주어야 하는데, 기력을 보충하지 않고 무리하게 운동하면 그럴 수 있습니다.

요즘 시대엔 운동을 지도하는 전문가들이 많아서 척추뿐만 아니라,

모든 운동을 자신의 몸 상태에 맞게 배워서 할 수 있습니다. 특히 척추측만증 등의 환자들은 무턱대고 운동하는 것보다 맥대로 영양하고, 운동전문가의 도움을 받으면서 해야 좋습니다.

석맥이 심하면 미친 것 같이 되고

교재 진도 나가겠습니다. 교재에 보면 미친 것 같이 되고 있죠? 신장·방광이 병나면 너무 반대하고 심하게 무서워해서 꼭 미친 사람같이 됩니다. 구체적으로 어떻게 행동하느냐면, 예를 들어 "이리 모여라" 그러면 꼭 저기 반대쪽으로 가고, 선거일에 투표하자 그러면 안 하고 놀러 갑니다. 그게 다 신장·방광이 병나서 반대하느라 그러는 거예요.

지난번 교육감 선거 때도 보니까, 교육감을 잘 뽑아야 한다고 입에 거품 물고 얘기하던 학부모들이 정작 투표일엔 투표하러 안 가는 겁니다. 나는 그래도 출근 전에 투표하고 왔거든요. 그런데 며칠 지나서 아이들 키우는 학부모들한테 투표하셨냐고 물으니까, 그날 무슨 다른 일 있어서 투표 안 했어요, 그러는 거예요. 그전엔 그렇게 거품 물고 잘 뽑아야 한다고 했으면서. 그러니까 그게 미친 것 같다는 겁니다. 매사에 반대하는 것이 일상화가 된 겁니다.

간·담이 병나면 욕하고, 심술부리고, 고함을 지르고, 폭력적이며, 분노하고 노여워합니다.

심·소장이 병나면 교만하고, 무례하고, 폭발적이고, 돌격적이고, 사생결단합니다.

비·위장이 병나면 공상, 망상하고, 호언장담하고, 거짓말하고, 의심하고, 반복해서 말하고, 반복해서 행동합니다.

폐·대장이 병나면 비관적이고 자포자기하며, 슬퍼하고, 눈물이 많고,

염세주의자여서 자살을 기도합니다.

신장·방광이 병나면 자기 잘못을 부정하고, 반대하고, 혁명하고, 책임을 전가하고, 공포증이 있고, 두려워하며 겁이 많고, 미친 것 같이 됩니다.

심포·삼초가 병나면 불안하고 초조하며, 울화가 치밀고, 우울하고, 잔꾀를 쓰고, 이간질하며, 산만하고 무기력해집니다.

고혈압은 제약회사의 이익 때문에 만들어진 허구의 병?

다음은 신장성 고혈압이 나옵니다. 대한민국에서 고혈압을 진단하는 기준은 혈압계로 측정해서 120/80mmHg이면 정상이라고 합니다. 심장이 수축할 때 120mmHg, 확장할 때 80mmHg을 말합니다. 대한민국 사람 전체가 이 수치에 들어야 정상이라는 겁니다. 그런데 가만히 들여다보면 이 수치는 20대 젊은 남자의 평균치라는 것입니다.

미국이나 일본은 어떨까요?

미국 고혈압 전문의 17명으로 구성된 고혈압 합동위원회(JNC)에서 밝힌 전문내용입니다.

> "2013년 12월 18일 60세 이상 연령층의 고혈압 기준을 종전의 140/90 mmHg에서 150/90mmHg으로 완화한다고 밝혔다. 혈압전문가들은 혈압이 낮을수록 좋다고 생각해 왔지만, 최근의 연구결과들은 이를 뒷받침하지 못하고 있으며, 혈압은 정상수치를 유지할 때 건강 효과가 가장 큰 것으로 생각되어 왔지만, "반드시 그렇지만 않다"라고 수잔 오파릴 JNC공동위원장(앨라배나대학 의대 혈관생물학 고혈압 프로그램실장)은 설명했다."

일본은 2000년까지 고혈압 기준치는 수축기 180mmHg이었는데, 이는 점점 낮아져 2008년에는 130mmHg가 되었다는 겁니다. 8년 사이에 무려 50mmHg이 낮춰진 것에 대해 의문이 생기는데, 8년 사이에 혈압이 131mmHg~179mmHg의 정상이었던 사람이 갑자기 고혈압 진단을 받은 환자로 둔갑한다는 겁니다.

일본에서는 기준치를 10mmHg 내리는 순간 1000만 명의 새로운 환자가 생기는데, 1980년대 후반에는 230만 명이던 환자가 2011년엔 5,500만 명으로 늘어 무려 20배 이상으로 증가했다는 놀라운 사실이 있습니다. 고혈압 기준치 병명은 제약회사의 이익 때문에 만들어진 허구의 병이라 주장하는 일본의 현직 양의사가 있습니다.

한때는 고혈압의 기준이 '나이+110'이라는 정설이 있었습니다.

신장성 고혈압(석맥이 나오는 고혈압)

생명 기준으로 보면 숨을 한번 들이쉴 때 심장이 두 번 뛰고, 숨을 한번 내쉴 때 심장이 두 번 뛰면 정상입니다. 기계로 쟀을 때 120/80 mmHg이든, 150/100mmHg이든, 300/200mmHg이든 3 : 2 비율만 맞으면 괜찮은 것으로 봅니다.

신장성 고혈압은 얼굴이 검어지고, 몸이 잘 붓고, 열과 통증이 뒷목부터 시작해서 후두통이 심해지고, 허리가 약해지는 등의 석맥 제 증상이 동반되는 경우가 많습니다. 보통 뒷목이 뻐근하고 당기는 증상이 많아요. 이때는 골고루에 짠맛과 신맛, 떫은맛을 더 먹고, 침법으로는 2사 1보를 합니다.

석맥이 나오고 인영맥이 크면 방광경(지음, 속골, 신맥)을 2사 하고, 신장경(연곡)에 1보 합니다. 반대로 촌구맥이 크면 방광경(지음)을 1보 하고, 신장경(연곡, 조해)에 2사 합니다.

자석테이프는 인영맥이 클 때는 신장경에 2개혈, 촌구맥이 클 때는 방광경 2개혈에 붙입니다.

반면, 구맥 인영 4~5성이 나오는 심장성 고혈압은 얼굴이 붉어지면서 숨이 차는 것이 특징이고, 땀이 많고 열과 통증이 가슴에서부터 시작됩니다. 팔꿈치, 상완, 어깻죽지에 통증이 생기며, 성격이 급해지고 신경질적이며 무례합니다. 이때는 짠맛은 줄이고 쓴맛과 떫은맛을 더 먹어야 합니다.

구삼맥 고혈압은 한열왕래가 심한 것이 특징인데, 이 사람은 열이 올랐다 내렸다 하고, 혈압이 올랐다 내렸다를 반복합니다. 정신적으로는 신경이 예민하고, 초조하고 불안하며, 무기력증 등 심포·삼초가 허약할 때의 제 증상이 생깁니다. 이때는 떫은 것을 더 먹어야 한다고 했습니다.(심·소장편 166~182쪽 고혈압 참조)

신장·방광이 허약하면 몸에서 짠내와 꼬랑내, 썩은내가 난다

몸에서 냄새가 나는데 짠내와 고린내, 썩은내가 나는 것은 신장·방광이 허약한 경우입니다. 당연히 짠맛을 더 먹어야 하겠죠.

이 시대엔 짠 것을 하도 안 먹어서 몸에서 지린내, 썩는 냄새 나는 사람이 너무도 많습니다. 매일 샤워하고 씻는데도 발 꼬랑내, 겨드랑이 냄새, 머리에서 나는 냄새, 사타구니에서 나는 냄새 등은 모두 몸이 썩고 있다는 방증입니다. 그러니 수많은 염증과 종양 등이 생겨날 수밖에 없는 거예요. 그리고 입에서도 냄새가 납니다.

참고로 몸에서 쉰내, 시큼한 냄새, 노린내가 난다면 간·담이 허약하므로 신맛을 먹어야 합니다.

몸에서 쓴내, 탄내가 난다면 심·소장이 허약하므로 쓴맛을 먹어야 합니다.

몸에서 곯은내, 역겨운 암내가 난다면 비·위장이 허약하므로 단맛을 먹어야 합니다.

몸에서 매운내, 비린내가 난다면 폐·대장이 허약하므로 매운맛이나 비린맛을 먹어야 합니다.

바다가 썩지 않는 이유, 하루 염분섭취량은 최소 15g 정도 되어야 한다

짠맛을 극단적으로 기피하는 현대인들은 장부뿐만 아니라 피도 썩어가고 있습니다. 현대 희귀병을 앓는 사람들은 십중팔구 석맥이 나오는데, 세계보건기구라는 단체에서 권장하는 하루 섭취량 2~5g 정도의 소금으로는 피가 탁해지는 것을 막을 수가 없습니다.

왜냐하면 우리나라 성인 기준으로 하루에 몸 밖으로 배설되는 염분의 양이 5g보다 훨씬 많은 양이 배출되고, 소변, 땀, 침, 콧물 등 숨 쉬고 말할 때, 수분이 빠져나갈 때도 배설물 총량의 0.9% 염분이 빠져 나가기 때문입니다.

상식적으로 생각해봐도 인체의 70~80%가 물로 되어 있다고 했을 때 이런 물속에, 특히 혈액 속에는 염분이 0.9% 정도가 들어있어야 생리적으로 최적의 상태로 보고 있습니다. 그러므로 성인 기준으로 하루에 물 2ℓ 정도를 섭취한다면 최소 18g의 소금을 섭취해야 한다는 결론이 나옵니다. 그렇다면 세계보건기구의 권장량 2~5g은 부족해도 너무 부족한 것 아닙니까?

바닷물이 썩지 않는 이유는 일정량의 염도를 유지하기 때문이라는 것은 다 아실 겁니다. 바다의 염분 농도가 대략 3.5%, 혈액 속의 염분

농도는 0.9% 정도로 적정량의 염도를 유지해야 혈액순환을 촉진하고 대사 작용을 원활하게 할 수 있는 겁니다.

염분이 부족하면 사람이든 바다든 간에 순환작용과 대사 작용이 저하되고, 이로 인해 수많은 바이러스와 세균이 증식하여 여러 문제를 야기시킵니다. 따라서 무염식과 저염식을 권장하고 강압하는 것은 현 인류를 파멸로 이끄는 것이 아닌가 보고 있습니다.

사람마다 개인 차이는 있겠으나 건강한 사람의 소변 염도는 0.9% 이상이고, 환자들의 소변 염도는 0.4%~0.8% 정도로 나온다고 합니다. 특히 암환자들 중에는 0.2% 정도가 나오는 예도 있답니다.

음식이 싱거우면 맛이 없고 많이 먹을 수 없듯이, 혈액 속에 염분이 0.8% 이하로 떨어지면 섭취한 음식물을 완전하게 소화, 흡수할 수 없고, 핏속에 있는 각종 오염물질을 깨끗이 정화할 수 없게 됩니다.

또한 생체전류 발생도 떨어져 각종 저항력과 면역력이 약화되고, 체온유지에도 문제가 생깁니다. 그래서 석맥이 나오는 사람이 추위를 잘 타는 겁니다.

신석증과 담석증

신석증은 콩팥에 돌이 생기는 것이고, 담석증은 쓸개에 돌이 생기는 것을 말합니다. 현대과학이 그 돌의 성분을 분석해 봤을 것 아닙니까? 분석해 본 결과 여러 가지 성분이 있는데, 그중에서 칼슘이라는 물질이 가장 많다고 나온 모양입니다. 그래서 칼슘을 안 먹으면 돌이 안 생긴다고 말하는 것이 기존의 이론입니다.

그런데 그 돌이라는 것이 생명을 구성하는 물질이 뭉쳐진 것들인데, 왜 뭉쳐서 돌이 생긴 걸까요? 신석증은 신장이 허약해서 생긴 것은 이

제 다 아는 것이고, 또 하나는 식(寒)어서 생긴다고 봐야 합니다. 이런 경우 석맥이 나오고 맥이 급(急)하게 뜁니다. 몸이 식어 있어서 따뜻하게 하려고 심장이 강하게 치듯 뛰고 있는 것입니다.

사람 몸 안에서 만들어지는 일체의 물질은 따뜻하면 확산, 즉 퍼지고 식으면 뭉치고 굳는 것이 자명한 이치입니다. 콩팥이 허약하고 식으면, 그 속에서 뭐가 뭉치거나 엉기게 되는데, 이것이 점차 시간이 지나면 돌처럼 굳게 되는 것입니다. 설령 뭐가 엉기고 뭉쳐진다 해도 지금부터 콩팥을 힘 있게 만들고 따뜻하게 하면 되는 겁니다.

몸을 따뜻하게 하면 단단하게 뭉친 것은 연하고 말랑말랑하게 되고, 엉기어 덩어리지려는 것은 풀어서 부드럽게 하는 생명물질, 즉 효소를 만들어 정상화 시킵니다. 반대로 몸이 식으면 효소가 잘 만들어지지 않을 뿐 아니라, 기존의 모든 효소 기능이 위축되어 일체의 대사 작용에 부정적 결과를 초래하게 됩니다. 담석증도 마찬가지입니다.

그러므로 신석증은 주식, 간식, 부식, 음료수 등을 짠맛과 신맛으로 먹고, 담석증은 신맛과 쓴맛으로 먹으면 없어집니다.

요로결석은 짜고, 시고, 떫은맛으로 영양합니다. 이런 증상이 어른들에게만 있는 것이 아니라, 어린 중학생한테도 신석증이 있어서 혈뇨를 보는 아이를 본 적이 있습니다. 혈뇨가 피오줌이잖아요. 그야말로 신맛과 소금을 무작스럽게 먹어서 정상이 된 사례가 있습니다.

제하 유동기·적·취가 있다

다음은 제하 유동기·적·취가 있다. 제(臍)는 배꼽을 말합니다. 배꼽 아래 하복부에 뭐가 벌떡벌떡하는 것(유동기)이 있다거나, 딱딱한 것

(積)이 있고, 혹은 딱딱한 것이 있다 없다(聚) 하는 것을 말합니다. 이때도 짠맛을 먹습니다. 그리고 배를 따뜻하게 하는 것이 매우 중요합니다. 하복부 아래에 생식기가 있어서 이곳이 식으면 생리통, 생리불순, 불임 등이 생길 수 있습니다.

다시 말씀드리면 적(積)은 몸이 식어서 탁기가 쌓여 있어 단단해진 것을 말하고, 취(聚)는 몸이 식으면서 탁기가 모였다, 흩어졌다 반복하는 과정으로 보면 됩니다.

배꼽 상단 명치 밑에 유동기·적·취가 있으면 심·소장이 나쁜 거니까, 쓴맛을 먹고 배를 따뜻하게 해야 합니다.

배꼽 좌측에 유동기·적·취가 있으면 간·담이 나쁜 것이므로, 신맛을 먹고 배를 따뜻하게 해야 합니다.

배꼽 우측에 유동기·적·취가 있으면 폐·대장이 나쁜 것이므로, 매운맛을 먹고 배를 따뜻하게 해야 합니다.

배꼽 부위, 즉 복부 중앙에 유동기·적·취가 있으면 비·위장이 나쁜 것이므로, 이때는 단맛을 먹고 배를 따뜻하게 해야 합니다.

몸 여기저기에 뭉친 것이 있으면 심포·삼초가 나쁜 것입니다. 이때는 떫은맛을 먹어야 합니다. (심·소장편 161~164쪽 그림 참조)

콩팥 기능이 현저히 떨어진 것이 신부전증, 본말이 전도된 원인

그다음 신부전증(腎不全症). 콩팥이 허약하여 그 기능이 현저히 떨어진 것을 신부전증이라고 하는데, 말 그대로 콩팥 기능이 제대로 이루어지지 않아 몸 안에 노폐물이 쌓여서 신체의 여러 가지 기능이 제대로 수행되지 않는 상태를 말합니다.

아시다시피 현대의학은 신장이 한번 악화되면 회복이 안 된다는 것이 정설로 되어 있습니다. 그래서 그에 대한 치료법으로 신장을 이식하거나 아니면 투석을 해야 한다고 말합니다. 이는 신부전증의 원인을 모르기 때문에 하는 소리입니다.

기존의 학문은 신부전증의 원인을 고혈압, 당뇨, 사구체신염 등 여러 가지로 보고 있는데, 본말(本末)이 전도(顚倒)된 원인 규명이라 말하지 않을 수 없습니다.

신부전증의 원인은 일체 이유 없이 신장(腎臟)이 허약해져서입니다. 신장이 허약해지면 피를 깨끗이 거르지 못해 노폐물 배출이 잘 안 되고, 피가 탁해진다고 했습니다. 피가 점점 탁해지므로 이때의 맥상(脈像)은 단단하고, 걸쭉하고, 바둑돌 같은 석맥(石脈)이 나타납니다.

근본(根本)인 신장이 나빠짐에 따라 고혈압이니, 당뇨병이니, 신부전증이니 하는 것은 물론 신장염, 신장암, 뼈, 골수염 등 수많은 병이 생기는데, 이는 말단(末端)에 해당됩니다. 피가 탁해지고 노폐물이 체내에 쌓여 생기는 수많은 병과 그로 인한 제 증상이 생겨나는 것은 당연한 겁니다.

따라서 근본이 되는 신장이 허약해졌으면 신장을 영양하고 신장을 튼튼해지게 하는 운동을 하여, 신장 기능을 회복하고 튼튼하게 하는 것이 우선입니다. 바다에서 나는 먹을거리는 짠맛으로 신장을 좋게 합니다.

당신이 지금까지 먹어온 음식이 당신의 몸을 만들었다

대부분의 질병이 원인 규명이 명확하지 않고, 밝혀진 원인이라고 하는 것이 부모와 조상으로부터의 유전병이라 하며, 조상 탓을 하고 있습니다.

요즘 가족력이라고 하는 것도 병의 원인을 살펴보면, 같은 식탁에서 똑같은 식사와, 같은 생활환경을 공유하고 있기 때문에 일어나는 현상으로 봐야 합니다.

그 사람의 가족이 장기간 단맛을 피하면, 가족 구성원 전체의 비·위장이 약해집니다.

그 사람의 가족이 장기간 매운맛을 피하면, 가족 구성원 전체의 폐·대장이 약해집니다.

그 사람의 가족이 장기간 짠맛을 피하면, 가족 구성원 전체의 신장·방광이 약해집니다.

왜냐하면 당신이 지금까지 먹어온 음식이 당신의 몸(피와 살)을 만들었기 때문입니다. 다시 말하면 지금 당신이 먹는 음식이 바로 당신이 되는 것입니다.

불과 40~50년 전만 해도 이 땅의 대부분 어머니와 아버지들은 자기 땅에서 농사를 짓고, 자기 손으로 음식을 만들어 가족을 먹여 왔습니다. 그리고 남는 것은 이웃과 나눴습니다. 즉 모든 집에 화학비료가 아닌 유기질 퇴비로 거름을 하는 일정한 넓이의 지렁이가 사는 텃밭이 있었는데, 이는 오로지 자신과 가족 그리고 이웃이 함께 먹기 위해 농사(農事)를 지은 것입니다.

지금 기준으로 본다면 무농약, 무화학비료, 유기질 퇴비로 농사지은 초자연, 유기농 먹을거리를 평생 먹어 온 것입니다. 그러니 당시의 남녀노소 대부분이 천지자연을 닮은 성품을 갖고 살았습니다.

그런데 21세기인 지금 시대의 먹을거리 상황은 어떻습니까? 자기가 먹을 것을 직접 농사짓는 비율이 5,000만 명 중 5% 정도 됩니까? 토양은 화학비료와 독성의 제초제 그리고 살충제와 살균제인 농약이 수십년간 뿌려져 척박한 산성화가 되어 있고, 농작물의 종자는 계량화 내지 GMO(유전자 변형 식물)가 포함되어 있습니다.

또한 수입 농산물이 70~80% 정도 차지하고 있는 형국이고, 이 중에서 GMO 농산물이 천만 톤 정도 된다고 합니다. 집에서 음식을 해서 먹는 비율이 점차 줄고, 외식과 패스트푸드를 비롯하여 주문배달 식품이 주식(主食)이 되어가고 있습니다.

인간의 몸으로 들어가서는 안 되는 악독한 물질들이 지금 자라고 있는 우리 청소년과 어린아이들 몸속으로 각종 식품 첨가제라는 형태로 들어오고 있습니다.

현시대는 사람의 병을 치료하고 건강하게 하는 의술이 발달한 것이 아니라, 의료산업이 발달한 것으로 보입니다. 이를테면 신장을 건강하게 하고 병으로부터 해방시키겠다는 학문이 신장내과학 아닙니까?

그런데 이 학문은 아까 말한 것처럼 신장은 한번 악화되면 호전될 수 없다고 단정 짓고, 신 대체요법이라는 신장이식 아니면 투석이라는 방법을 정법으로 알고 있습니다.

그 결과 근자에 들어 신장 투석전문 의료기관이 우후죽순처럼 생겨나고 있는 것도 그런 현상이라 봅니다. 투석하고, 이식하기 전에 신장을 영양하고, 튼튼하게 하는 것이 순서가 아닌가요?

신장암, 방광암의 원인

그다음에 신장암, 방광암이 있습니다. 이것도 신장·방광이 허약해서 생기는 것이므로, 골고루에 짜고 떫은 것을 더 먹고 반드시 몸을 따뜻하게 해야 합니다.

암의 원인도 6장 6부의 음양 허실 한열의 균형이 깨져서 생기는 것으로 봐야 됩니다.

간암·쓸개암은 신맛과 떫은맛,

비장암·위암·췌장암은 단맛과 떫은맛,

폐암·대장암·직장암은 매운맛과 떫은맛,

신장암·방광암·골수암·생식기암은 짠맛과 떫은맛으로 각각 주식, 부식, 간식, 음료수 등으로 식사를 해야 합니다.

이 중에서도 암은 대부분 짠기가 부족하고 냉기가 들어 식어서 생기는 것으로, 몸에 냉기가 들어와 식으면 세포는 수축되고, 오그라들고, 모세혈관도 오그라듭니다. 이리되면 필연적으로 혈액순환에 장애가 일어나 세포는 영양부족 현상이 생기고, 체내 즉 냉해진 부위에 노폐물이 쌓이게 됩니다. 이러한 상황이 지속해서 반복되면 정상세포가 괴이한 비정상세포로 변하는 것은 지극히 당연한 겁니다. 이렇게 비정상세포로 고착화된 것이 암세포입니다.

동양철학의 음양중, 사상, 오행, 육기론에 기반을 둔 동양의학은 6장 6부, 즉 음에 해당하는 간·심·비·폐·신·심포장을 6장이라 하고, 양에 해당하는 담·소장·위장·대장·방광·삼초부를 6부라 합니다.

간·담, 심·소장, 비·위장, 폐·대장, 신장·방광, 심포·삼초의 목·화·토·금·수·상화 중에서 가장 뜨거운 화기(火氣)에 해당하는 심장과 소장에는 암이 거의 생기지 않는다고 했습니다.

수십 종류의 다른 곳에는 암이 생기는데, 왜 심장에 암이 없는가? 그 이유를 밝혀낸다면 암을 예방하고 치료하는데, 획기적인 전기가 마련될 것입니다.(심·소장편 50~74쪽 암에 대해서 참조)

현대인들의 체온을 섭씨 1도 올리면 암 발생 비율이 30% 정도 떨어진다는 속설이 있습니다. 과거 30~40년, 그 이전을 보더라도 아침저녁으로 따뜻한 숭늉을 먹고, 식당이나 찻집에 가면 따뜻한 엽차와 보리차 나올 때는 암이 거의 없었습니다.

그런데 지금은 어떻습니까? 숭늉은 고사하고 하루 종일 냉장고와 냉온수기에서 찬물을 마시고 있습니다. 몸을 매일 매시간 식히고 있는 것입니다. 전국의 대형병원에 가보시면 소아암 병동이 있는데, 부지기수의 우리 아기들까지 암에 걸리고 있습니다.

현대의학은 통상 암의 원인으로 바이러스, 인공 화학물질, 방사능, 자동차 배기가스, 담배연기, 공장에서 쓰는 각종 화공약품, 농약, 인공감미료, 식품첨가물, 의약품 일부가 원인이 될 수 있다고 합니다. 그러면서 암의 정확한 원인은 명확하게 밝혀지지 않았다고 합니다. 이를 전적으로 동의한다고 하더라도 단언하는데, '암은 한열(寒熱)의 균형이 깨져서 생기는 겁니다.' 추워서, 즉 세포가 식어서 기형으로 변하는 것으로 봐야 합니다.

몸을 지속적으로 차게 하면 무수한 병마가 들어온다

누차 말하지만, 일체의 모든 통증은 차서 생긴다 했습니다. 정상적 체온이 떨어져 몸이 식으면 필연적으로 균이나 바이러스는 물론 모든 외기(外氣)에 대한 저항력과 인체의 면역 체계가 허물어집니다.

몸이 차서 오는 병에는 중풍, 천식, 기침병, 호흡기 질환, 감기, 각종 암, 아토피, 피부병, 각종 세균성 질환, 식중독, 통풍, 류마티스, 루푸스 등 무수히 많이 있습니다.

또 혈액암이라는 게 있는데, 백혈병, 적혈구병, 혈소판 이상, 재생불량성 빈혈, 악성 빈혈 등 피가 탁하고 식어서 생기는 희귀병이 많습니다. 당장 찬 것을 멀리하고, 뱃속 온도를 정상으로 회복해야 합니다.

이것 외에도 지금 시대에는 몸이 차서 오는 병이 많습니다. 그래서 일단 아프고 병이 났다면 그 사람의 장부는 냉해졌다고 봐야 합니다.

지금 대한민국 안에서는 절대 영양분이 부족해서 생기는 병은 거의 없을 겁니다. 가난했던 과거에 그랬던 것처럼 못 먹어서 생기는 영양실조 같은 그런 병은 아니라고 보는 거예요. 지금은 식당이고, 밥이고, 약이고, 병원이고, 약국이고 너무 많은 것이 문제입니다.

현대인들 병은 거의 과식하고, 운동 부족과 몸이 냉해서 오는 경우가 많습니다. 그리고 또 하나, 지금 시대는 짠 것을 너무 안 먹으려고 하는 것 때문에 피가 탁해서 생기는 문제가 많습니다.

분명히 말할 수 있습니다. "뱃속을 따뜻하게 하고, 좋은 소금을 먹어라! 그리하면 현대병의 80%는 저절로 없어지는 겁니다."

몸이 퉁퉁 붓는 전신 부종이 생기는 것도 신장이 허약해서

부종(浮腫)은 몸이 붓는 것을 말합니다. 신장과 방광이 제 기능을 못하여 수분이 체내에 빠져나가지 못해 쌓여 있는 것입니다.

팔과 다리, 몸통 등 몸이 붓는 것은 신장·방광이 허약해서 생깁니다. 이때도 석맥이므로 골고루에다 짠맛과 떫은맛을 더 먹고, 몸을 따뜻하게 해야 합니다.

얼굴만 붓는 것은 심·소장이 허약하여 구맥인 경우이므로 쓴맛과 떫은맛을 먹고, 심·소장경에 2사1보 해도 좋습니다.

심포·삼초가 나빠서 생기는 부종은 손과 발이 붓는 것으로, 이때는 떫은맛을 먹습니다.

보통은 부종의 원인을 세 가지로 보는데, 붓는 병이 오래되어 맥이 석맥에서 구맥으로, 구맥에서 모맥으로, 모맥에서 현맥으로, 현맥에서 홍맥으로, 홍맥에서 다시 석맥으로 진행되면서 나빠지는 경우가 있습니다. 이때도 현재의 맥대로 다스리는 것이 중요합니다.

맥과 체질에 맞게 소식하고, 걷기 등 저강도 운동을 꾸준히 하고, 호흡은 인영맥이 크면 들숨을 길게 하고, 촌구맥이 크면 날숨을 길게 천천히 하면서 다스리면 됩니다.

그리고 찬물이나 찬 음료수, 찬 과일, 아이스크림, 찬 맥주 등 일체의 찬 것은 절대 피해야 합니다. 신진대사, 즉 배설이 제대로 되지 않아 생기는 문제이므로 반드시 몸을 따뜻하게 해야 합니다. 몸이 따뜻해야 노폐물이 빠져나가는 출구가 원활하게 작동되는 겁니다.

1,000도 이상에서 300시간 이상을 용융하여 만든 순수한 소금

짠맛 중에서 소금, 특히 자하순소금은 1,000도에서 300시간 이상을 용융하여 만든 것이기 때문에 만드는 과정에서 굉장한 공력이 들어간 것입니다. 다른 것들이 섞여 있지 않은 순수한 소금인 순소금의 경우, 몸속에 들어가면 몸 입장에서는 짠기를 곧바로 받아 쓸 수 있어서 굉장히 용이합니다. 물론 죽염이나 다른 좋은 소금들도 있지만, 거기에는 소금 외 다른 성분이 들어 있어서 순소금과는 차이가 있다는 겁니다.

그리고 순소금은 순수한 수기여서 피를 맑게 하고 염증을 제어하는데 탁월합니다. 이 시대에는 석맥 4~5성이 많다 보니, 사실은 석맥 4~5성을 다스릴 목적으로 개발한 것입니다.

부신피질의 병, 골수염, 골수암 몸을 따뜻하게 하라

그 다음을 보면 부신피질의 병이라고 나와 있습니다. 부신은 콩팥의

윗부분 안쪽 면에 붙어 있는데, 수십 가지의 호르몬을 생성, 분비, 조절한다고 합니다.

또한 부신은 콩팥을 보조하는 기관으로, 콩팥이 피를 깨끗이 걸러서 장기 쪽으로 올려 보낼 때 부신이 그 피를 다 검사할 겁니다. 그러면 거기에도 많거나 부족한 성분(호르몬)들이 있겠지요? 그럴 때 이 부신에서 호르몬 분비, 즉 생명물질을 상당부분 조절해 준다는 것입니다.

부신이 나빠지면 탈모가 생긴다거나 식욕부진·체중감소·저혈당·저혈압·피로감·기운 없음 등 석맥이 나올 때의 제 증상이 나타나는데, 콩팥을 건강하게 하면 되는 것입니다.

예를 들어, 당뇨에 걸리거나 단백뇨가 있을 때 오줌으로 몸에 필요한 것들이 상당 부분 빠져나가게 되면, 우리 몸에서는 재생해서 쓸 것이 부족하게 됩니다.

그럴 때 생명 입장에서는 부신이 중요한 역할을 하는데, 여기(부신 속에 들어있는 생명력)에 체크리스트가 다 있어서 자체적으로 보충할 것은 보충해 주고, 그래도 부족한 것은 생명의 컨트롤타워인 뇌신경선 같은 곳에 연락해서 생명이 필요한 것을 먹고 싶게 만들 거라는 겁니다.

그러한 생명 호르몬을 만들려면 원료가 필요한데, 그 원료가 바로 음식인 것입니다. 이 음식 중에서도 주식(主食)인 오곡(五穀)이 오장을 만든 주원료로서, 태고(太古)적에는 모든 병을 치료하는 약으로 썼다는 기록이 있습니다.

그런데 자본의 지배를 받는 현대 학문은 이렇게 생각하지 않죠. 부신피질 내의 호르몬 중에서 무언가가 부족할 경우 음식을 먹어서 스스로 해결하면 경제성이 없으므로, 그 호르몬과 비슷한 약을 만들어 혈관에

집어넣자고 하는 것이 제약회사의 자본 논리가 아닌지요.

부신피질 계통이나 여성호르몬 계통인 경우, 특히 여성들이 폐경기가 오고 갱년기가 올 때 여러 문제점이 생기게 되는데, 이때는 입맛이 저절로 짠 것을 당기게 합니다. 짜고 떫은 것을 더 먹고 찬 것을 피하고, 반드시 몸을 따뜻하게 해야 합니다. 과거 1980년대까지만 해도 집안의 어머니들은 입맛 없을 때를 대비하여 간간한 짠지나 무절임 등의 간편하고 소식할 수 있는 먹을거리를 항시 대비하고 있었던 기억이 납니다.

특히 통증은 몸이 식어서 오는 것이므로 몸을 따뜻하게 하는 것이 중요합니다. 이때 몸을 장시간 너무 따뜻하게 하면 땀이 나서 오히려 몸이 더 식게 되므로, 시간을 적절히 조절하는 것이 중요합니다.

폐경기 전후 갱년기 때 열이 올랐다 내렸다 하는 일이 반복되는데, 이때 땀이 흑흑 나는 경우가 많습니다. 만약 옷이 조금이라도 젖었다면 반드시 새 옷으로 갈아입어야 합니다. 만약 젖은 옷을 그냥 입고 있으면 체온이 떨어지고, 면역력이 약해져 감기 등 온갖 병마기 침범하게 된다는 것을 명심해야 합니다.

다음은 골수염, 골수암이 있습니다. 특히 골수염, 골수암은 짠 것을 더 먹어야 됩니다. 이러한 병들은 모두 짠맛을 기피한 결과이기 때문에 자본에 종속된 비과학적 이론에 경도되지 말고, 생명의 이치에 맞게 입맛대로 맛있게 식사하는 생활로 되돌아가야 합니다.

적혈구 부족증도 신장·방광이 약해서

적혈구 부족증도 신장·방광이 약해서 생기는 석맥 증상입니다. 적혈구가 부족하면 재생불량성 빈혈이라는 것도 생기나 봅니다. 현기증이나 어지럼증이 다 여기에 속합니다. 이때도 골고루에 짠맛과 떫은 것을 먹습니다. 결국은 콩팥이 허약해서 생기는 석맥 증상인데, 증상마다 일일이 병명을 달아놓고, 그 병명을 치료하려고 하는 오류가 또 다른 오류를 낳고 있는 것입니다.

앞으로도 셀 수 없는 증상으로 인한 새로운 병명이 만들어질 것이 자명한데, 무턱대고 앞으로만 가려 하지 말고 그 자리에 서서 뒤를 돌아보아야 합니다. 현대의 문명과 지식이 놓치고 가는 것이 무엇인가, 모든 병의 원인이 무엇인가? 거듭 말해 왔지만 모든 병, 즉 만병의 근원은 그 사람의 몸 안에 있습니다. 그 몸 안이 바로 6장 6부인 것입니다. 6장 6부를 건강하게 하면 되는 것입니다.(심포·삼초편 149~150쪽 참조)

백혈구 부족증은 홍맥이 나오는 병입니다. 백혈구 부족증이든 백혈구 항진증이든, 홍맥을 고치면 되는 것입니다. 이때는 골고루에 단맛과 떫은맛이 필요합니다.(비·위장편 189~190쪽 백혈병 참조)

혈소판 부족증은 구삼맥의 병입니다. 혈소판 감소증이라는 것도 심포·삼초가 허약해서 생기는 것이고, 특히 6장 6부의 균형이 깨지고 몸이 식어서 생기는 겁니다. 이때는 체질과 맥을 참고하여 골고루에 떫은맛을 영양합니다.

신장·방광이 허약하면 근시와 원시가 생긴다

신장·방광이 허약해지면 근시와 원시도 생깁니다. 근시는 석맥이 나오면서 인영맥이 클 때 생기고, 원시는 석맥이 나오고 촌구맥이 클 때 생기는 것입니다. 조리개의 눈동자인 동공 가운데의 초점은 신장·방광이 지배한다고 했습니다. 근시(近視)는 먼 곳은 잘 안 보이고 가까운 곳은 잘 보이는 것을 말합니다. 반대로 원시(遠視)는 먼 것은 잘 보이고 가까운 것은 잘 안 보이는 것을 말합니다.

눈 흰자위에 이상이 있을 때, 백내장이나 흰자위 색이 맑지 않을 때는 폐·대장이 나빠서 모맥인 경우이므로 매운맛이 필요합니다.

녹내장이나 사시일 경우에는 간·담이 나빠서 현맥인 경우이므로 신맛이 필요합니다.

눈에 실핏줄이 충혈된 것은 심·소장이 나빠서 구맥인 경우이므로 쓴맛이 필요합니다.

눈꺼풀이나 눈 밑이 나오거나 검은색이 생긴 다크 써클 등은 비·위장이 나빠진 것이므로 단맛이 필요합니다.

노안(老眼)은 노화현상이므로 노시(老視)라고도 합니다. 현대 학문은 대개 40대 중반 이후 나이가 들어가면서 수정체가 탄력성이 떨어지고 비대해져 가까운 것을 볼 때, 수정체의 굴절력이 향상되지 않기 때문에 먼 거리는 잘 보이고, 가까운 곳에 있는 책이나 신문 등 글씨가 흐리게 보이게 된다고 합니다. 이때도 대개 석맥이 나오는데, 더 중요한 것은 체질과 맥대로 섭생하는 것이 중요합니다.

수형 체질의 특징

수형 체질의 얼굴 형태는 턱이 넓고 이마가 좁습니다. 기하학적 원리인 원방각(○□△) 중에서 각(△)에 해당하는 삼각형 모양의 체질입니다. 체질을 분류할 때 턱은 뾰족한 아래를 보는 것이 아니라, 귀밑 구레나룻 끝부분을 기준으로 본다고 했습니다.(심·소장편 207~220쪽 체질 분류법 참조)

수형은 뼈도 굵고 허리가 굵으며, 상대적으로 하체, 즉 다리가 짧은 것이 특징입니다. 가만히 앉아있거나 선 자리에서 오랫동안 버티는 힘이 구조적으로 강합니다.

수형의 본성은 저장성과 지구력이 있고, 동면하며 인내력이 있고, 수학적이고 과학적이며 발전시키려는 기운이 있습니다. 수학이나 과학, 개발하고 연구하는 것은 오랫동안 한자리에서 집중력을 가지고 들여다봐야 하는 기운입니다.

또한 수형 체질은 모발도 많고 머리털이 튼튼하게 나오기 때문에 탈모현상이 거의 일어나지 않습니다. 수형은 신장·방광이 지배하는 곳이 튼튼합니다. 만약 수형인 사람이 신장·방광이 지배하는 생식기, 허리, 발목, 귀, 이빨, 뼈, 연골, 힘줄, 인대 등에 병이 났다면 이건 아주 안 좋은 현상입니다.

수형이 연구하고, 개발하고, 너무 참고, 인내하는 등의 수기를 너무 많이 쓰다가 신장·방광이 상한 사람이 많습니다.

황제내경에 이르길 목형은 목기를 너무 쓰다가 울화통이 터져 간·담이 상하고, 화형은 화기를 너무 쓰다가 울화가 생겨 심·소장이 상하는 경우가 있다고 했습니다.

토형은 토기를 너무 쓰다가 울화통이 터져 비·위장이 상하고, 금형은 금기를 너무 쓰다가 슬퍼하여 폐·대장이 상하는 경우가 있다고 했습니다.

자신의 큰 장부에 병이 나면 회복되는 시간도 그만큼 더 소요됩니다. 마찬가지로 간이 튼튼한 목형이 간·담이 지배하는 곳에 병이 났다든지 혹은 금형인 사람이 폐나 대장, 또는 항문에 병이 났을 때도 회복되는 시간이 더 오래 걸립니다.

그리고 화형인 사람이 맹장을 자른 것과 금형인 사람이 맹장을 자른 경우는 확연히 다릅니다. 화형은 항상 화극금을 해서 금기가 약합니다. 그래서 화형들은 자기가 주체적으로 가지고 살아야 할 것은 심장과 소장이기 때문에 약한 쪽이 다친 것은 그런대로 끌고 갈 수가 있는 거예요. 하지만 금형이 맹장을 잘랐다면 이건 다른 겁니다. 일단 과거처럼 힘을 못 쓰게 됩니다.

수형의 장부의 대소(大小)

장부의 대소에서 수형은 신장·방광이 크고, 심·소장과 비·위장은 작습니다. 직업으로는 과학자, 수학자, 건축가, 공학자, 음악가, 연구원 등에 강점을 가지고 있습니다.

궁합으로는 남자 수형은 여자 화형이 좋고, 여자 수형은 토형 남자가 좋습니다. 기호식품으로는 수형인 경우 수극화 하고 토극수가 안되니까, 쓴 것과 단 것을 더 좋아하므로 평생 더 먹어야 합니다.

수형의 본성은 신장·방광이 건강할 때의 성격, 즉 지혜가 있고 정력이 강하며, 내성적이고, 양보하며, 발전적이고, 새로운 의견을 제시하는 등의 성격이 나타납니다. 병나면 허약할 때의 성격과 동일하며, 부정하고 반대하며, 무서워하고, 대들고 저항하며, 궁상떨고 놀고먹으려 합니다.

수형을 설득하는 방법은 공갈하고 겁박하면 무서워서 응한다

수형을 설득하는 방법은 공갈하고 겁박하면 무서워서 응합니다. 가령 너 그렇게 살면 인간 대접도 못 받는다, 이런 식으로 협박하면 겁나서 거기에 응하게 됩니다. 그런데 화형을 설득할 때는 협박하면 절대 안 됩니다. "제까짓 게 뭔데?" 하고 대들어요.

화형은 칭찬하면 좋아서 응합니다.

목형은 살살 약을 올리면 홧김에 응하고,

토형은 설득하기가 제일 힘듭니다. 하나하나 일일이 이치에 맞고 꼼꼼하게 설명하면 납득돼서 응합니다.

금형은 슬프게 하여 동정심을 유발하면 응합니다. '그동안 가족들 부양하시느라 얼마나 고생이 많았습니까. 그렇게 한다고 누가 알아줍니까? 이제 본인이 직접 챙기셔야 합니다.'라고 스스로에게 동정심을 유발하면 잘 응합니다.

수형과 다른 형의 습관

수형의 습관은 좋은 의견을 제시하고, 돌려서 말하며, 꼬아서 말합니다. 직설적으로 말하기보다 돌려서 말하고, 부딪히는 것을 싫어해서 말을 유연하게 합니다. 수형은 대체로 말을 많이 하지 않습니다.

목형의 습관은 항상 희망적인 이야기를 합니다. 봄과 같은 희망적인 생각과 말을 많이 합니다. 공부를 많이 해서 전지전능한 도사가 될 수 있다. 돈을 많이 벌어서 좋은 일을 할 수 있겠다. 하여간에 비전을 제시하고 꿈을 품게 동기부여를 잘합니다.

화형의 습관은 항상 질서와 예절을 말합니다. 특히 언론인이나 평론가들은 남의 잘못을 지적합니다. 자기 잘못은 생각하지 않고, 남을 비판하고 평가합니다. 이상적이고 환상적인 세계를 말합니다. 유토피아, 지상낙원, 천국, 무릉도원 등 환상의 세계를 이야기하고 꿈을 꿉니다.

토형의 습관은 믿음을 강조하고, 한번 규칙이 정해지면 반드시 지켜야 한다고 말합니다. 가령 시골 한적한 거리에 있는 신호등이 빨간불이면 정지해야 하는데, 그냥 지나가면 몇 번이고 따집니다. 왜 규정을 어기냐, 실망했다, 앞으로 그러면 안 된다고 반복해서 말합니다.

표 신장·방광이 건강할 때와 허약할 때의 정신적, 육체적 증상

정신적 증상		육체적 증상	
신장·방광이 건강할 때 (본성)	신장·방광이 허약할 때 (병났을 때)	신장·방광이 허약할 때 (병났을 때)	
저장성이 있고	부정적이고	경맥 주행상 통증	신석증
지구력이 있고	반대하고	모, 유, 합혈 통	제하 유동기, 적, 취
동면하며	저항하고	두 뺨에 검은색	신부전증
참고 견디며	반항하고	하품을 잘하고	신장암
지혜 있고	개혁하고	식욕 부진	방광암
수학적이고	혁명하며	얼굴이 검고	부종
과학적이며	안될 것은 된다고 생각	신음소리로 말하고	부신피질의 병
기계적이다	될 것은 안 된다고 생각	후두통	골수염
정력이 강하고	엄살 부리고	오금과 종아리통	적혈구 부족증
생식 능력이 좋으며	궁상을 떨며	족관절통	근시, 원시
내성적이고	놀고먹자고 한다	소변빈삭	
양보하고	핑계를 대며	눈알이 빠질듯하고	
한발 물러서서 기다림	책임을 전가 한다	이명	
발전적이고	공포증이 있고	중이염	
새로운 의견을 제시	무서워하며	골, 골수, 힘줄병	
연구하고	겁이 많다	침 흘리고	
개발한다	밤과 겨울에 심함	배골통	
	짠 것 좋아함	요통	
		미친 것 같이 되고	
		신장성 고혈압	
		썩은내 나고	

얼굴이 네모진 금형들은 공갈적이고 협박적으로 말합니다. 알 만한 사람이 그렇게밖에 못합니까? 그러다 다치는 수가 있습니다. 이런 식으로 위압적으로 말합니다.

씨종자인 종자문화, 천지의 기운이 과도기로 접어들었다

그러면 씨종자인 생명의 알갱이 문화에 대해서도 살펴볼까 합니다. 천지우주가 억겁의 세월 동안 온갖 공력을 들여 걸작품을 빚어낸 것이 있는데, 그것이 바로 생명체입니다. 특히 사람은 천지(天地) 안에서 가장 으뜸 되는 에너지를 담아놓은 그릇입니다.

사람 안에 인류를 살리는 씨종자를 담아서 인류의 시원(始原)문명과 정신을 이룩한 배달겨레에게 하늘이 비장(秘藏) 시켜 놓은 종자문화라는 것이 있습니다.

가을 추살기운이 있는 천지기운이 과도기로 접어들었다고 하는, 그리고 현시점이 우주의 기운이 여름에서 가을로 간다라는 설은 아주 오래 전부터 있었습니다.

지금으로부터 약 1,000년 전에 살다 가신 소강절 선생은 황극경세, 선천도 등 여러 저술을 남겼는데, 지금 우주 시간대가 선천인 봄과 여름에서 후천 시간대인 가을과 겨울로 들어간다는 그 이야기입니다.

목화(木火)기운인 봄여름이 초목을 낳고 기르고, 토(土)의 장하(長夏)라는 숙성(熟成)기를 지나 금(金)의 가을에 영글어 거두고, 수기(水氣)인 겨울에 저장하여 다시 봄을 맞아 싹을 틔우는 사시의 순환이치를 그동안 반복해서 설명했습니다.

다시 한 번 사시(四時) 순환을 봅시다. 수기(水氣)에서 처음에 씨 하나가 생겨나서, 이 씨가 수생목을 받아서 싹을 틔우면(木氣) 이 싹이 자라서 꽃을 피우고(火氣), 열매를 맺고 키워서(土氣) 영글게 하여 추수합니다(金氣). 쭉정이는 버리고 알짜배기만 거두어낸다는 겁니다.

추수(秋收)한다는 것은 쭉정이는 거둬들이는 게 아닙니다. 천지기운이 밖에서 안으로 껍질을 우그러트려 속에 알이 차 있으면 미끈한 영근 씨알이 되고, 속이 비어 있으면 그대로 찌그러져 여지없이 쭉정이가 되어 불 속에 버려져 재가 되어 거름이 됩니다. 이렇듯 속이 찬 알짜배기를 추려내는 것이 가을 금기(金氣)인 것입니다.

가을이라는 금기는 타협이라는 것이 없습니다. 정의(正義)가 불의(不義)와 타협하지 않는 것과 같은 겁니다. 양지바른 들판 언덕에 늦게 피어난 새싹들이 가녀리다 한들 가을의 금기는 찬 서리 한방으로 모두 죽여 버립니다. 자연은 자비가 없습니다. 이것을 일러 가을 숙살지기(肅殺之氣)라고 합니다. 그러면 추살기운이 있는 가을에 이 알갱이를 거두어 저장하는 겨울 수기로 가게 되는데, 이때도 잘 타고 넘어가야겠지요.

천지의 기운이 과도기로 접어들었다

지금 상황이 화기(火氣)의 충천(衝天)으로 지구가 점점 뜨거워지고, 대기가 팽창되고 있는 것을 감안할 때 제일 좋아하는 것이 미생물입니다. 바이러스나 균, 곰팡이균 같은 부패시키는 미생물이 활동할 수 있는 좋은 환경이 만들어지는 것입니다.

지금 북극과 남극, 시베리아의 툰드라와 알라스카, 그린란드의 빙하가 계속해서 녹아 질퍽거리고 있는데, 언젠가는 이 만년설 동토(凍土) 아래에 잠복하고 있던 현 인류가 경험하지 못한 무지막지한 미생물들이 기후가 점점 더워지면서 준동(蠢動)할 것입니다. 그러면 미생물인 균과 바이러스들이 천지를 가득 채우고 활개를 칠 때 우리는 어떠한 대비(對備), 즉 면역력과 저항력을 길러야 하지 않겠느냐 그것이 관건이라는 겁니다.

그런데 시대가 시대인지라, 지금은 국가나 집단이 개인을 보호하던 금기(金氣)의 시대가 끝나가고 있습니다. 과거 해방 이후 1997년 국가 부도사태가 발생하여 IMF, 국제통화기금의 구제금융(救濟金融)을 받을 때까지 대한민국은 획일적으로 통제, 억압하고 독재로 점철된 군사문화의 금기(金氣) 시대의 연장선에 있었습니다. 하지만 지금은 통치자와 그 주위를 감싸고 있는 세력들의 의식세계에 따라 국민 개개인의 살림이 좌지우지되고 있습니다. 바로 금생수 하여 수기시대로 접어들었다는 것입니다.

수기(水氣) 시대의 대표적 사회정서의 흐름은 각자도생(各自圖生), 즉 각 개인의 지혜로 삶을 도모해 나가는 것이 특징입니다. 개인과 단체, 국가가 앞장서서 사생활 보호, 개인정보 보호를 강조합니다. 이러한 시대에는 누가 무어라 해도 각자 자신이 획득한 지식과 정보에 따라 결정하기 때문에 타인의 간섭이나 개입을 허용하지 않으려는 경향이 강합니다. 그래서 옆집에 누가 이사 오는지, 누가 죽어 나가는지 별 관심이 없고, 실제 알 수도 없습니다.

이것을 정치, 문화적으로 보면 여기에 더 강력한 금기를 부리게 되는데, 나라 주변의 정세, 즉 지정학적 위치에 의해 정치·군사적인 문제가 대두되고, 경제적인 급변사태가 일어날 수 있다는 겁니다. 계절이 바뀌어 새로운 계절이 올 때도 환절기라는 변절기가 있듯, 국제 질서 안에서도 변혁기가 있다는 것입니다.

천지를, 우주를 한 글자로 줄이면 한(ᄒᆞᆫ)이 된다

우리 스스로 우리 민족은 한민족이라고 스스럼없이 말합니다. ᄒᆞᆫ의 민족인데, 이 한(ᄒᆞᆫ)이 도대체 뭐냐? 이걸 알아보고 갑시다.

천지(天地)를, 우주(宇宙)를 한 글자로 줄이면 한(ᄒᆞᆫ)이 됩니다. 천지를 한가득 모아서 온 세계를 하나로 모아놓은 것이 바로 한(ᄒᆞᆫ)세계, 한(ᄒᆞᆫ)세상인 것입니다.

ᄒᆞᆫ은 하나이고, 시작이고(一始), 끝(一終)입니다. 하나는 근원으로부터의 시작(始原)이고, 하나는 한없는 아득한 곳에서 매듭짓고 갈무리합니다.

그래서 우리 ᄒᆞᆫ민족은 시원민족이고, 가을에 거두어들이는 추수하여 매듭을 지어 갈무리하는 종결자 민족입니다.

이 한(ᄒᆞᆫ)이라는 것은 부분 또는 전체를 뜻합니다. 우리가 한 식구, 한 가족 그러듯이 한 시구라는 것은 결국 전체와 객체를 아우릅니다. 그러면 한 가족, 한 식구 안에 있는 한 개인은 누구냐는 거죠. 바로 한 사람입니다. 그 한 사람을 지칭하거나 전체를 말할 때도 이 한(ᄒᆞᆫ)자를 씁니다. 그러니까 한(ᄒᆞᆫ)이라는 것은 객체와 전체 모두를 아우른다는 겁니다.

밥 먹을 때도 '한 그릇 퍼 주세요' 한다거나 밥을 고봉으로 푸면 '한 그릇 주세요'라고 얘기하잖아요. 그게 많은 것과 전체를 뜻합니다.

또 거기에서 밥을 한 숟가락씩 떠서 먹는다거나 한 그릇 안에, 한 숟가락 안에 밥알 한 개가 있는 경우에도 다 한(ᄒᆞᆫ)속에 포함됩니다. 우리가 흔히 한 사발, 한 아름, 한 바구니, 한 가득이라고 하잖아요.

그리고 공간의 중심부를 한(훈)가운데, 한복판이라고 말하지 센터라고 하지 않습니다. 한(훈) 모퉁이, 한(훈) 귀퉁이인 가생이가 있고, 한 울타리도 있습니다. 길이에도 한 길이가 있고, 한 뼘이 있으며, 큰 강을 한강이라고 하고 큰 밭을 한밭이라고 합니다. 큰 것과 작은 것을 전부 한으로 표시한 겁니다. 그러니까 이 한이 모든 것에 들어있으면서 우주를 말하는 것입니다.

시간과 공간을 모두 담아내는 시간과 공간을 얘기할 때도 한(훈)으로 부분과 전체를 포용합니다. 천지(天地)를 우주라 하는데, 시간과 공간을 우주라고도 합니다.

시간 안에도 긴 시간과 아주 짧은 시간이 있는데, 이 모두를 한(훈)으로 담아냅니다.

우리가 태어나서 죽을 때까지 전체시간을 한(훈)세월, 한(훈)평생 이라고 하듯이 내가 가지고 있는 시간 전체가 한세월 또는 한평생이 되는 겁니다. 그렇다면 아주 짧은 시간은 한(훈)순간이 되겠지요. 한(훈)찰나 한순간. 그러니까 시간은 백년, 천년, 만년, 억년 등 이러한 긴 시간은 한(훈)세월이라 할 수 있고, 1분, 1초 이 짧은 시간을 한순간이라고 말합니다. 0.00001초는 더 짧은 한순간이잖아요. 이렇듯 시간도 한없이 긴 시간과 한없이 짧은 시간이 있다는 것을 확인할 수 있습니다.

시간 속의 한(훈)은 과거·현재·미래가 동시에 다 존재하는데 어떻게 존재하는가? '늘'로 존재한다고 봤습니다. '늘'은 항상을 말하죠? 과거 현재 미래를 한 글자로 줄이면 '늘'이 됩니다. '훈늘'은 하늘님은 과거 이전부터 지금 그리고 미래 그 후까지 항상 존재하는 분으로 본 겁니다. 그래서 우리는 그러한 존재를 의인화하여 하늘님이라 부른 겁니다. 하늘은 과거·현재·미래를 통합하고 동시성을 갖는 것으로 인식했다는 방증입니다.

서양의 정신문명 기초가 되었던 것이 기독교 문명인데, 기독교의 시간 개념은 나는 알파요 오메가로, 말씀한 날로부터 지금까지를 얘기하며, 말씀 이전 즉 창조 이전을 인정하지 않습니다.

교리 안에서 전생이라는 개념이 없어요. 왜냐? 그냥 알파(始)요 오메가(終)니까. 그런데 우리는 뭐냐? 알파, 즉 말씀 이전도 있었다는 겁니다. 분명한 것은 '태초에 말씀이 계셨다' 이렇게 이야기했잖아요.

우주가 거기에서부터 시작한 것이 아니라 말씀하시기 이전에도 분명히 있었다는 겁니다. 우주적 관점에서 보면 바로 직전에도 있었고 말씀하시기 100년 전에도, 1억 년 전, 무량겁 이전도 있었다는 얘깁니다.

그래서 시간에도 한(ᄒᆞᆫ)으로 다 집어넣을 수가 있는 것입니다.(심·소장편 148~152쪽 ᄒᆞᆫ의 정체성 참조)

천부경의 일시무시일(一始無始一)

여기에서 이 한의 개념을 보면 우리가 한을 이렇게(ᄒᆞᆫ) 쓰잖아요. 한(一)으로부터 시작됐다 그 이야기예요. 천부경에 일시무시일(一始無始一)을 보면 이 일(一)이 우주를 하나로 본다는 겁니다. 하나가 시작 이전도 ᄒᆞᆫ이고, 끝 이후도 ᄒᆞᆫ인 것입니다.

마지막에 일종무종일(一終無終一), '하나는 끝이나 그 하나의 끝은 없다'란 뜻으로 대부분 해석하는데, 우리는 그 끝을 알 수 없다, 또는 끝이 없는 것으로 보는 겁니다.

그러니까 하나(一)로 시작해서 하나(一)로 끝나는데, 그 전체가 우주 안에서 일어나는 일이고, 이 하나가 작용하여 만물을 생성하고 사람이 생겨나며, 사람은 어떻게 살고, 본심본태양 인중천지일 그런 것들이 전부 여기 우주에서 나간 것이라는 얘기예요.

따라서 이러한 세계관으로 우주를 이야기 하고, 그 세계를 표현했던 시원민족이 바로 우리 한민족입니다. 우리가 한민족의 후예란 사실은 부정할 수 없잖아요. 그런데 학문적으로 부정하는 사람들이 있습니다. 그들 역시 한국어를 쓰고 있고, 자기가 쓰고 있는 언어가 한국말인데도 말입니다.

하느님, 한얼님, 한울님, 한알님

우리가 여기에서 보면 '하늘' 그러지요. 또 하느님이라고 하기보다 한얼님, 한울님, 한알님 그러잖아요.

이 한이라는 것이 '늘은 시간'이고, '얼은 정신'이고, '울은 우리의 울타리'이며, '알은 씨종자'라고 했듯이, 수천 년 전에 적어도 수백 년 전에 그걸 추릴 때 그냥 말한 것이 아니라, 우리(宇理)가 쓰고 있는 말이나 마음을 거기에 이 알갱이로 다 담아놓은 것입니다.

그래서 우리가 살아가는데 가장 필요한 것으로 신맛도, 쓴맛도, 짠맛도 먹어야겠지만 제일 먼저 먹어야 할 것이 바로 '마음을 먹는 것'입니다.

우리가 천지의 마음을 먹으면 내 몸 안에서 천지의 기운이 생깁니다. 우리에게는 그 마음속에다가 씨올을 담아 싹을 틔울 수 있게 씨를 비장(秘藏) 시켜 놓았다는 겁니다.

우리 한민족만 사용하는 시원(始原)언어가 있습니다. 그 언어가 바로 정신이고 문화이며, 그 사람의 영혼이 되는 것입니다. 말(言)에서 그 사람의 마음과 영혼이 표출되는 것입니다.

마음속의 씨앗, 마음씨

우리 선조들은 마음속에도 씨를 담아놓았습니다. 우리가 어떤 마음을 먹고, 그 씨앗에서 어떤 싹이 돋아나게 하느냐 하는 것인데, 그렇다면 '마음씨가 도대체 뭐냐'는 겁니다.

여기에서 보면 마음과 씨가 모두 명사로써 복합명사를 쓰고 있습니다. 그러니까 '마음씨'라는 것은 영어의 단순한 마인드하고는 다른 거예요.

우리 아이들을 기를 때도 아이들 속마음에 들어있는 마음에다, 그 부모님과 선생님들이 어떤 씨로 마음자리에 싹을 틔우게 할 것이냐 하는 것입니다. 결국은 그 씨가 봄에 싹을 틔우고, 여름에 자라서 가을이 되면 알짜배기로 남게 되는데, 그건 가을이 되어 봐야 안다는 거예요.

지금 그런 가을이 와 있습니다. 자연적인 것과 생명적 관점에서 볼 때 어떤 마음을 먹고 건강을 지키고, 어떤 마음으로 사람 됨됨이를 살리느냐 하는 것입니다. 똑같이 사람을 살리더라도 그 마음의 씨에서 갈립니다. 이 씨(氏)에서 마음을 어떻게 쓸 것이냐 하는 겁니다.

우리가 흔히 마음을 곱게 쓰라고 하지요. 용심(用心)은 그냥 쓰는 정도가 아니라 정성을 다하여 마음을 쓰는 것입니다.

마음 자락 하나에도 우리의 정신이 생겨납니다. 그것이 생심(生心)입니다. 마음이 생겼잖아요. '생겨나는 마음은 씨에서 나온다.' 그 얘깁니다. 그리고 그 생겨나온 마음을 씁니다. 이것을 용심이라고 하잖아요. 이 용심을 쓰면 드러나서 표출됩니다.

세간에서 이야기하는 '발심(發心)은 마음을 먹는 것'을 말합니다. '세상사 마음먹기에 달려 있다.'라는 말이 있습니다. 우리는 이 마음씨라는 것을 가지고 있고, 이 씨앗에 어떤 마음을 담아서 싹을 틔울 것인가 그것이 중요한데, 《우리 민족의 경전》인 『천부경』, 『삼일신고』, 『참전계경』이라는 수양서에 담아서 전해지고, 우리의 혼불 속에 저장되어 전하여 오고 있습니다. 이것이 장차 세계인의 정신문화를 이끌고, 지도하는 정신문화 대국으로 자리하게 될 것입니다.

언어 속의 씨앗, 말씨

지금 제가 말하고 있는 이 '말속에도 씨가 담겨 있습니다.' '말씨' 그렇지요? 같은 말이라도 단순히 스피치가 아니라, 그 안에 씨가 담겨 있습니다.

제가 여기서 하는 말과 우리 자연섭생법 요법사 선생님들이 밖에 나가서 어떤 말을 하느냐에 따라 생명을 구하고, 생명의 씨를 만들어 퍼트릴 수 있습니다.

우리가 흔히 '말을 가려서 하라'고 합니다.

'말속에 씨가 들어있다.'라고 합니다.

어른들께서 말씀하시길 똑같은 말이라도 때와 장소에 따라 전달되는 의미가 다를 수 있으므로 '종자에 쓰일 씨앗을 고르듯 말을 가려서 하라'고 합니다.

말을 써서 희망과 승리의 씨앗을 파종하고, 싹이 돋아나게 할 수 있는 사람들이 있다면 그 말씨가 자라도록 해야 합니다. 말을 제대로 하기 위해서는 우리 아이들에게 외국어를 가르치기 전에 먼저 우리의 말을 가르쳐야 한다는 것입니다. 그리고 우리말을 지키고 사랑해야 합니다. 말(言)은 종자를 담을 그릇이기 때문입니다.

글 속의 씨앗, 글씨

우리민족은 글 속에도 씨가 들어있습니다. 그래서 글을 함부로 쓰면 안 된다는 거예요. 앞으로 여러분의 글이 읽는 사람으로 하여금 희망의 싹이 돋아나고, 동기부여를 하고, 절망을 이기고 희망과 용기를 줄 수 있는 글이어야 합니다.

'그 글에는 생명의 씨가 들어있고', 그 '글씨'를 통해서 싹을 틔울 수 있기 때문입니다. 앞으로 세상을 살리는데 그런 역할을 우리가 할 수 있다는 거예요. 그래서 우리가 반드시 읽어봐야 하는 글씨가 있는데, 81자로 구성된『천부경』, 366자로 이루어진『삼일신고』, 366개 항목으로 쓰여 진『참전계경』속에 선조들께서 남겨 놓은 인류 전체를 살리는 씨앗을 만나보시길 권합니다.

또한 정성을 다해서 글을 써야 합니다. 씨를 간직하는 것은 아무나 하는 것이 아닙니다. 농부의 마음처럼 우리는 글씨를 통해서 씨앗을 파종하고, 싹을 틔우고 가꾸는 것입니다.

천지가 뭇 사람들을 낳고 기를 때에 그 안에서 어떤 민족이 종자감이냐를 선택하게 되는데, 하늘이 우리를 선택하고, 우리를 낳아서 기를 때에 우리를 한(한)민족이라고 한 것은 하늘이 내린 민족, 하늘과 같은 민족인 것입니다. 그래서 우리가 하는 말과 글을 한국어 또는 한글이라고 하는 것입니다.

이렇듯 우리의 말과 글 속에는 지구상의 그 어떤 민족도 흉내 낼 수 없는 독특한 특징을 가지고 있습니다. 그리고 수천 년 전부터 민족정신과 교육방법을 가지고 있습니다.

어떤 민족의 경전을 보면 열 가지 지고지순한 계명이 있는데, 사람을 죽이지 말라, 도둑질하지 말라, 거짓말을 하지 말라 등 이런 대목이 나옵니다. 이것이 그들의 하느님이 가르치신 계명입니다. 사람들이 얼마나 많은 사람을 죽이고 도둑질하는 사람들이 많으면 저런 내용을 경전에 넣었을까요?

솜씨, 대한민국 사람들의 솜씨가 세계 제일

우리가 집을 짓고, 옷을 만들고, 음식을 만들고, 무엇을 하든 손으로 만들어 냅니다. 이 손을 통해서 물질문화가 창조되는데, 자식에게 옷을 만들어 입힌다든지, 생활 도구를 만들 때도 그 '솜씨' 하나하나에 우리의 모든 공력이 들어갑니다.

웹디자이너가 어떤 프로그램을 만들 때도 그 사람의 솜씨가 들어갑니다. 그러한 솜씨로 만들어진 모든 도구 속에 만든 자와 사용자의 생각(生覺)이 싹을 틔울 수 있게 씨가 들어있습니다.

엄마들이 간장, 된장, 고추장을 담그더라도 그냥 담그는 것이 아니라, 정성 어린 마음으로 가족이 건강한 생명의 싹을 틔울 수 있게 '솜씨'로 담고, 거기에 모든 공력이 들어갑니다.

그래서 우리 대한민국 사람들의 솜씨가 세계 제일이라는 것입니다. 쇠젓가락으로 쌀알보다 더 작은 것도 자유자재로 집어내는 정교한 솜씨가 있습니다.

기능올림픽이라는 국제 솜씨대회가 있는데, 우리가 단연 압도적으로 성적을 내고 있습니다. 무엇을 만들든 우리의 솜씨를 마음껏 발휘한다면 세계를 석권하는 것은 시간문제일 것입니다.

맵씨(자세(姿勢)에 씨앗이 들어 있다)

모든 자세(姿勢)에도 씨앗이 들어 있습니다. 자세가 바르면 맵씨가 있다고 말합니다. 우리는 매사에 마음가짐이 중요하다고 가르쳐 왔습니다.

말할 때도 말하는 자세가 중요합니다. 맵씨 있게 해야 됩니다. 일에 임하는 자세, 공직자의 마음가짐, 배우는 자세, 군인이 나라를 지키는 자세, 선생님이 가르치는 자세, 학생이 배우는 자세 등 모든 사람이 자신의 삶에 임하는 자세가 바르다면, 살기 좋은, 즉 맵씨 나는 세상이 되는 겁니다.

이렇듯 우리 선조들은 사람 사람마다 행동거지에도 세상을 밝게 하는 씨앗이 들어 있다고 가르쳐 왔습니다.

불씨

과거의 불씨는 그 집안의 의식주를 온전하게 하는 문화의 상징이었습니다. 그래서 그 집안의 어머니가 딸과 며느리에게 이 불씨가 꺼지지 않고 영속될 수 있도록 가르치고 또 조심했던 것입니다.

이 불씨는 혼이 되고, 삶이 되고, 정신이 되어 광명의 세계로 펼쳐 비로소 광구 창생의 대동세계 민족혼을 만들어 온 것입니다.

그런데 지금 이러한 민족혼의 불씨가 꺼지려고 합니다. 일제강점 이후 지난 100년간 우리의 정체성을 우리 스스로가 짓밟았고, 우리의 혼을 퇴락시켜 모든 것이 백척간두에 와 있습니다. 지금 민족의 혼불이 꺼져가게 그냥 놔둘 것이냐, 아니면 그 불씨를 다시 잘 보듬어 꺼지지 않게 하고, 그 불씨를 다음 세대에게 넘겨줄 것이냐 하는 것입니다.

세상을 밝히고, 세상을 따뜻하게 하는 홍익인간·재세이화 하는 그 불씨 하나가 온 들판을 불 밭으로 만들 수 있습니다. 이 불씨만 꺼트리지 않는다면 정신세계와 새로운 문명의 불씨, 생활문명의 불씨를 융합하여 인간이 인간답게 살 수 있고, 인간이 인간다워질 수 있는 그런 세계를 우리가 만들어갈 수 있지 않겠는가 하는 것입니다.

우리 스스로 진법의 주인이 되는 진정한 생활대도

여기에서 100시간 넘게 이야기한 내용 모두는 우리의 조상들로부터 전해져 내려왔던 생활방법을 자연의 원리 육기섭생법으로 정리해 놓은 것으로, 자기 스스로 자신의 모든 병을 고치는 것뿐만 아니라, 실생활에서 누구나 활용할 수 있는 진정한 법방이 담겨 있습니다.

그래서 이러한 진법의 불씨를 펼치는 일을 우리 모두가 횃불을 하나씩 들고 나가, 자기 위치에서 세상을 밝힐 수 있다는 겁니다. 직장이나 학교, 마을, 군대일 수도 있고, 어디든 다 가능합니다.

왜냐하면 그곳에서도 몸을 움직여야 하고, 음식을 먹어야 하고, 숨을 쉬어야 하기 때문입니다. 지금 우리가 공부하고 연마한 이 법방들이 사람이 사는 모든 곳에서 필요로 할 수 있는 이유가 바로 새로운 문명과 새로운 정신세계, 새로운 삶의 길을 제시한다는데 획기적인 역할을 할 수 있기 때문입니다. 우리 스스로 진법의 주인이 되는 진정한 생활대도(生活大道)의 파수꾼이 되는 겁니다.

이 알짜배기들이 다가오는 천지 가을에 정리가 되는데, 어떻게 해야 하느냐? 누가 뭐라고 해도 자기 살림터 안에서 건강한 정기신(精氣神)을 확실하게 만들어야 합니다.

이것은 나대신 누가 해줄 수 있는 문제가 아니에요. 누구든지 '여러분 건강하세요.'라고 얼마든지 덕담을 해줄 순 있지만, 이게 덕담으로 될 일이 아니라는 얘깁니다. 오로지 실천을 통해서만 가능합니다.

그래서 이 불씨를 하나씩 움켜잡고 세상을 밝히려 하는 일꾼들이 앞으로 실전 요법사 공부를 통해서 차후에 직접 횃불을 들고 세상을 밝히는 역할을 할 수 있기를 기대합니다.

우리가 결코 다른 민족에 뒤떨어지지 않았다는 사실을 알았다

제가 25년 동안 생식을 먹고 해온 경험을 통해서 선조들께서 남겨두셨던 이런 여러 가지 사는 방법과 생각하는 방법들을 살펴봤더니, 우리가 결코 다른 민족에 뒤떨어지지 않았다는 사실입니다.

우리의 말과 글만 보더라도 뒤떨어진 것이 하나도 없습니다. 다만 조선조 말엽에 우리가 현실 직시를 잘 못 해서 제국주의의 힘에 나라를 빼앗기고, 영토가 갈가리 찢기고 역사까지 빼앗겼다는 것입니다.

이로 인해 우리 스스로가 우리 것을 못 찾게 되고, 우리 손에 의해 해방되지 못하다 보니 지금과 같은 상황에 놓이게 된 겁니다.

그래도 대한민국이 대단한 민족임엔 틀림이 없습니다. 같은 시기에 식민지 굴레에서 벗어났던 나라 중에 이 정도로 민주주의를 완성한 나라가 없고, 어떻게 보면 지금 미국보다 더 완벽한 민주주의라고 볼 수 있습니다. 옆 나라 열도 일본하고는 비교의 대상이 아니란 겁니다. 그 짧은 시간 안에 인터넷이나 경제, 교육도 이 정도면 세계를 선도하는 수준입니다.

문화 예술, 스포츠, 특히 세계의 젊은이들을 요동치게 하는 한국대중가요인 K-팝에 담아내는 우리 젊은 청년들의 기개를 보노라면 일만 년 한민족의 혼이 다시 살아나는 불꽃이 아닌가 싶습니다.

우리의 말씨나 글씨 속에서 새로운 인류문명이 창달된다

우리 자신을 스스로 자학 또는 박대만 하지 않는다면, 우리 마음속에 어려 있는 말씨나 글씨 속에서 새로운 인류문명이 창달될 수가 있습니다.

이러한 불씨는 바로 앞에서 열거한 마음씨, 말씨, 글씨, 솜씨, 맵씨에서 나오는 것입니다. 씨가 병들어가고 없어지는데, 어떻게 새로운 싹이 돋아나겠느냐는 겁니다.

실제 언어구조에서 보면 영어권과 여타 말이든, 글이든, 솜씨든 씨가 없습니다. 제가 알기로는 없는 것으로 알고 있습니다. 우리 민족만이 자유자재로 복합명사를 썼다는 거예요.

실제로도 우리 조상들은 실생활에서 이런 말을 담아서 다음 세대들에게 가르치고, 그 가르침을 받았던 세대들이 성장해서 지금 우리에게까지 이어져 오고 있는 것입니다. 바로 이러한 '씨가 종자 아닙니까?' 그래서 우리가 이번 우주의 가을에 아이들을 잘못 가르쳐 놓으면 씨가 전부 쭉정이가 된다는 거예요.

한계에 봉착한 현대문명

자본이 지배하는 현대문명은 경쟁에서 이기고 타인을 지배하는 것을 지고의 선으로 가르칩니다. 그러나 그것은 이미 한계에 와 있어서 그걸로는 안 된다는 거예요.

우리가 지금 이 시각에 무슨 공부를 해서 누구 위에 서고, 누구를 지배한다는 것이 이미 한계에 와 있습니다.

그렇다면 이 상황에서 질서가 있고 조화로운 세상을 만드는 방향으로 바뀌어야 합니다.

그리고 가을 대변혁기(경제대란, 환경대란, 질병대란, 전쟁 등)에 일이 생긴다면 건강한 사람들이 잘 극복할 수가 있습니다. 똑같은 시간과 공간을 타고 넘어갈 때, 병들어 힘이 약한 사람보다는 생명력이 강하고 균형이 잡혀 있는 사람들이 더 유리하다고 보기 때문입니다.

이 자연의 원리를 공부했다고 다 타고 넘어가는 것은 아니란 얘깁니다. 그래서 우리 민족이 가지고 있는 그 저력을, 이 '씨앗'에다가 모든 정보를 담아놓은 것입니다. 이 씨는 천지 사계절을 오계절의 기운으로 다 담아놓은 것들입니다. 그러니까 이 씨종자 안에는 어떤 것이 들어와도 다 흡수할 수가 있다, 그 이야기지요.

세상의 모든 학문과 종교, 철학, 사상과 문화, 기술이 한반도로 응결되고 있다

세상의 모든 학문과 철학, 종교, 사상, 문화, 수행과 수련방법, 의술, 모든 과학기술 등이 지금 한반도 남쪽으로 다 욱여 들어오고 있습니다.

그리고 이곳 한반도 안에서 갈무리가 되어 다시 전 세계로 퍼져나가고 있습니다. 북한의 군사과학 기술을 포함하여 지금 한반도만큼 밀집된 지역은 없을 겁니다.

세계의 모든 인종 씨까지도 욱여 들고, 외래 식물종자와 GMO, 즉 유전자변형농산물도 다 욱여 들고 있습니다.

그러면 욱여 들어온 것을 어떻게 갈무리하고, 어떻게 제도할 것이냐를 지금 위정자와 나라가 해야 하는데, 제대로 못 하는 것 같습니다.

공교육과 사교육 그리고 사회 지도층이 그걸 해야 하는데, 엄두도 못 내고 꿈도 꾸지 못하고 있습니다.

그래서 어떻게 해야 하느냐? 할 수 없이 우리 각자가 해야 한다고 보는 거예요. 지금부터 만나는 사람마다 하나하나씩 천천히 가르쳐 나가는 겁니다. 씨 하나에 싹을 틔워 꽃을 피우고, 열매를 맺어 영글게 길러내는 것이, 결코 그냥 저절로 되는 것이 아닙니다.

가장 고귀한 일(천하사)은 사람을 살리고 건강하게 하는 것

지고의 선(善)은 일체 다른 것 없이 사람을 살리는 것입니다. 물론 이것보다 더 좋은 것이 있다면 언제든지 배우러 가야 하겠지만, 이렇게 확실한 말과 글로 종자인 이 씨를, 이 그릇에다가 담아놓은 것입니다.

이렇게 할 수 있는 나라나 민족이 있으면 저는 거기에 가서 배우겠다는 겁니다.

거듭 말하지만, 우리 아이들에게 우리말과 글을 먼저 가르쳐야 합니다. 그리고 우리말과 글을 알려면 먼저 문자(文字)를 알아야 합니다.

아이들에게 영어를 가르치는 것만큼 한자 공부를 가르치는 것도 더 좋겠습니다. 영어 공부하는 시간 적어도 3분의 1 정도는 할애해서 한자 공부를 시키는 것도 신경을 써야 한다는 얘깁니다. 영어 공부에 투자하는 돈이 1년에 몇 십조라고 하잖아요. 거기에 3분의 1 정도는 한자 공부하는 데에 힘쓴다면 결국은 그것이 조상의 영혼과 맞닿게 되는 겁니다.

조상의 혼과 맞닿을 수 있는 유일한 길은 우리 고유의 언어 속에 담긴 뜻과 조상이 남긴 기록, 문헌을 보는 것입니다. 그런데 지금은 우리가 문자공부를 안 해서 조상이 남겨 놓은 문자나 기록물 등 그 문헌을 읽고 해석하는 것이 거의 불가능해지고 있습니다.

우리는 해방 이후 지금까지 문맹자를 양성하는 교육에 몰두했다

어떤 훌륭한 조상이 500년 전에 기록물을 남겨놨다고 했을 때, 그 기록을 남긴 사람의 수준으로 가서 이해하고 해석해서 다른 사람들한테 이야기해 줄 수 있는 사람이 몇 명이나 되느냐 이겁니다.

선조들이 남겨 준 기록물과 그 문헌을 읽고 해석이 안 되는 후손들은 무조건 문맹인으로 봐도 무방할 겁니다.

문맹인은 다른 것이 아닙니다. 제아무리 수준 높은 지식인이라 해도 자신의 선조들이 남긴 기록과 문헌을 읽고 해석하지 못하면서, 고개 쳐들고 잘난 체하며 육갑을 아무리 떨어본들 문맹인에 지나지 않습니다.

사실 우리는 해방 이후 지금까지 문맹자를 양성하는 교육에 투자했다고 해도 과언은 아닙니다. 제가 볼 때는 그래요.

저 역시 지금도 반 문맹인이지만 한동안은 계속 문맹인인 상태로 살다가 각고의 노력을 해서 어느 정도는 알아먹을 수 있게 됐습니다.

선조들이 남긴 기록을 해석하려고 몸부림치며 노력을 했는데도 한계가 있습니다. 그래서 우리 아이들을 어려서부터 가르치면 되지 않겠는가 하는 거예요.

그렇다고 영어나 중국어를 공부하지 말라는 것이 아닙니다. 거기에 일부를 떼서 문자공부를 시키고, 우리말과 글을 공부시키면 나중에 이런 것을 가르칠 때 훨씬 수월하다는 것입니다.

자신의 역사도 모르고 외국어로 길고 유창하게 백날 써봐야, 밥 먹을 줄도, 숨 쉴 줄도 모르고, 자신의 병도 고치지 못하는 사람들이 헛짓하는 거예요.

실제 자신의 정기신에서 일어나는 수많은 질병에 대해 단 한 가지도 해결을 못 하면서, 전문가라는 사람들이 외래어에 전문단어를 백날 외우고 떠들고 써봐야 뭐하냔 말입니다. 인류사회에 전혀 도움이 안 될뿐더러 방해 거리에 불과합니다.

오늘은 여기서 마칩니다. 고맙습니다.

신장 방광 石脈편 제2강

신장 방광 石脈편 제2강

석맥의 변화

자, 인사합시다. 안녕하세요? (안녕하세요) 이번 시간은 석맥의 변화에 대해서 공부해 보겠습니다. 진도 나가기 전에 질문 받겠습니다.

제철에 나는 음식에 대해서

질문 : 보통 제철에 나는 음식이 몸에 좋다고 하는데, 제철에 나는 음식으로 병을 고치려면 어떻게 해야 합니까?

대답 : 당연히 제철에 나는 음식은 신선(新鮮)하기 때문에 좋습니다. 건강에 관심이 있거나 산야초, 자연식, 자연농법, 유기농 등 하여간 뭐 좀 안다고 하시는 분들께서 이구동성으로 하는 말이 제철에 나는 음식을 먹어야 건강에 좋다고 그래요.

이것은 봄철에 나는 것은 봄에 먹고, 여름철에 나는 것은 여름에 먹고, 가을에 나는 것은 가을에 먹고, 겨울에 나는 것은 겨울에 먹으면 좋다고 말하는 것과 같습니다.

요즘 대부분의 매체에서 특히 모든 텔레비전 방송국에서 경쟁하듯 요리사, 의사, 영양학자 등 전문가들이 방송 프로에 출연하여 건강과 음식 재료에 대해 방영하는 것을 볼 수 있습니다. 예외 없이 제철음식에 들어 있는 어떠어떠한 영양소가 건강에 좋다고 말하고 있습니다.

외람된 말이지만 이러한 말들은 하나 마나 한 말들입니다. 사람뿐만이 아니고 모든 야생 동물들은 그야말로 거의 제철에 나는 것만 먹고 살아가고 있습니다.

저온 또는 말려서 저장하지 않고는 야채와 과일, 나물 등은 제철에 나는 것을 먹을 수밖에 없는 것 아닙니까? 그러니까 지금이 봄이라면 여름이나 가을에 나는 것을 먹을 수 없다는 거예요.

냉장고가 보급되기 전인 40~50년 전만 해도 대체로 유기농에 가까운 농산물을 제철에 먹으며 살았습니다. 그때는 야채나 과일 등을 장기간 보관하는 게 어려워서 제철에 다 먹지 못하면 모두 버려야 했기 때문입니다.

제철에 나는 음식으로 병을 고치는 것은 별개의 문제

제철에 나는 음식으로 병을 고치는 것은 별개의 문제입니다. 야채나 과일 등과 같이 제철에 관계없이 시계절 내내 먹을 수 있는 씨앗인 곡식은 다릅니다.

보통 야채나 과일 등 각자의 소우주들이 천지기운을 자신의 내부로 끌어들이는데, 봄·여름·장하·가을·겨울 중 한 계절이나 두세 계절의 시간이 걸린 데 비해, 곡식은 오계절이 다 걸립니다.

모든 자연에서 얻어지는 농산물, 즉 야채와 과일, 곡식 등은 고유의 맛이 있습니다. 시고, 쓰고, 달고, 맵고, 짜고, 떫고의 육미(六味)가 있는데, 이 맛이 바로 기운이고, 에너지이고 영양분입니다.

초목은 천지(天地)의 기운을 끌어다가 색(色)과 향(香) 그리고 맛(味)을 만들어 내는데, 이 중에서 맛 속에 에너지의 밀도가 가장 높다고 말씀드린 적이 있습니다.

가령 한여름에 단맛이 있는 참외나 호박은 위장을 좋게 하고, 한여름에 나는 신맛 나는 자두는 위장이 허약한 사람에게는 해롭습니다.

제철에 나는 음식으로 그 사람의 병든 오장을 모두 좋게 할 수는 없습니다. 그래서 우리 할머니와 어머니들은 오미의 조미료를 만들어 상비식품(약)으로 사용했던 겁니다.

간·담을 살리는 신맛 나는 식초

심·소장을 살리는 쓴맛 나는 술

비·위장을 살리는 단맛 나는 엿(조청)

폐·대장을 살리는 매운맛 나는 고추장

신·방광을 살리는 짠맛 나는 간장과 된장을 담아서 상비 식품(약)으로 활용했던 것입니다.

밥과 김치 그리고 이 다섯 가지 조미료가 살림살이의 기본입니다. 대를 이어온 살림문화인데, 이것이 맥이 끊길 위기에 처해있습니다. 살림살이가 무슨 뜻인지 이야기한 것 같은데, 복습차원에서 한 번 더 말씀드립니다.

다 아시다시피 '죽이다'의 준말이 '죽임'입니다. 반대로 '살리다'의 준말은 '살림'이 되겠죠? 그럼 '살이'는 '방법'이라고 말했습니다. 겨울을 사는 방법이 겨우살이라 합니다. 셋방살이, 전세살이 등 각각의 처지에서 잘 살아가는 방법을 말하는 것입니다.

즉 '살림살이'라는 것은 함께 사는 가족 모두를 '살리는 방법'을 말하는데, 그 구체적인 법방이 바로 살림의 밑바탕인 다섯 가지의 강한 맛이 담겨 있는 고추장, 간장, 된장을 담아내고, 엿을 고아내고, 술과 식초를 빚어내는 할머니와 어머니의 신비로운 솜씨입니다.

이 다섯 가지의 조미료를 혼합하면 텁텁하거나 떫은맛이 납니다. 바로 심포·삼초 생명력을 좋게 하는 에너지원이 만들어지는 것입니다. 그래서 우리 할머니와 어머니들은 '골고루 먹어라, 골고루 먹어야 한다.'는 말씀을 입에 달고 자손들을 양육했던 겁니다.

각 계절의 기운이 오장(五臟)에 영양을 주는 것은 때에 따라 막대하다

질문 : 각 계절의 기운에 따라 오장에 영향을 줄 것 같은데, 가령 봄에는 간·담이 약해진다고 하셨는데, 이때 봄에 나는 음식으로 간·담을 영양하는 것으로 이해하면 되는 겁니까?

대답 : 그렇습니다. 각 계절의 기운이 오장(五臟)에 영향을 주는 것은 때에 따라 막대하다고 볼 수 있습니다. 보편적으로 건강한 사람에게는 그 영향이 미미하지만, 건강이 악화되어 큰 병이 있는 환자에게는 살기가 힘들 정도로 막대한 영향을 끼칠 수 있습니다.

가령 간·담이 허약한 사람은 봄을 많이 탑니다. 봄이 되면 더 나른하고, 발과 다리에 쥐가 잘 나고, 눈곱이 끼고 눈물이 납니다. 간암이나 간경화가 있는 사람은 다른 계절에 비해 봄기운에 대항하는 힘이 부족하므로, 봄철에 병세가 더 악화되거나 심지어 사망에 이르기도 합니다. 매운맛을 줄이고 신맛이나 고소한맛을 주로 먹어야 합니다.

심·소장이 허약한 사람은 여름을 많이 탑니다. 여름이 되면 땀이 많이 나고, 숨이 차고, 특히 심장성 고혈압이나 심근경색증 같은 질환이 있는 사람은 다른 계절에 비해 외부 활동을 하는데 지장을 많이 받습니다.

이런 사람은 다른 계절에 비해 여름 기운에 대항하는 힘이 부족하기 때문에, 여름철에 병세가 더 악화되거나 심지어 사망에 이르기도 합니다. 짠맛을 줄이고 쓴맛을 많이 먹어야 합니다.

비·위장이 허약한 사람은 장하의 삼복더위를 많이 탑니다. 습하고 무더운 장하(長夏), 즉 한여름이 되면 허약한 위장은 더 무력해지면서 위염, 위궤양, 심하면 토혈을 하는 경우가 다반사입니다. 묽은 토사변이 계속 나오고, 몸은 더 무겁고 나른합니다.

위암이나 위궤양이 있는 사람은 다른 계절에 비해 무더운 장하의 기운에 대항하는 힘이 부족하기 때문에, 병세가 더 악화되거나 심지어 사망에 이르기도 합니다. 신맛은 줄이고 단맛을 주로 먹어야 합니다.

폐·대장이 허약한 사람은 가을을 많이 탑니다. 가을이 되면 피부가 더 거칠어지고, 허옇게 비듬이 생기고 각질이 일어납니다. 천식을 앓는 사람은 기침이 더 심해지고, 힘겨운 시기를 보내야 합니다. 마스크 두 장을 겹쳐서 착용하면 기침은 그 자리에서 절반은 고쳐진다고 했습니다. 폐암이나 대장암, 직장암이 있는 사람은 다른 계절에 비해 가을 기운에 대항하는 힘이 부족하기 때문에, 가을철에 병세가 더 악화되거나 심지어 사망에 이르기도 합니다. 쓴맛은 줄이고, 매운맛, 비린맛을 많이 먹어야 합니다.

신장·방광이 허약한 사람은 겨울을 많이 탑니다. 보통 추위를 많이 탄다고 하죠? 겨울이 되면 여기저기가 더 아프고, 특히 허리, 종아리, 발목, 후두통 등이 심해집니다. 특히 류마티스, 통풍 등의 환자들은 고통이 배가 됩니다. 보온에 힘써야 합니다.

신장암, 방광암, 생식기암 등이 있는 사람은 다른 계절에 비해 겨울의 찬(寒) 기운에 대항하는 힘이 부족하기 때문에, 추운 겨울철에 병세가 더 악화되거나 심지어 사망에 이르기도 합니다.

특히 신장·방광이 허약해지는 나이가 많은 노인들은 더욱 심해지는 경향이 있습니다. 그래서 노인들은 겨울에 돌아가시는 분들이 다른 계절에 비해 가장 많습니다. 짠맛을 주식처럼 먹어야 합니다. 사실 우리 전통음식을 보면 겨울철에 먹는 음식은 대부분 짠맛을 가지고 있음을 확인할 수 있습니다.

심포·삼초가 허약한 사람은 변절기, 즉 환절기를 많이 탑니다. 환절기가 되면 더 나른하고, 의욕이 없고, 무기력하며, 신경질이 난다고 합니다. 저항력과 면역력이 약해지고 불안해합니다. 혈압이 올랐다 내렸다 합니다. 혈당 수치도 올랐다 내렸다를 반복하며 심하게 요동칩니다. 여기저기 쑤시고 아픕니다. 이러한 사람은 다른 계절에 비해 계절이 바뀌는 환절기에 적응하는 힘이 부족하기 때문에, 이때 병세가 더 악화되거나 심지어 사망에 이르기도 합니다. 골고루에 떫은맛이나 담백한맛을 많이 먹어야 합니다.

짠맛의 수기가 생식기능도 강화시킨다

질문 : 짠맛의 수기가 생식기 기능도 강화시킨다고 하셨는데, 남녀 간에 성행위를 어떻게 조절하면 좋은지요?

대답 : 젊어서는 남자고 여자고 간에 몸을 많이 써야, 인체 내부에 있는 모든 에너지의 순환이 원활해집니다.

몸은 사용할수록 자체적으로 열이 만들어져 면역력과 신진대사가 원활해지는데, 몸의 사용량은 줄고 상대적으로 머리를 많이 사용하는 현대인은 육체의 대사순환에 상당한 문제를 안고 살아갈 수밖에 없습니다.

힘이 있을 때는 적당히 알아서 왕성하게 하고, 힘이 떨어지면 알아서 절제하면 됩니다. 성행위 자체가 나쁜 것은 아닙니다. 생활의 활력소 작용이 되기도 합니다. 기력에 맞춰서 한다면 기혈의 작용이 원활해져 건강에도 좋을 겁니다.

여성들의 출산율이 급격히 떨어지면서 생기는 인체 내부에서의 부정적 요소

특히 여성들은 출산율이 급격히 떨어지면서, 인체 내부에서 작용하는 생명력에 심대한 부정적 요소들이 쌓이고 있습니다. 여성의 몸 입장에서 살펴봅시다. 임신해서 출산하고, 양육하는데 3년이나 10년이 걸린다고 해봅시다.

임신하는 과정의 생명작용, 착상하여 태아를 생육하는 과정은 실로 생명의 신비로운 최상의 과정을 만들어간다고 봐야 합니다. 1970년대까지만 하여도 평균 4~5명을 출산했는데, 지금은 어떻습니까? 2019년 현재는 여성 1명이 아기 1명 미만을 출산한답니다. 그럼 산술적으로 간단히 따져봐도 여성의 생명활동은 1/5로 축소된다고 봐야 하는가요? 하여간 몸 입장에서는 해야 할 일을 하지 못하고 있는 것입니다. 그로 인하여 정신적, 육체적 증상이 나타날 수밖에 없는 것입니다.

제일 먼저 생식기의 신진대사에 심대한 저하현상이 나타날 수 있습니다. 신장·방광이 지배하는 생식기에 문제가 생기면, 그곳을 활성화하기 위해 무엇을 해야 할까요? 골고루에 짠맛의 식품으로 영양하고, 신장·방광을 튼튼하게 하는 운동을 해야 합니다.

그런데 현대인들에게 짠맛인 소금을 먹는다는 것과 운동한다는 것이 결코 쉬운 일이 아닙니다. 그래서 몸이 원하는 강력한 방법이 남녀 간의 성관계를 통해 생식기에 열을 만들고, 생명작용을 활성화시켜 묵은 기운을 해소하려는 본능이 작용하는 게 아닌가 생각해 볼 수 있습니다.

대부분 현대인은 스스로 살아남기 위해 음란해지는 것 같습니다. 어린 나이 때부터 청년기, 중년기, 장년기 할 것 없이 음란마귀가 씌웠는지 하여간 성행위를 위해 오만 것들이 별천지를 이루고 있습니다. 현대인들이 짠 것을 기피하고 몸을 차게 하여 생기는 자연스러운 현상이라고 볼 수 있습니다.

원시 오지마을에는 왜 여성들이 더 많은 시간 일을 하는가?

대륙의 오지나 고산지역 등 현대문명이 들어가지 못한 지역의 생활방식을 보면, 특히 여성들이 쉼 없이 일하는 모습을 볼 수 있습니다. 땔감을 구해오고, 마실 물을 길어오고, 옷감을 만들고, 농사를 지어 식사 준비를 하고, 아이들을 양육하고 등등 하여간 거의 쉴 틈이 없을 정도로 몸을 사용하는데, 그곳 남성들은 사냥하거나 이웃 마을과 교역을 하는 것 외에, 거의 빈둥빈둥 어슬렁거리며 노는 것이 대부분의 일상입니다.

왜 그런가 생각을 해보니 여성들의 몸은 음기체질이어서 몸이 잘 식고, 열(생명온도)이 남성들에 비해 잘 만들어지지 않아 선천적으로 냉기가 잘 들어오는 체질이어서 가급적 많은 시간을 일하고 몸을 움직여서, 만병을 예방하고 건강을 이롭게 하는 생활방식을 터득하게 된 겁니다.

남성들이 일을 거들어 주지 않는 것이 오히려 여성을 도와주는 것임을 알게 됐을 겁니다. 그 오지마을의 옛 선조들이 부족의 생사존망(生死存亡)을 가르는 생활방식을 만들어 지금까지 전해 내려오고 있는 것으로 보입니다.

정기가 가장 밀집된 것이 정액

남자들의 정기가 가장 밀집된 것이 정액입니다. 생명력이 가장 고도로 집중되어 있고, 생명력의 밀도가 정묘한 것이 정액입니다.

그래서 과다한 성행위는 정기를 고갈시킬 수 있으므로 절제하는 것이 좋습니다. 금수형들이 생식능력과 정력이 강한 반면에, 목화형이나 화토형들은 상대적으로 약합니다.

과음방사는 요절을 부르고, 불로장생과는 관계없는 것이니까 적당히 해야 하겠지요. 에너지를 보충하는 방법으로는 골고루에 체질대로 섭생하고, 수기와 상화기를 보충하는 것이 관건입니다.

질문 : 자하정과 수기원의 차이가 뭔가요?

대답 : 수기원은 효모와 화분이 함께 들어가 있어서 상화인 심포·삼초를 강화시키고 신진대사를 촉진합니다. 그래서 처음 생식을 드시는 분들은 수기원으로 적응을 시키는 것이 편할 수 있습니다.

자하정에는 화분과 효모가 들어있지 않고 대신에 짠기인 죽염이 많이 들어가 있습니다.

일반인들이 수기를 보충하고 병이 어느 정도 고쳐졌을 때는 자하정이나 수기원을 써도 무방합니다. 자하정에는 죽염을 비롯하여 다시마나 밤, 미역, 콩 등이 들어가 있어서 정력을 보강하는데 아주 좋습니다.

각방을 쓰는 것이 훨씬 낫다

질문 : 체질적으로 궁합이 맞지 않을 때 어떻게 조절해야 하는지요?

대답 : 체질적으로 궁합이 맞지 않을 경우에도 조절이 가능합니다. 그러니까 OX, 흑백논리로 나누는 것이 아니라, 음양과 허실을 따져서 조절하면 되는 것입니다.

기운이 달리면 기운을 보충하면 되고, 보충해도 안 된다면 각방을 써야겠지요. 나이 먹으면 각방을 쓰는 것이 훨씬 낫습니다.

더구나 여자가 남자를 극할 때는 주말부부나 월말 부부가 좋고, 한쪽이 생하는 궁합일 때는 각방을 쓰는 것이 좋은데, 이게 어디 쉬운 겁니까? 각자가 알아서 해야지요.

질문 : 그래도 부부는 각방을 쓰면 안 된다던데요?

대답 : 방이 한 개밖에 없을 때는 그렇게 해야 할 겁니다. 부부가 각방을 쓰면 안 된다는 것은 젊은 청춘일 때이고, 여건이 된다면 50대, 60대는 각방 쓰는 것이 여러 가지로 더 좋습니다.

질문 : 방중술 같은 건 어떤지요? 성행위로 병을 고치고 깨달음을 얻을 수 있다고 하는 사람을 만난 적이 있습니다. 자연의 원리적 관점에서는 어떻게 보시는지요?

대답 : 방중술로 병도 고칠 뿐만 아니라, 어떤 단체에서는 깨달음을 얻거나 득도도 가능하다고 하는 것 같습니다. 소녀경이라는 책을 보면 그럴듯한 내용이 나옵니다. 요즘은 이상한 단체에서 그러한 이야기를 하는 것 같은데, 현실적으로 병을 고치고 득도했다는 사람을 만나 봤다는 사람도 못 봤고, 저도 본 적이 없습니다.

남녀의 성행위가 혹세무민하는 도구의 방편으로 사용된 사례는 비일비재합니다. 다 그런 것은 아니지만, 역대 사이비 종교 교주들은 자신과 성교를 하면 도통을 하거나 천국에 가는 지름길이라고 속여, 여성 신도들을 성노예로 삼았다는 것은 주지의 사실입니다.

중년 이후 특히 남자의 성행위는 다른 기운보다도 수기와 상화기운의 사용이 절대적입니다. 거두절미하고 횟수를 줄이거나 하지 않는 것이 상책입니다. 기운이 약하거나 나이가 많은 경우 요절의 지름길임을 명심해야 합니다.

체질에 맞게 소식하고, 운동과 호흡을 통해 생명온도를 유지하는 것이 무병장수의 길이 됩니다. 이것을 아는 것을 『삼일신고』에서는 중철지(中哲知)라고 나옵니다.

내 안에 있는 생명력이 알아서 조절하는 것

질문 : 장부에 병이 나면 성욕의 조절능력도 떨어지나요?

대답 : 그렇습니다. 장부에 병이 있다면, 특히 4~5성의 병이 있다면 조절 능력이 현격히 감퇴합니다. 생명 입장에서는 병을 치유하는데 기력을 써야 하므로 저절로 성욕이 떨어지는 겁니다.

젊은 남자들은 노동이나 운동 등으로 몸을 써서 육체 내부의 묵은 기운을 발산시켜야 됩니다. 특히 젊은 청소년 시기에는 격렬한 운동을 통해서 넘치는 에너지를 발산해야 합니다.

그렇지 않으면 다른 방법으로 묵은 기운과 넘치는 에너지를 발산해야 하는데, 생명 입장에서는 가장 간결한 방법이 성행위입니다. 운동이나 노동은 하지 않고, 성행위로 넘치는 에너지를 발산시키면 정기는 쇠약해지고, 정액이 고갈되어 만병에 시달리다가 요절할 수 있습니다.

그래서 우리는 생명력의 조절능력을 주관하는 심포·삼초를 좋게 하자고 말하는 것입니다. 청소년기나 아이 때부터 심포·삼초를 건강하게 하면, 성장하는 과정에서 생명력이 알아서 하기 때문에 조절능력도 좋아지게 됩니다.

고갈된 생명력을 가지고 내 생각과 의지로 뭘 하겠다는 것은 어불성설에 지나지 않습니다. 그건 그냥 말이고 생각일 뿐이지 생명과는 무관하다는 얘깁니다. 내 안에 있는 생명력이 알아서 하는 거예요.

누구나 추우면 두터운 옷을 입고 싶고, 더우면 얇은 옷을 입고 싶잖아요. 그게 자연적인 현상이고 자연의 원리이며, 생명의 원리인 것입니다. 우리에게는 심포·삼초 상화와 그 심포·삼초를 튼튼하게 하는 먹거리가 있고, 심포·삼초를 튼튼하게 하는 운동법과 호흡법이 있습니다.

이렇게 심포·삼초를 좋게 하는 방법과 구삼맥이라는 맥을 정리하여 생명력, 저항력, 면역력, 신진대사를 비롯한 모든 대사력 등을 튼튼하게 할 수 있게 된 것입니다.

기존의 수많은 법방들이 있는데, 그것을 버리자는 것이 아니라 잠시 내려놓고 그런 것들이 경우와 이치와 사리에 맞는지, 그냥 말을 위한 말인지, 학문을 위한 학문인지 우리가 따져봐야 한다는 거예요.

실제 생명입장에서 보고 그 생명력을 튼튼하게 하자 그 이야기입니다. 호흡도, 운동도, 섭생도 전부 생명력을 강화하려고 하는 것이지 다른 것은 일절 없습니다.

생명력이 죽어 가는데 깨달아서 뭐 할 것이며, 깨달았다 한들 자기 정기신도 어쩌지 못한다면 무슨 소용이 있겠느냐는 겁니다.

조현병(정신분열병)

질문 : 최근에 조현병이라는 병이 세간을 떠들썩하게 하는데, 지인의 가족 중에 이 병을 앓는 사람이 있습니다. 이 병의 원인은 어떻게 되고 좋게 하는 방법이 있습니까?

대답 : 조현병(調絃病)이란 정신분열병을 말하는 것입니다. 더 쉽게 말

하면 미친병을 말하는 것입니다. 지금 질문에 답하려면 상당히 많은 시간이 필요한데, 그래도 하고 갑시다.

조현병이라는 낯선 이름이 이 시대에 빈번하게 사회적 문제로 떠오르고 있습니다. 뇌에 이상이 생겨서 때에 따라서는 무서운 결과를 초래하기도 합니다. 증상으로는 망상, 폭력성, 파괴성, 언어장애, 인지부족, 괴로워함, 두려움과 공포증, 불안증 등 광범위하게 나타납니다.

원인으로 환경적인 문제다, 스트레스 때문이다 또는 유전적인 문제다, 뇌의 신경전달 물질의 과잉 때문이다, 혹은 반대로 신경전달 물질의 결핍 때문이다 등등 여러 설이 있는데, 사람의 만병이 생겨나는 원인은 그 사람의 정기신(精氣神) 내부에서 기인(起因)한다고 봐야 합니다.

육체적인 병이든, 정신적인 병이든, 목·화·토·금·수·상화, 즉 '그 사람의 6장 6부의 음양 허실 한열의 균형이 깨져서 생기는 것'이 확실합니다.

조현병을 앓는 사람의 맥을 보면 인영맥이 크고 매우 급한 것이 특징입니다. 이것은 머리로 피가 많이 간다는 것이고, 매우 급하다는 것은 몸속의 장부가 매우 차다는 것을 말합니다. 그래서 몸이 따뜻해질 정도의 운동이나 노동은 필수입니다. 정신병(미친병)의 종류도 여섯 가지가 있는데, 다음과 같이 나누어 살펴볼 수 있습니다.

(1) 간·담이 병나서 현맥으로 미치는 병

간·담이 병나서 현맥으로 미치는 병이 있습니다. 현성 스승님 말씀에 의하면 옛날 책에는 간·담이 뒤집어지면 미친다는 기록이 있답니다.

지금 생각해 보면 과거 농경시대에는 머리에 비해 주로 몸을 썼던 시대여서, 대부분 사람이 머리보다는 몸으로 피가 많이 가서 당연히 인영맥은 작고 촌구맥이 더 컸던 것을 알 수 있습니다. 이러한 시대 상황을 비추어 봤을 때 인영맥이 크고, 빠르고 급하게 뛰니까 뒤집어졌다고 표현한 것 같습니다.

반복해서 말씀드리지만 조현병(정신분열병)을 앓는 사람들은 십중팔구는 인영맥이 크게 나오고, 매우 급하게 뛰는 것이 특징입니다. 인영맥이 크고 매우 급하게 뛴다는 것은, 장부와 뇌가 식어있기 때문에 정상적인 생명온도를 회복하기 위해 피를 많이 공급한다는 것입니다. 어떤 문제를 해결하기 위해서는 에너지를 많이 보내야 하므로 신경전달 물질 등이 족소양담경맥이 지나가는 편두(옆머리)부 쪽으로 과잉 공급되는 상황으로 볼 수 있습니다.

간·담이 원인일 때는 현맥일 때의 다른 일반적인 증상도 있으면서 노여워하고 분노하며, 폭력적이고, 욕하고, 고래고래 소리를 지릅니다. 동네 사람들 나와라! 다 죽인다고 합니다.

집을 부수고 살림을 다 부숩니다. 발작하면 남아나는 게 없을 정도에요. 사람을 팹니다. 부모도 패고, 자식도 패고, 배우자도 때려서 살 수가 없습니다. 잠도 안 자고 설치고 다닙니다. 아주 많이 미친 거죠. 밥도 안 먹고, 더럽다고 침을 마구 뱉습니다.

이렇게 미친 사람이 현맥 인영 4~5성으로 커질 때, 지나가는 사람과 눈이 마주치면 쳐다봤다고 때려서 죽이는 일도 있습니다.

불특정 다수를 죽이기도 합니다. 연쇄 살인을 저지르는 사이코패스도 여기에 해당됩니다. 세상을 떠들썩하게 한 살인 등 큰 사건을 저지른 미친병(조현병)은 십중팔구 현맥입니다.

사람을 죽이고도 후회하거나 뉘우치는 일이 없어요. 담경의 양릉천을 강하게 자극하면 잠잠해진다는데, 무서워서 할 수 있을까요? 원칙은 신 것을 먹고, 담경을 2사 하고 간경을 1보 하면 되겠습니다. 간·담 경맥 태돈·태충·임읍·구허에 자석테이프만 붙여도 진정시킬 수 있습니다.

'현맥 인영 4~5성 이상은 기경팔맥인 대맥의 병'이기 때문에 순식간에 나오는 힘이 장사이고, 완력이 강해서 접근하기가 어렵습니다. 어떠한 경우에도 오래된 4~5성은 고치기가 쉽지 않아요. 가족이 아닌 이상 상대하지 않는 것이 상책입니다.

간·담에 원인이 있는 미친병도 신맛이 있는 것을 주면 대체로 잘 먹습니다. 곡식, 과일, 야채, 육류, 견과, 조미료, 차 중에서 신 것과 고소한 것만 먹이면 이러한 정신병도 치유됩니다.

4~5성이 아닌 경우, 6개월 정도 하루 세끼 팥과 보리만 생식하여도 상당한 효과를 확인할 수 있습니다.(간·담편 347쪽 간·담을 영양하는 음식 참조)

현맥 인영 4~5성일 때는 담경의 임읍혈에 사법의 침을 놔도 좋습니다. 자석테이프 보법은 비경의 공손혈에 붙입니다.

(2) 심·소장이 병나 구맥으로 미치는 병

이번에는 심·소장이 병나 구맥으로 미치는 병입니다. 인영이 크고, 매우 급하게 뛥니다. 심·소장이 뒤집어져서 미쳤다고 하는 이 병의 증상은 구맥일 때의 다른 일반적인 증상도 있으면서, 주로 히죽히죽 웃고, 옷을 벗는 것이 특징입니다. 얼굴과 몸에 붉은색이 나타납니다. 짝사랑하다가 이루어지지 않는다거나 연애하다 실연을 당해서 생기는 경우가 많습니다.

인영이 4~5배로 커지면 웃음소리가 더 커져서 깔깔거리며, 옷을 벗고 건들거리며 돌아다니기도 합니다. 맥이 더 급하게 뛰면 우발적으로 불을 지르거나, 너 죽고 나 죽자고 합니다. 자동차를 끌고 광장을 질주하기도 합니다. 총기 난사로 수십 명씩 살상하거나 자살폭탄 공격으로 다수를 살상하는 것은 맨 정신으로는 안 되고, 구맥 인영 4~5성이고 맥이 급할 때 나오는 행동입니다. 완전히 미친 것이죠.

이러한 증상은 심·소장에 원인이 있는 미친병이므로, 쓴맛이 있는 음식으로 꾸준히 영양하고 운동이나 노동을 꾸준히 해서 체온을 정상화시켜 그 기능을 회복하면 치유됩니다.

곡식, 과일, 야채, 육류, 근과, 조미료 중에서 쓴맛이 있는 식품으로 주식, 부식, 간식, 차, 음료 등으로 모든 식사를 생식으로 하면, 4~5성이 아닌 경우 빠른 치유의 효과를 볼 수 있습니다.(심·소장편 397쪽 심·소장을 영양하는 식품 참조)

개인에게 폭력을 가하여 살상하는 것은 대개 현맥 증상이고, 여러 사람을 살상하는 것은 대개 구맥 증상입니다. 평상시 쓴 것을 먹고 침법으로는 소장경을 2사 하고 심장경에 1보 합니다. 자석테이프는 심장경(소충, 신문, 음극, 통리) 2개혈에 붙입니다.

구맥 인영 4~5성일 때는 소장경의 후계혈에 사법의 침을 놔도 좋습니다. 자석테이프 보법은 폐경의 열결혈에 붙입니다.

(3) 비·위장이 병나 홍맥으로 미치는 병

이번에는 비·위장이 병나 홍맥으로 미치는 병입니다. 마찬가지로 맥이 매우 급하고 인영이 큽니다. 비·위장이 뒤집어져서 미치면 홍맥일 때의 다른 일반적인 증상도 있으면서, 주로 깊은 생각을 합니다.

하는 일 없이 하루 종일 생각하고 고민합니다. 어떠한 사물을 이리보고, 저리 돌려보고, 보고 또 보고, 고개를 갸웃거리며 생각하고, 보고 또 생각합니다. 공상과 망상이 심합니다. 하루 종일 방구석에 틀어박혀 나오지 않습니다. 높은 곳에 올라가 먼 곳을 주시하며 한참 동안 멍하니 서 있습니다. 나무 두드리는 소리에 민감하게 반응하며 싫어합니다. 다른 사람을 절대 믿지 않는 등의 증상이 있습니다. 4~5성 이상이면 심한 의심병이 있고, 의처증과 의부증 증세도 있습니다.

이러한 미친병은 비·위장이 허약하여 생기는 것이므로 단맛이 있는 음식으로 영양하고, 운동이나 노동을 열이 날 때까지 꾸준히 해야 합니다. 곡식, 과일, 야채, 근과, 조미료, 육류, 차 중에서 단맛이 있는 식품으로 주식, 부식, 간식, 차, 음료 등 모든 식사를 생식으로 하면 4~5성이 아닌 경우 놀랍도록 빠른 치유의 효과를 볼 수 있습니다.(비·위장편 363 ~365쪽 비·위장을 영양하는 식품 참조)

침법으로는 위장경을 2사 하고 비장경을 1보 합니다. 자석테이프는 비장경(은백, 연곡) 2개혈에 붙입니다.

홍맥 인영 6~7성일 때는 위장경의 족삼리혈 또는 대장경의 합곡혈에 사법의 침을 놔도 좋습니다. 자석테이프 보법은 심경의 소부혈 또는 간경의 태충혈에 붙입니다.

(4) 폐·대장이 병나 모맥으로 미치는 병

다음은 폐·대장이 병나 모맥으로 미치는 병입니다. 당연히 맥은 심하게 급하고 인영맥이 큽니다. 폐·대장이 뒤집어져서 미쳤다는 이 병의 증상은 모맥일 때의 다른 일반적인 증상도 있으면서, 초기에 우울감이 있습니다.

그리고 잘 우는 것이 특징입니다. 슬픈 일이 있는지 콧물이 범벅이 되어 잉잉 울면서 돌아다닙니다. 주제넘게 남을 도와주려고 합니다. 죽고 싶다며 자살을 기도하기도 합니다.

맥이 뒤집어질(인영맥이 더 커지고 심급(甚急) 함) 때 극단적인 생각과 행동을 하게 되는데, 젊은 사람들이 동반 자살하는 것도 폐·대장이 뒤집어져서 나타나는 증상입니다.

매운 것이 해롭다, 짠 것이 해롭다고 지난 수십 년간 세뇌시킨 결과 대한민국이 전 세계 1위 자살국가가 되었습니다.

살기 싫고, 죽고 싶은 생각이 드는 사람은 지금 당장 매운맛이 있는 음식을 먹어야 합니다. 매콤한 떡볶이도 좋고, 매운 해물찜도 좋습니다. 죽고 싶은 생각이 드는 사람은 커피는 줄이고, 생강차나 수정과를 드세요.

폐·대장이 허약하여 생긴 병이므로 매운맛, 비린맛, 화한맛으로 영양하고, 운동이나 노동을 열이 날 때까지 꾸준히 하여 정상적인 기능을 회복해야 합니다.

곡식, 과일, 야채, 근과, 육류, 조미료, 차류 중에서 매운맛의 식품으로 주식, 부식, 간식, 차, 음료 등 모든 식사를 생식으로 하면 4~5성이 아닌 경우, 빠르고 놀라운 치유의 효과를 볼 수 있습니다.(폐·대장편 284~285쪽 폐·대장을 영양하는 음식 참조)

침법으로는 대장경을 2사 하고 폐경을 1보 합니다. 자석테이프는 폐경(소상, 어제) 2개혈에 붙입니다.

모맥 인영 6~7성일 때는 대장경의 합곡혈에 사관침법의 침을 놔도 좋습니다. 자석테이프 보법은 간경의 태충혈에 붙입니다.

(5) 신장·방광이 병나 석맥으로 미치는 병

이번에는 신장과 방광이 병나 석맥으로 인한 미친병입니다. 맥은 심하게 급하고 인영맥이 큽니다. 요즘은 정관수술, 자궁 수술, 개복분만 등 수술한 사람이 많아서인지 인영맥이 작은 사람도 있는가 봅니다. 그리고 투석하는 사람도 매우 많던데, 이런 사람들은 실제 맥이 명확하지 않은 경우에 해당됩니다.

신장·방광에 원인이 있는 미친병의 증상은 석맥일 때의 다른 일반적인 증상도 있으면서, 주로 두려움과 공포증에 사로잡혀 있습니다. 무섭다고 말하며 귀신이나 마귀가 잡으러 온다고 합니다. 무서워 방에서 나오지도 못하고, 장롱 속이나 방구석에 앉아 이불을 뒤집어쓰고 나오지 않습니다. 밤새 무서워서 잠도 못 잡니다. 밤새 전등불을 환하게 켜놓고 있다가 아침이 되어 날이 환해져서야 잠자리에 듭니다.

귀에서 환청이 있어 누가 자기를 감시하고, 자기에게 지시한다고 횡설수설합니다. 한번 입은 속옷을 절대 벗으려 하지 않습니다. 새것으로 갈아입히려 하면 안 벗으니까, 가족들이 옷을 찢어야 할 정도로 반대하고 항거합니다. 고개를 저으며 반대하고 부정적인 말과 행동을 합니다.

신장·방광이 뒤집어져 생긴 이러한 병은 짠맛이 있는 식품이 필요한 만큼 공급되지 않아서 생긴 것입니다. 그러므로 곡식, 야채, 과일, 근과, 육류, 차, 조미료 중에서 짠맛이 있는 식품으로 주식, 부식, 간식, 차, 음료수 등 모든 식사를 생식으로 하고, 적당히 운동이나 노동을 열이 날 때까지 꾸준히 하면 4~5성이 아닌 경우 빠르게 효과가 나타납니다. (본편 351쪽 신장·방광을 영양하는 음식 참조)

침법으로는 방광경을 2사 하고 신장경을 1보 합니다. 자석테이프는 신장경(수천, 태종) 2개혈에 붙입니다.

석맥 인영 4~5성일 때는 방광경의 신맥혈에 사법의 침을 놔도 좋습니다. 자석테이프 보법은 신장경의 조해혈에 붙입니다.

(6) 심포·삼초가 병이 나서 구삼맥으로 미치는 병

옛날 책에는 심포·삼초가 뒤집어져서 미쳤다는 기록은 없다고 합니다. 이 심포·삼초증은 현성 선생님께서 6장 6부론을 재현하고, 자연의 원리를 정립하여 자연섭생법(육기섭생법)을 체계화시킨 것입니다.(심포·삼초편 참조)

심포·삼초에 원인이 있는 미친병은 구삼맥이 나오고 인영이 크며, 맥이 매우 급하게 뜁니다. 구삼맥일 때의 다른 일반적인 증상도 있으면서, 주요 증상으로는 초조하고 불안하며, 수시로 증상이 변하는 것이 특징입니다.

새벽에는 폭언하고, 욕설이 난무하고, 폭력적이며(木 : 간·담),

오전에는 웃고 깔깔거리며 옷 벗고(火 : 심장·소장),

정오경에는 생각이 깊어지며 공상과 망상을 하고, 언덕 위에 올라 장시간 먼 곳을 바라보고(土 : 비장·위장),

오후 저녁에는 슬퍼서 울고 죽는다고 하고(金 : 폐장·대장),

밤에는 무서워하고 귀신이 나타날까 두려워 숨고(水 : 신장·방광) 하는 다섯 가지 증상이 나타납니다.

이것을 치료하지 않고 방치하여 심해지면 위 5가지 증상이 한 시간 안에 한 번씩 순환한답니다. 이것이 더 심해지면 10분, 20분에 한 번씩 5가지 증상이 반복적으로 나타나기도 한다고 합니다.

이러한 증상은 심포장과 삼초부가 허약하여 나타나는 것이므로 떫은맛, 생내나는맛, 아린맛, 담백한맛의 식품으로 영양해야 합니다. 곡식, 과일, 야채, 근과, 육류, 조미료, 차 중에서 떫은맛, 아린맛, 담백하고, 생내나는맛으로 주식, 부식, 간식, 음료수 등으로 모든 식사를 생식으로 하고, 적당히 운동하고 노동을 하면 4~5성이 아닌 경우 빠르고 놀라운 치유 효과가 나타납니다.(심포·삼초편 470~472쪽 심포·삼초를 영양하는 식품 참조)

침법으로는 삼초경(관충·중저)을 2사 하고 심포경을 1보 합니다. 자석테이프는 심포경(중충·노궁) 2개혈에 붙입니다.

구삼맥 인영 4~5성일 때는 삼초경의 외관혈에 사법의 침을 써도 좋습니다. 자석테이프 보법은 심포경의 내관혈에 붙입니다.

치유와 회복의 개념으로 새로운 형태의 정신병 치료소가 필요하다

정신병(조현병)이 기존의 일반적인 약물치료 등으로 치료되는 것이 쉬운 일은 아니나, 환자에게 독한 신경안정제라는 중추신경을 무력화시키는 약물을 평생 복용하게 하는 것은 재고해 봐야 한다고 봅니다.

그럼 어떻게 해야 하는가? 법령을 재정비하여 정신병 환자를 치료할 수 있는 치유와 회복의 개념으로, 새로운 형태의 정신병 치료소를 설립하는 제도를 만들어 시행하는 것이 필요하다고 봅니다.

미친병을 완전히 고치려면 몸속의 냉기가 빠지고, 온전히 따뜻한 에너지가 머릿속과 6장 6부로 잘 흐르도록 해야 합니다. 그렇게 하려면 꾸준한 운동과 몸을 쓰는 노동을 할 수 있는 프로그램이 완비되고, 온수욕을 할 수 있는 시설이 완비되어야 합니다.

그리고 적당한 정신과 치료약품을 갖추고 엄격하게 취급되어야 합니다. 아울러 앞에서 설명한 환자의 체질과 맥을 근본으로 삼고, 각 증상을 참고하여 자연섭생법을 생활화한다면 정신병으로 고생하는 환자 자신과 그 가족, 더 나아가 이웃들에게 새로운 희망을 줄 수 있을 것입니다.

치매의 원인과 증상, 개선하는 방법

자, 그러면 치매에 대해서도 살펴봅시다. 이 시대의 치매는 가장 가혹하고도 무서운 병 중 하나입니다. 치매도 마찬가지로 6장 6부가 병나서 생기는 것입니다.

방금 설명한 조현병이라는 정신분열증환자의 맥은 촌구맥은 작고 인영맥이 크면서 매우 급하게 뛴다고 했습니다. 인영맥이 크다는 것은 머리로 피가 많이 공급되고 있음을 의미하며, 이로 인해 과잉적인 육체적, 정신적 증상이 나타나는 것을 볼 수 있었습니다.

치매환자의 맥은 미친병 환자의 맥과 반대로 나온다

치매환자의 맥을 보면 미친병 환자의 맥과 반대로 나타납니다. 인영맥은 아주 작고, 촌구맥이 훨씬 더 크게 뜁니다. 그리고 인영맥에 힘이 없습니다. 이것은 머리로 가는 혈관의 크기가 아주 작아져서 뇌세포로 피가 부족하게 간다는 것을 의미합니다.

한마디로 뇌 기능에 심각한 장애가 생길 수 있는 환경이 조성된다고 볼 수 있습니다. 다시 말해 인영맥이 아주 작다는 것은 머리로 가는 혈관의 크기가 아주 작아졌다는 것입니다.

이렇게 되면, 뇌혈관이 굳고 경직되어 막히거나 하는데, 이런 상태가 오래 지속되면 서서히 뇌가 식어 혈액 속의 어떠한 성분들이 엉기어 굳고, 굳으면서 수축되어 쪼그라들게 됩니다.

이때 뇌가 쪼그라든 만큼 그 기능이 상실되는 것으로 봐야 합니다. 쪼그라든 부위가 6장 6부와 12경맥과는 어떤 연관성이 있는지 연구해 볼 필요가 있습니다.

이때의 증상으로는 기억력 저하, 인지기능 장애, 사람을 못 알아보고, 판단력 장애, 의심, 욕설, 공상, 망상, 이상 행동, 행동장애, 우울증상, 무기력, 초조불안, 환청, 두려움, 공포증, 환시, 환청 등 이외에도 많은 증상이 나타납니다.

치매라는 병이 과거에는 주로 노인들에게 나타났는데, 현대에 와서는 젊은 사람에게도 광범위하게 생기는 추세라고 합니다.

선조들의 표현을 빌리자면 치매라는 것은 영, 혼, 백, 얼, 넋이 빠져나간 것을 말하며, 얼마 전까지만 해도 망령(妄靈)들었다 또는 노망(老妄)났다고 불리던 것입니다.

치매환자는 대부분 인영맥이 매우 작기 때문에 당연히 뇌세포로 피 공급이 잘 안됩니다. 그래서 6장 6부 중에서 양(陽)에 해당하는 6부의 기능이 떨어지는 것으로 봐야 합니다.

다 아시다시피 12경락 중 음경맥인 '족궐음간경, 수궐음심포경, 수소음심장경, 족소음신장경, 수태음폐경, 족태음비경'은 빗장뼈(쇄골) 밑에까지만 옵니다. 이 6개의 음경맥은 머리까지 오는 경맥이 없습니다.

반대로 12경락 중 양경맥인 '족소양담경, 수소양삼초경, 수태양소장경, 족태양방광경, 족양명위경, 수양명대장경' 이 6개의 양경맥은 모두 얼굴과 머릿속 전체를 돌아 지나갑니다.

따라서 머릿속 뇌를 통제하고 지배하는 것은, 양(陽)에 해당하는 6부(六腑)인 것입니다.

인영맥이 매우 작다는 것은 6부(담, 소장, 위장, 대장, 방광, 삼초부)에서 만들어지는 에너지가 매우 부족하고 머리로 공급되는 혈액의 양이 극히 적다고 봐야 합니다. 그래서 이 양경맥이 지나가는 부위의 뇌세포가 쪼그라들어 치매(癡呆)가 생기는 것이 아닌가 보고 있습니다. 그 종류를 크게 여섯 종류로 보는데 다음과 같습니다.

(1) 간·담이 원인으로 생기는 치매(현맥 치매)

6장 6부 중에서 간·담이 병나면 현맥이 나옵니다. 현맥이 나오면서 촌구가 크고 인영맥은 아주 작고 미약하고 가늘게 뛥니다. 머리로 피가 적게 가는 거죠? 이렇게 되면 미리의 좌우 편두부분으로 지나가는 족소양담경맥으로 흐르는 생명력이 미약하여, 이 편두부분의 뇌가 쪼그라들지 않겠는가 짐작이 됩니다.

증상으로는 자식이든 이웃이든 좌우지간 욕을 합니다. 금방 식사를 했는데도 밥은 안 주고 자기들만 처먹는다고 욕합니다. 방금 식사한 것을 기억 못 하는 거죠. 오랜만에 찾아온 딸에게 착한 아들 며느리를 불효막심한 사람으로 험담을 합니다. 아무것도 모르는 딸은 화가 나고 마음이 아픕니다. 오빠가 그럴 수 있느냐, 언니가 이런 사람인 줄 몰랐다는 둥 형제자매간에 우애가 깨집니다.

증상이 심해지면 심술부립니다. 화초 잎에 거름 준다고 똥을 발라 놓습니다. 똥을 싸서 마루 틈, 문짝 틈에 발라 놓고, 자신의 얼굴에 발라 놓을 때도 있습니다. 병수발 드는 가족들은 죽어나는 거예요. 그래도 미친병처럼 집을 부수거나 사람을 패서 죽이는 것은 아니니까 훨씬 나은 겁니다.

치매를 고친다는 것이 쉬운 일은 아니지만 간·담을 영양하고, 침이나 자석테이프를 써서 인영맥을 조금이라도 크게만 할 수 있다면 분명하게 치유의 효과를 낼 수 있습니다.

현맥이 나오고 간·담에 원인이 있는 치매병도 인영맥을 크게 하여, 지금보다 머리로 피를 많이 가게 하면 일시적으로 호전되는 것을 볼 수 있습니다. 침으로는 담경을 2보 하고, 간경을 1사 하는 내경침법을 3~4일 간격으로 쓰면 됩니다.

더 효과적인 방법으로는 자석테이프 보법이 있습니다. 모든 양경혈의 대표인 '대장경의 합곡'과 '담경의 임읍, 구허'에 하루에 8시간 정도 붙이면 머리로 피가 잘 가서 굉장한 효과를 볼 수 있습니다.(촌구맥이 크고 인영맥이 너무 작을 때, 합곡과 기경팔맥 중 양경맥 네 곳의 통혈인 임읍·후계·신맥·외관 등 좌우 10곳을 동시에 자석테이프를 붙이면 인영맥이 커지면서 머리로 피가 더 잘 가 효과가 빠를 수 있습니다. 힘이 약한 노인들은 어지러울 수 있으므로 주의해야 합니다.)

그리고 간·담이 병나서 생긴 치매환자에게는 신맛이나 고소한맛이 있는 것을 주면 대체로 잘 먹습니다.

곡식, 과일, 야채, 육류, 견과, 조미료, 음료, 차류 중에서 신 것과 고소한 것 위주로 먹으면 이러한 치매의 병도 치유됩니다.

치매를 아주 오랜 기간 앓았거나 나이가 많은 경우가 아니면 6개월 정도 하루 세끼 골고루에 팥과 수수만 생식하여도 상당한 효과를 확인할 수 있습니다.(간·담편 347쪽 간·담을 영양하는 음식 참조)

(2) 심장·소장이 원인으로 생기는 치매(구맥 치매)

6장 6부 중에서 심·소장이 병나면 구맥이 나옵니다. 구맥이면서 촌구가 크고 인영맥은 아주 작고, 미약하고 연하게 뛰웁니다. 머리로 피가 적게 가고 있는 겁니다.

이렇게 되면 머리가 아니라 얼굴의 볼과 광대뼈 부분으로 지나가는 수태양소장경맥으로 흐르는 생명력이 미약하여, 이 얼굴 속 부분이 오그라들지 않겠는가 짐작이 됩니다.

증상으로는 히죽히죽 웃고, 사람을 못 알아보고, 아무에게나 인사를 잘합니다. 어린아이처럼 어리광을 부립니다. 거울을 자주 보며 빗질하고, 얼굴에 연지곤지 비르고, 빨간색으로 입술을 진하게 바르며 치장합니다. 예쁘게 보이고 싶은가 봅니다.

어린 청년 시절로 돌아갑니다. 증상이 심해지면 옷을 벗고 이성을 끌어안으려고 합니다. 집안일을 하는 며느리나 딸을 옛 애인으로 착각하고 뒤에서 끌어안으려 합니다. 그러면 착한 며느리는 기겁하겠죠. 그러니 도저히 모실 수가 없는 거예요.

이러한 치매를 고친다는 것이 쉬운 일은 아니지만 쓴맛이 있는 음식으로 심·소장을 영양하고, 침이나 자석테이프를 써서 인영맥을 조금이라도 크게만 할 수 있다면 분명하게 치유의 효과를 낼 수 있습니다.

구맥이 나오고 심·소장에 원인이 있는 치매병도 인영맥을 크게 하여, 지금보다 머리로 피를 조금이라도 많이 가게 할 수만 있다면 바로 호전되는 것을 볼 수 있습니다.

침으로는 소장경(소택, 후계)을 2보 하고, 심장경(소충혈)에 1사 하는 내경침법을 3~4일 간격으로 쓰면 됩니다.

더 효과적인 방법으로는 자석테이프 보법(補法)이 있습니다. 모든 양경혈의 대표인 '대장경의 합곡'과 '소장경의 완골, 후계'에 취침 전에 붙이고, 아침에 떼는 것으로 하루에 8시간 정도 붙이면 머리로 피가 잘 가서 굉장한 효과를 볼 수 있습니다.(촌구맥이 크고 인영맥이 너무 작을 때, 합곡과 기경팔맥 중 양경맥 네 곳의 통혈인 임읍·후계·신맥·외관 등 좌우 10곳을 동시에 자석테이프를 붙이면 인영맥이 커지면서 머리로 피가 더 잘 가 효과가 빠를 수 있습니다. 힘이 약한 노인분들은 어지러울 수 있으므로 주의해야 합니다.)

심장·소장이 병나서 생긴 치매환자에게는 쓴맛이나 불내나는 맛이 있는 것을 주면 대체로 잘 먹습니다.

곡식, 과일, 야채, 육류, 견과, 조미료, 음료, 차류 중에서 쓴 것과 불내나는 것 위주로 먹으면 이러한 치매의 병도 치유됩니다.

치매를 아주 오랜 기간 앓았거나 나이가 아주 많은 경우가 아니면 6개월 정도 하루 세끼 골고루에 수수와 기장만 생식하여도 상당한 효과를 확인할 수 있습니다.(심·소장편 397쪽 심·소장을 영양하는 식품 참조)

(3) 비·위장이 원인으로 생기는 치매(홍맥 치매)

6장 6부 중에서 비·위장이 병나면 홍맥이 나옵니다. 홍맥이 나오면서 촌구가 크고 인영맥은 아주 작고, 미약하고 부드럽게 뛥니다. 머리로 피가 적게 가고 있는 겁니다.

이렇게 되면 족양명위경맥이 목의 인후부, 즉 인영맥 보는 곳을 지나 안면의 협거, 대영혈에서 아랫잇몸을 가로질러 얼굴의 중앙으로 해서 눈 밑의 승읍혈에서 끝나고, 또 한줄기는 대영혈에서 앞면을 지나 좌우 이마 끝부분 두유혈에서 끝납니다.

홍맥이 나오고 인영이 아주 작게 뛴다면 머리 앞부분의 대뇌 전두엽 부위가 쪼그라들어 치매가 생기는 것이 아닌가 생각됩니다. 현대의학은 영상촬영 기술이 우수하기 때문에 이런 부분들을 연구해 볼 가치가 있다고 봅니다.

증상으로는 종일 먹기를 좋아합니다. 혼자서 중얼중얼 거리고, 방안에 혼자 멍하니 있습니다. 외골수입니다. 하나밖에 모르는 거죠. 집을 나가면 뒤돌아서 돌아올 줄 모르고, 집을 찾아 앞으로만 계속 갑니다. 수시로 집을 나가 가족들은 비상이 걸리는데, 가족들이 한눈판 사이에 순식간에 없어지는 거예요. 길을 잃어 헤매는 치매환자는 단것을 먹어야 합니다. 그리고 의심합니다. 가족 중에서도 한 사람만 믿는 거예요.

이러한 치매를 고친다는 것이 쉬운 일은 아니지만, 비·위장을 영양하고, 침이나 자석테이프를 써서 인영맥을 조금이라도 크게만 할 수 있다면 분명하게 치유의 효과를 낼 수 있습니다.

홍맥이 나오고 비·위장에 원인이 있는 치매도 인영맥을 크게 하여, 지금보다 머리로 피를 많이 가게 할 수만 있다면 상당히 호전되는 것을 볼 수 있습니다.

침으로는 위장경(충양, 족삼리)에 2보 하고, 비장경(은백)을 1사 하는 내경침법을 3~4일 간격으로 쓰면 좋습니다.

더 효과적인 방법으로는 자석테이프 보법(補法)이 있습니다. 모든 양경혈의 대표인 '대장경의 합곡'과 '위장경의 충양, 족삼리'에 취침 전에 붙이고, 아침에 떼는 것으로 하루에 8시간 정도 붙이면, 인영맥이 커지면서 굉장한 치유 효과를 볼 수 있습니다.(촌구맥이 크고 인영맥이 너무 작을 때, 합곡과 기경팔맥 중 양경맥 네 곳의 통혈인 임읍·후계·신맥·외관 등 좌우 10곳에 자석테이프를 붙이면 인영맥이 커지면서 머리로 피가 더 잘 가 효과가 빠를 수 있습니다. 힘이 약한 노인분들은 어지러울 수 있으므로 주의해야 합니다.)

또한 비장·위장이 병나서 생긴 치매환자에게는 단맛이 있는 것을 주면 대체로 잘 먹습니다.

곡식, 과일, 야채, 육류, 견과, 조미료, 음료, 차류 중에서 단 것 위주로 먹으면 이러한 치매의 병도 치유됩니다.

치매를 아주 오랜 기간 앓았거나 나이가 아주 많은 경우가 아니면 6개월 정도 하루 세끼 골고루에 기장과 현미만 생식하여도 상당한 효과를 확인할 수 있습니다.(비·위장편 363~365쪽 비·위장을 영양하는 식품 참조)

(4) 폐·대장이 원인으로 생기는 치매(모맥 치매)

6장 6부 중에서 폐·대장이 병나면 모맥이 나옵니다. 모맥이 나오면서 촌구가 크고 인영맥은 아주 작고, 미약하고 맥이 퍼져 있어 없는 것처럼 뜁니다. 머리로 피가 적게 가고 있는 겁니다.

대장경은 머리(뇌)쪽에는 없고 코 측면 영향혈에서 끝나며, 호흡기와 연관되어 있습니다. 이렇게 되면 수양명대장경맥으로 흐르는 생명력이 미약하여 이 얼굴 속 부분이 쪼그라들지 않겠는가 짐작됩니다.

증상으로는 폐·대장이 허약할 때와 같습니다. 슬퍼하고, 눈물이 그렁그렁하고 잘 웁니다. 동정심이 지나쳐 도와줘야 한다고 말합니다. 자기도 살기 어려운데 버려진 고양이나 강아지를 보면 불쌍하다고 합니다. 사는 것이 지겹다고 빨리 죽고 싶다고 하고, 실제 자살을 기도하기도 합니다.

이러한 치매를 고친다는 것이 쉬운 일은 아니지만, 폐·대장을 영양하고, 침이나 자석테이프를 써서 인영맥을 조금이라도 크게만 할 수 있다면 분명하게 치유의 효과를 낼 수 있습니다.

모맥이 나오고, 폐·대장에 원인이 있는 치매병도 인영맥을 크게 하여 지금보다 머리로 피를 많이 가게 할 수만 있다면 바로 호전될 수 있습니다.

침으로는 대장경(상양, 합곡)을 2보 하고, 폐경(소상혈)에 1사 하는 내경침법을 3~4일 간격으로 쓰면 됩니다.

더 효과적인 방법으로는 자석테이프 보법(補法)이 있습니다. 모든 양경혈의 대표인 '대장경의 합곡과 그리고 상양'에 취침 전에 붙이고, 아침에 떼는 것으로 하루에 8시간 정도 붙이면 인영맥이 커지는 만큼 치유효과를 볼 수 있습니다.(촌구맥이 크고 인영맥이 너무 작을 때, 합곡과 기경팔맥 중 양경맥 네 곳의 통혈인 임읍·후계·신맥·외관 등 좌우 10곳을 동시에 자석테이프를 붙이면 인영맥이 커지면서 머리로 피가 너 살가 효과가 빠를 수 있습니다. 힘이 약한 노인분들은 어지러울 수 있으므로 주의해야 합니다.)

폐·대장이 병나서 생긴 치매환자에게는 매운맛이나 비린내나는맛, 화한맛이 있는 것을 주면 대체로 잘 먹습니다.

곡식, 과일, 야채, 육류, 견과, 조미료, 음료, 차류 중에서 매운 것과 비린내나는 것 위주로 먹으면 이러한 치매의 병도 치유됩니다.

치매를 아주 오랜 기간 앓았거나 나이가 아주 많은 경우가 아니면 6개월 정도 하루 세끼 골고루에 현미와 검은콩만 생식하여도 상당한 효과를 확인할 수 있습니다.(폐·대장편 284~285쪽 폐·대장을 영양하는 음식 참조)

(5) 신장·방광이 원인으로 생기는 치매(석맥 치매)

6장 6부 중에서 신장·방광이 병나면 석맥이 나옵니다. 이때는 석맥이 나오면서 촌구가 크고 인영맥은 아주 작고 미약하게 뜁니다. 머리로 피가 적게 가고 있는 겁니다.

방광경은 좌우 눈뿌리 청명혈에서 시작하여 찬죽을 타고 올라가 하늘과 통하게 한다는 통천(通天)혈을 거쳐 머리 정중앙에 흐르는 독맥 좌우 양쪽으로 지나 후두부 밑자락 옥침혈을 거쳐 천주혈을 타고 내려가 척추와 만납니다.

이처럼 방광경맥에 흐르는 생명력이 아주 미약해지면 대뇌부터 해서 소뇌, 간뇌까지 머리의 전반적인 부분이 굳고 쪼그라드는 것이 아닌가 생각됩니다.

뇌만 쪼그라드는 것이 아니고 전신에 걸쳐 쪼그라들게 되는 것이 바로 석맥이 나올 때인 것은 확실합니다. 두개골과 뇌 사이에 있는 물이 말라 쪼그쪼글 오그라들 때 생기는 두통과 골이 울리고, 흔들리고, 소리난다고 하는 것도 석맥 증상입니다.

신장·방광이 원인이 되는 치매 증상으로는 무서워합니다. 아들, 며느리, 손자까지도 무서워합니다. 저승사자가 데리러 온다고 두려움에 떨고, 밤에는 무서워서 불을 밝히고 있어야 합니다. 밥을 잘 못 먹습니다. 석맥일 때 입맛이 없는 것과 같은 증상으로, 간장이나 소금을 주면 잘 먹습니다. 반대합니다. 그리고 옷을 벗지 않습니다. 목욕 시키거나 할 때 절대 옷을 벗지 않으려고 하는데, 그 옷에 짠내가 배어있어 편해서 그런 겁니다. 환청이나 이명이 있어 누가 자기를 자꾸 부른다고 합니다.

이러한 치매를 고친다는 것이 쉬운 일은 아니지만, 신장·방광을 영양하고, 침이나 자석테이프를 써서 인영맥을 조금이라도 크게만 할 수 있다면 분명하게 치유의 효과를 낼 수 있습니다.

석맥이 나오고 신장·방광에 원인이 있는 치매병도 인영맥을 크게 하여 지금보다 머리로 피를 많이 가게 할 수만 있다면, 서서히 치유될 수 있습니다. 침으로는 방광경(속골, 신맥)을 2보 하고, 신장경(태계혈)에 1사 하는 내경침법을 3~4일 간격으로 놓습니다.

더 효과적인 방법으로 자석테이프 보법(補法)이 있습니다. 모든 양경혈의 대표인 '대장경의 합곡'과 '족태양방광경에 속골, 신맥혈'에 취침 전에 붙이고, 아침에 떼는 것으로 하루에 8시간 정도 붙이면 인영맥이 커지는 만큼 효과를 볼 수 있습니다.

획기적인 방법입니다. 치매환자에게 인영맥을 크게 하여 뇌에 피를 많이 가게 하는 방법이 있다는 것은 천지에 감사해야 합니다.(촌구맥이 크고 인영맥이 너무 작을 때, 합곡과 기경팔맥 중 양경맥 네 곳의 통혈인 임읍·후계·신맥·외관 등 좌우 10곳을 동시에 자석테이프를 붙이면 인영맥이 커지면서 머리로 피가 더 잘 가 효과가 빠를 수 있습니다. 힘이 약한 노인분들은 어지러울 수 있으므로 주의해야 합니다.)

신장·방광이 병나서 생긴 치매환자에게는 짠맛이나 지린내나는맛, 꼬랑내나는맛이 있는 것을 주면 대체로 잘 먹습니다.

곡식, 과일, 야채, 육류, 견과, 조미료, 음료, 차류 중에서 짠맛이나 지린내나는맛, 꼬랑내나는맛 위주로 먹으면 이러한 치매의 병도 치유됩니다.

치매를 아주 오랜 기간 앓았거나 나이가 아주 많은 경우가 아니면 6개월 정도 하루 세끼 골고루에 검은콩과 팥만 생식하여도 상당한 효과를 확인할 수 있습니다.(본편 351쪽 신장·방광을 영양하는 음식 참조)

⑹ 심포·삼초가 원인으로 생기는 치매(구삼맥 치매)

6장 6부 중에서 심포·삼초가 병나면 구삼맥이 나옵니다. 이때는 구삼맥이 나오면서 촌구가 크고 인영맥은 아주 작고 미약하고 아주 가늘게 흔들리면서 뜁니다. 머리로 피가 적게 가고 있는 겁니다.

삼초경은 관자놀이 사죽공혈에서 시작하여 좌우 귓바퀴를 타고 내려와 예풍혈을 지나 어깨로 내려갑니다. 이처럼 삼초경맥에 흐르는 생명력이 아주 미약해지면 편두 하단부와 소뇌, 간뇌 쪽에도 영향을 주어 조절능력이 현저하게 약화되는 것으로 짐작됩니다.

심포·삼초가 원인이 되는 치매 증상으로는 초조, 불안증이 심합니다. 주변을 너무 의식하고 안절부절못합니다. 느낌이나 감각이 반대로 나오는 경우도 있습니다. 추운 한겨울엔 덥다고 문을 다 열어 놓고, 더운 여름엔 춥다고 이불을 뒤집어쓰고 문을 다 닫아 놓습니다.

그리고 증상이 수시로 변합니다. 가령 새벽에는 소리 지르고 욕하고, 오전에는 거울 앞에서 히죽히죽 웃으며 연지곤지 바르고, 정오에는 멍하니 있고, 저녁에는 슬퍼서 울고 차라리 죽는다 하고, 밤에는 무서워서 벌벌 떠는 증상이 나타납니다.

두 종류 이상의 증상이 수시로 나온다면 심포·삼초가 원인이 되는 치매로 보면 됩니다.

이러한 치매를 고친다는 것이 쉬운 일은 아니지만 심포장과 삼초부를 영양하고, 침이나 자석테이프를 써서 인영맥을 조금이라도 크게만 할 수 있다면 분명하게 치유의 효과를 낼 수 있습니다.

구삼맥이 나오고, 심포·삼초에 원인이 있는 치매병도 인영맥을 크게 하여 머리로 피를 많이 가게 할 수만 있다면 서서히 치유될 수 있습니다. 침으로는 삼초경(중저, 외관)을 2보 하고, 심포경(중충)에 1사 하는 내경침법을 3~4일 간격으로 놓습니다.

더 효과적인 방법으로 자석테이프 보법(補法)이 있습니다. 모든 양경혈의 대표인 '대장경의 합곡'과 '족소양삼초경에 중저, 외관혈'에 취침 전에 붙이고, 아침에 떼는 것으로 하루에 8시간 정도 붙이면 인영맥이 커지는 만큼 효과를 볼 수 있습니다. 획기적인 방법입니다.(촌구맥이 크고 인영맥이 너무 작을 때, 합곡과 기경팔맥 중 양경맥 네 곳의 통혈인 임읍·후계·신맥·외관 등 좌우 10곳을 동시에 자석테이프를 붙이면 인영맥이 커지면서 머리로 피가 더 잘 가 효과가 빠를 수 있습니다. 힘이 약한 노인분들은 어지러울 수 있으므로 주의해야 합니다.)

심포·삼초가 병나서 생긴 치매환자에게는 떫은맛이나 아린맛, 생내나는맛, 담백한맛이 있는 것을 주면 대체로 잘 먹습니다.

곡식, 과일, 야채, 육류, 견과, 조미료, 음료, 차류 중에서 떫은맛이나 아린맛, 생내나는맛, 담백한맛 위주로 식사하면 이러한 치매의 병도 치유됩니다.

치매를 아주 오랜 기간 앓았거나 나이가 아주 많은 경우가 아니면 6개월 정도 하루 세끼 골고루에 녹두와 옥수수만 생식하여도 상당한 효과를 확인할 수 있습니다.(심포·삼초편 470~472쪽 심포·삼초를 영양하는 식품 참조)

치매 환자의 맥이 6~7성이 나오는 경우

거듭 말씀드리지만, 치매는 대부분 인영맥이 작아 뇌세포에 피 공급이 안 되어 생기는 것입니다. 그러나 예외가 있습니다. 간혹 인영 6~7성인 치매가 있습니다. 머리로 피가 과다하게 가서 생기는 치매입니다.

증상으로는 동시에 백 가지를 생각하고 행동하려 합니다. 들어보지도 않고 안다고 합니다. 사람의 말을 무시합니다. 곁 넘어서 제대로 되는 것이 없습니다. 이 말 했다, 저 말 했다 종잡을 수가 없습니다.

이럴 때에도 일단 맥대로 해야 합니다. 먼저 '합곡을 사'하고 '태충에 보'하는 것이 중요합니다. 이때는 인영맥을 작게 하는 것이 관건입니다. 누누이 말씀드렸듯이 인영맥을 작게 하는 방법은 양경혈을 사하고, 음경혈을 보하면 됩니다. 자석테이프는 작은 쪽인 음경맥에 붙입니다.

여러 환경적 영향으로 이러한 병이 갈수록 증가하는 추세

이렇게 해서 미친병(정신병=조현병)과 치매에 대해 정리를 해봤습니다. 짠맛을 기피하는 현대인은 누구를 막론하고 신장·방광이 허약해져 있다고 봐야 합니다.

피를 깨끗하고 맑게 하여 최적의 상태를 유지하게 하는 장부가 신장인데, 저염식과 무염식을 강권하는 자본에 종속된 현대문명이 우리 가족들의 신장을 무력하게 만들고 있습니다. 이로 인하여 몸속에 흐르는 피는 점점 탁해지고 걸쭉해지고 있는 겁니다.

이미 혈액에 상당한 문제점이 생겨나고 있고, 이런 문제가 있는 혈액을 먹고 사는 인체의 모든 세포에 광범위한 이상 증후군이 발생하고 있습니다. 현대인의 먹거리가 주로 공장에서 만들어지는 공산품을 먹기 때문에 생명이 미쳐가는 것이 아닌가 보고 있습니다.

거기에 더하여 현시대는 약물의 오남용, 각종 전자기기에서 나오는 유해전자파, 방사능과 미세먼지 등의 공기 오염, 미세플라스틱, 환경 파괴로 인한 지구온난화 등으로 인한 외적인 요인이 있습니다.

또한 대인관계로 인한 이를테면 초등학교 어린 시절부터 경쟁 시스템에 휘말려 드는 청소년들의 과중한 정신적 스트레스, 쓸데없는 스펙을 쌓기 위한 스트레스, 일자리 부족 등으로 오는 스트레스, 결혼으로 생기는 여러 스트레스 등 여러 환경적 영향으로 이러한 병들이 갈수록 증가하는 추세입니다. 이러한 요인들도 정기신이 건강하면 극복할 수 있습니다.

지금 시대에는 수기가 가장 중요할 수밖에 없다

지금 시대에는 상화기와 수기가 가장 중요할 수밖에 없습니다. 왜냐하면 지난 반세기 동안 인류가 발전시켰다고 하는 모든 학문, 그중에서 식품 영양학, 건강학, 보건학, 의학, 위생학 등이 바르지 못한 방향으로 나아가, 무턱대고 짠 것을 먹지 말라고 한 그 결과물들이 지금의 사람들에게서 나타나고 있기 때문입니다.

지금 아이들은 태어날 때부터 이미 수기가 약해져서 태어나거나, 아이들 절반 이상이 엄마 뱃속에서 머리털이 못 만들어진 상태로 세상 밖으로 나오고 있습니다. 엄마 탯집에 있는 아이들은 머리카락을 만드는 것이 그리 급하지 않거든요.

태아는 5장 5부를 만들고, 뼈나 근육 같은 것을 만드는 것을 우선시하기 때문에 제일 나중에 만드는 것이 머리털입니다. 결국 재료가 부족해서 머리털을 못 만들고 나오는 거예요.

그런데 소위 학자라는 사람들이 아기들이 왜 머리털을 못 만들고 나오는지 그런 이야기를 해야 하는데, 그런 말을 하는 사람이 한 사람도 없습니다. 거두절미하고 이 시대는 수기가 굉장히 중요하다는 겁니다. 석맥이 나올 때 그 안에서의 변화가 일어나는데 다음과 같습니다.

석맥의 변화 - 음양(陰陽)

지금부터는 석맥의 변화에 대해서 살펴보겠습니다. 교재를 보시면 음양, 허실, 한열, 부침, 지삭, 대소, 활삽 이렇게 상대적 관계로 나누어져 있을 겁니다. 먼저 음양을 설명하겠습니다.

음(陰)은 석맥이 나오고 촌구가 크면 병재(病在) 신(腎)이라고 되어 있습니다. 이것은 병이 신장에 있다, 이렇게 해석하면 안 된다고 했습니다. 석맥이 나오면 병이 신장·방광에 있는데, 촌구맥이 크면 방광보다 신장에 더 있다는 뜻입니다. 그러면 병이 신장에 더 있든, 방광에 더 있든 짠맛이 있는 음식이 더 필요합니다.

석맥이 나오고 신장·방광이 병나면 무조건 반대부터 하고 보는 성격이 있다고 했습니다. 앞 시간에서 이미 살펴본 바와 같이 일단 부정하고, 인정하려 들지 않습니다.

그러니까 사람들이 인정하지 않게 처음부터 말을 잘못 꺼내면 안 된다는 거예요. '짜게 잡수세요.'가 아니라 짠맛이라는 말은 꺼내지도 말고, 된장찌개가 맛있고, 젓갈이 좋고, 장아찌가 맛있고, 콩자반이 좋습니다. 김, 미역, 파래, 해초류, 김치찌개, 두부찌개가 맛있습니다, 이런 식으로 말을 해야 합니다.

그러면 신장·방광이 허약하여 석맥이 나오는 사람들은 '나 그거 좋아해요.'라고 수긍을 합니다. 긍정하고 인정하게 되면 그때부터는 대화의 소통이 이루어진다는 거예요. 첫마디부터 부정하고 반대하면 대화가 어려워지는 겁니다.

체질분류를 해서 성격을 이야기할 때도, 본성인 좋은 점을 먼저 말해야 합니다. 도사인 척하려고 그 사람의 나쁜 점, 병든 성격부터 말해주면 어디에서 그런 이상한 것을 배웠느냐고 질책부터 듣게 됩니다.

병자를 이롭게 하는 것은 깨닫고 행하게 하는 것이다

상대를, 세상을 이롭게 하려면 그 사람의 눈높이에 맞게 말을 해야 합니다. 여기에서 눈높이는 상대방의 학벌이나 사회적 지위를 말하는 것이 아닙니다. 먼저 체질이 목·화·토·금·수·상화 형인지를 보는 겁니다.

그리고 현재의 맥이 석맥·현맥·구맥·홍맥·모맥·구삼맥 중 어떤 맥인지를 보고 정경(1·2·3성)의 맥인지, 기경(4~5성)의 맥인지, 사해(6~7성)의 맥인지를 보고, 이에 합당한 눈높이로 말을 하는 것입니다.

"석맥이 나오니까", "석맥으로 말할 것 같으면", "토극수 하여", 이런 말은 다 빼야 한다는 얘기예요. 그냥 신장·방광이 허약하면 허리가 허약해진다, 현재 이 맥으로 보면 발목이 약해질 수 있다, 이런 식으로 말해야 수긍을 한다는 것입니다.

또한 석맥이 나오고 인영이 크고 맥이 급하면 대부분 후두통이 있기 때문에, 현재 이 맥을 가지고 살면 뒷골이 아픕니다, 이 상태에서 스트레스를 더 받으면 눈알이 뻑뻑 해질 수 있습니다, 이런 식으로 말해야 아픈 사람은 더 현실적으로 와 닿게 된다는 것입니다. 이론적인 말을 하는 것이 아니라 현실적으로 맞는 애길 해주니까 내 말에 귀를 기울이는 것입니다.

우리는 이미 생사의 근원과, 만병의 원인과 이치를 알고 있습니다. 그러니까 밖에서는 가급적이면 현실적인 이야기를 해야 한다는 겁니다. 병을 치료하는 것과는 무관하고, 육기(자연)섭생법을 활용하여 허약해진 몸(臟腑)을 튼튼하게 하자는 것입니다.

목형 할머니가 홍맥이 벌렁벌렁 나오면 거두절미하고 무릎 아픈 맥이 나오네요. 석맥이 나오면 허리 아픈 맥이 나옵니다. 이렇게 말해야 쉽게 받아들입니다. 그리고 '맥이 이러면 짠맛을 되게 좋아하게 됩니다.'라고 말하면 '참 용하다, 귀신같다' 그래요. 자연의 원리 밖에 있는 사람들은 그렇게 말해줘야 이해가 빠릅니다.

그러니까 밥(생명력의 질료) 먹을 줄도, 옷(체온유지의 근원) 입을 줄도 모르는 사람들이라는 거예요. 우리는 이미 그 정도는 10명 중의 8명은 석맥이니까 맥을 안 보고도 대략 알 수 있어서 이 시대의 거의 신선급입니다.

다만 맥진을 통해서 확인하는 것은 우리가 만나는 사람이 10명이면 그 10명을 다 확인해야 하므로 그 20% 안에 구맥인 사람, 모맥인 사람, 현맥인 사람을 가려내야 한다는 것입니다.

진도 나갑니다.

석맥이 나오고 촌구가 4~5배로 성대(盛大)하면 음교맥의 병입니다.

음교맥에 밑줄 치고, 기경8맥이라고 씁니다. 음교맥은 기경8맥 중 하나이고, 이때는 신장경의 조해혈을 사(瀉)하고, 엠티는 방광경의 신맥혈에 보(補)를 합니다.

인영맥이 작고 촌구맥이 크면 날숨을 길게 하고, 상체 운동을 많이 해야 합니다. 물구나무서기 같은 것은 촌구가 크고 인영이 작은 사람들에겐 굉장히 좋은 운동입니다.

석맥이 나오고 인영이 클 때

양(陽)은 인영(人迎)맥이 대(大)하면 병재(病在) 방(膀), 4~5배 성대(盛大)하면 양교맥의 병이라고 되어 있습니다. 이것은 석맥이 나오고 인영이 크면 병은 방광에 더 있고, 4~5배 성대하면 양교맥의 병이라는 뜻입니다. 양교맥은 기경팔맥 중 하나이고, 이때는 방광경의 신맥혈을 사하고, 엠티는 신장경의 조해혈에 보를 합니다. 이때도 당연히 짠맛을 더 먹고 들숨을 길게 하고, 하체운동을 많이 해야 합니다.

여기에서 하는 체형교정운동은 마무리 운동만 빼고는 처음부터 끝까지 걷기운동으로 구성되어 있습니다. 하체로 에너지를 계속해서 끌어내리는 운동을 하는 것입니다. 30분을 똑같이 운동하더라도 하체를 계속 움직여서 발바닥 밑 용천혈과 발가락으로 에너지가 가게 하는 것입니다. 이때 발바닥과 발뒤꿈치가 동시에 바닥에 닿게 해야 발바닥에서 충격흡수가 잘 되기 때문에 관절이 다치질 않습니다.

발뒤꿈치를 들고 걸으면 그건 뛰는 것이지 걷는 것이 아닙니다. 제자리 걷기는 우리가 제자리에서 이동하는 것이 아니기 때문에 걸을 때는 항상 발바닥과 발뒤꿈치가 동시에 같이 닿아야 합니다. 그래서 허벅지를 들었다가 놓으면 무릎운동뿐 아니라 고관절이 90도로 운동이 돼서 무조건 3개의 관절이 저절로 운동이 되는 겁니다.

또 발을 탁 놔야 하니까 여기의 의식을 발바닥으로 보내야겠지요. 제자리에서 걷기를 해보면 대개는 힘이 좌측이든, 우측이든 한쪽으로 쏠리는 현상이 나타납니다. 왜 그러느냐? 평상시에 자세나 걸음걸이가 한쪽으로 치우쳐 있기 때문입니다. 힘이 한쪽으로 쏠리면 관절이 삐져나가서 이쪽에 있는 연골은 오그라들고 저쪽은 벌어지게 됩니다.

그러면 발목이나 무릎도 같이 틀어지는 거예요. 무릎이 벌어지니까 고관절이 틀어지고, 골반이 삐뚤어지는 겁니다. 골반이 인체의 선반인데 선반 위에 기둥인 척추가 올라가 있잖아요. 이때 선반이 삐딱하면 척추가 어떻게 되겠어요. 중심을 잡을 때마다 휘는 겁니다. 그래서 척추측만증이 생기는 거예요.

기본적으로 발바닥을 제대로 놓고 발목을 잡아놓지 않으면 척추측만증은 해결되지 않습니다. 자세가 비뚤배뚤한데 집을 지으려고 하면 반석이 잘못됐다는 거잖아요. 우리 육체를 건축물로 본다면, 발과 발목은 주춧돌인 반석과 같은 겁니다. 그래서 걷는 연습을 계속하여 발목과 무릎, 골반이 바르게 된다면 척추가 바로 세워진다는 거예요.

그리고 무작정 운동만 할 게 아니라 영양도 해야 합니다. 결정적으로 연골과 발목은 수기가 주관하잖아요. 그런데도 다들 '짠 것 먹지 말라' 해서 발목이 다 틀어져 있습니다. 이런 이유로 지금은 허리 요추가 틀어질 수밖에 없는 거예요. 이 시대는 건강과 관련하여 살림판 구조가 사람이 정상적으로 살아갈 수 없게 되어 있습니다.

석맥의 변화 - 허실(虛實)

허실(虛實)을 설명해 드리겠습니다.

허(虛) : 토극수(土克水) 하여 석맥출(石脈出).

실(實) : 수극화(水克火)하여 구맥출(鉤脈出). 이렇게 되어 있죠?

여기에서 허(虛)는 6장 6부 중에서 신장·방광이 제일 허약한 것이고, 실(實)은 6장 6부 중에서 신장·방광이 가장 실한 것을 말합니다.

그래서 허할 때는 신장·방광이 제일 허약한 것이므로, 토극수(土克水) 당하여 석맥이 나타납니다. 이때는 짠맛과 신맛을 먹습니다.

그리고 신장·방광이 제일 실하면 수극화(水克火) 하여 구맥이 나타나므로 쓴맛과 단맛을 먹습니다. 금수형의 체질은 수기가 강해서 구맥이 나타날 확률이 높습니다. 또한 신장·방광이 실하면 토극수가 안돼 홍맥이 나타날 수 있습니다. 수형이 구맥이나 홍맥이 나타나면 정상적인 체질맥인 것입니다.

맥의 변화는 앞에서도 살펴봤듯이 현맥의 변화와 구맥의 변화 등 목·화·토·금·수·상화 6종류가 있습니다. 그것만 계속 읽으면 맥의 변화에 대해서는 완전히 통달이 되어 나중에는 설명뿐 아니라 가르칠 수 있는 능력이 생깁니다.

한 사람의 자연섭생법 지도자가 만들어진다는 것은 인류사에 획기적인 일이 될 수 있습니다. 지도자가 되는 그 사람 스스로가 심혈을 기울여 부단한 노력을 한 것입니다.

전문가와 지도자

세상에는 그 분야의 전문가와 지도자가 있는데, 이 지도자는 전문가를 양성합니다. 그러면 지도자는 뭐냐? 같은 일(事)이나 같은 말(言)을 계속 반복하는 사람입니다. 같은 일을 계속하는 사람을 그 분야의 전문가라 합니다.

이 일 했다가 저 일 했다 모든 일을 다 잘하는 사람은 전문가가 아닌 만능재주꾼이라고 합니다. 가령 각 연구소에서 일하는 연구원이나 각 방면의 기술자처럼 같은 일을 계속 반복하는 경우가 전문가입니다.

그래서 자연의 원리 자연섭생법 지도자는 자기 병을 자기가 고치는 것뿐만 아니라 '자기 병을 자기가 고치는 전문가'를 길러내는 사람들입니다.

자기가 자기 병을 고치려면 그 일(육기섭생법)을 계속 반복해서 실천해야 한다는 거예요. 그러면 언제까지 하느냐?. 허약해진 곳이 튼튼해질 때까지 하는 겁니다.

자신의 병을 고친 사람은 그 병에 대해서는 전문가가 되는 것입니다. 허리가 약해진 사람이 허리를 한번 고쳤다 그러면 나중에 허리 고치는 것은 일도 아니란 얘깁니다. 한번 고쳐본 사람은 그것을 계속 반복해서 하기 때문에 가능한 것입니다.

저는 여기 서서 시고·쓰고·달고·짠거 먹어라, 매운 것 먹어라, 몸 따뜻하게 하라, 운동하라, 이러한 이야기를 반복적으로 합니다. 그리고 생활 속에서 꾸준히 반복해서 실천하고 있습니다. 그래서 섭생법 지도자인 거예요. 저도 자연의 원리를 배우고 실천하면서 어느 정도 건강해져 섭생법 전문가가 되었습니다. 지도자가 되려면 먼저 그 분야의 전문가가 되어야 합니다.

이 자연의 원리 요법사 과정은 건강해지려고 하는, 다시 말해 전문가가 되는 과정이며, 여기다가 다른 사람까지 건강하게 하고, 실전에서 활동하고 싶다면 이 사람은 지도자 과정이 되는 것입니다. 그래서 앞으로 진행하려고 하는 실전요법사반은 지도자 과정인 것입니다.

자기 스스로 체질과 맥에 따라 생식을 하고, 호흡하고, 운동을 꾸준히 하고, 엠티를 써 보고, 몸을 따뜻하게 하고, 찬 것을 안 먹었더니 몸이 좋아졌어요. 그러면 내 주변에 있는 사람들에게 자신이 실천한 것처럼 똑같이 실천하게 하면 그 사람들도 함께 좋아진다는 것입니다.

만약 실전에 한번 참여하고 싶다거나 지도자가 되고 싶다면 저처럼 실천하게 하는 사람을 만들어야 합니다. 그게 어려우면 자기만 해도 됩니다. 이 시대에 자기 병을 자기가 고치는 것만 해도 세상에 없는 사람입니다. 당뇨병에 걸렸으면 자기 스스로 당뇨병을 고치고, 고혈압이 있으면 고혈압을 고치면 되는 겁니다.

우리는 적어도 자기 가족은 고칠 수 있습니다. 한두 번 말했는데, 안 듣는다고 해서 그냥 놔두면 아예 못 고치는 거예요. 그러니까 실천할 때까지 정성으로 이끌어야 합니다. 그래서 같이 살면 고칠 수 있고, 같이 안 살면 못 고치는 것입니다.

그런데 같이 안 살아도 말하는 내용을 납득하고, 이해하고 깨달아서 한번 실천해 보겠다고 하는 사람들은 자기 병을 자기가 고칠 수 있는 겁니다. 여러분들은 저하고 같이 안 살아도 이미 웬만한 잡병은 여러분 스스로 다 고치고 있습니다. 지금을 잘 살고, 후천을 대비하는 현성의학은 사람의 근본 문제를 풀어내는 단초가 될 것입니다.

석맥의 변화 - 한열(寒熱)

이번엔 한열(寒熱)을 설명해 드리겠습니다. 이것은 배 속 내장의 온도가 식었는가 아니면 뜨거운가를 보는 겁니다. 한열은 이 시대의 최대

관건이라고 했습니다.

한(寒)은 석맥이 나오고 맥이 급(急)하며, 맥이 툭툭툭 치듯 세차고 사납다 그거죠. 현재 몸속이 차기 때문에 뜨거운 피를 많이 보내고 열을 많이 생성하기 위해 심장이 급하고 격렬하게 박동하고 있는 것입니다. 세찰 급(急), 사나울 급(急), 빠를 급(急), 맥이 급하면 일체 이유 없이 뱃속이 차다고 봐야 합니다.

통증은 몸이 차서 오는 것이기 때문에, 몸을 따뜻하게 하면 된다고 했습니다. 아픈 것, 즉 통증이 없으면 병이 없다고 생각하는 것은 오늘날 미개한 과학자의 생각일 뿐입니다.

이제 여러분도 맥이 빠르게 자주자주 뛰는(數) 것과, 세차게 강렬하게 치듯 뛰는 급(急)한 것을 구분할 줄 아실 겁니다. 사실 강의 초반에서 중반 넘어올 때까지는 이 부분을 가장 많이 궁금해합니다.

아기들 맥을 보면 굉장히 빠릅니다. 그건 당연히 빨라야 합니다. 하루하루 매일 매시 성장해야 하기 때문에 몸 전체에 전일적(全一的)으로 피를 많이 공급해 줘야 하므로 맥박이 빠르게 뛰는 것은 정상입니다.

그런데 툭툭툭 세차고 강렬하게, 사납게 치는 맥이 있습니다. 그건 맥이 느려도 배 속이 찬 거예요. 체온계로 체표의 온도를 재서 높다, 낮다 하는 것과 배 속의 내장 온도와는 전혀 다르다는 것입니다.

배 속이 차서(寒) 맥이 급(急)할 때는 '더운 음식과 더운 약을 쓰고 두 시간 이상 유침 한다.'라고 되어 있죠? 이때 체표에 열이 있고, 입이 마르고 타는 것 같은 증상이 있습니다.

그러면 대개 찬물을 벌컥벌컥 마시고 싶은 마음이 간절한데, 찬물은 절대 금물입니다. 대부분 한약이 뜨겁게 탕제(湯劑)해서 복용한다는 사실을 간과해서는 안 됩니다.

우리가 운동하고 땀을 뺀 다음에 맥을 보면 맥이 툭툭툭 치듯 급하게 뛰니다. 운동하면 땀이 나서 내 몸속에서 열이 빠져나갔다고 봐야 합니다. 열이 빠져나간 만큼 내부가 식는 거예요.

그러면 열을 다시 보충하려고 심장이 마력수를 높여 엔진을 가동하겠지요? 그렇잖아요. 생명은 항상 항온성을 유지해야 하거든요. 항온성이 뭐냐? 생명은 항상 온기를 유지해야 합니다. 그래서 우리가 온혈동물, 또는 항온 동물이라고 하는 겁니다.

예를 하나 들어보겠습니다. 농사일 하는 농부가 추운 겨울철 아침 일찍 경운기를 사용하기 위해 시동을 걸라치면, 밤새 영하의 찬 기운에 엔진이 식어 있어 시동이 잘 걸리지 않습니다.

그러면 농부가 냉각수통에 뜨거운 물을 붓고 잠시 기다린 후 다시 시도하면 시동이 걸리는 것을 보았을 겁니다. 이때 시동이 걸린 경운기 엔진 소리는 온 동네가 떠나갈 듯 요동치며 사납게 들립니다.

그리고 추운 겨울철 아침에 자동차 시동을 걸면 엔진소리가 크고 요란하게 들리는데, 이것은 열 발생량을 높여 엔진 상태를 정상화하려는 기계적 원리입니다.

더운(熱) 여름에는 어떨까요? 겨울철만큼 엔진이 식(寒)지 않기 때문에 경운기 시동이 어렵지 않게 걸리고, 엔진소리도 크게 나지 않습니다. 이것이 한열의 원리입니다.

열(熱)은 맥이 완(緩)하며, 뱃속이 뜨거우(熱)면 맥이 벌렁벌렁 느슨하고(緩), 완만(緩)하게 부드럽게(緩) 뛴다는 것입니다. 이때는 뱃속의 장부가 뜨거운 것이므로 찬 음식과 찬 약을 쓰고, '속자서발(速刺徐發)' 한다고 되어 있습니다. 속자서발은 침을 빨리 찌르고, 천천히 빼는 것을 말합니다.

장부에 열이 있어서 이것을 식히려면 심장이 어떻게 뛰어야 할까요? 완만하고 부드럽게 뛰어야 합니다. 빠르고 강하게 뛰면 열이 더 만들어지고, 완만하고 느슨하게 뛰면 열이 식게 됩니다. 생명이 안 죽으려고 저절로 온도를 조절하고 있는 것입니다.

가령 아기들이 갑자기 경기를 일으키거나 감기에 걸렸을 때 대개는 체온계로 재보고 38~39도가 나가면 열이 있다고 보는 게 상식이 되어 있습니다. 그런데 우리는 체표의 열을 기준으로 하지 않아요. 맥을 봐서 맥이 급하다 그러면 몸이 찬 겁니다. 이때는 무조건 몸을 따뜻하게 감싸주어야 합니다. 그러면 바로 낫는 거예요.

그런데 병원에 데리고 가면 어떻게 하느냐? 얼음자루 찜질에 알코올로 씻어주고, 옷을 막 벗기고 그러잖아요. 그러니까 애들이 반은 죽어나는 거예요. 그러다 재수 없어서 폐렴이라도 오면 감기가 안 떨어져서 나중에 이상한 상태가 되기도 하는 겁니다. 특히 아이들은 어렸을 때 한열 관계가 가장 중요합니다. 열이 막 올라갈 때 잘못해서 그때 이상한 병이 생기는 애들도 많아요.

그리고 어른들은 여름철 삼복더위 때 감기 걸리면 오한(惡寒)으로 몸이 떨리는 것을 경험한 적이 있을 겁니다. 추워서 떠는 것인데, 이때 체온계로 체표의 온도를 재보면 대개는 온도가 높게 나옵니다. 이것을 열로 보고 해열제로 열을 식히는 치료를 해주는데, 추워서 떨고 있는 사람을 더 춥게 만들고 있는 것입니다. 그러면 감기가 더 악화되는 겁니다.

석맥의 변화 - 부침(浮沈)

부침(浮沈)은 병증의 표리(表裏)를 보는 것입니다. 여기서 표(表)는 체외를 말하고, 리(裏)는 체내 속을 말하는 것입니다.

부(浮)는 맥이 떠 있는 것이고,

침(沈)은 맥이 깊이 가라앉아 있는 것을 말합니다.

석맥이 나오고 '맥이 부(浮)하면 병이 체외(體外)에 있다'라고 되어 있습니다. 이때는 신장·방광이 지배하는 발목과 종아리, 허리, 귀, 외부 생식기 등에 이상이 생깁니다.

다음은 석맥이 나오고 '맥이 침(沈)하면 병이 체내(體內)에 있다'라고 되어 있습니다. 즉 장부(臟腑)인 신장·방광과 내부생식기에 병이 있는 것을 말합니다. 이때는 신장염, 방광염, 자궁염, 신장암, 방광암, 신장결석 등이 생길 수 있습니다. 그리고 맥이 4~5성 이상일 때는 촉지한 맥이 거의 부(浮)하게 느껴집니다.

맥이 크면 부침과 관계없이 무조건 크게 병난 겁니다. 기경팔맥으로 병이 들어와 있기 때문에 체외와 체내에 병이 다 있다고 보는 겁니다. 여기서 부침을 나눴을 때 정경(正經)의 병은 2성 미만일 때를 이야기합니다. 따라서 각각의 오계맥이 4~5성 이상일 때는 표리(表裏), 즉 체내와 체외에 병이 다 있다는 것을 알아야 합니다.

석맥의 변화 - 지삭(遲數)

지삭(遲數)은 염증(炎症)이 있나 없는가를 보는 것입니다. 맥이 지(遲)하면 염증이 없고, 맥이 삭(數)하면 염증이 있다고 되어 있습니다.

지(遲)는 맥이 느린 것으로, 1분에 60박을 기준으로 해서 60박 미만을 느리다고 보는 겁니다. 이때는 염증이 없는 것으로 보면 됩니다.

삭(數)은 '셀 수'로 읽는 것이 아니고, 여기서는 '자주 삭(數)'자로 읽어야 한다고 했습니다. 맥이 빠른 것으로 1분에 60박 이상 빠르게 뛰는 것을 말합니다. 이때는 염증이 있는 것으로 봐야 합니다.

1분에 60박을 기준으로 했을 때 ±5를 해서 지삭을 구분하는데, 맥이 65박까지는 괜찮다고 보는 것입니다. 55박에서 65박까지를 정상으로 봤을 때 55박 미만은 확실히 느린 겁니다. 그리고 맥이 65박 이상으로 확실하게 빠르면 삭(數)한 맥이므로, 이때는 염증이 있는 것으로 봐야 합니다.

여기에서 염증(炎症)은 고름이 아니라 그랬지요? 눈곱이 많이 낀다든지, 여성인 경우 냉이 있다든지, 위장에 뭐가 있다든지, 가래가 너무 많이 끓는다든지, 잇몸에서 피가 난다든지, 피부가 벌겋게 된다든지, 눈에 충혈이 잘 된다든지, 발목관절이 붓는다든지 하는 일체의 비정상적 증상들은 다 염증으로 보는 겁니다.

또 그런 미세한 증상들로 몸에 문제가 생기면 생명 입장에서는 혈액순환을 빠르게 하여 그러한 염증들을 걸러내야 하잖아요. 그래서 맥이 빨리 뛸 수밖에 없는 것입니다.

몸속에 탁하고 나쁜 묵은 기운을 그냥 놔두면 내 몸 안에서 어떻게 되겠어요? 또 다른 더 큰 문제를 일으키고, 그것들이 건강한 세포들을 고단하게 만듭니다.

그래서 생명력 심포·삼초가 신진대사를 원활하게 하고, 묵은 기운을 몸 밖으로 빨리 배설시키고, 필요한 생명물질을 빨리 공급받기 위해서 맥이 빠르게 뛰는 것입니다.

그러면 우리가 먼저 영양을 해서 힘을 확보하면 더 좋다는 거예요. 석맥이 나오면 짠 것을 더 먹고 운동을 한다든지, 홍맥이 나오면 단것을 더 먹고 운동을 하는데, 운동하기 전과 운동이 끝난 다음에 내 몸에 필요한 것을 공급해 주면 기운도 훨씬 안 떨어지고 운동의 효과도 배가 된다는 것입니다.

소금을 많이 먹어서 맥이 빨라진 것은 물이 부족하거나 수극화 한 것

질문 : 석맥 나오던 사람이 소금을 많이 먹어서 심장에 무리가 와 맥이 빠른 것과 삭(數)해서 염증이 있는 것이 같다고 봐야 하는지요?

대답 : 다릅니다. 지금은 수극화가 아니라 토극수를 한 상태를 설명하고 있는 것입니다. 방금 질문하신 것처럼 소금을 많이 먹을 때는 반드시 물도 많이 먹어야 합니다.

소금을 많이 먹어서 수극화를 하면 심장 입장에서는 불이 안 꺼지려고 당연히 맥이 커지고 빨라지게 됩니다. 이것은 염증과 무관합니다.

이때는 본인이 느끼게 되는데, 심장이 두근두근 크고 빠르게 뛰면 이상한 것이 아닌가 하고 느껴집니다.

그리고 소금을 먹을 때 충분한 물을 먹는 것도 중요합니다. 화기인 쓴맛을 조금씩 받쳐서 같이 먹어주면 맥이 빠르지 않고 극을 당하지 않으면서 심장도 좋게 하고, 콩팥도 좋아지게 됩니다.

질문 : 저는 체질이 금형이라서인지 화기인 쓴맛은 잘 먹는데, 매운게 더 싫어지던데요?

대답 : 금형이면서 나이가 40대 중후반이니까 토기 시대잖아요. 금형인 사람이 매운 것을 먹으면 바로 금극목 하기 때문에 잘 못 먹습니다.

금형은 신맛과 쓴맛이 많이 필요하고, 매운 것은 조금만 필요합니다. 금형이 매운 게 싫어지는 것은 매우 정상입니다.

만약 나이 젊은 금형이 매운 것을 좋아하고 잘 먹는다고 하면 오히려 이상한 현상입니다.

질문 : 저는 생식을 계속하니까 매운 것이 당기던데요?

대답 : 당길 때는 몸에서 필요해서 그런 것이니 마음껏 드셔도 됩니다. 목마르면 물이 필요해서 물이 당기는 것과 같은 이치입니다. 생식하는 사람들은 매운 것이 당길 때가 있습니다. 가끔 한 번씩 당기는 것과 평상시에 막 당기는 것은 다른 겁니다.

생식을 하게 되면 아무래도 조리한 음식이나 김치 등의 매운맛을 덜 먹게 되어, 지금처럼 매운 것이 당길 때가 있습니다. 그때는 마음껏 맛있게 드시면 됩니다.

술을 많이 먹는 술꾼들 있잖아요. 이 사람들은 과거에 먹은 술로 화극금을 많이 시켜서 얼큰한 것이 많이 필요하게 됩니다.

그런데 건강한 금형인 사람들은 가끔 몸에서 필요로 할 때 당깁니다. 저는 작년부터 매운 것이 가끔 당기기 시작하더라고요. 그전에는 매운 건 쳐다도 안 봤어요. 매운 고추 한번 잘못 먹으면 딸꾹질이 나오고, 매워서 펄펄 뛰고, 머리에서, 얼굴에서 땀이 나고 난리가 났습니다.

석맥의 변화 - 대소(大小)

대소(大小)는 맥이 큰 것과 작은 것을 말합니다. 석맥이 크게 나타나면 기와 혈이 왕성하다. 즉 신장·방광에 탁한 기운이 왕성하다는 얘깁니다. 신장과 방광을 영양하는 식품은 중(中)에 해당하니까 당연히 먹어야 합니다.

대(大) : 맥이 클 때는 기와 혈이 왕성함으로 약보다는 침이나 뜸이 유리하다고 되어 있습니다. 맥이 클 때는 사법으로 맥을 작게 하는 것이 유리합니다. 침이나 뜸은 대개 사법입니다.

소(小) : 맥이 작을 때는 기와 혈이 소(小)함으로, 이때는 음식이나 약이 유리하다고 되어 있죠? 음식이나 약은 거의 다 보법에 속합니다.

석맥의 변화 - 활삽(滑澁)

다음은 활삽(滑澁)에 대해서.

활(滑)은 미끌 거린다는 거죠? 석맥이 나오고 맥이 미끄러우면 일시적으로 열이 있으므로 그곳에 열을 흩어지게 하고, 열을 흩어지게 하는 가장 좋은 방법은 운동입니다. 허리운동만 계속해줘도 굉장히 좋아집니다.

삽(澁)은 껄끄러운 것을 말합니다. 석맥이 나오고 맥이 껄끄러우면 기가 울체되어 있음으로 기를 소통시키고, 기가 울체(鬱滯)되어 있으면 신경통 같은 통증이 많이 생깁니다. 기를 소통시키는 방법으로 운동이 좋고, 온수욕(溫水浴)이나 효소찜질도 좋습니다.

몸이 식으면 기혈순환이 잘 안 될 것 아니에요. 몸이 식으면 수축되고 오그라진 만큼 혈관도 좁아져서 피 공급이 줄어들겠죠? 그래서 몸이 차면 통증이 생긴다는 것입니다. 또 오그라진 것을 뚫고 지나가려니까 맥이 매끄러운 것이 아니라 삽하게, 즉 껄끄럽게 나타나는 것입니다. 울체(鬱滯)는 기혈이 제대로 흐르지 못하고 막혀서 한곳에 몰려있는 것을 말합니다.

맥으로 나타나는 증상의 변화-1

예를 들어 석맥이 나오고 부(浮), 완(緩), 삭(數)하면, 체표에 열이 있어 염증이 있고, 침(沈), 완(緩)하면 체내에 열이 있다는 것으로 되어 있습니다.

부(浮)는 맥이 떠 있어 체표(신장·방광이 지배하는 곳)의 병으로 보고, 완(緩)은 맥이 부드럽고 느슨하며 열(熱)이 있는 것이고, 삭(數)은 염증이 있을 때, 염증을 해결하기 위해 더 많은 혈액이 필요하므로 맥이 빠르게 뛰는 것입니다. 즉 신장·방광이 지배하는 귀, 이빨, 발목, 생식기, 뼈, 두피 등에 열이 있고 염증이 있다는 겁니다.

석맥이 나오고, 침(沈), 완(緩)하면 체내에 열이 있습니다. 침(沈)은 병이 체내에 있고, 완(緩)은 열이 있는 것이므로 '신장·방광에 열'이 있는 것입니다.

반대로 침급(沈急)하면 체내(신장·방광)에 냉기가 있는 것입니다.

맥이 크면서 빠르냐 또는 크면서 깊이 있느냐 혹은 작으면서 떠 있냐 등 여러 가지가 있을 수 있겠지요? 만약 맥이 부(浮)하면서 빠르냐, 부하면서 느리냐였을 때 맥이 부하면서 급(急)하면 체표에 냉기가 있는 것이고, 맥이 부하면서 부드럽고 완(緩)만하면 체표에 열이 있는 것입니다.

이처럼 여러 예문을 만들어 볼 수 있습니다. 그래서 정신을 집중해서 맥을 잘 살펴보고, 맥의 변화 편을 반복해서 읽다 보면 생명 속에서 일어나는 생명상태를 이해하고, 들여다볼 수 있는 역량이 생기게 됩니다.

맥으로 나타나는 증상 변화-2

계속해서 다음 증상의 변화를 같이 보십시다.

맥이 급(急)하면 대개 간질과 같은 발작이나 적·취 등이 있다고 되어 있습니다. 맥이 급하게 뛰면 장부가 식은 겁니다. 체내의 물질들이 엉기고 뭉치고 굳어서 생긴 것이 적취(積聚)입니다.

적(積)은 쌓여서 뭉친 것이고,

취(聚)는 모여드는 것으로 보면 됩니다.

찬(寒) 것, 그러니까 맥이 완만한 것보다 급한 것이 병이 더 많다고 보는 거예요. 인간은 온혈동물이기 때문에 몸속에 냉기가 있으면 만병을 유발하게 됩니다.

과거에는 열병이 가끔 있었는데 지금은 거의 없다고 봐야 합니다. 왜냐하면 어려서부터 냉장고에서 찬물과 찬 우유, 아이스크림을 먹고, 에어컨을 틀고 차게 생활해서 뱃속이 식어있기 때문입니다.

지금은 의복이나 난방기기들이 좋아서 겉은 따뜻한 것 같지만 배 속은 계속 차게 해놔서 겉과 속의 상황이 달라져 있다고 봐야 합니다.

특히 아이들 키우는 집은 여름 내내 에어컨을 틀면 안 됩니다. 에어컨은 언제 틀면 되느냐? 가장 무덥고 습한 삼복더위 때, 숨쉬기가 조금 힘들 때 한 번씩 잠깐잠깐 틀어주고, 제습도 되니까 실내공기를 청량하게 만들 수가 있습니다.

에어컨 바람 속에는 냉매가 들어있다

문제는 에어컨 바람이 강바람이나 산바람처럼 시원하고, 맑고 산뜻한 바람이 아닌 인위적인 냉매로 만들어 낸 찬바람 아닙니까?

그 바람을 밤이고, 새벽이고 계속 쐬고 있다는 거예요. 그 찬바람이 순수하고 깨끗한 바람은 아니란 거지요.

냉매에 미세한 가스성분이 들어있어서 그걸 계속 들여 마시면 냉방병이라는 것에 걸리게 됩니다. 그게 어른도 걸리는데, 신생아실에 떡하니 에어컨을 틀어 놓으면 우리 아기들이 그다음 어떻게 되겠는가를 생각해 보라는 겁니다.

그 프레온 가스가 골수와 뇌세포로 소량이나마 들어갔다고 생각해 보세요. 미래가 밝지 않습니다. 체온이 약간만 떨어져도 각종 세균이나 바이러스에 대한 저항력이 약화된다는 것은 모두가 알고 있는 상식 아닙니까?

맥으로 나타나는 증상변화 - 3

그다음에 완(緩)하면 농(膿)이든 종기(腫氣)가 있거나 구토증이 있다고 되어 있습니다.

우리의 생명이 얼마나 위대한가 하면 설령 뱃속에 나쁜 고름이 생겨도 그것을 배설시키는 능력이 있다는 겁니다. 신장·방광과 삼초부가 그 일을 하는데, 짠맛과 떫은맛이나 담백한맛, 아린맛은 생명력인 심포·삼초를 강화시킵니다.

과거에 이미 우리 몸속에 나쁜 것이 들어와 있다 하더라도 이 세포를 포함한 모든 세포가 가장 오래 살아봤자 10년을 못 삽니다. 어떤 건 생겨났다가 며칠 만에 죽기도 하잖아요.

이처럼 끊임없이 생사가 계속 바뀌고 새로운 것이 만들어지기 때문에 우리 스스로가 충분한 염분을 섭취하고, 화학첨가제나 식품 첨가제를 무턱대고 먹지만 않는다면 '생명이 스스로 모든 세포를 건강하게 만들어놓는다.' 그 이야기예요. 즉 우리 몸속에 나쁜 기운을 배설시키는 능력이 있다는 겁니다. 그것이 바로 수기(水氣)와 상화기(相火氣)인 신장·방광과 심포·삼초입니다.

맥으로 나타나는 증상변화 - 4

맥이 소(小)하면 식욕이 항진되는 것이 보통이고, 아주 극소(極小)하면 먹지를 못한다.

맥이 활(滑), 미끌미끌하면 대개 생식기에 이상이 있다고 되어있습니다.

엊그제 임신한 아기엄마 촌구맥 다들 촉지해 보셨지요? 맥을 만져 본 사람은 촌구맥이 미끌미끌했던 것을 기억하실 겁니다. 아기엄마가 현재 임신중이니까 생식기에 이상이 있는 거잖아요.

이런 경우에는 일반 석맥 하고는 약간 다릅니다. 촌구맥이 아주 실하고 힘이 넘쳐납니다. 이 경우 배꼽 아래로 기혈이 왕성하게 공급되므로 태중에 아기가 잘 있다는 증거입니다.

석맥이 나오고 맥이 삽(澁)하면, 신상 기능이 떨어지고 기가 울체되어 있으므로 전신에서 부종이 생길 수 있습니다.

이때는 운동을 해야 하는데, 저림증이 너무 심하면 아파서 힘들어 합니다. 아픈 몸을 가지고 운동한다는 것은 상당히 고통스러운 일입니다. 그럼에도 운동으로 열을 만들어 순환시켜야 합니다.

아파서 움직이는 게 힘들거나 연세가 많은 분들은 누워서 하는 운동을 배워 따뜻한 이불속에서 하는 방법도 좋습니다. 날씨가 추워지면 당연히 속에 내복을 입어 보온에 힘써야 합니다. 그런데 옷 입을 줄도 몰라서 몸이 식으면 사상누각이 되기 때문에 이런 내용을 반복해서 말하는 것입니다.

그다음에 삽(澁)하면 부종이나 저림증이 있다. 삽하면 몸이 잘 붓습니다. 다영이 같은 경우엔 맥을 보면 촌구맥이 꺼끌꺼끌 삽해서 구삼맥이 꼭꼭꼭 까실까실 하게 뜁니다. 그 윗줄에 보면 삽하면 기가 울체되어 있다고 그랬지요. 기가 순환되어야 하는데, 울체되어 있으니까 흐르지 않고 한곳에 머물러 있습니다. 그래서 부종이 생기는 거예요.

황제내경 침 처방, 뜸, 자석도 동일하다

석맥이 나오고 인영이 2성이면 신장경의 태계혈을 보하고, 방광경의 '지음과 속골혈'을 사합니다. 물론 이 혈자리를 써도 되고, 신장경과 방광경의 다른 주요 혈자리를 써도 된다는 거예요.

석맥이 나오고 인영이 4~5성이면 방광경의 신맥혈을 사(瀉)하고, 신장경의 조해혈을 보(補)합니다.

석맥 촌구 2성이면 신장경의 '태계와 용천혈'을 사하고, 방광경의 지음혈을 보합니다.

석맥 촌구 4~5성이면 신장경의 조해를 사하고, 방광경의 신맥에 보를 합니다.

보기제와 보혈제

질문 : 보기제와 보혈제에 대해 말씀해주신다고 했는데, 궁금합니다. 한약을 말씀하시는 거죠?

대답 : 한약이 맞습니다. 한약은 구입해서 먹는 것은 괜찮은데, 한의사 또는 약사 면허가 없는 사람이 조제, 판매하면 약사법 위반으로 처벌을 받게 됩니다.

보기제(補氣劑)는 양기(陽氣)인 기를 보하여 인영맥을 크게 하는 것이고, 보혈제(補血劑)는 음기(陰氣)인 혈을 보하여 촌구맥을 커지게 하는 약재입니다.

그러면 목·화·토·금·수·상화로 나눠서 거기에 대표적인 것을 살펴보겠습니다.

신맛을 가지고 있는 대표적인 약재로 보기제(補氣劑)는 오미자가 있습니다. 오미자는 신맛이 나고 인영맥을 크게 합니다. 그래서 인영맥이 큰 사람은 오미자가 별로다 그 이야기지요. 촌구맥이 큰 사람에게는 좋습니다.

백출은 쓴맛을 가지고 있고 인영을 키우며,

단맛인 인삼은 대표적인 보기제입니다.

매운맛인 계피가 있습니다.

그리고 지린맛(鹹味)인 건율이 있습니다. 건율은 말린 밤을 말합니다. 우리가 수정과 같은 거 만들 때 계피 넣잖아요. 그러니까 옛날에는 그런 것이 좋은 약이였던 거지요. 왜냐하면 촌구맥이 크던 시대니까 건율, 계피 같은 보기제를 썼던 겁니다.

보혈제(補血劑)로 촌구맥을 크게 하는 신맛에는 작약이 있습니다. 작약에는 백작약과 적작약이 있으며, 촌구를 크게 합니다.

쓴맛인 단삼과, 단맛인 당귀, 매운맛인 천궁이 있고, 요즘은 당귀 농사뿐 아니라 천궁도 농사를 많이 짓는다죠. 그다음에 짠맛인 해삼과 떫은맛인 백복신이 있습니다. 해대는 다시마이고, 촌구를 크게 합니다.

가령 인영이 큰사람이 다시마를 썼을 경우 석맥이면 다시마를 더 넣어 쓰면 되고, 홍맥이면 당귀를 많이 쓰면 된다는 겁니다. 그러니까 약재를 써서 약으로 먹을 경우 이런 걸 참고하면 좋겠지요.

다음은 한약 처방의 기본 원리에 대해 현성 스승님께서 말씀하신 내용으로 『도서출판 유림』에서 펴낸 현성 김춘식 저 『오행생식요법』 부록 편(213~219쪽)에 나와 있는 내용을 그대로 발췌하였으니 참고하시기 바랍니다.

한약 처방의 기본 원리

한약을 처방하는데, 첫째는 그 맛(味)이고, 둘째는 약재의 효력(效力)이며, 셋째는 색(色)이며, 넷째는 약재의 형태(形態)입니다.

신맛이 있는 약은 간장·담낭에 영양을 주고,

쓴맛이 있는 약은 심장·소장에 영양을 주고,

떫은맛이 있는 약은 심포·삼초에 영양을 주고,

단맛이 있는 약은 비장·위장에 영양을 주고,

매운맛이 있는 약은 폐장·대장에 영양을 주고,

짠맛이 있는 약은 신장·방광에 영양을 줍니다.

한약의 오행 처방

한약으로 사용되는 약재는 역시 식품이라 해도 무방할 것입니다. 오늘날 중국 의학은 체질이나 진단(맥진, 망진, 문진 등)에 의해 한약의 처방을 내리지 못하고, 옛날부터 전해 내려오는 기존 처방 중에서 증상에 따라 이 책, 저 책에서 처방을 골라 사용하는 실정입니다.

군·신·좌·사법이라고 한약 처방법이 전해 오기는 하지만, 이 방법은 진단의 원리와 처방의 원리가 연결되지 않으므로 임상에 사용하는 이는 없고, 다만 그러한 처방법이 있다고 배우는 것만으로 끝내는 실정입니다.

대개 한약 처방의 현실은 오운 육기 처방이라 하여 생·년·월·일·시에 의하거나 사상체질 분류에 의한 기본 처방 몇 개에 수증 가감하는 방법이 있으며, 오적산, 십전대보탕, 분신기음, 귀비탕, 팔물탕, 육울탕, 사육탕 등과 함께 기본 처방 40여 가지 중에서 주된 증상을 찾아 선별하여 취하고 있는 실정입니다.

여기에 음양오행 체질분류법에 의한 한약 처방을 창출해내는 방법을 제시하는 바입니다. 이것은 음식처방과 동일합니다.

기존 본초학은 약성, 귀성, 기미, 채취법, 수치법, 학명, 성분 등 자세히 명시되고 있으나, 기미라 하여 그 맛이 시다(酸), 떫다(澁), 쓰다(苦), 달다(甘), 맵다(辛), 짜다(鹹)라고 되어 있고, 그 기(氣)가 뜨겁다(熱), 따뜻하다(溫), 보통이다(平), 서늘하다(涼), 차다(寒)라고 명시되어 있습니다. 그중에서 기는 약간 참고가 되는데, 허열과 실열을 구분하지 못하므로 오용되고 있으며, 맛(味)은 전혀 고려치 않고 약성(통증을 없게 하는 효력)만 중시하는 것이 오늘날의 의학입니다.

인간은 오랫동안 맛으로 그것이 나에게 해로운 것인가 유익한 것인가를 판단하였으며, 모든 개인은 자기 입맛에 알맞은 맛있는 것을 먹고 마시고자 노력을 아끼지 않았던 것입니다.

사람은 불현듯 무엇이 먹고 싶어질 때 그 음식이 부식이든 차든 간에 몸에서 요구하는 것이기에, 입에 작용하여 그 무엇이 먹고 싶어지는 것이므로 입맛대로 먹는 것이 가장 자연적이고 순리이며 원리입니다.

그러므로 『황제내경』의 '오운육기'에 수록된 처방은 어떠한 병이 있으면 신맛으로 완(緩)하고, 단맛으로 고(固)하며, 짠맛으로 연(軟)하게 하라는 식으로 제시한 것입니다.

사람들은 항상 자기 꾀에 자기가 속는 것이 대부분이므로, 맛으로 처방하라고 수천 년 전에 황제께서 말씀하셨건만 이를 망각하고, 약성 위주의 기방과 묘방만 찾아 스스로 수명을 단축하는 우를 범하는 것입니다.

따라서 음양오행 체질분류에 의한 음양오행 처방이 가장 자연적이며 순리의 처방인 것입니다.

어떤 사람이

(1) 양체질 이거나 현재 인영의 맥이 크고,

(2) 오행 체질이 목 : 화 : 상화 : 토 : 금 : 수이며,

그 비율이 2 : 3 : 4 : 5 : 6 : 7이며,

(3) 현재 몸이 냉하여 맥이 급(急)하다면

보약 처방은 다음과 같이 하면 값싸고 훌륭하게 됩니다.

신맛으로 따뜻한 것 2개 : 목과·오미자 각 1전

쓴맛으로 따뜻한 것 3개 : 애엽·지각·영지 각 1전

떫은맛으로 따뜻한 것 4개 : 빈랑·시호·토복령·백복신 각 1전

단맛으로 따뜻한 것 5개 : 황정·원육·맥아·신곡·인삼 각 1전

매운맛으로 따뜻한 것 6개 : 건강·정향·육두구·양강·사인·곽향 각 1전

짠맛으로 따뜻한 것 7개 : 파고지·건율·서목태 각 2전과 녹각 1전

만일 이 사람이 변비가 10일 이상이면,

신맛의 변비약 : 오매 2전

쓴맛의 변비약 : 대황 3전

떫은맛의 변비약 : 빈랑 4전

단맛의 변비약 : 신곡 5전

매운맛의 변비약 : 흑축 6전

짠맛의 변비약 : 망초 7전 중에서 위의 처방을 조절해야 합니다.

음양은 사물탕, 사군자탕으로 조절합니다(사물은 음을 보하며 촌구의 맥을 커지게 하며, 사군자는 양기를 보하여 인영의 맥이 커지게 함). 변비는 1~2첩에 치료되며, 많이 먹으면 설사하므로 그 양을 적절히 조절하여야 하며, 보약제로 바꾸어 오래 먹으면 육장·육부의 균형이 이루어져 변비와 기타 병도 완치될 것입니다.

만일 이 사람이 요통이 있다면,

신맛의 요통약 : 목과 2전

쓴맛의 요통약 : 우슬·위령선 등 3전

떫은맛의 요통약 : 없으면 보약으로 빈랑·토복령 등 4전

단맛의 요통약 : 구척·비해·두충 등 5전

매운맛의 요통약 : 세신·건강 등 6전

짠맛의 요통약 : 파고지·건율·서목태 등 7전 중에서 위의 처방을 기본으로 하고 응용하여 취하면 됩니다.

만일 이 사람이 소변불통이라면,

신맛 소변약 : 없으면 보약으로 2전

쓴맛 소변약 : 인진·편축·자초 등 3전

떫은맛 소변약 : 백봉·령오·약저령 등 4전

단맛 소변약 : 택사·목통·차전자 등 5전

매운맛 소변약 : 구맥·부평 등 6전

짠맛 소변약 : 상표초·건율·파고지 등 7전 중에서 추가 응용하면 됩니다.

사군자, 사물로 음양을 조절하고, 부자로 한열을 조절합니다. 오행 처방을 할 때는 약성을 위주로 처방하면 그 효력이 너무나 강력하여 불과 몇 첩에 치료되므로, 그 증상만 개선될 뿐 환자의 육장·육부를 근본적으로 조정해 주지 못하여 오히려 불행한 결과를 초래할 수 있습니다. 그러므로 오행 처방은 대개 보약으로 처방하여 서서히 근본적으로 치료하여, 그 환자의 육장·육부가 정상으로 회복되어 기타 통증도 함께 사라지도록 유도하는 순리적인 처방법입니다.

양약도 그 약의 약성만으로 처방하지 않고, 육미에 따라 처방하면 그 효력이 강력하고 신묘하며, 부작용도 적은 것입니다.

본인이 보기에는 그 좋은 약으로 어찌하여 병을 고치지 못하는지 답답함을 금할 수 없습니다. 약성에 의한 증상 위주의 투약을 함으로써 양약의 또 다른 작용, 즉 육미의 작용 때문에 부작용이 수반되므로 양약은 많이 먹으면 해롭다는 통설이 있는 것입니다.

음양오행체질 처방은 음식을 처방하여 평생 식사를 체질에 맞게 하고, 병이 발생하지 않게 하여 장수하게 하는데 목적이 있다 하겠습니다. 그러나 병에 침범당한 후에도 그 치료 효과는 오늘날의 의학이나 영양학, 근대 자연식보다는 수백 배 우수한 효력이 있음은 벌써 입증된 바입니다.

서양인의 의학은 병명치료, 증상치료, 국소치료를 하므로, 내과니, 외과니, 이비인후과니, 산부인과니, 치과니 하는 등 복잡하게 구분하여 무엇이 좀 되는 것처럼 보이는데, 이러한 구분은 병을 원인별로 구분하는 것이 아니고, 신체 부위별로 구분하는 것입니다.

병을 원인별로 구분하면

첫째, 육장 육부의 음양 허실 한열에 그 원인을 찾을 수 있는 24정경의 병이 있고,

둘째, 정경에서 익출하여 넘어간 기경팔맥의 음양 허실 한열에 원인이 있는 기경팔맥의 병이 있으며,

셋째, 기경팔맥을 거쳐 인영이나 촌구에 6~7성이 나타나는 사해(四海)의 병이 있으며,

넷째, 15개의 낙맥에 병이 침범하여 15낙맥의 음양 허실 한열에 원인이 있는 15낙맥의 병이 있습니다.

이와 같이 병은 네 가지의 원인별로 크게 나누는 것이 원리이며 순리일 것입니다. 정경의 병과 기경의 병을 치료하는 법은 이미 설명되었고, 사해의 병이나 15낙맥의 병은 아주 가끔 볼 수 있는 희귀한 병으로, 차후 맥진법에서 설명할 것입니다.

음양 조절하는 법

(1) 양체질 이거나 현재 인영의 맥이 촌구맥 보다 큰 사람

태양인은 사물탕을, 소양인과 양명인은 쌍화탕을 사용하되 오행 식사 때는 차로 마시고, 한약을 오행 처방할 때는 합방한다 하였습니다. 그러나 병이 기경팔맥으로 익출하여 중병이나 불치병에 빠진 사람은 사물탕을 쓰며 4~5배를 증량합니다.

그러나 사물탕이나 쌍화탕은 상식화된 기존 처방이고, 또 양약국에서 엑기스로 뽑아 판매하고 있으므로 구입과 복용이 편리하여 여기에 소개하였지만, 동양철학적 입장에서 보면 완전무결한 것은 아닙니다.

다시 말하면 사물탕이나 쌍화탕은 육미가 골고루 갖추어진 것이 아니므로 인영의 맥이 작아지게 하고 춘구의 맥을 커지게 하며, 양체질에서 부족한 음기를 보충하기는 하지만, 육미가 골고루 갖추어진 것이 아니므로 완전한 것이 못되어 여기에 육미 보혈탕을 소개합니다.

〈처방(육미 보혈탕)〉

당귀(감)·천궁(신)·백작약(산)·단삼(고)·해삼(함)·백복신(삽) 각 1전

〈용법〉

소양인·양명인으로 인영맥이 1~3배 성대한 사람은 각 1전

태양인으로 인영맥이 2배 성대한 사람은 각 2전

기경의 병이 있으면 각 3전

이상을 오행 처방에 합방하여 음양을 조절합니다.

⑵ 음체질 이거나 현재 춘구맥이 큰 사람

태음인과 궐음인은 십전대보탕을, 소음인은 사군자탕을 사용하되 오행 식사 때는 차처럼 마시고, 한약 처방 때는 오행 처방에 합방하는 것입니다.

그러나 십전대보탕과 사군자탕도 육미를 골고루 갖추지 못하고, 다만 상승하여 인영의 맥을 크게 하고 춘구의 맥을 작게 하는 작용만 있으므로, 여기에 육미 보기탕을 소개합니다.

〈처방(육미 보기탕)〉

인삼(감)·백출(고)·백봉령(삽)·계피(신)·오미자(산)·건율(함) 각 1전

〈용법〉

궐음인·태음인 : 각 1전씩

소음인 : 각 2전씩

기경에 병이 있을 때 : 각 3전 이상을 처방한다.

한열 조절하는 법

한열을 증상으로 판단하는 방법은, 한(寒)하면 체온계로 측정한 열이 어떠하든 본인이 춥다 하므로 코와 가래가 많이 나오며, 열(熱)하면 체온계 온도가 어떠하든 코와 입에서 더운 바람이 확확 나오고, 소변볼 때 오줌이 뜨거워서 오줌을 눌 수 없을 정도입니다. 그리고 맥은 부(浮)하고 완(緩)하면 실열(實熱)이 있고, 침(沈)하고 급(急)하면 한(寒)이 있습니다.

열(熱)해서 병이 되는 경우는 거의 없고 아주 드물게 보이며, 대개의 병은 99.9%가 차서 생기는 병입니다.

열이 있으면 찬 약으로 오행 처방을 구성하고, 한이 있으면 더운약으로 오행 처방을 구성하거나 맵고 짠맛이 있는 부자를 오행 처방에 포함하여 처방합니다. 부자는 시험한 바에 의하면 음양만 잘 조절한다면 5전이나 1냥씩 사용하여도 아무 부작용이 없습니다.

하늘의 복을 한없이 받는 여러분은 성리학, 즉 자연의 원리를 배우고 실행함으로써 중병으로부터 해방되고, 죽음에서 벗어나는 영광의 날이

가깝게 다가와 있음을 축하합니다.(이상 현성 선생님이 직접 저술하신 책의 일부 내용을 발췌함)

질문 : 시호, 빈랑은 어떤 맛인가요?

대답 : 시호와 빈랑은 떫은맛이고 심포·삼초에 영향을 줍니다. 시호는 서늘한 약으로 한열왕래 또는 해열 진통제로 쓰입니다. 빈랑은 따뜻한 약으로 소화불량, 녹내장 등에 쓰인다고 되어 있습니다.

질문 : 홍삼도 인영맥을 크게 하나요?

대답 : 인삼은 인영맥을 크게 하는 대표적인 약재입니다. 이에 비해 홍삼은 수삼(水蔘)을 여러 번 증기로 쪄서 말린 것으로, 수삼이 가지고 있는 일부 진기는 빠진 상태일 겁니다. 아무래도 여러 차례 찌고 말리는 과정에서 기(氣)를 보(補)하는 진기(眞氣), 즉 인영맥을 커지게 하는 보기성(補氣性)이 완화되도록 법제(法製)한 것이기 때문에 일반 삼보다는 인영맥이 커지지 않습니다.

질문 : 녹용은 어디에 들어가나요?

대답 : 녹용도 대표적인 보기혈제로 수기에 속합니다. 인영맥과 촌구맥을 커지게 하는 약으로, 따뜻하고 짠맛(꼬랑내)이 난다고 되어 있습니다. 촌구맥이 큰 사람이 먹으면 몸도 뜨거워지고 좋은 약이 됩니다. 한약을 선호하는 사람들의 일반적인 생각은 인삼과 녹용이 들어가야 제대로 처방된 약으로 보는 것이 보통이었습니다. 그 옛날 50년 전만 해도 촌구가 클 때는 녹용과 인삼이 들어가면 머리도 맑아지고 약효를 빠르게 느꼈을 것 같습니다.

경혈학 족소음신장경

석맥이 나올 때의 경혈학을 해봅시다. 먼저 족소음신장경은 용천(湧泉)혈에서 시작합니다.

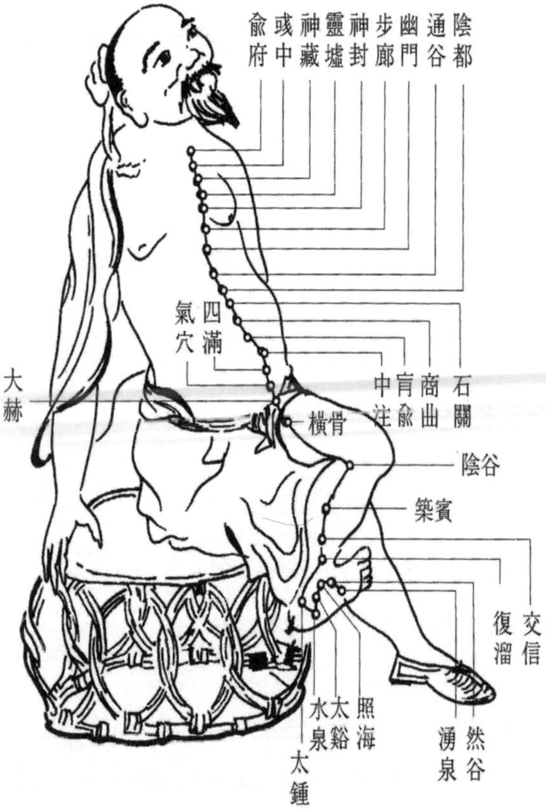

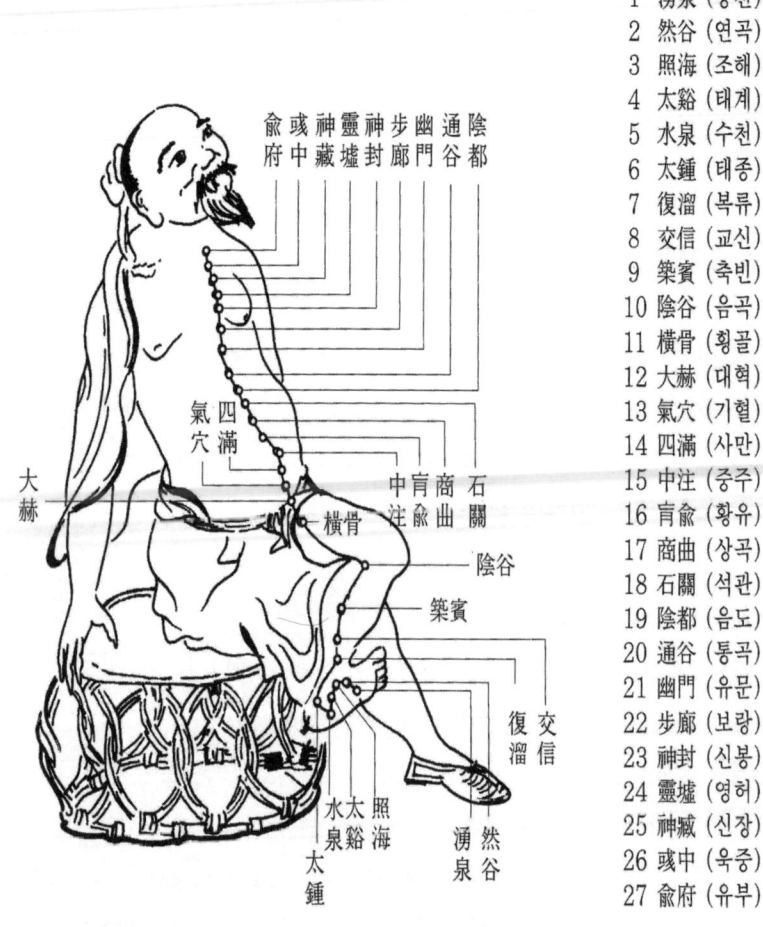

1 湧泉 (용천)
2 然谷 (연곡)
3 照海 (조해)
4 太谿 (태계)
5 水泉 (수천)
6 太鍾 (태종)
7 復溜 (복류)
8 交信 (교신)
9 築賓 (축빈)
10 陰谷 (음곡)
11 橫骨 (횡골)
12 大赫 (대혁)
13 氣穴 (기혈)
14 四滿 (사만)
15 中注 (중주)
16 肓兪 (황유)
17 商曲 (상곡)
18 石關 (석관)
19 陰都 (음도)
20 通谷 (통곡)
21 幽門 (유문)
22 步廊 (보랑)
23 神封 (신봉)
24 靈墟 (영허)
25 神藏 (신장)
26 或中 (욱중)
27 兪府 (유부)

그림 족소음신장경

1번 용천(湧泉)은 맑고 깨끗하게 하는 수기(水氣)가 샘처럼 끊임없이 솟아난다는 자리입니다. 혈자리가 발바닥에 있습니다. 중앙에서 앞 발꿈치 쪽으로 갈라지는 데가 있는데, 갈라지는 곳 가운데 쑥 들어가는 곳이 바로 용천혈입니다.

3번 조해(照海)는 빛이 바다처럼 넓은 곳을 비춘다는 혈자리입니다. 조해자리에 석맥 촌구 4~5성이라고 써 놓으세요. 기경팔맥 중의 하나인 음교맥을 통제하는 혈자리로, 발목 안쪽 복사뼈 아래에 있습니다. 발목을 천천히 돌려서 앞으로 약간 틀면 움푹 들어가는 곳이 조해혈입니다. 태계, 수천, 태종혈이 발목에 나란히 있는데, 이 세 개의 혈자리에 엠티(MT)를 씁니다. 자석테이프는 보법이라고 했지요. 발목 양쪽으로 방광경은 바깥쪽을 감아 돌아가고, 신장경은 안쪽으로 돌아갑니다. 발목은 신장·방광이 지배합니다.

그리고 이 발목의 경우는 관절의 구조나 힘줄 같은 것이 연하고 말랑하고 미끈미끈해야 사람 체중을 견뎌낼 수 있기 때문에 아주 연합니다. 어떤 사람 체중이 100kg이면, 그 100kg을 발목이 싣고 다녀야 하고, 또 계단을 오르내리거나 등산을 가더라도 높은 곳이면 뛰어내려야 하잖아요. 그러니 발목을 구성하는 조직들이 얼마나 유연해야 할까요? 그래서 발목에는 연하고 말랑말랑한 수기가 굉장합니다.

6번 태종은 15낙맥이고, 소변과 관련이 있는 자리입니다. 실하면 소변불통이 오고, 허(虛)하면 요통이 생깁니다. 소변이 잘 나오지 않을 때, 잘 나오게 하는 혈자리입니다. 오줌이 잘 안 나오면 이 태종혈에 지압한다든지 자석테이프를 붙인다든지 상처 나지 않게 뜸으로 따끈따끈하게 떠준다든지 하면 소변 관계가 아주 원활해진다는 자리입니다. 허리가 아플 때도 이 태종혈에 보법을 쓰면 효과를 보는 자리입니다.

27번 유부(兪府)는 수부로 되어 있는데, 몸통 전면 정중앙으로 지나는 임맥을 가운데에 두고 지나가는 경맥이 족소음신장경맥입니다. 유부혈은 임맥에서 가장 가까운 빗장뼈 바로 밑 쏙 들어간 곳에 있습니다.

신장경은 발바닥 용천에서 시작해서 허벅지 내측을 지나 회음혈 바로 옆에 사타구니를 감아 올라와서 생식기를 감싼 다음, 임맥을 사이에 두고 바로 올라가서 가슴팍 안쪽으로 해서 유부혈에서 끝나는데, 여기에 빗장뼈 바로 밑의 유부혈(신장경)과 중부혈(폐경), 기호혈(위경), 운문혈(폐경)이 다 모여 있어서, 이곳을 지압이나 마사지를 해주면 피로가 해소되는 자리입니다.

족태양방광경

교재의 족태양방광경을 보겠습니다. 방광경은 혈자리가 매우 많아서 외우기도 쉽지 않습니다. 한쪽만 해도 63개니까, 좌우 합치면 126개의 혈이 됩니다. 그래서 짠 것을 안 먹으면 사람 몸이 어떻게 된다는 것을 여실히 보여주고 있습니다.

이 126개의 혈자리에 기운이 잘 순환되고 발현되게 하려면 짠맛의 식품을 충분히 섭취해야 하는데, 계속해서 무염식이나 저염식으로 싱겁게 먹으면 아주 엉망이 되는 겁니다.

앞에서도 이야기했듯이, 서양의학의 해부학적 방광은 단순한 장기인 오줌보 정도로 인식하고 있습니다. 그런데 하느님은 이 방광경에 왜 이렇게 많은 혈자리를 배치했을까요?

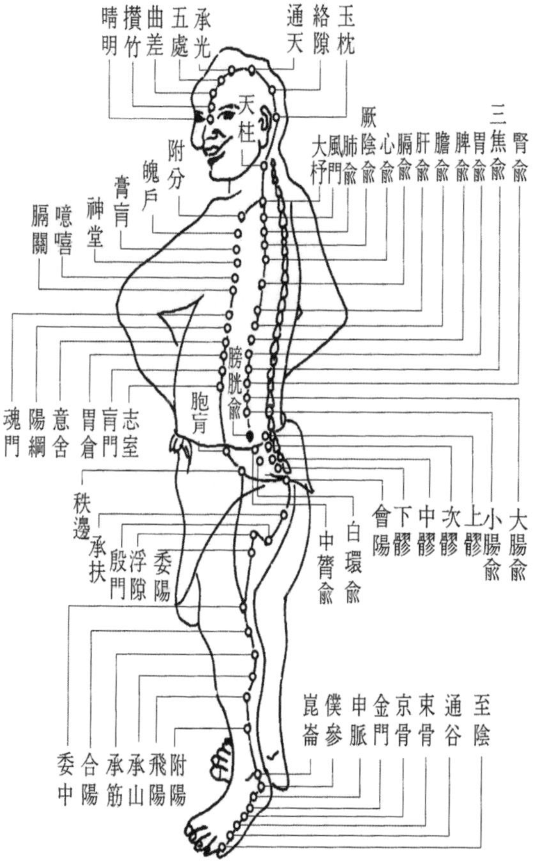

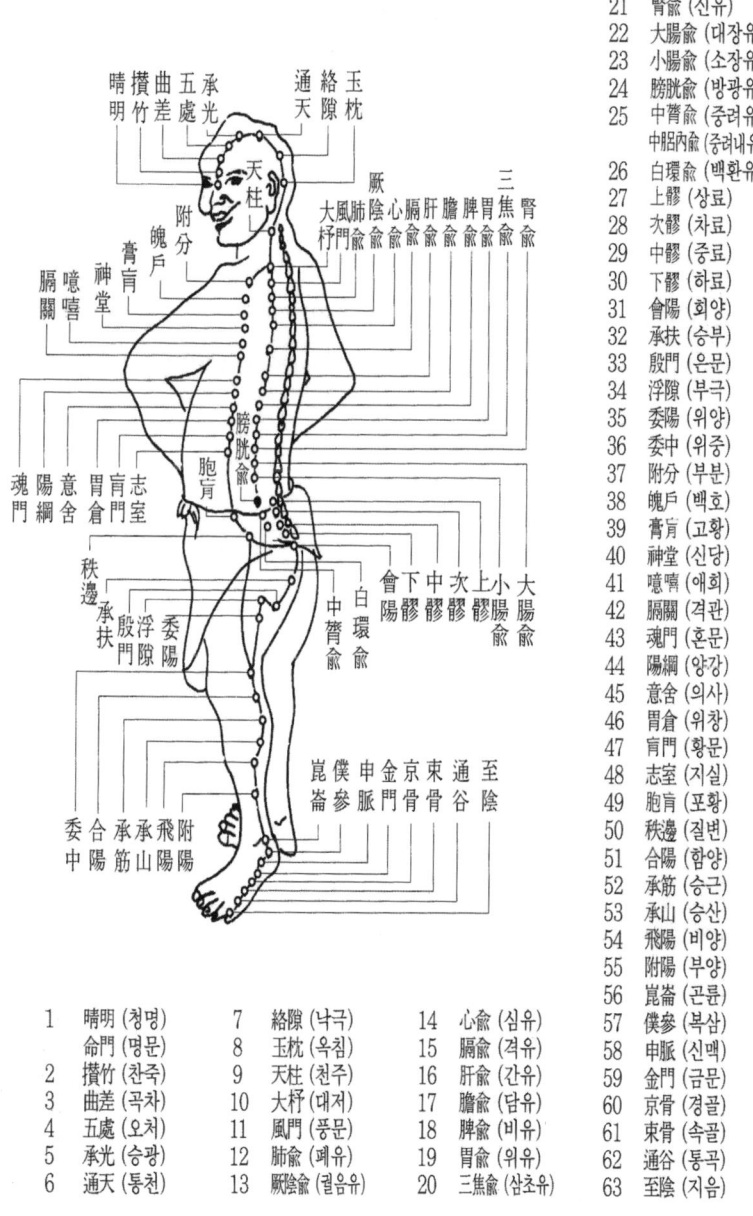

1 睛明 (청명)
命門 (명문)
2 攢竹 (찬죽)
3 曲差 (곡차)
4 五處 (오처)
5 承光 (승광)
6 通天 (통천)
7 絡隙 (낙극)
8 玉枕 (옥침)
9 天柱 (천주)
10 大杼 (대저)
11 風門 (풍문)
12 肺兪 (폐유)
13 厥陰兪 (궐음유)
14 心兪 (심유)
15 膈兪 (격유)
16 肝兪 (간유)
17 膽兪 (담유)
18 脾兪 (비유)
19 胃兪 (위유)
20 三焦兪 (삼초유)
21 腎兪 (신유)
22 大腸兪 (대장유)
23 小腸兪 (소장유)
24 膀胱兪 (방광유)
25 中膂兪 (중려유)
中膂內兪 (중려내유)
26 白環兪 (백환유)
27 上髎 (상료)
28 次髎 (차료)
29 中髎 (중료)
30 下髎 (하료)
31 會陽 (회양)
32 承扶 (승부)
33 殷門 (은문)
34 浮隙 (부극)
35 委陽 (위양)
36 委中 (위중)
37 附分 (부분)
38 魄戶 (백호)
39 膏肓 (고황)
40 神堂 (신당)
41 譩譆 (애희)
42 膈關 (격관)
43 魂門 (혼문)
44 陽綱 (양강)
45 意舍 (의사)
46 胃倉 (위창)
47 肓門 (황문)
48 志室 (지실)
49 胞肓 (포황)
50 秩邊 (질변)
51 合陽 (합양)
52 承筋 (승근)
53 承山 (승산)
54 飛陽 (비양)
55 附陽 (부양)
56 崑崙 (곤륜)
57 僕參 (복삼)
58 申脈 (신맥)
59 金門 (금문)
60 京骨 (경골)
61 束骨 (속골)
62 通谷 (통곡)
63 至陰 (지음)

그림 족태양방광경

머리부터 목, 등, 허리를 타고 내려가 다리와 발목으로 해서 새끼발가락까지, 인체의 후면을 온통 관장하고, 척추의 전체 연골과 힘줄, 인대 등을 지배합니다. 또 여기에 12유혈이 다 들어 있습니다. 거기 보면 12번 폐수와 13번 궐음수에서 이 수(兪)는 유자로도 읽힙니다.

이 12유혈이 굉장히 중요한데, 유혈은 중추신경을 타고 와서 에너지를 확산시키는 자리입니다. 12모혈에서 에너지를 모으면, 유혈에서는 그 모아진 에너지를 사용하고 흩어지게 합니다. 그래서 사람이 짠 것을 안 먹거나 너무 과식하면, 이 유혈 쪽으로 방광경이 시원찮게 흐르게 되어 에너지 사용을 잘 못 하게 되는 겁니다.

좋은 밥을 많이 먹어도 마찬가집니다. 100년 전에 마지막 황제가 드셨던 수라상 있잖아요. 현대인들이 먹는 것을 100년 전 사람들과 비교해 보면 임금님이 드셨던 수라상보다 더 잘 먹습니다. 호텔 뷔페에 가보면 먹는 수준이 수라상과 비교되지 않을 만큼 좋고, 횟집 같은 곳에 가봐도 그렇잖아요. 그렇게 좋은 것을 먹어도 소용없는 것이 싱겁게 먹으라고 해서 엉망이 된 겁니다.

그럼 방광경의 주요 혈자리를 살펴봅시다.

1번 청명(睛明)은 눈 사이에 있습니다. 청(睛)은 비가 그치고 맑게 갠다는 뜻이고, 명(明)은 밝고 환하다는 뜻입니다. 그러니까 눈을 맑게 하고, 밝고 환하게 하는 기운이 모이는 자리로 볼 수 있습니다.

눈과 눈 사이 양쪽을 가볍게 눌러서 만져보면 움푹 들어간 곳이 있는데, 꾹 누르면 뻐근한 곳이 청명이고, 반달처럼 라운드 된 바로 윗자리가 찬죽입니다. 이 청명과 찬죽이 식으면 눈을 뜰 수 없고, 아프고 뻑뻑해서 인상을 찡그리게 됩니다.

찬죽이 어디냐면 윗눈썹 바로 밑에 있습니다. (저는 이 자리가 항상 아파요) 찬죽혈 그 자리가 항상 아픈 거예요? (예) 냉기가 들어있고 짠 것이 부족해서 그렇습니다. 곡식 주머니를 너무 뜨겁지 않게 데워서 올려놓고 짠맛이 있는 음식이나 좋은 소금을 드시면 해결됩니다.

질문 : 눈에 곡식주머니 찜질을 해도 됩니까?

대답 : 통증이 있어 아프다는 데는 어디를 막론하고 온열찜질을 하면 즉시 효력이 나타납니다.

그러면 양 엄지손가락으로 청명혈과 찬죽혈을 동시에 지그시 꾹 눌러 보세요. 뻐근하고 시원할 겁니다. 누구든지 이곳을 눌러주면 눈이 시원해지고 머리도 맑아지는 것 같은 느낌이 옵니다.

9번 천주(天柱)혈은 하늘을 떠받치는 기둥을 뜻하며, 목뻐 경추가 끝나는 부분입니다. 두개골과 경추가 서로 연결되어 있어서 머리를 하늘로, 이 목뼈를 기둥으로 봤던 겁니다. 풍부혈 바로 밑에 쑥 들어가는 곳이 천주혈인데, 거기가 뻐근해지면 뒷머리가 아픕니다. 족소양담경맥의 풍지혈 바로 옆에 있습니다. 그래서 이 등과 허리 라인을 풀어주는 것이 굉장히 중요합니다.

여기 풍부에서 방광경까지 풀어주는 의료기기가 한때 유행했던 적이 있었잖아요. 몇 번 쓰다가 그냥 녹슬고 있다면 다시 꺼내서 쓰면 되고, 없는 경우엔 경락봉으로 풀어주면 좋습니다. 활용도면에서는 경락봉이 훨씬 나은 점이 발끝에서 머리끝까지 풀 수 있고, 목의 측면까지도 다 풀 수 있어서, 방광경뿐만 아니라 옆구리까지 다 풀 수 있습니다. 내가 내 몸을 자유자재로 써가며 풀 수 있다는 장점이 있습니다.

나중에 시간이 되면 경락봉 활용하는 방법도 알려 드리겠습니다. 나무는 미송이나 낙엽송이 괜찮고, 길이 50cm, 원통의 지름이 55mm 이상 70mm가 적당합니다. 하여튼 우리는 허리등짝이 아파서 찌뿌둥할 때 이런 것으로 풀어주면 되는 겁니다. 폼 롤러도 좋습니다.

11번 풍문(風門)혈은 바람이 들고 나는 출입문이라는 뜻입니다. 옛날 어른들께서 찬 바닥에서 잠자면 골병든다는 말을 하셨는데, 바로 이 목 하단에 있는 풍문혈 자리로 냉기가 들어와 뒷목을 타고 올라가서 머리로 가면 두통이 생깁니다.

기경맥인 독맥의 아문혈 바로 위에 바람을 다스리는 관청, 바람을 가두는 창고의 뜻을 가진 풍부(風府)혈에서 바람의 찬 기운을 다스리고, 같은 위치의 바로 옆에 바람을 담아두는 연못이라는 뜻이 있는 담경의 풍지(風池)혈에서 냉기가 머릿속으로 들어가지 못하도록 방어를 합니다.

사람 몸에 들어온 찬 기운을 풍부혈과 풍지혈에서 막지 못하면 심한 두통에 시달리게 되고, 4~5성이 있는 사람은 심지어는 중풍을 맞기도 합니다. 이러한 사람은 두개골과 목 사이에 움푹 들어가는 혈자리가 있는데, 그곳을 꾹꾹 눌러보면 상당한 통증을 느낍니다. 통증이 심한 부위를 수시로 지압해 주면, 온기가 들어와 냉기를 몰아내는 효과가 있어요. 목도리나 스카프로 목을 따숩게 보온하는 것도 좋은 방법입니다.

12번 폐유는 폐와 연결되어 있으며, 척추에 폐와 중추신경이 매달려 있습니다.

13번 궐음유에는 잔중에 심포장을 주관하는 기운이 있고, 14번 심장유에는 심장이 척추에 매달려 있으며, 16번 간유에는 간이, 17번 담유에는 담이 매달려 있습니다. 이 척추 기둥에 하나씩 매달아 놔야 내장이 질서정연하게 매달려 있을 것 아니에요.

만약 이렇게 매달아 놓지 않으면 뒤죽박죽이 되겠지요. 제일 위에 쉼 없이 일을 많이 하는 폐와 심장을 매달아 놨고, 거기에다 섞이지 않게 횡격막을 펼쳐 걸어 놨습니다. 그 밑에 간유, 담유가 있고, 바로 아래 18번 비유, 19번 위유, 여기까지는 등입니다.

그리고 여기서부터는 허리인데 20번 삼초유, 21번 신장유, 22번 대장유, 23번 소장유, 24번 방광유까지 내려갑니다. 대장과 소장으로 오기 전에 뭐가 있냐면 복막이 있어요. 이 복막으로 아래 방광 쪽하고 또 갈라놨습니다. 즉 내장을 가지런하게 하려고 인체 내의 조물주인 심포·삼초가 그 막으로 쳐 놓은 거예요.

그 핵심이 바로 뭐냐면, 각각의 6장 6부가 이 척추에 매달려 있는데, 간유에는 간에서 만들어진 힘이 중추신경을 타고 간경맥과 각 경맥으로 흘러 들어간다는 것입니다. 가운데 대들보에 흐르는 신경 선을 중추신경 선이라고 하잖아요? 그러니까 그 대들보를 이루는 중추신경을 핵심적으로 보호해 주는 혈자리가 12유혈인 것입니다.

인체의 정중앙을 흐르는 임맥과 독맥을 가운데에 두고 흐르는 경맥이 신장경과 방광경입니다. 임·독맥을 가장 가까이에서 좌우로 감싸고 보강하는 경맥을 말하는데, 앞면의 정중앙을 흐르는 임맥을 감싸는 경맥이 족소음신장경맥이고, 인체의 후면 정중앙을 지나는 경맥인 독맥은 족태양방광경이 좌우 두 줄로 감싸고 있음을 볼 수 있습니다. 그래서 수기가 굉장히 중요하다고 말하는 것입니다.

54번 비양은 15낙맥에 해당하고, 혈자리는 정강이에 있습니다. 비양에 실(實)증으로 병이 나면 코가 막히고 머리와 등이 아픕니다. 허(虛)하면 코피가 난다고 했습니다.

56번 곤륜은 복사뼈 발목 뒤 움푹 들어가는 곳에 있습니다.

58번 신맥(申脈). 복사뼈 바깥쪽 아래에 있는 신맥은 양교맥을 통제하는 혈자리입니다. 방광경맥에서는 제일 중요한 혈자리이므로 반드시 알아 두어야 하는 자리입니다.

그냥은 취혈이 잘 안되고, 발목을 천천히 돌려서 발을 안쪽으로 약간 비틀면 복사뼈 바깥쪽 아래에 움푹 들어가는 자리가 신맥혈입니다. 그래서 석맥 인영 4~5성이 나오는 사람들은 이 신맥이라는 혈자리를 잘 알아놔야 합니다. 그래야 지압도 할 수 있고 침이나 엠티 또는 여러 가지를 쓸 수가 있습니다.

60번 경골, 61번 속골은 자석테이프를 붙일 수 있는 자리이고, 63번 지음은 새끼발가락 끄트머리 바깥쪽에 혈자리가 있습니다.

석맥이 나오고 인영이 큰 사람은 대부분 새끼발톱이 뭉그러져 있거나 찌그러져 있습니다. 그래서 손톱깎이를 가지고 댈 게 별로 없어요.

그다음에 35번 위양과 36번 위중은 육합혈로, 위양은 구삼맥일 때, 위중은 석맥일 때 다스리는 혈자리입니다.

음교맥(陰蹻脈, 석맥 촌구 4~5성)

음교맥(陰蹻脈)은, 교재에 보시면 작은 글씨로 '기경(奇經)'이라고 되어 있죠? 이것은 기경팔맥의 하나라는 뜻입니다. 그 옆에 소음지별(少陰之別)이 나오는데, '족소음신장경과는 별도의 맥'이라는 것입니다. 그리고 통혈~조해(通穴~照海)라고 되어 있습니다. '통혈(通穴)은 강력한 생명력을 통하게 하는 혈자리'라고 볼 수 있습니다. 복사뼈 안쪽 아래에 있는 신장경의 조해혈에서 음교맥을 통제합니다.

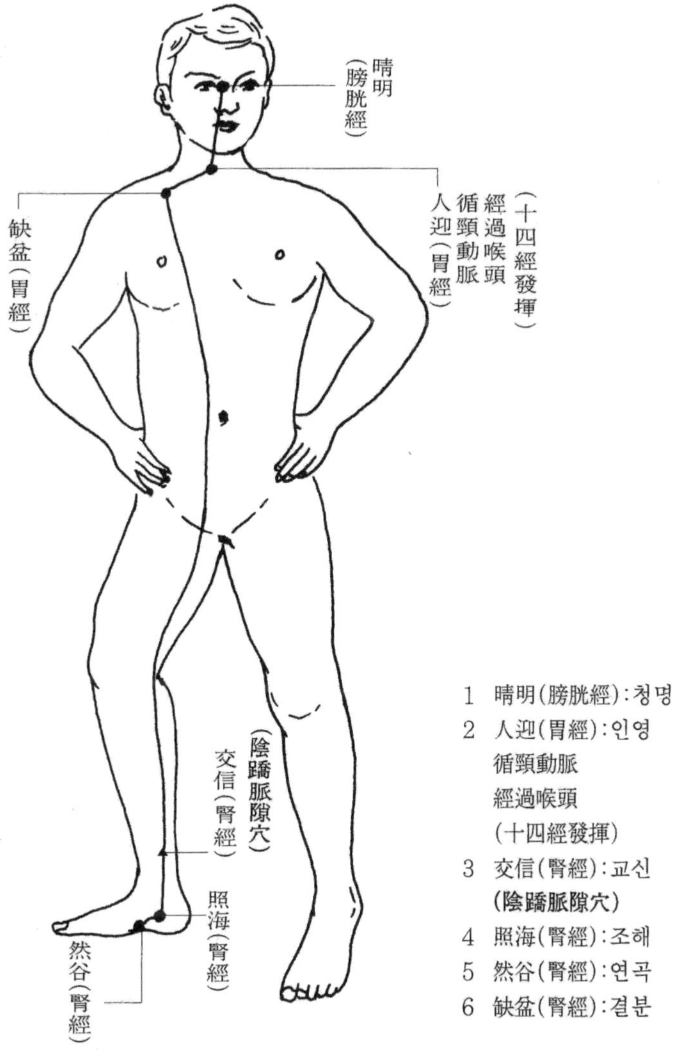

그림 음교맥(**陰蹻脈**)

발목을 천천히 몇 번 돌리다가 안쪽으로 약간 틀면 안쪽 복사뼈 아래에 움푹 들어가는 자리가 조해혈입니다.

음교맥은 조해에서 복사뼈 상부 교신혈을 지나 넓적다리 안쪽면을 타고 올라가서 생식기에 갔다가 아랫배를 거쳐 가슴과 목을 지나 다시 빗장뼈 부위의 결분혈(위경맥)에 갔다가 다시 인영혈(인영맥 보는 자리)을 타고 올라와 얼굴로 해서 안쪽 눈 뿌리인 청명혈(방광경맥)에 와서 양교맥과 서로 만납니다. 좌우 12혈로 되어 있습니다.

음교맥에 병이 있나 없나를 측정하는 기준은, 촌구의 맥에서 석맥 4~5성이면 음교맥의 병이 있는 것입니다. 기경팔맥 중 다른 음경맥은 다음과 같습니다.

촌구의 맥에서 홍맥 4~5성이면 충맥의 병이 있는 것이므로, 비경의 공손혈에서 통제하고,

촌구의 맥에서 모맥 4~5성이면 임맥의 병이 있는 것이므로, 폐경의 열결혈에서 통제하며,

촌구의 맥에서 구삼맥 4~5성이면 음유맥의 병이 있는 것이므로, 심포경의 내관혈에서 통제합니다.

음교맥의 병증으로는 허리가 꼬부라지는 것이 특징입니다. 그래서 허리를 굴신하는 운동에 장애가 있고, 시도 때도 없이 잠을 많이 잔다고 했습니다. 고혈압, 중풍, 수시로 아랫배가 아프고, 생식기에 이상이 생깁니다.

이때는 골고루에 짠맛을 더 먹고, 들숨보다 날숨을 더 길게 하고, 하체운동 보다는 상체운동을 많이 해서 기혈을 상체로 많이 가게 하여 인영맥을 크게 하는 생활을 해야 합니다.

양교맥(陽蹻脈, 석맥 인영 4~5성)

양교맥 또한 기경팔맥 중 하나이고, 이 시대에 병이 가장 많이 생기는 곳입니다. 기경 옆에 작은 글씨로 태양지별(太陽之別)이라고 되어 있

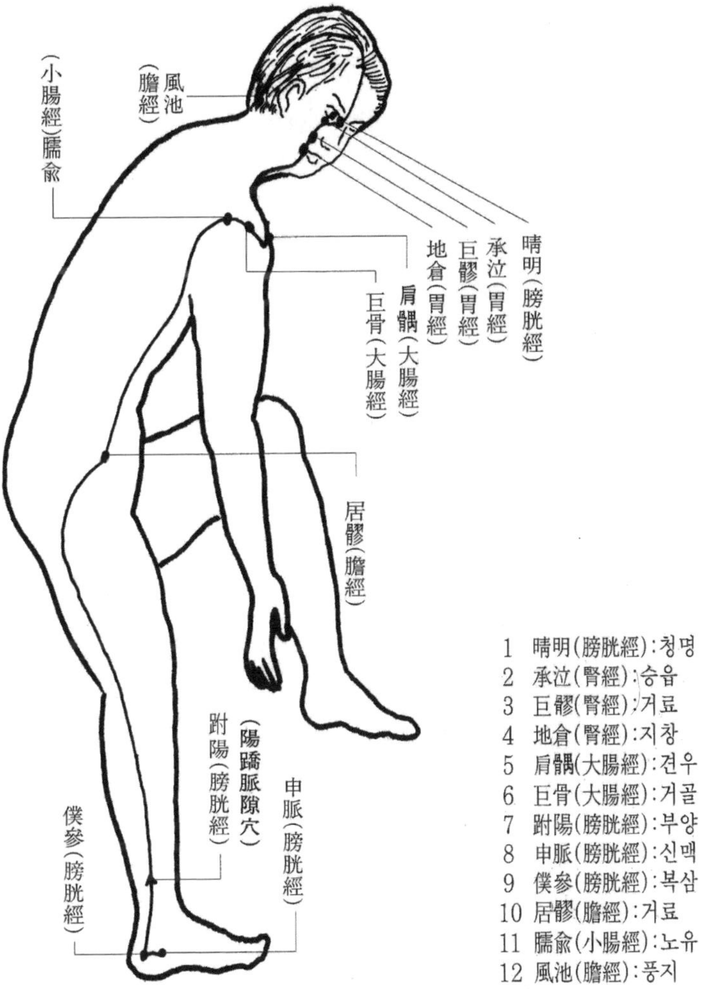

그림 양교맥(陽蹻脈)

는 것은 수·족태양경맥과는 별개의 맥이라는 뜻입니다. 5개의 양경맥(담경·소장경·위경·대장경·방광경)을 연결하여, 강력한 좌우 24개혈로 되어 있습니다.

복사뼈 바깥쪽 아래에 있는 신맥혈에서 양교맥을 통제합니다. 신맥혈자리도 그냥은 잘 안 나오고, 발목을 천천히 몇 번 돌리다가 발끝을 아래쪽으로 약간 틀면 바깥쪽 복사뼈 아래에 움푹 들어가는 자리가 신맥혈입니다.

양교맥은 풍지혈(담경)에서 시작하여, 머릿속을 감아 돌아 눈뿌리인 청명(방광경)혈로 옵니다. 그래서 양교맥이 병나면 눈알이 뻑뻑하고 빠지는 것처럼 아프다고 합니다. 그리고 머릿속이 아프다고 하는 것이 대부분인 것 같습니다. 골속이 흔들린다든지, 머릿속에서 소리가 난다든지, 갑자기 앞이 캄캄해진다든지 하는 것도 석맥 인영 4~5성인 양교맥의 병입니다.

담경의 풍지혈에서 시작된 양교맥은 머리를 감아 돌아와 청명혈에서 음교맥과 회합하고, 눈 밑 가운데에 있는 '승읍혈에서 거료혈과 지창혈(이상 위경맥)'로 내려와 '이 3개의 혈자리에 문제가 생기면 눈이 감기지 않는 증상이 나타납니다.' 잠잘 때 눈 뜨고 자는 사람을 말합니다.

계속해서 어깨 쪽의 견우혈(대장경)과 거골혈(대장경) 그리고 노유혈(소장경), 이 3개의 혈자리의 힘으로 어깨를 당겨서 받쳐주는데, 석맥 인영 4~5성으로 양교맥이 병나면 어깨에서 팔이 잘 빠진다고 했습니다. 석맥 인영 4~5성으로 중풍 맞은 어떤 환자들 보면 어깨가 빠져 팔이 덜렁거리는 사람들이 있습니다.

교재의 양교맥 경혈도 그림을 보시면 어깨를 감아 돌고 있는 것이 보일 겁니다. 견우, 거골, 노유 이 세 곳의 혈자리를 말하는 것입니다. 여기가 움푹 꺼져서 팔이 쭉 빠져 내려간 것을 말하는데, 양교맥을 통제하는 신맥혈에 침을 놓지 않으면 해결할 수가 없습니다.

이어서 옆구리 외측면을 쭉 타고 내려와 엉치뼈 부위 거료혈(담경맥)을 지나 넓적다리 외측면을 타고 내려와 정강이 외측 하단에 부양(방광경)혈을 지나 복사뼈 밑 복삼혈과 신맥혈(양교맥의 통혈)까지 옵니다.

양교맥을 편의상 한 줄로 정리한다면, 풍지-청명-승읍-거료-지창-견우-거골-노유-거료-부양-복삼-신맥이 됩니다.

석맥 인영 4~5성이면 양교맥이 인체의 외측면으로 지나가기 때문에, 그쪽 부위가 많이 경직되어 있습니다.

양교맥에 병이 있는지 측정하는 기준은, 인영맥에서 석맥 4~5성이면 양교맥의 병이 있는 것입니다. 기경팔맥 중 다른 양경맥은 다음과 같습니다.

인영맥에서 구맥 4~5성이면 독맥의 병이 있는 것이므로, 소장경의 후계혈에서 통제하고,

인영맥에서 현맥 4~5성이면 대맥의 병이 있는 것이므로, 담경의 임읍혈에서 통제하며,

인영맥에서 구삼맥 4~5성이면 양유맥의 병이 있는 것이므로, 삼초경의 외관혈에서 통제합니다.

석맥 인영 4~5성으로 인한 양교맥의 병증으로는 팔이 잘 빠진다고 했습니다. 어깨를 감아 돌아가기 때문에 여기가 약해지면 어깨가 쑥 빠지게 됩니다. 또 골속이 아프고, 골이 흔들립니다. 어떤 사람들은 고개

를 흔들면 저 골속 안에서 덜그덕 덜그덕 소리가 난다고 합니다.

그리고 석맥 인영 4~5성으로 오는 고혈압, 중풍, 당뇨, 요통 등이 생길 수 있고, 심해지면 허리를 거의 쓸 수 없게 됩니다. 그래서 족태양 방광경의 63개 혈자리 중 신맥혈이 제일 중요한 자리입니다. 양교맥을 통제하는 혈자리가 바로 신맥혈이기 때문입니다. 운동은 양교맥이 인체의 외측으로 지나가니까 그쪽 라인을 강화시키고 이완시키는 동작을 하면 됩니다.

천천히 하는 운동과 평상시 안 쓰는 쪽을 운동하라

운동은 자기 몸을 움직이는 것입니다. 스트레칭을 할 때도 동작을 천천히 하면서 자극을 조금 더 강하게 하고, 만약 자극점을 만났다 그러면 더 늘어나게 멈추는 겁니다. 이때 늘어나면서 열이 생기기 때문에 동작을 멈추고 자기 호흡을 하는 거예요.

인영맥이 큰 사람은 들숨을 길게 하고, 촌구맥이 큰 사람은 날숨을 길게 하면서 천천히 호흡을 서너 번 정도 한 다음에, 충분히 이완됐다 그러면 다시 풀어서 다음 자세로 이어서 하면 됩니다. 이때 반대쪽도 반드시 해야 되겠죠.

운동은 안 좋은 쪽을 더 해야 합니다. 오른손잡이는 오늘부터 왼손을 많이 쓰고, 모든 동작을 왼쪽으로 많이 하는 것이 좋습니다. 평소에 불편하고 안 되는 쪽을 더 쓰고, 운동을 더 해주면 좌우의 균형을 이루는 데 유리합니다. 현재 좌우상하의 균형이 맞지 않더라도, 향후 균형이 더 깨지는 것을 막는 것이 더 중요합니다.

그런데 이게 말이 쉬워서 그렇지 막상 실천하려고 하면 보통 일이 아닌 거예요. 왜냐하면 석맥이 있는 사람은 궁상떨고 놀고먹으려고 합니다. 이 사람들은 잠을 자거나 놀지언정 운동은 잘 않거든요. 신장·방광이 안 좋은 사람은 왜 궁상이 심하고, 놀고먹으려 하고, 운동도 하지 않으려고 하는지 원인을 알았으니, 지금 당장 일어나 움직이세요.

그리고 골고루에 짠맛이 있는 식품을 주식처럼 많이 먹고, 들숨을 길게 하고, 하체운동을 많이 해야 합니다.

양교맥은 왜 연속적이지 않고 끊겨 있는가?

질문 : 다른 경맥과 달리 양교맥상의 혈자리들은 연속적이지 않고 끊겨 있는 것은 왜 그런 것입니까?

대답 : 그렇습니다. 기경팔맥에서 임맥과 독맥을 제외한 나머지 기경맥은 여러 경맥으로 연결되어 있어서 끊겨 있는 것으로 보입니다. 그러니까 배꼽을 중심으로 상하 정중앙으로 흐르는 임맥과, 척추의 정중앙에서 후면을 지나가는 독맥은 각각 별도의 독립된 경맥으로 존재하고, 나머지 6개(충맥·대맥·음유맥·양유맥·음교맥·양교맥)의 기경맥은 다른 여러 개의 정경의 맥으로 연결되어 있습니다. 경혈도를 살펴보면 임맥과 독맥까지는 나오는데 양교맥이나 음교맥 등 다른 기경맥의 경혈도가 없는 것도 그런 이유에서입니다.

질문 : 정경의 12경맥과 기경8맥의 유주하는 것을 표시한 책을 보면 12정경은 음경맥과 양경맥이 위에서 아래, 또는 아래에서 위로 순행하는데, 기경맥은 그렇지 않은 것은 왜 그런 것인지 궁금합니다.

대답 : 여러 번 말씀드린 것 같은데, 지기(地氣)인 음기(陰氣)는 아래에서 위로 흐르고, 천기(天氣)인 양기(陽氣)는 위에서 아래로 흐르는 것이 대자연의 이치입니다.

사람의 몸속에 흐르는 에너지도, 가령 음전기가 흐르는 음경맥(간경·심경·비경·폐경·신경·심포경)은 아래에서 위로 흐르고, 양전기가 흐르는 양경맥(담경·소장경·위경·대장경·방광경·삼초경)은 위에서 아래로 흐르는 것이 자연의 원리, 생명의 원리에 부합하는 것입니다. 이것은 사람이 팔을 벌려 만세를 부르는 자세에서, 각 경맥을 따라 생명에너지가 흐르는 방향을 말하는 것입니다.

그런데 기경맥에 흐르는 생명 에너지는 이런 원리에 따르지 않고, 여러 경맥이 연결되어 흐르게 되는 것은, 12경맥처럼 독립된 경맥이 아니기 때문입니다.

다시 말씀드리면 기경맥은 경맥을 따라 생명 에너지가 12경맥처럼 유주(流注)하는 것이 아니고, 대맥이든 충맥이든 음·양유맥, 음·양교맥이든 각각의 기경맥이 넓은 띠처럼 연결되어 있는 여러 경맥상에 기이(奇異)하고 강력한 생명 에너지가 담겨 있어, 언제든 필요할 때 사용할 수 있는 에너지를 담고 있는 경맥이 기경8맥이라는 것입니다.

예로 든다면 우리의 피겨스케이팅 김연아 선수가 빙판 위에서 천천히 연기하다가, 갑자기 점프해 공중에서 몇 바퀴 회전하는 강력한 에너지는 기경8맥에 존재하는 초능력의 힘을 사용하는 것입니다. 12정경에서는 그러한 힘이 존재하지 않습니다.

12정경에 존재하는 힘은 전신을 운행(運行)하면서 생명을 유지하고, 상생·상극 조화를 이루며, 평상시 생활하는 힘을 말합니다. 온기를 만들고, 식사하고, 소화하고, 배설하는 힘을 말합니다. 그리고 산책을 하고, 명상하고, 호흡하는 힘 등 일체의 생명작용을 말합니다. 갑자기 무거운 물건을 든다든지, 급히 뛰어간다든지 하는 힘은 기경8맥에 존재하는 에너지를 사용하는 것입니다.

그래서 기경8맥은 12정경처럼 경맥을 유주하는 것이 아니고, 인체 부위에 넓은 띠처럼 기이하고 아주 특별한 힘이 형성되어 있는 것입니다. 운동선수와 무술인이 하는 강력한 몸짓에 사용되는 일체의 에너지는 기경(奇經)의 힘을 쓰는 것이라고 봐도 무방합니다.

정경과 기경이 병에 대응하는 힘

질문 : 그럼 앞에 공부한 병의 분류에서 정경의 병, 기경의 병, 사해의 병, 15낙맥의 병 네 종류로 분류 했는데, 이때도 정경과 기경 그리고 사해와 15낙맥이 각각 병에 대응하는 힘도 다른 겁니까?

대답 : 당연히 다릅니다. 12정경의 병은 아주 작은 병을 말합니다. 푹 자고 일어났더니 증상이 없어졌다거나, 침 한번 맞았는데 완치되거나, 약 한 첩 달여 먹었더니 없어지는 병은, 그 병이 12경맥에 머물고 있는 병입니다. 그래서 온천에 가서 온욕을 하고 왔더니 개운하게 됐다는 그러한 병입니다.

생명이 스스로 병을 치유하기 위해서 피를 보내는데, 평소보다 약간만 더 보내줘도 회복이 되는 질병입니다. 이때 맥을 보면 인영이나 촌구에서 1~3성의 맥이 나옵니다.

정경의 병인 이 상태에서 불섭생이 계속되고, 냉기나 사기가 넘쳐나 12정경으로 감당하지 못할 지경이 되면, 사람이 죽을 만큼 고통이 심해집니다. 이때 생명은 자신을 보호하기 위해서 기경8맥을 통제하는 8개의 통혈(열결·후계·신맥·조해·외관·내관·공손·임읍)을 통해 12경맥에서 넘쳐난 냉기와 사기를 기경맥으로 통하게 해서 심한 고통을 덜어내고, 생명을 지켜내는 것입니다.

이때 방광경의 신맥혈을 통해 냉기나 사기가 들어오면 양교맥의 병이 되고, 맥으로는 인영맥에서 석맥 4~5성이 촉지 됩니다. 스스로 병을 치유하기 위해 피 공급량을 4~5배로 늘리는 것입니다. 이렇게 되면 신장·방광에 병이 있어 석맥 2성으로 고생하던 사람이 석맥 4~5성으로 변하면, 일시적으로 기경맥인 양교맥의 초능력을 사용하기 때문에 멀쩡하게 5년이고, 10년이고 살게 되는 것입니다.

이때는 짠맛을 대량으로 먹어야 하는데, 저염식이나 무염식을 계속한다면 불치의 병이 생기게 됩니다. 고지혈증, 고혈압, 동맥경화, 당뇨, 생식기 이상, 각종 염증, 각종 암, 중풍 등 이루 말할 수 없는 질병들이 창궐하게 됩니다.(심포·삼초편 341~345쪽 병을 담아두는 그릇 참조). 나머지 열결·후계·조해·외관·내관·공손·임읍혈로 들어오는 병은 중풍편에서 자세히 다루도록 하겠습니다.

15낙맥이 생명을 지키는 이치

15낙맥의 병은 맥진이나 체질분류법으로는 알 수가 없고, 증상으로만 알 수 있는 희귀병이라 볼 수 있습니다. 임·독맥을 포함하여 12경맥에 한군데씩 큰 낙맥이 이어져 나간 혈자리가 있는데, 비경락의 대포혈을 포함하여 15군데의 낙혈이 막혀서 생기는 병을 말합니다.

이 낙혈이 막히면 허할 때와 실할 때, 각각 15종류 도합 30종의 희귀병이 생기는 것도 자신을 지키기 위해 스스로 낙혈을 막아 생명을 보호하는 것으로 보입니다.

예를 들어 심경의 통리혈이 병이 날 경우 실(實)하면 가슴이 치민다. 허(虛)하면 말을 할 수 없다고 되어 있습니다. 너무 충격적인 광경에 심장이 내려앉을 만큼 놀라면 갑자기 벙어리가 되는 경우인데, 이때 심포·삼초 생명력이 심장경맥의 통리혈을 막아서 심장을 보호하지 못하면 심장에 치명적인 손상을 입게 되는 것이 아닌가 유추해 볼 수 있다는 겁니다.

이렇듯 생명은 자신의 본체를 지키기 위한 대가로 낙맥의 병을 담고 살아가고 있는 것입니다. 이때 심장경의 통리혈에 뜸을 하루에 2~3장씩 따뜻하게 꾸준히 떠주면 통리의 막힌 혈자리가 정상화 되고 실해지면서 갑자기 벙어리가 된 병이 치료됩니다.

사맥(死脈)이 나오기 전까지 생명 스스로 치유하고 지켜 가는 이치가 있다고 분명하게 말할 수 있습니다. 가령 기경8맥인 독맥상의 장강혈에 병이 있을 때, 실(實)하면 척추강(脊椎强), 척추가 굳는 것을 말하고, 장강혈이 허(虛)하면 두중(頭重), 머리가 항상 무거운 것을 말합니다. 이때 장강에 뜸을 떠야 하는데, 꼬리뼈와 항문 사이의 장강혈에 뜸을 뜨기가 여간 힘든 곳이 아니겠죠? 그래서 이때에는 '장강혈의 보조혈인 방광경의 회양혈'에 뜨는 방법이 있습니다. 회양혈은 꽁무니뼈 양옆에 위치합니다.(비·위장편 408~424쪽 15낙맥의 병 참조)

증상치료와 병명치료, 국소치료에 매달리는 기존의 학문

이 시대에 증상치료와 병명치료, 국소치료에 매달리는 기존 의학에서는 기경팔맥 무용론을 주장하는 학자들이 많다고 합니다. 맥진뿐만 아니라 기경팔맥이 뭐고, 병의 실체가 뭔지를 모르니까 그리 말할 수밖에 없는 것입니다.

그 이유는 병의 원인을 규명하는 진단법이 없기 때문입니다. 6장 6부의 음양·허실·한열·부침·지삭·대소·활삽의 이치만 알아도 대부분의 병에 대한 원인을 규명할 수 있습니다.

만약 석맥 인영 4~5성으로 양교맥에 병이 있는 경우 양교맥의 통혈인 신맥혈을 알고, 짠 것을 더 먹어야 한다는 것만 알면 병의 절반은 고친 거나 진배없습니다. 나머지 육기섭생법은 자기 자신이 직접 실천만 하면 되기 때문입니다. 이러한 이치를 아는 사람과 전혀 까막눈인 사람은 그 개념부터가 달라요.

병의 실체를 이해하고, 정기신을 이해해서 그 생명상태를 살펴보는 차원이 다르다 그 이야기입니다.

고지혈증, 류마티스, 통풍, 루푸스와 같은 혈액병은 결국 몸을 차게 하고, 싱겁게 먹어서 콩팥이 병나서 생기는 것입니다. 결국 콩팥이 병나면 피가 탁해져서 오는 병이 아닙니까? 대부분 석맥 인영 4~5성으로 병이 와 있는데, 지금의 현실이 짠맛을 기피하는 시대여서 이런 것들을 대부분 고치지 못하고 있습니다.

석맥이 나왔을 때 침법, 신·방광경의 주요 혈자리

이어서 석맥이 나왔을 때의 침법에 대해 살펴보겠습니다.

이때는 거두절미하고 짠맛을 더 먹고 신장경과 방광경을 쓰면 됩니다. 신장경의 주요 혈자리로는 용천을 알아야 합니다. 보시다시피 여기 발바닥 두께가 아주 두꺼운데, 우스갯소리로 용천에다가 침을 딱 찌르면 침이 뚫릴 때 송장도 벌떡 일어난다고 하는 자리입니다. 이 용천이 그만큼 강력한 자극을 주는 혈자리라는 것입니다.

또한 용천혈은 생식기까지 기운이 전달됩니다. 옛날에 총각이 장가가면 어디를 때려요? (발바닥) 신랑을 다룰 때 발바닥에 있는 용천혈을 자극하여 생식기의 기능을 활성화하려는 옛 어른들의 지혜가 아닌가 싶습니다.

이런 행위들이 첫날밤을 잘 치르라고 하는 것인데, 지금은 이런 것과는 무관하게 폭력을 행사하니까 문제입니다. 이런 내용을 알고 하면 좋겠지요. 여기 용천 자리를 너무 아프지 않게 탁탁 두드려서 자극을 주는 겁니다. 신랑이 그날 신부 집에 장가들려고 저 멀리에서 원행을 왔잖아요. 그러면 얼마나 피곤하고 힘들겠어요. 그 피로를 풀게 하고 합방도 해야 하니까, 이러한 차원에서 신랑을 다룰 때 매달아 놓고 발바닥에 있는 용천혈을 두드려 주었던 겁니다.

두 번째 조해혈을 알아야 합니다. 신장경에서는 이 조해혈이 음교맥의 통혈로써 가장 중요한 혈자리이므로 반드시 알아 두어야 합니다. 안쪽 복사뼈 아래 발목관절에 있는 수천, 태계, 15낙맥 중 하나인 태종혈을 알아야 하고, 빗장뼈 밑의 유부혈을 알아둬야 합니다.

다음 족태양방광경의 주요 혈자리로는 새끼발가락 끝의 지음과 속골, 경골, 신맥을 알아야 합니다. '신장·방광경에서 제일 중요한 혈자리는 신맥과 조해'입니다. 그다음에 곤륜, 15낙맥 중 하나인 비양혈을 알아야 하고, 육합혈인 무릎 뒤 오금 부위에 위중과 위양을 알아야 합니다. 또 눈뿌리인 청명을 알아야 합니다.

1·2·3성의 맥이 나오는 12정경의 병일 때 사용하는 황제내경침법과 4~5성이 나오는 기경8맥의 병일 때 사용하는 기경8맥의 통혈(구궁팔괘침법), 그리고 6~7성의 사해의 병일 때 사용하는 사해의 혈(사관침법), 15낙맥의 병일 때 뜸을 뜨는 등 주요 혈자리는 모두 팔꿈치관절과 무릎관절 밑에 다 있습니다.

석맥이 나오고 인영이 클 때의 침법

석맥이 나오고 인영이 2성이면 이때는 방광경(지음, 속골)을 2사 하고, 신장경(태계)에 1보 합니다. 방광경의 지음, 속골, 경골, 신맥혈 중에서 두 개혈을 취해 사법(瀉法)을 쓰고, 신장경의 용천, 조해, 수천,

태계, 태종혈 중에서 한 개 혈을 취해 보(補)를 하면 됩니다. 보는 침을 놓고 그냥 놔두는 것을 말합니다. 자석테이프는 신장경에서 1 또는 2개 혈을 취해 보법으로 붙여 줍니다.

석맥이 나오고 인영이 4~5성이면 '양교맥의 병'입니다. 석맥이 나오고, 신장·방광의 병이 더 커져서 냉기(冷氣) 또는 사기(邪氣)가 방광경의 신맥에서 넘치면 병이 양교맥으로 들어가 석맥 인영 4~5성이 됩니다. 기경팔맥 중 하나인 양교맥(陰蹻脈)의 병이 되는 것입니다. 석맥 인영 4~5성으로 인한 반신불수의 병이 침범(들어온)된 겁니다. 이때는 양교맥을 통제하는 신맥혈을 사하고, '자석테이프는 신맥혈의 상대혈인 신장경의 조해혈'에 붙입니다.

지금 성인 환자들의 50% 이상이 양교맥에 병이 있다

지금 성인 환자들의 50% 이상이 양교맥에 병이 나 있습니다. 그러니 진멸지경에 빠졌다는 얘길 안 할 수가 없는 거예요. 격변이 안 오더라도 일단 전체인구의 절반 이상이 이 상태로 20년을 간다고 했을 때 지금 석맥 4~5성이 나오는 사람들은 거의 돌아다니는 송장과도 같다는 얘깁니다.

그래서 이때는 맥대로 짠맛을 충분히 섭취하고, 반드시 신맥혈 자리에 굵은 침으로 구궁팔괘침법을 같이 써줘야 합니다.

2사1보 내경침법을 쓰면서 구궁팔괘침법을 같이 써도 됩니다. 자석테이프는 저녁에 주무실 때 신장경의 조해혈에 붙입니다. 8시간 이상 붙이면 효력이 떨어질 수 있습니다.

침으로 사(瀉)를 할 때는 2시간 이내에서 놓고, 그렇게 하면 웬만한 맥은 일시적으로 작아집니다. 이것을 2~3일 간격으로 꾸준히 하면서,

들숨을 길게 하고 하체운동을 많이 합니다. 자기 자신을 위해 한 발짝이라도 더 걷고 움직이는 것이 건강을 회복하고, 즐겁고 행복하게 사는 길입니다.

석맥이 나오고 촌구가 클 때의 침법

다음은 석맥이 나오고 촌구가 2성이 나오는 경우입니다. 이런 사람은 짠맛을 더 먹고, 날숨을 길게 하고, 상체운동을 많이 해야 합니다. 침법으로는 방광경(지음)의 1개혈을 보하고, 신장경(용천, 태계)의 2개혈을 사합니다. 1보2사를 합니다.

방광경의 지음, 속골 중에서 1개혈을 취해 보법(補法)을 쓰고, 신장경의 용천, 태계, 조해 중에서 2개혈을 취해 사(瀉)를 합니다. 보(補)는 침을 찌르고 그냥 놔두는 것을 말합니다.

자석테이프는 방광경에서 1 또는 2개혈을 취해 보법으로 붙여 줍니다. 이렇게 꾸준히 계속하다 보면 인영·촌구의 맥이 같아집니다. 맥이 같아지면 아팠던 허리가 안 아파지고, 뒷골이 아팠던 것이 안 아파지고, 뻑뻑했던 눈이 부드러워지게 됩니다.

석맥이 나오고 촌구가 4~5성이면 이것은 '음교맥의 병'입니다. 석맥이 나오고 신장·방광의 병이 더 커져서 냉기(冷氣) 또는 사기(邪氣)가 신장경의 조해혈로 익출(넘치면)되면, 병이 음교맥으로 들어가 석맥 촌구 4~5성이 됩니다. 석맥 촌구 4~5성으로 인한 반신불수의 병이 침범(들어온)된 겁니다.

맥의 차이가 2성 보다 훨씬 더 커져서 회복되는 시간이 더 오래 걸릴 수 있습니다. 이때는 신장경의 조해혈을 2시간 이내에서 사법을 쓰고, 엠티는 방광경의 신맥혈에 보합니다. 엠티는 8시간 이내에서 잠들기 전에 붙였다가 아침에 일어나 떼면 됩니다.

이때도 짠 것을 더 먹고 날숨을 길게 하고 상체 운동을 많이 합니다. 4~5성의 석맥이 없어지고, 인영·촌구의 맥이 같아지면 석맥으로 나온 제 증상은 다 다스려진 것입니다. 그야말로 환골탈태한 겁니다. 여기까지 하고, 점심 식사하고 다시 시작하겠습니다.

중풍에 대해서

식사 맛있게 하셨어요? 다음 질문받겠습니다.

질문 : 가족 중에 뇌졸중으로 고생하시는 분이 있습니다. 도움을 주고 싶은데 특별히 해줄 것이 없어 안타까운 마음뿐입니다. 뇌졸중에 대해서 자세히 알고 싶습니다.

대답 : 말하지 않고 그냥 넘어가려고 했는데, 딱 걸렸네요. 사실 이런 설명을 해도 활용하기가 쉽지 않기 때문에 말씀드리기가 저어합니다. 시간도 엄청나게 걸리는데, 한번 들어보시겠습니까? (네, 해 주세요.)

그럼 정신 바짝 차리고 들으셔야 합니다. 현대인들이 암이라는 무서운 병보다 더 무서운 병이 바로 치매와 중풍이라고 합니다. 중병 중의 하나인 이 중풍을 고치는 방법과 예방할 수 있다는 것이 황당무계하나, 사실 이런 엄청난 내용의 이야기는 여기 말고는 들을 수가 없는 겁니다.

요즘은 중풍을 뇌졸중이라 하는데, 사전적으로 말하면 뇌의 혈관이 막히거나(뇌경색), 뇌혈관이 터지는 것(뇌출혈)을 말합니다. 증상으로는 한쪽 팔다리가 마비되거나 언어장애, 발음 이상, 행동장애, 식사장애, 감각 이상, 시야장애, 의식장애, 두통, 식물인간 상태, 어지러움 등의 심각한 상태가 오는데, 다 그런 것은 아닙니다. 회복해서 멀쩡하게 생활하는 경우도 있습니다.

중풍은 음양중의 균형이 극단적으로 깨져서 온다

중풍의 원인은 음양의 균형이 극단적으로 깨져서 오는 것으로 볼 수 있습니다. 체질분류법이 없고, 맥진법을 모르고, 증상치료에 의존하는 기존의 현대의학이나 한의학은 완전한 진단법이 없으므로 중풍치료에 한계가 있습니다.

중풍은 12정경(인영·촌구 1·2·3성)에서 생긴 병으로는 절대 오지 않습니다.

중풍에 걸렸다 하면 예외 없이 인영이나 촌구에서 4~5성(기경팔맥의 병)이나, 6~7성(사해의 병)이 촉지 되는 것을 볼 수 있습니다. 이것은 기경팔맥으로 냉기나 사기(탁기)가 들어갔기 때문에 좌우 인영·촌구 1·2·3성 정경의 병에서는 중풍과 같은 무지막지한 병이 생길 수 없다고 단언하는 것입니다.

여기에서 음양이라는 것은 상체는 양(陽)이고 하체는 음(陰)을 말하며, 머리는 양이고 몸은 음이라고 볼 수 있습니다. 즉 머리로 피가 많이 가면 양, 머리로 피가 적게 가면 음이 됩니다. 머리로 피가 많이 가면 인영맥은 커지고 촌구맥이 작아지는데, 이것을 양(陽)이라 합니다. 반대로 머리로 피가 적게 가면 인영맥은 작아지고 촌구맥이 커지는데, 이것을 음(陰)이라 합니다. 이러한 상하(좌우) 음양의 균형이 극단적으로 깨져서 중풍을 맞는 것입니다.

인영맥이 커져서 생기는 뇌출혈

뇌출혈은 인영맥이 촌구맥 보다 4~5성(6~7성) 이상 클 때 정신적 충격이나 스트레스로 갑자기 머리로 피가 더 많이 가서 뇌혈관이 터지는 것을 말합니다. 촌구맥은 작고 인영맥이 크면 몸보다는 머리로 피가 많이 가기 때문에, 이 상태로 10년 이상 20년, 30년 오래 지속될 시엔 경우에 따라서는 인영맥이 4~5배 또는 6~7배로 더 커지게 되겠죠? 이렇게 되면 뇌혈관에 걸리는 압력도 상승할 겁니다. 이때 저절로 생기는 것이 고혈압입니다.

이러한 상태에서 과중한 업무와 심한 스트레스를 받으면 어찌 될까요? 과도한 음주나 과식, 갑작스러운 추위에 노출되거나 뇌동맥류가 있는 분들은 변비 때문에 대변을 볼 때, 혹은 너무 무리한 힘을 쓸 때 조심해야 합니다. 이때 잘못되면 수많은 뇌혈관 중에서 가장 약한 곳이 터질 수 있습니다. 이것이 뇌출혈입니다.

이 경우 갑자기 쓰러지면서 '머리가 아프다', '어지럽다'고 하면서 구토증세가 나타날 수 있습니다. 최대한 빨리 응급실이 있는 큰 병원으로 가야 합니다. 출혈이 계속되면 몸 일부가 마비되면서 의식이 가물가물해지고, 혼수상태에 빠지면 대개 몇 시간 또는 하루 만에 사망하는 수가 있습니다.

요즘 말로 골든타임 안에 큰 종합병원 응급실에 도착하여 적절한 치료를 받지 못한다면 늦어도 열흘 안에 사망한다고 합니다.

그리고 머리 안에서 피가 엉겨서인지 피가 나오다 저절로 멈추는 사람이 있습니다. 이런 경우에는 죽지 않고 반신불수가 된 상태에서 그냥 놔두면 십 년이고 이십 년이고 살게 됩니다.

그런데 사진을 찍어보면 머리 안에 피딱지가 그대로 있으니까 수술을 합니다. 두개골 열어서 엉겨있는 덩어리 걷어낸다고 법석을 떨면 회복이 안 되거나 더 빨리 죽는 사람도 있습니다. 그냥 놔두면 절대 금방 안 죽어요. 이것은 인영맥이 커서 생기므로 인영을 작게 하면 됩니다.

인영맥이 너무 작아져서 생기는 뇌경색

뇌경색(뇌졸중)은 촌구맥이 4~5배 이상 크고, 상대적으로 인영맥이 너무 작으면, 이때는 피가 머리로 제대로 못가서 뇌혈관이 막혀서 생기는 것입니다. 일반적으로 뇌경색의 발병 원인으로 고혈압, 당뇨, 고지혈증, 비만과 같은 만성질환을 꼽는데, 원인 규명이 잘못된 것은 아닌지 따져봐야 합니다.

신장이 나빠져서 피를 맑고 깨끗하게 걸러내지 못하고, 탁해지고 끈적끈적 걸쭉해지면 혈관 내벽에 혈전 같은 것이 달라붙어 점점 혈관 내경이 좁아져 저절로 혈압은 높아지고, 결국에는 뇌혈관이 막히게 되어 경색되면 치명적인 뇌 손상을 유발합니다. 증상으로는 의식불명, 반신불수, 행동장애, 언어장애, 시야장애, 극심한 어지럼증과 두통 등 경색이 된 부위에 따라 다르게 나타날 수 있습니다.

이것은 머리(뇌)로 가는 혈관이 막혀 피 공급이 안 되어 뇌세포가 오그라들고 경직되어 세포가 죽기도 하는 겁니다. 당연히 촌구맥은 크고, 인영맥은 아주 작게 나옵니다.

인영맥이 큰데 혈관이 막혀서 생기는 뇌졸중

요즘은 인영맥이 큰데도 뇌출혈이 아니고, 뇌경색이 되는 중풍이 있습니다. 바로 석맥 인영 4~5성으로 오는 뇌경색입니다. 소금을 마치 독극물로 인식하고 절대 저염식, 무염식으로 식생활을 한 경우에 생기는 뇌졸중입니다. 석맥 4~5성이 나타난다는 것은 오래전부터 신장이 제 기능을 온전히 못해 피가 점점 탁해지고, 걸쭉해지고, 끈적거리게 되는 지경까지 왔다는 것입니다.

이렇게 되면 뇌혈관 내벽에 혈전이 엉겨 붙어 혈관이 좁아지거나 막히게 되는 일이 생기는데, 이를 방어하기 위해 생명력은 피를 힘차게 뿜어 혈전 때문에 혈관이 막히지 않도록 힘쓰게 됩니다. 이때 혈압이 상승하는 것은 당연한 현상입니다. 혈압계로 측정을 하면 혈압이 높게 나옵니다. 이때 혈압이 높은 것은 혈전에 의해 좁아지는 혈관의 통로를 확보하기 위한 것인데, 과학자들은 혈압이 높아 위험하니 혈압을 떨어트리는 약을 처방합니다.

고혈압약을 지속해서 복용하면 혈류의 속도와 혈압이 떨어져 혈관 내벽에 혈전이 더 달라붙고, 높은 압력으로 뚫어주지 못해 미세한 혈관이 막히는 현상이 생겨날 수 있지 않겠어요? 이것이 이 시대에 가장 많이 생기는 혈전에 의한 뇌경색입니다.

인영맥이 크다고 무조건 뇌혈관이 터지는 것은 아닙니다. 역으로 생각하면 혈관이 그리 쉽게 터지는 것이 아니라는 사실입니다.

2006년 일본 의학계의 통계에 따르면, 뇌혈관이 터지는 뇌출혈은 13%에 불과하고, 지주막하 출혈 3%, 혈관이 막히는 뇌경색이 대부분을 차지하는데 무려 84%에 달한다고 합니다. 이것은 자연의 원리에서 누차 반복적으로 말해온 것인데, 다름 아닌 환자의 70~80% 이상이 석맥이 나온다는 것입니다. 석맥은 6장 6부 중에서 신장·방광이 제일 허약해서 생기는 맥입니다.

"살아가는데 필요한 혈압은 몸이 설정해 준다. 필요한 혈압을 인위적으로 낮추면 뇌혈관이 막힌다. 혈압약 먹는 사람이 안 먹는 사람보다 뇌경색에 두 배나 더 걸린다."(오구시 요이치, 도카이 의대 교수)라고 말한 바 있습니다.

중풍을 다스리는 방법과 순서

중풍을 맞고, 뇌출혈이든 뇌경색이든 사맥(死脈)이 나오지 않고, 두개골을 여는 수술이나 장부를 떼어 내는 등의 대수술로 경락체계가 교란되지 않는 한, 생식하고 운동을 하면 치료가 가능합니다.

생식뿐만 아니라 침으로도 치료가 가능합니다. 다만 중풍을 맞은지 오래되어 마비가 온 쪽이 심하게 굳어 움직일 수 없거나, 나이가 너무 많아도 완치되기는 힘들다고 봐야 합니다. 움직임이 어색하더라도 자기 스스로 움직일 수 있어야 가능한 겁니다.

앞에서 말씀드렸듯이 중풍에 걸리거나 맞으면 예외 없이 사해의 병인 6~7성이나 기경팔맥의 병인 4~5성이 있다고 했습니다. 이 병을 다스리는 순서는 구체적으로 다음과 같이 4단계로 나누어서 천천히 진행해야 효과가 좋습니다.

중풍을 다스리는 법 1단계(먼저 6~7성인 사해의 병을 고친다)

좌우 인영·촌구의 맥이 6~7성이 있을 때는 거두절미하고, 이 사해의 병인 6~7성을 고치는 것이 우선입니다. 만약 4~5성일 때 중풍을 맞고, 6~7성이 나온다는 것은 발병 된지 상당한 시간이 지났다고 봐도 무방합니다.

(1) 먼저 인영맥이 6~7성일 때는 반드시 홍맥이나 모맥이 나타납니다. 원인이 목극토와 화극금이므로 온몸에 부드럽게 하는 목기와 확산하고 퍼지게 하는 화기운이 지배하게 되므로, 팔다리에 힘이 빠지고 늘어지게 됩니다. 그래서 걷거나 움직이려고 하면 팔다리에 힘이 빠져서 건들거리고, 걸음을 옮길 때마다 다리가 들리지 않고 질질 끄는 형상입니다. 설근에 이상이 와서 발음이 어눌하고 입이 돌아가며, 뇌출혈일 때의

다른 증상도 함께 수반됩니다.

이때는 사해의 병이기 때문에 사관침법을 씁니다. 대장과 위장에 병이 났으므로 양경혈의 대표 혈자리인 '수양명대장경의 합곡혈'과 '합곡의 보조혈인 족양명위장경의 족삼리혈'을 동시에 침을 놓는 것이 효과가 좋습니다.

만약 좌우 인영맥 중에서 한쪽만 6~7성이 나온다면 나온 쪽에만 합곡과 족삼리에 침을 놓습니다.

이를테면 우측에만 인영 홍모맥 6~7성이면 우측 합곡과 족삼리에만 침(사법)을 놓아야 합니다. 좌우 양쪽이 6~7성이라면 양쪽에 다 같이 침을 놓으면 됩니다. 여기에서 합곡은 힘이 빠져 늘어진 것을 잡아당겨 긴장시키는 기운(金氣)을 크게 소통시키는 자리이고, 위경의 족삼리혈은 퍼지고 거주치 못하는 것을 견고하게 받쳐주는(土氣) 힘이 크게 작용하는 혈자리 입니다.

침을 매일 놓는 것은 더 해로울 수 있으며, 3~4일에 한 번씩 쓰는 게 좋습니다. 침은 사법이기 때문에, 매일 맞으면 원기가 회복되기도 전에 또 사(瀉)를 하는 것이어서 자체 회복력인 저항력, 치유력이 떨어지므로 역효과가 날 수 있습니다.

반면에 자석 테이프는 보법이기 때문에 일정 기간 매일 써도 됩니다. '자석테이프는 취침 전에 간경의 태충혈'과 '태충의 보조혈인 심장경의 소부혈'에 붙이고, 아침에 일어나 떼면 됩니다.(폐·대장편 291~309쪽 사관침법 참조)

섭생은 곡식, 과일, 야채, 육류, 근과, 차류 중에서 단맛과 매운맛이 있는 것으로 주식, 부식, 간식, 음료수 등으로 생식하거나 식사한다면 상당한 호전을 기대할 수 있습니다.

⑵ 다음은 촌구 현맥 6~7성이 나오는 중풍입니다. 즉 인영맥이 촌구맥 보다 6~7배 작다는 말과 같습니다. 사해의 병으로 촌구 6~7성일 때는 반드시 현맥이 나오는 것이 원칙입니다. 현맥이 나오는 원인은 금극목 하고 화극금이 안되어 생기는 것입니다. 잡아당기고, 억누르고, 긴장시키는 힘이 6~7배로 강해져 6장 6부의 허실에 균형이 깨졌으므로 몸이 다 구겨진 것처럼 형편없이 오그라듭니다.

눈도 돌아가고, 입도 오그라들고, 팔다리의 근육도 배배 틀어진 것처럼 팔꿈치, 손목, 손가락이 오그라들어 펴지지 않습니다. 몸을 쓰거나 움직일 때, 힘이 잔뜩 들어가 손과 발이 덜덜 떨립니다. 다리도 무릎, 발목, 발등, 발가락이 안쪽으로 당겨져 오그라들기 때문에 중심이 무너져 행동에 상당한 장애가 생깁니다.

이때는 '사관침법으로 간경맥의 태충혈'에 침을 놓습니다. 그리고 '태충혈의 보조혈인 심장경의 소부혈'에 침을 같이 놓으면 효과가 더 커집니다. 여기에서 태충혈은 경직된 것을 부드럽게 하는 기운(木氣)이 크게 소통시키는 자리이고, 심경의 소부혈은 오그라진 것을 확산시키는(火氣) 힘이 크게 작용하는 자리입니다. 마찬가지로 침은 매일 놓으면 안 되고, 적어도 3~4일 간격으로 놓는 것이 좋습니다.

'자석테이프는 대장경의 합곡혈'과 '합곡의 보조혈인 위장경의 족삼리혈'에 붙입니다. 잠자기 전에 붙이고, 아침에 일어나 떼면 됩니다.

식품은 곡식, 과일, 야채, 육류, 근과, 차류 중에서 신맛과 쓴맛이 있는 것을 주식, 부식, 간식, 음료 등으로 생식하거나 꾸준히 식사한다면 상당한 호전을 기대할 수 있습니다. 급히 서두르지 말고 차근차근 천천히 하는 것이 중요합니다. 이렇게 20~30회 정도 사관혈에 2시간 정도 침을 놓으면 6~7성은 잡힙니다. 운이 좋으면 한두 번 만에 잡히는 경우도 있습니다.

좌우 합곡과 태충 네 개의 혈자리, 이 사해(四海)의 혈을 사관(四關)이라 한다

사해의 병은 합곡혈과 태충혈을 통해서 냉기(冷氣)나 사기(탁기)가 들어가서 생기는 병이기 때문에 인영 6~7성일 때는 모맥이 나오는 것이 원칙이고, 촌구 6~7성일 때는 현맥이 나오는 것이 원칙입니다.

그래서 좌우 합곡과 태충 네 개의 혈자리, 이 사해(四海)의 혈을 사관(四關)이라고도 합니다. 인체에서의 사관(四關)은 천지인(天地人)으로부터 들어오고 나가는 에너지의 관문(關門)을 말합니다.

하늘로부터 들어오는 양기는 합곡(合谷)혈을 통해 기경팔맥 중 네 개의 양경맥인 독맥, 대맥, 양교맥, 양유맥으로 흐르게 하면서 12정경 중 6개의 양경맥인 족소양담경, 수소양삼초경, 수태양소장경, 족태양방광경, 족양명위경, 수양명대장경을 통해서 전신을 유주하게 합니다. 그래서 합곡을 모든 양경혈의 대표혈이라 하는 것입니다.

땅으로부터 들어오는 에너지인 음기(陰氣)는 모든 음경의 대표혈인 태충(太衝)혈을 통해 기경팔맥 중 네 개의 음경맥인 임맥, 충맥, 음교맥, 음유맥으로 흐르게 하면서 12정경 중 6개의 음경맥인 족궐음간경, 수궐음심초경, 수소음심장경, 족소음신장경, 족태음비경, 수태음폐경을 통해 전신을 유주하게 합니다. 그러므로 태충을 모든 음경혈의 대표혈이라 합니다.

8종의 중풍과 발병되는 과정

12정경에 머물고 있던 병(냉기 또는 사기)이 더 커지고 넘치면 기경팔맥으로 들어가는데, 그 과정을 보면 다음과 같습니다.

중풍의 증상은 앞에서 설명했던 내용이 보편적으로 나오면서 6장 6부가 병났을 때의 정신적 증상이 수반되는 것을 참고하면 되겠습니다.

(1) 간·담의 원인으로 대맥(帶脈)이 병나서 생기는 중풍

현맥이 나오고, 간·담의 병이 더 커져서 냉기(冷氣) 또는 사기(邪氣)가 담경의 임읍혈에서 넘치면 병이 대맥으로 들어가 현맥 인영 4~5성이 됩니다. 기경팔맥 중 하나인 '대맥(帶脈)의 병'이 되는 겁니다. 현맥 인영 4~5성으로 인한 중풍(반신불수)의 병이 침범(들어온)된 것입니다. 즉 중풍이 대맥을 타고 들어 온 상태를 말합니다.

이 상태에서 과로하거나 과중한 스트레스를 받아 냉기나 사기가 더 들어오면 발병 또는 발작을 하게 되는 겁니다. 그러므로 '담경의 임읍혈'을 쓰지 않고는 치료가 잘 안 됩니다. 증상으로는 눈에 이상이 오고, 팔과 다리의 근육이 경직되고 오그라듭니다. 성격이 사나워지고 욕설을 퍼붓습니다. 분노합니다. 머리로 피가 너무 많이 가서 주로 담경맥이 지나가는 편두부분의 뇌혈관이 터지거나 약해져서 생기는 중풍으로 보입니다.

(2) 심·소장의 원인으로 독맥(督脈)이 병나서 생기는 중풍

구맥이 나오고, 심·소장의 병이 더 커져서 냉기(冷氣) 또는 사기

(邪氣)가 소장경의 후계혈에서 넘치면 병이 독맥으로 들어가 구맥 인영 4~5성이 됩니다. 기경팔맥 중 하나인 '독맥(督脈)의 병'이 되는 겁니다.

구맥 인영 4~5성으로 인한 반신불수의 병이 침범(들어온)된 것을 말하며, 이때는 혈관이 약해지므로 뇌출혈의 위험이 다른 맥이 나올 때보다 높아집니다. 왜냐하면 심·소장이 혈관을 지배하기 때문입니다.

이러한 상황에서 인영맥이 4~5성으로 커지면 비록 중풍을 맞지는 않았지만, 사기나 냉기가 후계혈을 통해 들어와 있다가, 과중한 스트레스를 받거나 정신적 충격을 받으면 발작하는 것입니다. 그러므로 '소장경의 후계혈'을 쓰지 않고는 치료가 잘 안 됩니다. 증상으로는 잘 웃고, 얼굴에 홍조를 띠고, 말을 더듬고, 심하면 거주치를 못합니다. 머리로 피가 너무 많이 가서 주로 머리 정중앙의 독맥이 지나가는 부위 뇌혈관이 터져서 생기는 중풍으로 보입니다. 뇌출혈은 대부분 구맥 인영 4~5성일 때 발생하는 것으로 보입니다.

(3) 비·위장의 원인으로 충맥(衝脈)이 병나서 생기는 중풍

홍맥이 나오고, 비·위장의 병이 더 커져서 냉기(冷氣) 또는 사기(邪氣)가 비경의 공손혈에서 넘치면 병이 충맥으로 들어가 홍맥 촌구 4~5성이 됩니다. 기경팔맥 중 하나인 '충맥(衝脈)의 병'이 되는 겁니다. 홍맥 촌구 4~5성으로 인한 반신불수의 병이 침범(들어온)된 것입니다.

이 상태에서 과로하거나 과중한 스트레스를 받아, 냉기나 사기가 더 들어오면 발병 또는 발작을 하게 됩니다. 즉 중풍이 공손을 통해 충맥을 타고 들어와 발작을 일으킨 상태를 말합니다.

그러므로 '비경의 공손혈'을 쓰지 않고는 치료가 잘 안 됩니다. 증상으로는 보통 비만인 사람이 많고, 설근이 굳어 언어장애가 오거나 발음이 어눌합니다. 주로 앞머리 두유혈에서부터 위경맥이 지나가는 전두엽 부위의 뇌혈관이 막혀서 생기는 뇌경색이 되는 중풍으로 보여 집니다.

(4) 폐·대장의 원인으로 임맥(任脈)이 병나서 생기는 중풍

모맥이 나오고, 폐·대장의 병이 더 커져서 냉기(冷氣) 또는 사기(邪氣)가 폐경의 열결혈에서 넘치면, 병이 복부와 가슴의 정중앙선을 흐르는 임맥으로 들어가 모맥 촌구 4~5성이 됩니다. 기경팔맥 중 하나인 '임맥(任脈)의 병'이 되는 겁니다. '모맥 촌구 4~5성으로 인한 반신불수의 병이 침범(들어온)된 것'입니다.

이 상태에서 과로하거나 과중한 정신적 스트레스를 받아, 냉기나 사기가 더 들어오면 발병 또는 발작을 하게 됩니다. 즉 중풍이 열결혈을 통해 임맥을 타고 들어와 발작을 일으킨 상태를 말합니다.

화극금 하여 퍼지고 확산하는 화기가 넘쳐나는 상황이므로 몸을 제대로 가누지 못해 누워서 앓는 중풍입니다. 그러므로 조여 주는 힘을 강하게 하는 '폐경의 열결혈'을 쓰지 않고는 치료가 잘 안 됩니다. 증상으로는 보통 비만인 사람이 많고, 슬퍼하고, 괴로워하며 잘 웁니다. 머리로 가는 뇌혈관이 막혀 뇌경색이 되는 중풍입니다.

(5) 신장·방광의 원인으로 음교맥(陰蹻脈)이 병나서 생기는 중풍

석맥이 나오고, 신장·방광의 병이 더 커져서 냉기(冷氣) 또는 사기(邪氣)가 신장경의 조해혈에서 넘치면 병이 음교맥으로 들어가 석맥 촌구 4~5성이 됩니다. 기경팔맥 중 하나인 '음교맥(陰蹻脈)의 병'이 되는 겁니다. 석맥 촌구 4~5성으로 인한 반신불수의 병이 침범(들어온)된 겁니다.

이 상태에서 과로하거나 과중한 정신적 스트레스를 받아, 냉기나 사기가 더 들어와 넘치면 발병 또는 발작을 하게 됩니다. 즉 중풍이 조해혈을 통해 음교맥을 타고 들어와 발작을 일으킨 상태를 말합니다.

그러므로 '신장경의 조해혈'을 쓰지 않고는 치료가 잘 안 됩니다. 증상으로는 심한 두통과 이명 소리, 환청 등이 심하고, 무서워하고, 생각과 행동이 반대로 나옵니다. 머리로 가는 뇌혈관이 막혀 뇌경색이 되는 중풍입니다.

⑹ 신장·방광의 원인으로 양교맥(陰蹻脈)이 병나서 생기는 중풍

석맥이 나오고, 신장·방광의 병이 더 커져서 냉기(冷氣) 또는 사기(邪氣)가 방광경의 신맥혈에서 넘치면 병이 양교맥으로 들어가 석맥 인영 4~5성이 됩니다. 기경팔맥 중 하나인 '양교맥(陰蹻脈)의 병'이 되는 겁니다. 석맥 인영 4~5성으로 인한 반신불수의 병이 침범(들어온)된 겁니다.

이 상태에서 과로하거나 과중한 정신적 스트레스를 받아, 냉기나 사기가 더 들어와 넘치면 발병 또는 발작을 하게 됩니다. 즉 중풍이 신맥혈을 통해 양교맥을 타고 들어와 발작을 일으킨 상태를 말합니다.

그러므로 '방광경의 신맥혈'을 쓰지 않고는 치료가 잘 안 됩니다. 증상으로는 심한 두통과 이명소리, 환청 등이 심하고, 무서움과 공포증이 심합니다. 머리로 가는 뇌혈관이 터져 뇌출혈이 되는 중풍일 수 있고, 신·방광의 기능이 약화되어 피를 깨끗하게 걸러내지 못하여 걸쭉한 피딱지가 뇌혈관을 막아 뇌경색이 되는 경우도 많습니다.

⑺ 심포·삼초가 원인으로 음유맥(陰維脈)이 병나서 생기는 중풍

심포·삼초 구삼맥의 병이 더 커져서 냉기(冷氣) 또는 사기(邪氣)가 심포경의 내관혈에서 넘치면 병이 음유맥으로 들어가 구삼맥 촌구 4~5성이 됩니다. 기경팔맥 중 하나인 '음유맥(陰維脈)의 병'이 되는 겁니다. 구삼맥 촌구 4~5성으로 인한 반신불수의 병이 침범(들어온)된 것입니다.

이 상태에서 과로하거나 과중한 정신적 스트레스를 받아, 냉기나 사기가 더 들어오면 발병 또는 발작을 하게 됩니다. 즉 중풍이 내관혈을 통해 음유맥을 타고 들어와 발작을 일으킨 상태를 말합니다.

그러므로 '심포경의 내관혈'을 쓰지 않고는 치료가 잘 안 됩니다. 증상으로는 초조하고 불안하며, 감정과 감각이 반대로 나옵니다. 머리로 가는 뇌혈관이 막혀 뇌경색이 되는 중풍입니다.

⑻ 심포·삼초가 원인으로 양유맥(陽蹻脈)이 병나서 생기는 중풍

심포·삼초 구삼맥의 병이 더 커져서 냉기(冷氣) 또는 사기(邪氣)가 수소양삼초경의 외관혈에서 넘치면 병이 양유맥으로 들어가 구삼맥 인영 4~5성이 됩니다. 기경팔맥 중 하나인 '양유맥(陽蹻脈)의 병'이 되는 겁니다. 구삼맥 인영 4~5성으로 인한 중풍(반신불수)의 병이 침범(들어온)된 것입니다.

이 상태에서 과로하거나 과중한 정신적 스트레스를 받아, 냉기나 사기가 더 들어오면 발병 또는 발작을 하게 됩니다. 즉 중풍이 외관혈을 통해 양유맥을 타고 들어와 발작을 일으킨 상태를 말합니다.

그러므로 '삼초경의 외관혈'을 쓰지 않고는 치료가 잘 안 됩니다. 증상으로는 심한 두통과 이명소리 등이 심하고, 춥고 더운 것을 반대로 느끼거나, 슬프고 기쁜 것을 반대로 느낍니다. 머리로 가는 뇌혈관이 터져 뇌출혈이 되는 중풍입니다.

중풍을 다스리는 법 2-1단계(4~5성을 잡아 기경팔맥의 병을 고친다)

사해의 병인 6~7성을 고치고 나면 4~5성이 되는데, 이때부터가 본격적인 중풍을 다스리는 과정이라고 보면 됩니다.

각각의 기경팔맥의 통혈(通穴)을 통해 냉기나 사기가 넘쳐서 들어오면, 이번에는 양경이 4곳(족임읍·후계·신맥·외관), 음경이 4곳(열결·공손·조해·내관) 도합 8개의 혈자리에 침을 놓아서 고치는 방법입니다. 이것을 일러 구궁팔괘침법이라고 합니다. 4~5성을 가장 효율적으로 다스리는 침법임을 앞에서도 여러 차례 설명 드린바 있습니다.

먼저 인영 4~5성일 때는 기경팔맥 중 양경맥에 해당하는 대맥, 독맥, 양교맥, 양유맥에서 문제가 생겼다는 것을 알 수 있습니다. 이때는 각각의 기경맥을 통제하는 혈자리에 침을 놓아야 한다고 말씀드렸는데, 가늘고 긴 침은 효과가 미약하고, 굵고 짧은 침으로 강한 자극을 해야 효과가 커집니다.

그리고 보법으로는 자석테이프를 각 기경팔맥의 상대 혈자리에 붙여서 촌구맥을 크게 하여 그 효과를 배가시키는 방법이 있는데, 다음과 같습니다.

(1) '현맥 인영 4~5성이면 대맥에 병'이 났으므로 '대맥의 통혈'인 '족소양담경에 속하는 임읍혈'에 사법(瀉法)의 침을 놓아서 인영맥을 작게 합니다.

보법(補法)인 자석테이프는 충맥의 통혈인 '족태음비경의 공손혈'에 붙여서 촌구맥을 크게 합니다.

침은 3~4일 간격으로 놓고, 자석테이프는 매일 또는 하루걸러 붙여도 됩니다.

식품은 곡식, 과일, 야채, 육류, 근과, 차류 중에서 신맛과 쓴맛이 있는 것을 주식, 부식, 간식, 음료 등으로 생식하거나 꾸준히 식사한다면 상당한 호전을 기대할 수 있습니다. 급히 서두르지 말고, 몸을 따뜻하게 하면서 재활운동을 차근차근 꾸준히 하는 것이 중요합니다.

(2) '구맥 인영 4~5성이면 독맥에 병'이 났으므로 독맥의 통혈인 '수태양소장경에 속하는 후계혈'에 사법(瀉法)의 침을 놓아서 인영맥을 작게 합니다.

보법(補法)인 자석테이프는 '수태음폐경의 열결혈'에 붙여서 촌구맥을 크게 합니다.

침은 3~4일 간격으로 놓고 자석테이프는 매일 또는 하루걸러 붙여도 됩니다.

식품은 곡식, 과일, 야채, 육류, 근과, 차류 중에서 쓴맛과 단맛이 있는 것을 주식, 부식, 간식, 음료 등으로 생식하거나 꾸준히 식사한다면 상당한 호전을 기대할 수 있습니다. 급히 서두르지 말고, 몸을 따뜻하게 하면서 재활운동을 차근차근 꾸준히 하는 것이 중요합니다.

(3) '석맥 인영 4~5성이면 양교맥에 병'이 났으므로 양교맥의 통혈인 '족태양방광경에 속하는 신맥혈'에 사법(瀉法)의 침을 놓아서 인영맥을 작게 합니다.

보법(補法)인 자석테이프는 '족소음신장경의 조해혈'에 붙여서 촌구맥을 크게 합니다.

침은 3~4일 간격으로 놓고 자석테이프는 매일 또는 하루걸러 붙여도 됩니다. 침은 2시간 이내에서 쓰고, 자석테이프는 8시간 이내에서 붙입니다.

식품은 곡식, 과일, 야채, 육류, 근과, 차류 중에서 짠맛과 신맛이 있는 것을 주식, 부식, 간식, 음료 등으로 생식하거나 꾸준히 식사한다면 상당한 호전을 기대할 수 있습니다. 급히 서두르지 말고, 몸을 따뜻하게 하면서 재활운동을 차근차근 꾸준히 하는 것이 중요합니다.

(4) '구삼맥 인영 4~5성이면 양유맥에 병'이 났으므로 양유맥의 통혈인 '수소양삼초경에 속하는 외관혈'에 사법(瀉法)의 침을 놓아서 인영맥을 작게 합니다.

보법(補法)인 자석테이프는 '수궐음삼초경의 내관혈'에 붙여서 촌구맥을 크게 합니다.

침은 3~4일 간격으로 놓고 자석테이프는 매일 또는 하루걸러 붙여도 됩니다.

식품은 곡식, 과일, 야채, 육류, 근과, 차류 중에서 떫은맛과 담백한 맛이 있는 것을 주식, 부식, 간식, 음료 등으로 생식하거나 꾸준히 식사한다면 상당한 호전을 기대할 수 있습니다. 급히 서두르지 말고, 몸을 따뜻하게 하면서 재활운동을 차근차근 꾸준히 하는 것이 중요합니다.

맥진이 미숙하여 맥을 명확히 구별할 수 없을 때 - 1

오래된 중풍은 한두 번에 고칠 수 없으므로 적어도 3~4일 간격으로 한두 달 정도 꾸준히 침을 놓아야 한다고 했습니다. 이렇게 인영 4~5성이 나오고, 현맥·구맥·석맥·구삼맥 등이 명확하다면 지금처럼 하면 됩니다.

만약 초보자이거나 맥진이 미숙하여 현맥·구맥·석맥·구삼맥 등 맥을 명확히 구별할 수 없을 때는 다음과 같이 하면 됩니다. 아무리 미숙하여 어떤 맥인지 구별이 안 된다 하여도, 최소한 인영맥이 큰지 촌구맥이 큰지는 구분할 수 있어야 합니다.

인영맥이 4~5성이고 현맥·구맥·석맥·구삼맥이 구별이 안 될 때는 '임읍·후계·신맥·외관' 네 곳에 동시에 침을 놓으면 됩니다.

기경을 통제하는 이 네 곳 중 한 곳에 병이 난 것이 분명하기 때문에 치료가 가능한 겁니다.

자석테이프도 마찬가지입니다. 현재 인영맥이 크기 때문에 기경팔맥 중 음경맥의 통혈인 열결·공손·조해·내관 네 곳에 동시에 붙이면 됩니다.

중풍을 다스리는 법 2-2단계(촌구 4~5성을 잡아 기경팔맥의 병을 고친다)

촌구 4~5성일 때는 기경팔맥 중 음경맥에 해당하는 임맥, 충맥, 음교맥, 음유맥에서 문제가 생겼다는 것을 대번에 알 수 있습니다. 이때는 각각의 기경맥 중 음경맥을 통제하는 혈자리인 열결·공손·조해·내관에 침을 놓습니다. 마찬가지로 가늘고 긴 침은 효과가 미약하고, 굵고 짧은 침으로 강한 자극을 해야 효과가 커진다고 했습니다.

그리고 보법으로 자석테이프를 각 기경팔맥의 상대 혈자리에 붙여서 인영맥을 크게 하여 그 효과를 배가시키는 방법이 있는데, 다음과 같습니다.

⑴ '모맥 촌구 4~5성이면 임맥에 병'이 났으므로 '임맥의 통혈인 수태음폐경에 속하는 열결혈'에 사법(瀉法)의 침을 놓아서 촌구맥을 작게 합니다.

보법(補法)인 자석테이프는 '수태양소장경의 후계'에 붙여서 인영맥을 크게 합니다.

침은 3~4일 간격으로 놓고 자석테이프는 매일 또는 하루걸러 붙여도 됩니다. 침은 2시간 이내에서 쓰고, 자석테이프는 8시간 이내에서 붙입니다.

식품은 곡식, 과일, 야채, 육류, 근과, 차류 중에서 매운맛과 짠맛이 있는 것을 주식, 부식, 간식, 음료 등으로 생식하거나 꾸준히 식사한다면 상당한 호전을 기대할 수 있습니다. 급히 서두르지 말고, 몸을 따뜻하게 하면서 재활운동을 차근차근 꾸준히 하는 것이 중요합니다.

⑵ '홍맥 촌구 4~5성이면 충맥에 병'이 났으므로 '충맥의 통혈인 족태음비장경에 속하는 공손혈에 사법(瀉法)의 침을 놓아서 촌구맥을 작게 합니다.

보법(補法)인 자석테이프는 '족소양담경의 임읍혈'에 붙여서 인영맥을 크게 합니다.

침은 3~4일 간격으로 놓고 자석테이프는 매일 또는 하루걸러 붙여도 됩니다. 침은 2시간 이내에서 쓰고, 자석테이프는 8시간 이내에서 붙입니다.

식품은 곡식, 과일, 야채, 육류, 근과, 차류 중에서 단맛과 매운맛이 있는 것을 주식, 부식, 간식, 음료 등으로 생식하거나 꾸준히 식사한다면 상당한 호전을 기대할 수 있습니다. 급히 서두르지 말고, 몸을 따뜻하게 하면서 재활운동을 차근차근 꾸준히 하는 것이 중요합니다.

(3) '석맥 촌구 4~5성이면 음교맥에 병'이 났으므로 '음교맥의 통혈인 족소음신장경에 속하는 조해혈'에 사법(瀉法)의 침을 놓아서 촌구맥을 작게 합니다.

보법(補法)인 자석테이프는 '족태양방광경의 신맥혈'에 붙여서 인영맥을 크게 합니다.

침은 3~4일 간격으로 놓고 자석테이프는 매일 또는 하루걸러 붙여도 됩니다. 침은 2시간 이내에서 쓰고, 자석테이프는 8시간 이내에서 붙입니다.

식품은 곡식, 과일, 야채, 육류, 근과, 차류 중에서 짠맛과 신맛이 있는 것을 주식, 부식, 간식, 음료 등으로 생식하거나 꾸준히 식사한다면 상당한 호전을 기대할 수 있습니다. 급히 서두르지 말고, 몸을 따뜻하게 하면서 재활운동을 차근차근 꾸준히 하는 것이 중요합니다.

(4) '구삼맥 촌구 4~5성이면 음유맥에 병'이 났으므로 '음유맥의 통혈인 수궐음심포경에 속하는 내관혈'에 사법(瀉法)의 침을 놓아서 촌구맥을 작게 합니다.

보법(補法)인 자석테이프는 '수소양삼초경의 외관혈'에 붙여서 인영맥을 크게 합니다.

침은 3~4일 간격으로 놓고 자석테이프는 매일 또는 하루걸러 붙여도 됩니다. 침은 2시간 이내에서 쓰고, 자석테이프는 8시간 이내에서 붙입니다.

식품은 곡식, 과일, 야채, 육류, 근과, 차류 중에서 떫은맛과 담백한 맛이 있는 것을 주식, 부식, 간식, 음료 등으로 생식하거나 꾸준히 식사한다면 상당한 호전을 기대할 수 있습니다. 급히 서두르지 말고, 몸을 따뜻하게 하면서 재활운동을 차근차근 꾸준히 하는 것이 중요합니다.

맥진이 미숙하여 맥을 명확히 구별할 수 없을 때 - 2

촌구 4~5성으로 생긴 중풍은 주로 뇌경색 증상이 오는데, 뇌출혈 증상이 오는 인영 4~5성이 나올 때와 마찬가지로 오래된 중풍은 한두 번에 고칠 수 없으므로 적어도 3~4일 간격으로 한두 달 정도 꾸준히 침을 놓아야 합니다.

이렇게 촌구 4~5성이 나오고, 모맥·홍맥·석맥·구삼맥 등 맥이 명확하다면 방금처럼 하면 됩니다.

만약 초보자이거나 맥진이 미숙하여 모맥·홍맥·석맥·구삼맥 등 맥을 명확히 구별할 수 없을 때는 다음과 같이 하면 됩니다. 아무리 미숙하다 해도 인영맥이 큰지 촌구맥이 큰지는 구분할 수 있어야 합니다.

촌구 4~5성이고 모맥·홍맥·석맥·구삼맥이 구별이 안 될 때는 '열결·공손·조해·내관' 네 곳에 동시에 사법의 침을 놓으면 반드시 촌구의 맥이 작아집니다.

기경을 통제하는 이 네 곳 중 한 곳에 병이 난 것이 분명하기 때문에 치료가 가능한 겁니다.

자석테이프도 현재 촌구맥이 크기 때문에 기경팔맥 중 양경맥의 통혈인 '후계·임읍·신맥·외관' 네 곳에 동시에 붙이면 반드시 인영맥이 커지게 됩니다. 인영맥이 커지면 저절로 머리 전체에 혈액의 공급이 많아져 증상이 개선되는 이치입니다.

간혹 기력이 달려 식욕이 없거나 어지러울 수 있는데, 이때는 침을 놓아서는 안 됩니다. 반드시 기력(원기)을 회복한 후에 침을 놔야 합니다.

인영과 촌구에서 4~5성이 나오고 좌우상하가 다를 때

질문 : 인영맥이 크면서 한쪽은 굉장히 크게 나오고 다른 한쪽은 작게 뛰던데, 이렇게 좌우가 다르게 나올 때는 어떻게 해야 합니까?

대답 : 지금 질문하신 것처럼 중풍 맞은 사람은 인영·촌구 6~7성이나 인영 4~5성 또는 촌구 4~5성의 맥이 나오는데, 좌우의 균형이 깨진 경우가 태반입니다.

상하(인영·촌구)의 균형만 깨졌을 때는 발병(중풍)될 확률이 적고, 상하(인영·촌구)의 균형이 깨지고 좌우의 균형이 깨졌을 때 중풍 맞을 확률이 수십 배 높아집니다. 실제 반신불수가 된 사람의 맥을 보면 대부분 좌우의 균형이 깨져 있습니다. 몇 가지 예를 들어보겠습니다.

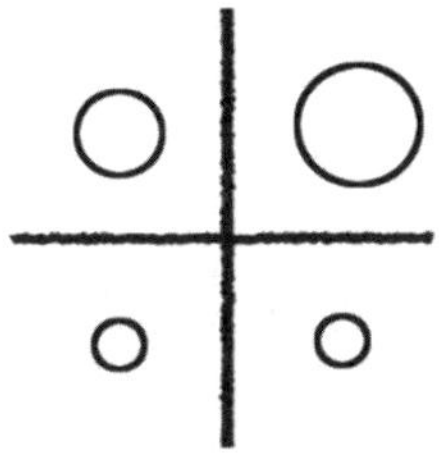

그림 좌우 맥의 대소 인영 大(맥을 보는 사람의 시선)

가령 인영 좌측에서만 인영맥이 4~5성인 경우인데, 좌측이 크고 우측이 작다면, 작은 쪽은 놔두고 큰 쪽인 좌측(합곡·임읍·후계·신맥·외관 중에서)만 침을 놓는 겁니다. 자석테이프는 보법이므로 작은 쪽인 우측(합곡·임읍·후계·신맥·조해·외관 중에서)에 붙입니다.

촌구맥은 작은 상태이기 때문에 당연히 좌우(태충·열결·공손·조해·내관)에 오계맥에 따라 꾸준히 붙이면 인영·촌구와 상하좌우의 균형을 맞추어 갈 수 있습니다.

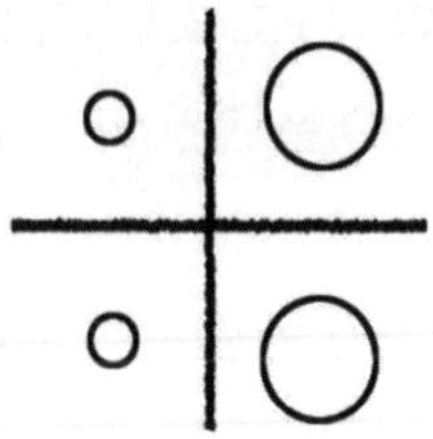

그림 좌우 맥의 대소

그리고 인영에서 좌측만 4~5성이 나오고, 촌구에서도 좌측만 4~5성일 경우가 있습니다. 인영·촌구 좌측맥이 4~5배 크고, 인영·촌구 우측맥은 4~5배 작은 경우입니다. 이런 사람이 많습니다. 몸 전체에서 보면 좌측으로 피가 많이 가고, 우측으로는 피가 적게 흐르고 있는 형국입니다.

발병되기 전까지 오랜 세월 이런 상태로 생활한다면, 머리부터 발끝까지 좌측은 크고 우측은 오그라져 작아져 있습니다. 척추도 우측으로 기울어져 있고, 눈코입귀도 크기가 다른데 맥이 큰 쪽이 커지고, 맥이 작은 쪽은 작아져 있는 것을 확인할 수 있습니다.

이때의 침법은 맥대로 하면 됩니다. 인영맥과 촌구맥 좌측이 4~5배로 크니까, 좌측 손에서 '합곡·후계·외관·내관·열결'과 좌측 발에서 '임읍·신맥·공손·조해·태충' 중에서 사법(瀉法)으로 침을 놓으면 좌측 인영맥과 촌구맥이 작아집니다.

인영맥과 촌구맥이 작은 우측은 보법(補法)으로, 우측 손에서는 '합곡·후계·외관·내관·열결'과 발에서는 '태충·공손·조해·신맥·임읍' 중에서 자석테이프를 붙이면 우측 인영맥과 촌구맥이 점점 커지게 되므로, 인영·촌구의 상하좌우 균형을 맞추어 갈 수 있습니다.

복잡한 것 같아도 아주 단순하고 간결한 방법입니다. 그냥 맥대로 하는 겁니다. 큰 맥은 작게 하고, 작은 맥은 크게 하는 것이죠?

5계맥을 명확하게 구분할 수 있는 사람은 앞에서 설명한 것과 같이 맥대로 하면 되고, 맥진이 미숙한 사람은 지금처럼 사관과 기경의 통혈을 다 활용해도 효과가 좋습니다. 맥이 조절되는 만큼씩 좋아지므로 침을 3~4일 간격으로 꾸준히 놓는 것이 중요합니다. 자석테이프 보법은 매일 또는 하루 걸러서 붙여도 됩니다.

이때의 운동은 상하좌우를 골고루 한 다음에, 맥이 작은 쪽을 더 해줘야 피가 더 가므로 재활의 효과가 높아집니다.

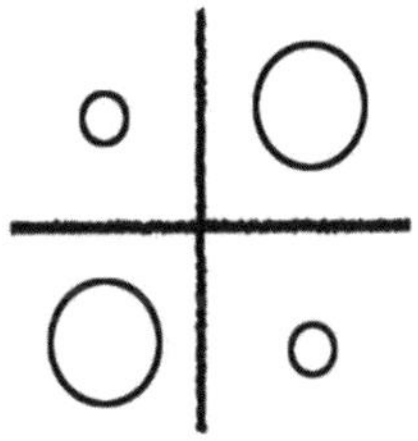

그림 좌우 맥의 대소(대각선)

이번에는 맥이 대각선으로 균형이 깨져 있는 경우입니다.

인영맥에서는 좌측이 4~5성으로 크고 우측은 작게 나오고, 촌구맥에서는 좌측이 작고 우측이 4~5성으로 크게 나오는 경우입니다. 중풍을 다스릴 때, 이 경우가 제일 어렵다고 봐야 할 것입니다. 상하의 균형이 깨지고, 좌우의 균형도 깨진 상황입니다. 몸이 배배 틀어져 있다고 봐야 합니다. 생각과 감정도 배배 틀어져 있습니다. 척추가 에스(S)자로 휘어져 있고, 손가락 발가락도 틀어져 있습니다.

이때의 침법은 인영 4~5성이 나오는 좌측은 '합곡·후계·외관'을, 촌구에서는 우측이 4~5성이 나오니까 우측 발에 '태충·공손·조해'에 사법의 침을 놓습니다. 사법을 쓰면 맥이 작아집니다.

반대로 맥이 작은 쪽에는 자석테이프 보법으로 작은 맥을 커지게 해야 되겠죠? 우측 인영맥이 작으니까 우측 손에서 '합곡·후계·외관'에 붙이고, 좌측 촌구맥이 작으므로 좌측 발에서는 '태충·공손·조해'에 자석테이프를 붙입니다.

이렇게 대각선으로 균형이 깨진 중풍은 시간이 오래 걸리므로 기간을 정하지 말고 3~4일 간격으로 꾸준히 하면, 4~5성으로 커져 있던 좌측 인영맥과 우측 촌구맥이 작아지고, 작은 맥이었던 우측 인영맥과 좌측 촌구맥이 커지면서 좌우상하의 대각선으로 비틀어져 있던 맥이 점차적으로 같아지면서 균형을 이루게 됩니다.

이렇게 침을 놓고, 자석테이프를 사용해서 6~7성과 4~5성의 맥이 잡히고, 중풍이 어느 정도 치료가 되었다면 3단계로 넘어가야 합니다.

중풍을 다스리는 법 3단계(1·2·3성의 정경의 병을 고친다)

1단계에서 사해의 병인 6~7성의 맥을 고치고, 2단계에서 기경팔맥의 병인 4~5성의 맥이 이미 잡혔기 때문에 중풍에서 벗어난 것으로 봐도 무방합니다. 그러나 인영맥이나 촌구맥에서 1·2·3성이 아직 남아 있습니다. 이제 이것을 고치는 겁니다. 정경의 병일 때의 2사1보, 1보2사하는 황제내경침법을 그대로 사용하면 됩니다.

(1) 현맥이 나오고 인영맥이 1성으로 크면 : 담경 2사, 간경 1보
(자석테이프는 간경에 1~2개혈 보)
현맥이 나오고 촌구맥이 1성으로 크면 : 간경 2사, 담경 1보
(자석테이프는 담경에 1~2개혈 보)
(간·담편 333~342쪽 현맥 침법 참조)

(2) 구맥이 나오고 인영맥이 2성으로 크면 : 소장경 2사, 심경 1보
(자석테이프는 심경에 1~2개혈 보)
구맥이 나오고 촌구맥이 2성으로 크면 : 심경 2사, 소장경 1보
(자석테이프는 소장경에 1~2개혈 보)
(심·소장편 380~385쪽 구맥 침법 참조)

(3) 홍맥이 나오고 인영맥이 3성으로 크면 : 위경 2사, 비경 1보
(자석테이프는 비경에 1~2개혈 보)
홍맥이 나오고 촌구맥이 3성으로 크면 : 비경 2사, 위경 1보
(자석테이프는 위경에 1~2개혈 보)
(비·위장편 287~292쪽 홍맥 침법 참조)

(4) 모맥이 나오고 인영맥이 3성으로 크면 : 대장경 2사, 폐경 1보
(자석테이프는 폐경에 1~2개혈 보)
모맥이 나오고 촌구맥이 3성으로 크면 : 폐경 2사, 대장경 1보
(자석테이프는 대장경에 1~2개혈 보)
(폐·대장편 280~283쪽 모맥 침법 참조)

(5) 석맥이 나오고 인영맥이 2성으로 크면 : 방광경 2사, 신장경 1보
(자석테이프는 신장경에 1~2개혈 보)
석맥이 나오고 촌구맥이 2성으로 크면 : 신장경 2사, 방광경 1보
(자석테이프는 방광경에 1~2개혈 보)
(신장·방광편 참조)

(6) 구삼맥이 나오고 인영맥이 1성으로 크면 : 삼초경 2사, 심포경 1보(자석테이프는 심포경에 1~2개혈 보)
구삼맥이 나오고 촌구맥이 1성으로 크면 : 심포경 2사, 삼초경 1보
(자석테이프는 삼초경에 1~2개혈 보)
(심포·삼초편 359~367쪽 구삼맥 침법 참조)

이미 앞에서 배운 것과 같이 현맥, 구맥, 홍맥, 모맥, 석맥, 구삼맥이 12정경의 맥(1·2·3성)으로 나타날 때는 방금처럼 내경침법으로 다스립니다. 이렇게 하여 어느 정도 평맥이 만들어졌는데도 좌우 맥의 굵기가 다른 경우가 생길 수 있는데, 이때는 4단계로 넘어가면 됩니다.

중풍을 다스리는 법 4단계(좌우 맥의 굵기가 다를 때, 같게 하는 침법)

인영맥이든 촌구맥이든 좌우 맥의 굵기가 같아야 하는데, 다른 경우가 있습니다.

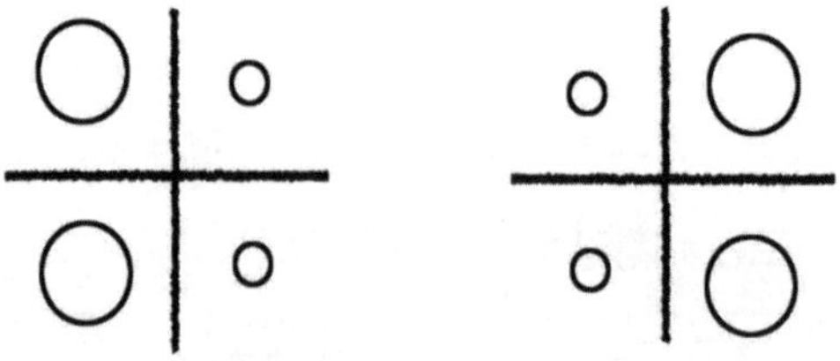

가령 좌측 맥은 가늘고 우측 맥이 굵게 나온다든가, 반대로 좌측 맥은 굵고 우측 맥이 가늘게 나오는 것을 말합니다. 이런 경우 몸의 균형이 맞지 않기 때문에 몸 자체가 맥이 가늘게 나오는 쪽으로 기울게 되어 있습니다.

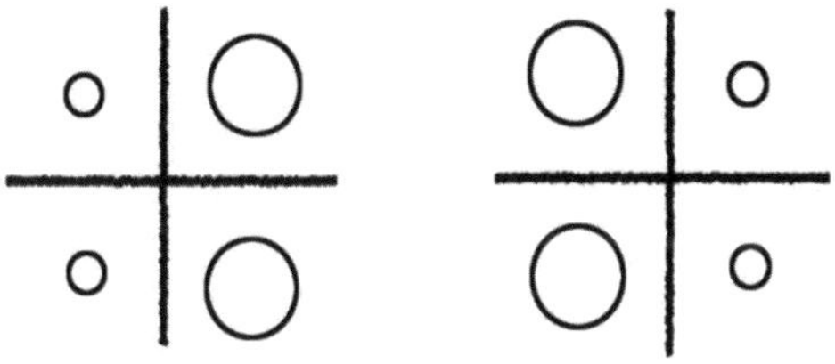

이렇게 좌우의 균형이 잡히지 않을 때는 어떻게 해야 할까요? 당연히 맥이 굵게 나오는 쪽은 가늘게 하고, 반대로 맥이 가늘게 나오는 쪽은 굵게 할 수만 있다면 좌우의 균형이 잡히게 될 겁니다.

같은 12정경의 병 안에서 가늘고 긴 1성의 맥이 나오는 병은, 인영에서는 소양의 병(담경과 삼초경)과 촌구에서는 궐음의 병(간경과 심포경)이 있습니다. 그래서 간·담경, 심포·삼초경에 이상이 있으면 현맥과 구삼맥이 나와 맥이 가늘고 길어질 수밖에 없는 것입니다.

이 가늘어진 현맥과 구삼맥을 굵게 하는 방법은 간·담경과 심포·삼초경에 2사1보 또는 1보2사 하는 내경침법을 쓰면 맥이 굵어지게 됩니다.

또한 자석테이프를 간경과 담경, 심포경과 삼초경에 각각 2개씩 붙이면 맥이 굵어집니다.

간경과 담경맥에 흐르는 부드러운 목기의 생명력이 원활해지면 저절로 부드럽고 완만하고 느슨한 에너지 작용으로, 금극목 하여 긴장하고 잡아당겨 가늘어진 현맥이 고쳐지면서 연하고 완만한 맥상이 형성되는 원리입니다.

다음은 같은 12정경의 병 안에서 굵고 넓은 3성의 맥이 나오는 병은, 인영에서는 양명의 병(위경과 대장경)과 촌구에서는 태음의 병(비경과 폐경)이 있습니다. 그래서 비·위장경과 폐·대장경에 이상이 있으면 홍맥과 모맥이 나오므로 맥이 굵고 넓어질 수밖에 없는 것입니다.

이 굵어진 홍맥과 모맥을 가늘게 하는 방법은 비·위장경과 폐·대장경에 2사1보 또는 1보2사 하는 내경침법을 쓰면 굵은 맥이 가늘고 길어집니다.

또한 자석테이프를 비경과 위경, 폐경과 대장경에 각각 2개씩 붙이면 맥이 굵어집니다.

이렇게 하면 비경과 위경맥에 흐르는 단단하고 뭉치려 하는 토기의 생명력과, 폐경과 대장경맥에 흐르는 잡아당기고 오그라지게 하는 금기의 생명력이 원활해집니다. 그러면 저절로 뭉치려고 하는 토기와 잡아당기는 금기의 에너지 작용으로, 목극토 하고 화극금의 작용으로 굵고 넓고 퍼져 있는 홍맥과 모맥이 고쳐지면서 연하고 단단한 맥상이 형성되는 원리입니다.

이렇게 해서 좌우 인영·촌구 네 개의 맥이 균형을 이뤄 같아지면, 중풍으로부터 온전히 벗어난 것입니다. 오관과 팔다리 사지가 정상화되어 있고, 어눌했던 언어의 발음도 정상이 되었으나 힘은 부족합니다. 이제부터는 섭생을 체질에 맞게 더 잘하고, 몸을 차게 하지 말고, 운동을 꾸준히 하면서 부족했던 힘도 세지면 완치가 된 것으로 봅니다.

과거에 중풍을 맞은 병력(病歷)이 있는 사람이 잘 치료를 해서 정경의 맥(1·2·3성)으로 회복되었다 하더라도 갑자기 찬바람을 맞았다든지, 잠잘 때 한쪽을 차게 했다든지, 스트레스를 받아서 울화가 치밀어 올랐다든지 해서 냉기나 사기가 기경팔맥으로 들어와 식으면 몸이 긴장되어 오그라집니다. 흔히 말하길 중풍이 재발한 경우인데, 이때도 서둘지 말고 몸을 따뜻하게 하고, 지금까지 설명한대로 맥을 기준으로 다스리면 됩니다.

중풍 다스리는 법 - 마무리 일

앞에서도 말씀드렸듯이 중풍은 정경의 병(1·2·3성)에서 넘쳐난 냉기나 사기가 기경(4~5성)으로 일출(溢出 : 넘쳐흐름)되어야 맞는(발병) 것이라 했습니다. 대부분 4~5성이면서 좌우맥의 크기가 차이 날 때 중풍을 맞는 것입니다.

좌우 맥의 차이가 3배까지는 괜찮습니다. 아직 기경팔맥으로 넘어가지 않았기 때문에 끄떡없는 겁니다.

특히 중풍환자는 바람(겨울바람, 에어컨 바람 등)을 조심해야 합니다. 오죽하면 우리 선조들께서 자연환경을 고려하여 터를 잡을 때도 바람을 최우선으로 고려하셨겠습니까? 그다음에 물과 땅의 순서를 살폈다는 것은 주지의 사실로, 현대에도 그대로 적용되고 있습니다. 바로 풍수지리(風水地理)입니다.

공기가 이동하는 것을 바람이라고 합니다. 멀쩡한 사람도 바람을 계속 맞으면 아프게 되고 병이 들게 마련입니다. 사람을 비롯하여 모든 생명체에게 가장 강력한 영향을 주는 것이 공기와 물(風水)이 아닙니까? 그리고 땅(地)에서 얻어지는 곡기를 통해 생명을 유지하고, 생명을 낳고 기르며 발전시켜온 것입니다.

중풍을 다스리는 4단계는 구안와사 고치는 방법과 동일

중풍을 다스리는 4단계의 침법은 구안와사를 다스리는 방법과 같습니다. 구안와사가 왔을 때 잡아당기고 오그라진 쪽은 현맥이나 구삼맥이 나오고, 입이 돌아가 펴져 있는 쪽은 홍맥이나 모맥이 나오게 되어 있습니다.

찬 것을 너무 많이 먹거나 과식하여 위장이 식으면 위경맥으로 냉기가 흐르는데, 이때 바람을 맞거나 얼굴을 차게 하면 입과 눈이 삐뚤어지고 돌아가는 것이 구안와사입니다. 오그라들어 삐뚤어진 쪽은 현맥·구삼맥이 나오고 반대쪽은 홍·모맥이 나오게 되어 있습니다.

구안와사를 고친 후에 절대 찬 것을 먹으면 안 됩니다. 한의원에 가서 침 맞고 고쳐지면, 아이스크림이나 찬 음료수 등을 집에 오는 길에 먹고 들어와 다시 입이 돌아가는 경우가 있습니다. 찬물, 찬 음료수, 아이스크림, 팥빙수, 찬 과일 절대 금물임을 명심해야 합니다. 잠시 쉬었다 또 하겠습니다.

중풍(뇌졸중) 체험 사례 소개

다음은 주경자 선생의 체험 사례로, 자연의 원리 요법사 공부를 통해서 내가 얻은 정보와 법방을 누구한테 써봤더니 이러한 일이 생겼다는 것을 함께 공유할 수 있는 시간이기도 합니다. 박수로 모시겠습니다.

"우리 가족이 친정어머니를 모시고 큰언니와 함께 일본에 살고 있는 둘째언니네로 여행을 갔을 때 겪었던 중풍(뇌졸중)을 다스린 사례입니다.

그 날은 친정어머니를 뇌졸중(뇌경색)의 공포로부터 자유롭게 한 날이기도 하고, 막연한 공포로 남아 있던 중풍(뇌졸중)에 대해 명쾌하게 대처하면, 누구든 그 두려움으로부터 자유로울 수 있음을 직접 경험했던 한 사람으로서 나누고자 합니다.

여행지인 일본의 여름은 굉장히 덥고 습하여 어머니 건강이 걱정되었지만 요법사 공부를 열심히 하고, 나름 실천을 꾸준히 해왔기 때문에 여행 중 어떤 일이 발생하더라도 의사들의 도움 없이도 충분히 다스릴 수 있다 라는 자신감이 있었습니다.

여행을 출발하기에 앞서 먼저 자하생식, 기원, 자하순소금, 엠티(M/T), 침, 사혈침, 곡식주머니 등을 꼼꼼히 챙겼습니다.

그리고 공항에서 짐을 부치는데 공항 검색대에서 호출하여 가보니, 자하순소금이 백색 가루인지라 혹여 마약인가 의심하여 잘 설명하고 목적지인 요코하마에 도착했습니다. 여지없이 35~37℃ 되는 무더위와 바닷바람에 섞인 습한 기운이 모두의 숨을 턱턱 막히게 하더라고요. 그때 이구동성으로 하는 말이 우리나라가 참으로 좋긴 좋구나! 였습니다.

둘째언니네 집으로 이동하여 잠시 휴식을 취한 후 유명한 요코하마 전경을 산책하는데, 우리 가족은 1년 반 정도 찬 것을 멀리 하고, 생식도 열심히 먹어 건강한 상태라 어지간한 더위는 잘 견뎌냈지만, 어머니와 큰언니는 더위에 너무 힘들어하는 것이었어요.

더군다나 차로 이동하면 여지없이 에어컨에 노출돼 냉기가 고스란히 몸속으로 직행하는 것입니다.

좀 이른 저녁을 예약해 놓았다 해서 중식당으로 이동해 둘째언니가 대게를 쪄서 냉장고에 보관했던 것을 가져와 중국음식과 함께 먹기 시작했습니다. 어머니는 허기가 지셨는지 잘 드셨어요. 그런데 왠지 걱정이 되어 어머니께 천천히 드시라고 하고, 찬물 등을 드시지 못하도록 신경을 썼습니다.

작은 식당이라 2층에 우리 식구들만 모여 식사를 하는데, 어머니께서 화장실을 다녀오시더니 눈이 벌겋게 충혈이 되어 있는 거예요. 여쭤보니 눈이 가렵다고 비비더라고요.

당시 어머니의 연세가 76세셨고, 체질은 토금형이라서 목(간.남), 화(심장·소장)가 작은 장부로 생명상태는 현맥 촌구 6~7성이었습니다.

순간 한열이 깨졌구나! 하면서 어머니를 의자에 앉힌 후 맥박을 재봤더니 굉장히 빨랐어요. 갑자기 에어컨 냉기에, 찬 음식에, 허기진 상태에서 음식이 들어가니 몸이 견뎌내질 못한 것입니다.

그러면서 상황은 매우 급해졌어요. 혀가 굳으면서 오그라든다며 온몸을 긁기 시작하는 겁니다. 몸이 식고 급체했다는 것을 직감했지요. 그러더니 호흡곤란까지 겹치며 온몸에 경련을 일으키기 시작했습니다.

사혈을 해야 하는데, 사혈침과 침통을 언니 집에 놓고 왔으니 어찌해야 하나?

그때 작은아들이 땀이 많이 나서 옷을 밖에서 제때 갈아입지 못한 점을 고려해 도톰한 손수건 2장으로 등에 대어 번갈아 가며 옷핀으로 교체해줬던 것을 발견했어요. 어머니의 온몸이 급속히 굳기 시작하니 정신이 하나도 없었습니다.

다행히 2주 전 실전요법사 때 우리 선생님께서 경혈학에서 '사혈(瀉血)'이 아주 중요하다면서, 뇌졸중(중풍)시 사혈이 가장 강력하다고 말씀하셨던 것이 기억났습니다.

현맥이며 촌구가 크니 배운 대로 열 발가락, 열 손가락을 음경부터 사혈을 시작하고, 남편과 두 아들한테는 피를 빼라고 했습니다. 옷핀으로 사혈을 했는데 피가 나지 않는 거예요. 그만큼 몸의 체온이 급격히 식어가고 있었던 겁니다.

목숨이 경각에 달렸는데도 어머니는 옷핀으로 사혈하는 곳이 아프다며 그만하라고 하십니다. 그도 그럴 것이 같은 해에 무릎 인공관절 수술을 하셨던 터라 피가 제대로 소통되지 않아 고통을 더 호소하는 것이었어요.

나머지 식구들에게 온몸을 주물러서 체온을 회복시키라고 말하며, 저는 어머니를 살피는데 굳었던 혀가 풀어진다고 말씀하시는 거예요.

심장이 혀를 지배한다는 건 다들 아실 겁니다. 그래서 심장을 보호하고자 쓴맛을 찾으니 중국술이 보이는 거예요. 주인장께 술을 따뜻하게 데워 달라 하고, 체온을 보호하기 위해 두꺼운 수건도 함께 부탁했습니다.

어머니가 집에 가고 싶다고 하셔서 잠깐 진정하고 출발하자며 말씀드리고 한숨 돌리던 차에, 갑자기 혀가 다시 오그라든다면서 몸이 굳기 시작하는데, 이번에는 처음과 달리 더 급하게 진행되는 것입니다.

그러고 보니 어머니가 의자에 앉아 있을 때 생명상태를 다스렸으니 원인이 제거 되질 않고 잠깐 호전만 보였던 것이죠.

그래서 이번에는 수건을 깔고 어머니를 눕힌 후 다시 사혈을 하려는데, 아까 사용했던 옷핀이 보이질 않는 거예요. 어디로 갔는지? 마음은 급한데 혹시 압정 같은 것 있냐고 물으니 주인장이 가져다줬어요. 제 손에 찔러보니 되더라고요. 다시 엄마의 10 족지, 10 수지를 차례로 사혈하며, 가족들한테는 피를 빼고 사관을 문지르라고 했습니다.

나머지 식구들은 온몸을 주무르고 두드리라고 하고.

호흡곤란이 급격히 심해지자 어머니의 얼굴부터 발끝까지 너무도 차가운 거예요. '이래서 죽는구나!' 어머니는 촌구가 크기 때문에 계속 날숨을 길게~ 계속 함께 하면서 사관과 온몸을 마사지했어요.

그 와중에 큰언니와 둘째 언니는 119를 부르자고 계속 다그치는데, 지금 이 상태로 어머니를 병원에 보내면 다시는 못 볼 것 같았어요. 우리는 그걸 압니다. 더군다나 여긴 한국도 아니고 일본이잖아요.

언니들한텐 엄마 이대로 병원 가면 돌아가신다고 말하며 계속 마사지하라고 했어요. 어머니한테도 병원 갈 거냐고 물으니 안 가신다고 합니다. 친정아버지 때문에 병원의 실상을 너무도 잘 아시기 때문입니다.

상황이 더욱 급박해지자 둘째 언니가 119를 부르려고 엄마한테 묻자, 지금보다 나아진다면 병원에 가겠다고 하시는 거예요. 그 순간 나 자신도 어머니가 돌아가시면 어떻게 하지? 하는 두려움이 일었습니다.

그러면서 나도 모르게 어머니의 배꼽에 대고 온 힘을 다해서 숨을 불어 넣었어요. 모든 것을 하늘에 맡기고, 오로지 우리 어머니만 살려 달라는 일념으로 계속 뜨거운 숨을 불어 넣었습니다.

그렇게 한참을 하고 나니 어머니가 침이 안 나온다고 하는 겁니다. 침? 신맛이 뭐가 있더라? 식초! 식초를 따뜻한 물에 타서 마시게 했어요. 잠깐 일어났으면 한다고 하셔서 앉히니 '꺼억' 하고 트림을 하는 겁니다. 순간 우리 엄마 살아나셨구나! 하는 안도감이 들었어요.

굳어졌던 혀가 정상적으로 풀어지면서 잠깐 안정을 취한 후 계단을 내려오는데, 엄마가 방귀가 나왔다고 하시더군요. 정말로 우리 엄마 살아나셨네!

다행히 언니 집이 가까워 남편이 업고 집으로 이동하여 사관(합곡, 태충)에 엠티(M/T)를 붙이고 족삼리, 내관, 외관에도 붙였습니다.

빈 곡식주머니를 가지고 갔기 때문에 집에 있는 콩이 한 주먹 정도 있어 쌀과 함께 넣고 만들었어요. 콩이 없어서 쌀만 넣어서 하나를 더 만들어서 전자레인지에 돌려 배와 등에 올리고 몸을 계속 주물렀습니다.

어머니가 한숨 돌리고 말씀하시길 처음 몸이 식으면서 혀도 굳고, 항문이 열리면서 바람이 풀풀 빠져 나가더랍니다.

어머니의 온몸을 살피니 엉덩이부터 목경(간·담경), 화경(심·소장경) 쪽이 3중 냄비 바닥처럼 식어서 두껍게 굳어 있었어요.

밤 10시 30분경 윤 선생님께 전화해서 대강 말씀드리니 '공손'에도 엠티 붙이고, 일단 음식은 삼가고 따뜻한 물을 차처럼 마시게 하라고 하셔서 그대로 했습니다.

어머니의 상태를 계속 살피니, 굳어졌던 살들이 체온을 회복하면서 보드랍게 되돌아 왔습니다. 밤새 편안하게 잠드신 어머니께 감사를 드렸어요. 어쩌면 당신의 몸을 딸에게 맡겨 살피도록 해서 우리 가족을 살리신 게 아닌가 하는 생각을 남편과 함께 나누었습니다.

다음날 언니가 정성을 들여 끓인 죽으로 요기를 하고, 점심과 저녁은 자하생식에다 상화기원과 순소금을 아주 조금 따뜻한 물에 타서 드시게 했습니다. 하루를 쉬고 기력을 찾은 어머니는 7월 25일부터 모든 일정을 오기 전과 마찬가지로 걸어서 여행을 소화해 내셨습니다.

친정아버지의 갑작스러운 사고로 인해 자연의 원리와 인연을 맺었고, 그 보답으로 친정어머니의 목숨을 구할 수 있었습니다. 육기섭생법을 공부하면서 우리 가족에겐 많은 일이 있었습니다.

우리 선생님께서 이 일이 있기 며칠 전 수업시간에 침이 없어도 옷핀과 압정만 있으면 사람의 생명을 구할 수 있다고 하신 적이 있습니다. 그때 저는 우리 선생님의 공력이니 가능한 일이겠지! 라고 했었습니다.

그런데 자연의 원리 요법사 12주를 3번 공부한 저와 1번씩 공부한 남편과 두 아들이 해낸 것입니다. 그래서 '누구나 할 수 있다'라는 우리 선생님의 말씀이 맞는 것이지요. 꾸준히 실천해본 사람은 제 얘기에 고개를 끄덕일 겁니다.

우리 선생님께서 수업시간에 '제일 중요함'이라고 강조하시면서 '한열'의 중요성을 말씀하실 때마다 몸을 따뜻하게 유지하는 것이 사람에게 얼마나 중요한가를 새삼 느낀 여행이었습니다.

생사(生死)를 가름합니다.

제 얘기를 들어 주셔서 감사합니다."

지금 주 선생께서 들려주신 이야기는 우리에게 시사 하는바가 큽니다. 연로하신 어머님께서 여독이 남아 있는 상태에서 에어컨바람과 찬 음료수 등으로 인하여 몸에 냉기가 들어왔을 때 생명체 내에서 일어날 수 있는 뇌졸중 같은 위급한 상황에서 차분하게 대처하여 어르신의 건강을 지켜낸 것은 대단한 것입니다.

의자(醫者)는 자고로 용감무쌍하고, 임기응변이 있어야 한다고 했는데, 나무랄 데 없이 잘 해준 주 선생께 박수를 보냅니다.

자연의 원리 요법사

자연의 원리 요법사 공부는 자신뿐 아니라 내 가족과 더 나아가 주위 사람들을 처방하여 건강을 되찾고, 그 과정에서 자신감과 어마어마한 사람이라는 것을 확인하는 순간이 되기도 합니다. 중풍뿐 아니라 당뇨로 15년을 앓고 있는 것을 해결했다고 생각해 보세요.

당뇨 약을 끊고 당뇨로부터 해방되어서 정상적인 생활을 한다고 생각해 보라는 겁니다. 고혈압 약을 끊고 편안하게 살 수 있다는 것을 생각해 보세요. 세상에 없는 일을 우리가 한 것이지요. 우리는 눈만 뜨면 하는 일이라 저절로 나을 수 있게 처방하고 다스릴 수 있어서 그런 것은 별것 아니라고 생각하잖아요.

그동안 수료한 자연의 원리 요법사는 물론이고, 그분들의 가족과 지인들이 요법사의 처방에 따라 실천했을 경우, 당뇨나 고혈압은 이미 다 해결이 됐기 때문에 훌륭한 사례로 보고 있지 않습니다. 관건은 실천하느냐 마느냐 하는 마음이고, 의자가 용감무쌍하게 거기에서 하느냐 마느냐 하는 마음입니다.

그래서 자연의 원리를 공부한 분들의 이야기를 듣고 따르면 죽고 사는 문제는 해결된다고 하는 겁니다. 한순간 한순간의 살고 죽음의 길이 우리 손에 달려 있다는 겁니다.

짠기가 부족하고 몸이 식으면

질문 : 애기 엄마가 짠 것이 싫으니까 애들도 굉장히 싱겁게 먹여서인지 귀가 벌게져 있어요. 수기가 부족하고 몸도 차면 더 오그라드는 건가요?

대답 : 그렇습니다. 귀는 수기가 지배합니다. 초등학교 어린 시절 시골 냇가나 강가에 가서 이른 여름에 멱을 감아보면 몸이 추워서 불알이 오그라들어서 딱 들어가 안보이게 됩니다. 그런데 목욕탕이나 뜨거운 방에 한참 있으면 어때요. 축 늘어져 있잖아요. 모든 물질은 뜨거우면 늘어나고 추우면 오그라듭니다.

그리고 체질적으로 토·금·수형 쪽보다는 목·화형들이 온화하고, 따뜻합니다. 토·금·수는 단단하고 서늘한 성질이 있어요. 다 그런 게 아니라 대개가 그렇다는 얘깁니다. 그렇다면 오그라든 애들은 차니까 따뜻하게 해주어야겠지요. 그런데 차게 키우란 말에 어느 정도껏 해야 하는데, 냉장고나 에어컨에 너무 의지하며 산다는 게 문제란 겁니다. 애기들을 왜 차게 키우라고 하느냐 이겁니다. 인간은 온혈동물이라고 하면서 말이 안 되잖아요.

질문 : 서양의 경우에는 수렵 문화에 맞춰서 진화를 해왔기 때문에 서양인들이 냉기에 강하다고 그러셨는데, 그런 서양인들의 경우라도 따뜻하게 키우는 게 더 좋은 거겠지요?

대답 : 당연히 더 좋을 겁니다. 서양에서도 그곳에 알맞은 섭생법이 있을 겁니다. 굳이 우리의 생활방식을 따르게 할 필요는 없다고 봅니다. 다만 서양 사람들이 우리 조선 사람과 비교하면 냉기에 저항하는 힘이 강한 것은 사실입니다.

그렇다고 서양인들도 아기를 차게 키울 필요가 없는 것이, 그 사람들도 따뜻한 피가 흐르는 온혈동물이어서 몸이 식으면 만병이 생겨나기 때문입니다. 피부만 보더라도 서양 사람들의 피부는 두껍고 거친 반면, 우리나라 사람들의 피부는 훨씬 얇고 부드럽다는 것을 확인할 수 있습니다.

질문 : 그러면 서양 여자가 아기를 낳았을 때도 우리처럼 이렇게 몸조리를 하면 더 좋은 거겠네요?

대답 : 아이고, 말해 뭐해요? 그 사람들이 구들방을 만들 줄 몰라서 못 쓴 것이고, 맨날 동물들 쫓느라 이동해야 하니까 집 지어도 소용없으니 그렇게 살았던 거지요. 근자까지도 농사짓지 않은 지역도 많았고, 네

덜란드 같은 북부 지방은 늪지대고 라인강 하구 쪽은 숲이잖아요.

그러니까 우리는 우리 식대로 사는 것이 맞는 겁니다. 특히 아이들 키우고, 먹이고 하는 것은 우리 할머니와 할아버지들이 계승했던 것을 현실에 맞게 발전시켜서 그것을 근본으로 삼아야 합니다.

우리 것은 무조건 내팽개쳐 두고 서양 것만 쫓아가면 안 된다는 거예요. 서양 것이 나쁘다는 게 아니라, 우리한테는 우리의 방식이 좋으니까 우리식대로 하자는 겁니다. 물론 그들의 방식이야 그 나라에서는 좋은 방식이겠지요. 하지만 그 방식을 가져다가 우리 아이들한테 무분별하게 가르치고, 그걸 보고 선진화됐다고 우기니까 저로서는 욕을 안 할 재간이 없는 거지요.

장차 전 세계 사람들이 홍익인간(弘益人間) 정신을 바탕으로 한, 우리의 정신문화와 생활방식을 따르는 날이 올 겁니다.

하느님을 낳아 기른 우리의 어머니와 아비지

우리는 아기를 낳는 것을 신을 낳는 차원에서 보고 얘기합니다. 중동에 가면 알라를 신(神)이라고 하죠? 근데 우리는 알라를 낳잖아요.

대구에 가면 아기보고 얼라 또는 알라라고 그러잖아요. 그러니까 우리의 엄마들은 신을 낳은 엄마들인데, 신의 엄마처럼 존중받고 그 값을 하고 살아야 한다는 겁니다. 아기를 낳으면 그냥 신을 낳은 부모이기 때문에 우리 스스로가 어떤 사람이라는 것을 깨달아야 합니다.

그래서 우리 선조들은 자신의 안해(아내)를 '마누라'라고 불렀는데, '마누라'라는 호칭은 최고의 호칭으로 삼신 마고시대 때부터 인류의 지혜로운 지도자, 왕이라는 뜻이랍니다.

뜸의 놀라운 효력

질문 : 인영맥과 촌구맥의 차이가 거의 없고 체질맥이 나오는 어른인데, 뜸뜨는 것을 좋아하십니다. 조그맣게 뜸을 뜨고, 화상 정도는 아니지만 습관적으로 많이 하시는데 괜찮은지요?

대답 : 아주 좋은 방법입니다. 그분처럼 보법으로 뜸을 몇 장씩 떠서 따뜻하게 내부의 기운을 소통시키는 것은 건강유지에 상당한 효력이 있습니다.

몸을 따뜻한 물에 담그기만 해도 벌써 기분이 좋아지고, 따끈따끈한 물에 한 5분만 담그고 있어도 기운이 돌잖아요. 그러니까 온기가 부족한 이 시대 사람들이나 열 생산능력이 떨어지는 어른들은 뜨거운 물에 발 담그기를 10분씩만 해주어도 굉장히 좋습니다. 왜냐하면 사람 몸에서 수족이 먼저 식기 때문인데, 몸을 건강하게 하는 것은 아주 멀리 있는 것이 아닙니다. 자 오늘은 여기에서 마치고 다음 주에 뵙겠습니다. 감사합니다.

신장 방광 石脈편 제3강

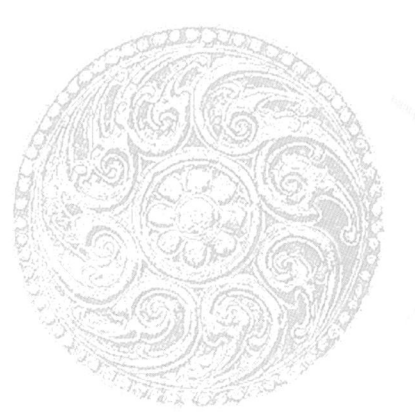

신장 방광 石脈편 제3강

심한 건망증에 대해서, 소변과 대변의 차이

질문 받겠습니다.

질문 : 저의 어머니께서 건망증이 아주 심하거든요? 아주 오래된 과거의 일은 기억하시는데, 최근 특히 방금 일어난 일은 기억을 잘 못 하십니다. 너무 심해 병원에서 검진했는데 치매는 아니랍니다. 주말에 어머니 집에 가면, 넌 왜 왔니? 언제 왔니?를 수십 번도 더 물어보시는데 왜 그런 겁니까? 그리고 좋아지게 할 방법이 있는지요?

대답 : 머리로 피가 잘 안 가서 생기는 증상입니다. 인영맥이 아주 작아서 지금 머리로 피가 못 가는 거예요. 치매는 아니고 건망증이 심하다는 거죠? (예) 맥을 보셨을 텐데, 어머니께서 인영맥이 작아요? (예, 인영맥이 아주 작게 나옵니다) 인영을 크게 하면 됩니다. 일단 대장경의 합곡혈과 삼초경의 외관혈에 자석테이프(MT)를 붙여 드리세요. 인영맥이 커지는 만큼씩 즉각적인 효과가 나타납니다.

그리고 인삼가루를 먹으면 인영맥이 커지게 됩니다. 인영맥이 작은 사람은 주무실 때 다리를 높이 하면 머리로 피가 잘 흐르게 하는 효과가 있습니다. 침을 놓을 줄 아신다면 태충에 사법을 쓰면 효과가 있어요. 앞에서 설명한 치매 고치는 방법과 같습니다. 병명과는 상관없이 맥대로 하는데, 인영·촌구가 같아지면 그러한 병은 거의 생기지 않습니다.

단, 예외적인 경우가 있다고 했습니다. 인영맥이 6~7성 이상으로 커져 있을 때 건망증이 생기는 경우가 있는데, 이때는 뇌세포에 피가 너무 많이 공급되어 생각이 겉 넘어서 그런 겁니다. 동시에 많은 생각을 하기 때문에 현재에 집중하지 못하고, 건성건성 딴생각하며 겉 넘는 경우입니다. 이때는 합곡을 사하고, 태충을 보하면 즉시 효과를 낼 수 있습니다.

질문 : 술을 먹었을 때 다른 사람들은 대부분 얼굴이 빨개지는데, 저는 그대로입니다. 왜 그런 겁니까?

대답 : 김 선생처럼 금수형인 사람은 쓴맛이 많이 필요한 사람입니다. 그래서 술을 웬만큼 먹어서는 얼굴색이 잘 변하지 않아요. 얼굴색만 봐서는 술을 안 먹은 것 같은 거예요. 그런데 목형이나 화형 또는 화토형들은 쓴맛인 술을 먹으면 혈액순환이 왕성해져 얼굴이 금방 빨개지는 것을 볼 수 있습니다. 그게 정상입니다. 금형이나 수형은 상대적으로 더 많이 먹어야 빨개집니다. 취기가 오르는데도 얼굴색이 그대로니, 다른 사람이 볼 때 주량이 센 줄 아는 겁니다.

질문 : 음식물을 섭취했을 때 입으로 해서 항문으로 나오는 과정과 소변과 대변의 차이를 알고 싶습니다.

대답 : 음식물이 입으로 들어오면 일단 잘게 쪼개기 위해 씹어야 하잖아요. 목구멍으로 넘어와서 식도를 타고 위장으로 들어가, 소장을 거쳐 대장과 직장을 통해서 항문으로 나가게 됩니다.

몸통이 있으면 여기가 입 구멍이고, 여기는 창자라 하고, 여기를 똥구멍이라고 합시다. 이때 마지막으로 나가는 똥의 모양이 그 사람 생명력의 현주소입니다.

그러면 이 음식물들을 쪼개고 섞어서 내가 필요한 것을 내 몸이 빨아들이는 거예요. 소화과정에 있는 음식물이 들어있는 여기가 몸 안이에요? 밖이에요? 음식물을 먹은 것을 잘게 쪼개서 몸 안으로 빨아 당기는 겁니다. 그래서 몸 밖에서 들어와서 몸 밖으로 나가는 건데, 그게 똥입니다. 쉽게 말해서 내 몸이 되려다가 못된 것이 똥이다, 그 얘깁니다.

어떻게 해서 천지의 인연이 되어서 사람 몸이 되려고 좋은 인연을 만나서 왔는데, 내 몸이 흡수해 주지 못해 다시 나간 것이 똥이에요. 그러니까 어떻게 보면 안타까운 애들이죠. 다시 똥이 됐으니까.

그런데 오줌은 어떻게 되느냐? 섭취한 음식물을 내 몸이 빨아들여서 내 몸의 피로 돌다가 콩팥에서 걸러서 방광으로 내보낸 것이 소변입니다. 그러니까 소변은 내 몸으로 함께 살다가 제 역할을 하고 나간 것이기 때문에 나의 생체 정보가 대변보다 훨씬 많은 겁니다. 그래서 똥, 오줌을 구분할 줄 알아야 한다는 거예요. 우리 어른들이 '저놈은 똥인지 오줌인지도 구분 못 한다'고 그러잖아요. 그게 그걸 구분하는 것인데, 이것을 소화기관이라고 합니다.

집중은 집중한다는 생각도 하지 않는 것이다

질문 : 정신집중을 연습할 때 항상 집중해야 합니까? 아니면 몸에서 힘을 빼는 순간에 집중해야 하는지요?

대답 : 여기서 하는 것은 글씨를 쓸 때만 집중하는 겁니다. 항상 집중한다는 것은 쉬운 일이 아니고, 몸에서 힘을 뺄 때는 힘만 빼면 됩니다. 몸에서 힘이 빠지고 편안해졌다고 느낀 그 생각을 잡아서 골속에 글씨만 쓰는 겁니다.

집중이라는 것은 일하든, 공부하든, 기도하든, 지금처럼 골속에 글씨를 쓰든, 한 가지만 하는 것을 말합니다. 정기신이 오로지 한 가지만 하는 것인데, 여기에서 하는 정신집중 연습은 강력합니다.

다시 말해서 집중이란? 집중한다는 생각도 하지 않는 것입니다. 자세를 바르게 하고, 전신에서 힘을 뺀 다음에 한 생각으로 오로지 글씨만 한 획씩 쓰는 겁니다. 아무 생각도 하지 말고 내 몸도, 내 생각도 없다고 생각하고, 오로지 글씨만 쓰라고 했습니다. 글씨를 쓸 수 있는 그 생각, 글씨를 쓰기 전의 그 생각, 그 한 생각으로 머리 골속 중앙에 글씨만 써야 합니다.

실제 그렇게 글씨가 써지면 그때는 다른 소리도 안 들리고, 다른 것도 안 보이게 되는 겁니다. 그러니까 정신을 집중해서 한 획만 연속적으로 써도 된다는 거예요. 한 획을 쓴 사람이 두 획을 쓸 수 있고, 두 획을 쓸 수 있는 사람이 확(確)자 하나를 쓸 수 있는 것입니다.

처음에 하는 사람은 반듯하게 큰 대(大)자 하나 쓰기가 쉽지 않을 겁니다. 정신을 집중해서 '確哲大悟 大慈大悲 還骨奪胎 全知全能' 이 16자를 반듯하게 다 썼다면 그 사람은 자기가 마음먹은 대로 생각도 조절할 수 있게 되는 것입니다.

사실 수시로 이렇게 말을 하지 않으면 시간이 지나면서 자연적으로 망각하게 됩니다. 맥 공부를 하려는 사람은 골에 글 쓰는 연습을 적어도 하루 한 번 이상은 해봐야 되지 않겠는가, 저는 그렇게 보고 있습니다. 맥을 본다는 것은, 그 사람의 생명상태를 들여다보는 것이기 때문에 고도의 정신집중이 필요합니다. 정신을 하나로 모으지 못한다면 완전한 맥 공부는 요원하다고 봅니다. 정신을 하나로 모으는 연습이 바로 골에 글쓰기를 하는 것입니다.

처음에는 되든 말든 꾸준히 해보는 거예요. 여기서 골에 글쓰기를 할 때 밖에서 들리는 전화벨 소리도 들어가면서 쓰는 거잖아요. 들리거나 말거나 그 소리도 잡아서 글씨만 쓰는 겁니다. 지금 어떤 생각이 떠오르면 떠오른 그 생각도 잡아서 골속에 오로지 글씨만 써야 합니다.

정신집중을 훈련하는 목적은 거두절미하고 이번 생을 잘 살기 위해서입니다. 이번 생을 잘 사는 것이 뭐냐? 각자가 '기쁘고 즐거운 삶'을 사는 것을 말하는데, 이것이 바로 행복이라고 봅니다.

정(精)과 신(神)을 하나로 모아서 무엇을 하는 것입니다. 여기서는 무엇을 하는 첫 번째가 골에 확철대오를 그리는 거예요. 수많은 무엇을 잘하기 위해 정신집중 하는 연습을 하는 겁니다.

초보자의 경우 글씨를 쓸 때 반드시 지켜야 할 것이 1회에 5분을 넘기지 말아야 합니다. 계속해서 쓰고 싶으면 잠시 쉬었다가 5분 정도 하면 되는데, 하루에 10회는 넘기지 않는 것이 좋습니다. 하루에 너무 많은 시간 집중한다고 몰두하다 보면 제일 중요한 현실을 못 보게 되고, 대부분 망상에 빠지고 전생이 어쩌구, 내생이 어쩌구 하면서 환상에 빠져들어 가는 경향이 있으므로 각별히 주의해야 합니다.

서두르지 말고 꾸준히 하면 반드시 된다.

질문 : 골속에 글씨가 잘 써지지 않는데, 언제쯤이면 될까요?

대답 : 글씨만 쓰라고 했는데, 다른 것도 같이 해서 그렇습니다. 잡념에 끌려가서 그러는 것인데, 서두르지 말고 꾸준히 하면 반드시 됩니다. 중요한 부분은 글씨를 쓰기 위해서는 생각을 잡아야 합니다. 생각이 생각을 잡는 것이 아니고, 생각의 주인(自我)인 내가 잡아야 합니다.

요즘 참나 참나 하는데, 참나를 보고, 참나를 깨닫는 것만이 아니라 이제 참나를 봤으니, 참나를 일으켜 세우고, 참나가 일을 해야 한다는 것입니다.

이 시간, 잠깐 5분 동안만 세상만사 과거·현재·미래도 다 내려놓습니다. 전신에서 힘을 완전히 다 빼세요. 힘을 뺐다고 느낀, 그 생각을 잡아서 골속에 한 획씩 생각으로 글씨만 쓰는 겁니다. 생각이 해골 속 중심 깊은 곳에 가 있어야 합니다.

여러분들이 여기 오시기 전 아까 본 것은 다 과거잖아요. 지금 그것을 다 내려놓고, 눈·코·입·귀도 '없다고 한 그 생각'을 잡아서 글씨를 한 획씩 쓰는 겁니다.

또한 정신집중을 제대로 하기 위해서는 반드시 건강해야 한다는 것입니다. 먼저 인영·촌구를 같게 해야지만 집중이 잘 됩니다. 가령 골에 글쓰기를 할 때도 확연히 나타나는데, 인영맥이 4~5성 이상 큰 사람이 글씨를 쓰려고 하면 획이 대갈통 밖으로 삐져나간다거나 획이 삐뚤어지고 글자가 갈라진다거나 하는 현상이 생길 수 있습니다.

글씨를 골속 중앙에 쓰라고 했는데 골밖에 쓰고 있잖아요. 백지 한 장 펴놓고 자꾸 눈으로 써지는 거예요. 언제 눈으로 쓰라고 했나요? 눈도 없다고 한 그 생각을 잡아서 쓰라고 했습니다. 그러니까 일체 이유없이 그냥 무지막지하게 생각을 잡아서 골속에 글씨만 쓰는 연습을 해야 한다는 것입니다.

생각을 잡으라 하는 것은 생각한 주체가 바로 나이기 때문에, 그 생각의 주인인 나(我)가 피조물인 내 생각을 잡아서 부리기 위해서 입니다. 그러므로 생각을 잡아서 내 마음대로 부릴 수만 있다면, 인간 내면에 잠재되어 있는 무한한 능력을 계발하여 행사할 수 있다고 보는 것입니다.

그런데 우리의 현실은 나의 피조물인 내 생각에 끌려다니고 있어요. 자신이 누구인지, 무엇을 할 수 있는 존재인지도 모른 채 살아가고 있습니다.

지금 우리가 하려는 것은 정신을 하나로 모아서 가만히 바라보고만 있는 것이 아니라, 무엇을 하기 위해서입니다. 그러면 그걸 해서 뭐가 얻어지느냐? 깨달음을 얻고, 도가 트이고 의통이 열리느냐? 아닙니다. 다름 아닌 집중력이 생긴다는 겁니다.

정기신이 건강하여 어느 필요한 순간 고도의 집중력이 충만하면 하고자 하는 일을 잘할 수 있고, 원하는 것을 얻을 수 있는 것입니다. 하는 일이 잘되고 원하는 것을 얻게 되면 누구나 기쁘고 즐거워집니다. 기쁘고 즐겁게 사는 것이 바로 행복한 삶이라 합니다.

어떠한 바이러스나 감기 균도 두려워 말라

질문 : 균이나 바이러스에 감염되는 일이 점점 많아지는 시대인데, 대비책이 없어 걱정됩니다. 현명한 방법이 없을까요?

대답 : 균이나 바이러스에 감염되는 것도 혈액 속에 염분이 부족하거나 몸속이 냉해지면 감염에 취약해집니다. 여러분은 그것을 이미 알고 있기 때문에 두려워할 이유가 없다는 거예요. 균이나 바이러스의 경우 대개는 감기 같은 형태의 호흡기 질환으로 들어오는데, 감기예방법 다 알지요? 마스크 두 장하고, 모자 쓰는 것.

설령 바이러스가 한국에 들어와 번졌다 해도 병원에 가지 않고도, 두 시간 정도면 바이러스를 제압할 수 있다는 겁니다. 만약 어떤 감기인지 모르겠으면 소금 한 수저(3~5g)에 요구르트 세 병을 따끈따끈하게 데워서 먹고, 이불속에 들어가 2시간 동안 땀을 빼면 대부분 낫습니다. (심포·삼초편 378~394쪽 일체의 감기를 다스리는 법 참조)

몸속을 뜨겁게 다스릴 때 이불속에 들어가 한 시간 정도가 되면 옷이

젖을 정도로 땀이 나고, 엄청난 열이 나기 시작합니다. 사실 몸이 그런 상태로 이불을 덮고 2시간 정도 있다면, 몸속에 들어온 균이나 바이러스는 더는 견딜 수 없게 됩니다.

모공을 뚫고 몸 밖으로 땀을 내보낼 정도로 몸 내부에서 열이 만들어졌다는 것인데, 보이지 않는 바이러스가 그 안에서 살 수 있겠느냐는 겁니다. 그 안에 있으면 뜨거워서 다 익어 죽든지, 아니면 몸속에 있다간 죽으니까 도망가든지 하겠지요.

그래서 우리의 몸은 균이나 바이러스 등에 감염되면, 생명은 이를 퇴치하려고 높은 열을 만드는 겁니다. 남녀노소 불문하고 감기에 걸리면 예외 없이 기침하고, 열이 나고, 땀이 나는 것은 그러한 이유에서입니다.

지구 어머니 입장에서 75억의 인간은 지구를 파괴하는 바이러스다

지금 지구 위에 사는 인구가 75억 명이나 되는데, 지구가 그 많은 사람을 제대로 못 먹여 살립니다. 75억 명이 써서 없애는 석탄과 석유를 태우고, 그로 인한 지구온난화와 미세먼지들을 우리 지구가 어떻게 감당할 수 있겠냐 이겁니다. 그리고 75억 인구가 사용하고 버리는 썩지 않는 비닐과 플라스틱 쓰레기를 어찌 감당하겠습니까?

지구 입장에서 보면 인류는 가장 나쁜 바이러스나 마찬가집니다. 땅속에 있는 암반수 물이 좋다고 땅 뚫어서 뽑아먹고, 피와 같은 석유와 지하수, 골수나 다름없는 지하자원 등 땅속에 있는 것들을 죄다 파먹고 있잖아요. 또한 거리마다 아스팔트를 깔아 놔서 피부 껍데기나 다름없는 땅이 숨도 못 쉬고, 산림까지 파괴하고 있습니다.

숲을 파괴하는 것은 지구의 피부와 허파를 태우는 것과 같은 거예요. 결국 인간들이 자신의 모체인 지구를 파괴하고 있으니까, 지구 입장에서 보면 인간만큼 지구를 괴롭히고 성가시게 하는 것도 없다는 겁니다.

그러니까 어떻게 하겠어요? 인구수가 너무 많으니까 지구 입장에서는 한번 정리해야겠지요. 인류의 개체 수가 적당히 조금 있을 때는 조화를 이루어서 좋았는데, 지금은 75억 명이나 되니 지구가 어떻게 감당하겠어요. 더군다나 그 수가 가만히 숨만 쉬고 있으면 그나마 나을 텐데, 지금 지구의 골수를 속속들이 다 파먹고 있거나, 온갖 오염물질과 쓰레기들로 지구를 더럽히고 있잖아요. 그러니 지구가 고통스러워서 견딜 수가 없는 거예요.

선천에도, 선선천에도 개벽은 계속 해왔다.

선천에도, 그 앞의 선선천에도 또 그 이전 선천에도 개벽은 계속 있었고, 그렇게 한 번씩 털어내고 가는 것 같습니다. 그런데 그렇게 한 번씩 털어낼(격변) 때 사람들이 어떻게 하다가 살아남았다고 하면, 일을 해야 하잖아요. 눈에 보이는 사람들이 다 병들어서 죽게 생겼는데, 그들을 살려내야 합니다. 격변(대환란) 이후 후천 세상을 열어가는 것은 건강하게 살아남은 다음에 할 수 있는 일입니다.

개벽을 잘 극복해서 살아남았다면 그 다음엔 어떻게 해야 되겠어요? 잘 살아야 하겠지요. 그리고 기존 문명이 다 어그러졌기 때문에, 그때는 인간의 생사의 근원과 만병의 근원을 알고 있고, 그러한 만병의 근원인 6장 6부를 다스릴 수 있는 역량을 보유한 살아남은 사람들이 나서서, 새로운 문명을 건설하지 않겠는가 하는 것입니다.

나병에 대해서

질문 : 나병도 피부병 같은데, 어떤 부분이 안 좋아서 생기는 건가요? 치료법은 어떻게 되는지요?

대답 : 나병을 문둥병이라고도 하며, 요즘은 한센병이라고 말합니다. 심포·삼초와 오장(五臟)에 다 문제가 있어서 그런 것 같습니다. 피부와 살이 문드러지고 근육과 뼈가 문드러지는 것은 단순한 피부병만의 문제가 아니라고 봅니다. 이 병은 고칠 수 있다고 말할 수 없습니다.

못 고친다기보다는 해본 적이 없고, 어떤 맥이 나오는지도 모르기 때문입니다. 어쨌거나 이것도 심포·삼초와 수기가 가장 큰 문제가 되어 생긴 것으로 보입니다. 우선 나병균에 감염되어 썩어 문드러지는 것을 막아야 하니까, 짠 것을 먹어야 하겠죠. 그리고 어떠한 경우에도 맥대로 해야 하는 것이 원칙입니다. 썩지 않게 하려면 일단은 좋은 소금을 대량으로 먹어야 할 것입니다.

예방접종 반드시 해야 하나?

질문 : 아기들이 태어나면 예방접종을 많이 하는데, 그런 것도 일종의 바이러스 때문에 하는 것으로 알고 있습니다. 만약 아이의 육장·육부를 엄마가 튼튼하게 해줄 수만 있다면 예방접종은 거의 필요 없는 것인지요?

대답 : 예, 엄마가 잘 키울 수 있으면 안 해도 됩니다. 사실 우리 회원 중에는 예방접종을 한 번도 안 시킨 분들이 꽤 있습니다. 그러니까 150년 전만 해도 이 땅에 예방접종이라는 단어 자체가 없었고, 그때만 해도 열악한 생활환경이나 의식주(衣食住) 등의 문제로 면역력이 약한 아이들은 죽는 경우가 많았습니다. 하지만 지금은 모든 것이 풍족해져서 엄마들이 알아서 지혜롭게 키우는 시대가 되었습니다. 아이들을 청결하게 키우고, 영양섭취도 충분히 하고 또 따뜻하게 키울 수 있습니다.

자연의 원리를 공부하지 않은 사람들이야 겁나서 못하겠지만 우리

회원들, 요법사 과정을 공부하신 분들은 그런 예방접종을 안 하고도 잘 키울 수 있습니다. 사실 건강하게 키울 수만 있다면 필요 없는 것들이에요.

순소금이나 평소 소금을 마음 편하게, 자신 있게 먹고, 면역력과 저항력을 키울 수만 있다면 콜레라 예방접종이든, 감기 예방접종이든, 수두 예방접종이든 맞을 필요가 없다는 이야기입니다. 감기가 올 것 같으면 바로 좋은 소금을 먹고 마스크를 착용하는 등 보온을 잘하면 됩니다. 그리고 평소에 골고루에 짠 것만 적절하게 먹이면 대부분 괜찮습니다. 앞서 소아과에 대해 말씀드린 것을 참고하면 많은 도움이 될 것입니다. (심포·삼초편 524~540쪽 소아과 참조)

먼저도 말씀드렸지만, 간염 예방접종은 반드시 해야 한다고 하면서도, 폐렴, 췌장염, 신장염, 대장염 등 다른 장기의 염증에 대한 예방접종을 권장하지 않는 이유를 들어 본 적이 없다는 겁니다. 일체의 염증은 염분이 부족해서 생기는 것이기 때문에 소금이 필요합니다.

바이러스나 균에 대한 저항력도 염분이 부족하면 떨어지게 됩니다. 생리학적으로도 0.9%의 염분이 유지되면 균이나 바이러스에 대한 적절한 저항력과 면역력이 생긴다고 봐야 합니다. 왜냐하면 병원에서 사용하는 링거액인 생리식염수가 0.9%의 소금이 들어간 먹을 수 있는 물이기 때문입니다.

아이에게 수두가 왔을 때 다스리는 방법

질문 : 이번에 우리 아이에게 수두가 와서 따뜻한 물과 순소금을 먹였더니, 잠복기간이 아주 짧고, 바로 드러나면서 즉시 해결되는 걸 봤습니다. 소금의 효력이 그렇게 빠를 수 있나요?

대답 : 그럼요, 아이들 몸은 어른하고 전혀 다른 생명체라서 빠르게

해결됩니다. 가령 3살, 7살 먹은 아이들 몸속 DNA에는 무조건 성장해야 한다는 정보와 에너지가 입력된 반면에, 다 큰 30살 먹은 사람 몸속에는 더 이상 성장할 필요가 없다는 정보가 입력되어 있다는 거예요.

아이와 어른의 몸은 똑같지 않습니다. 아이일 때는 문제를 해결할 수 있는 능력이 굉장히 강해서 문제가 드러나도 조건만 맞춰주면 금방 해결됩니다. 지금 김 선생이 이야기한 것처럼 따뜻한 물과 순소금을 먹이니까 금방 없어졌다는 게 그 말입니다. 아이들은 엄마가 잘못 만들지 않는 한 즉시 효력이 나타납니다.

정보의 공유가 중요한 까닭

그리고 공부를 하긴 했는데, 뭔지 잘 모를 때가 있습니다. 그때는 질문한다거나 같이 공부한 동료들끼리 서로 연락해서 정보를 교류하는 것이 중요합니다. 여기에서 질문했는데, 저도 잘 모르는 것이 있을 수 있다는 거예요.

예를 들어 급성맹장염이 생겼다면, 누구한테 물어보는 것이 제일 빠르겠어요? 실제 처방해서 다스려 본 경험이 있는 권 선생한테 물어보는 것이 제일 빠르겠지요.

급성맹장염이 생겼을 때 저 역시도 급박하게 처방해 본 적은 없거든요. 거기에 대한 이치와 원리를 알고 있어서 어떻게 해 보라고 말해줬을 뿐, 정작 경험해 본 적은 없기 때문에, 직접 처방을 해본 사람만이 제일 잘 아는 것입니다. 당시의 환자의 상태, 즉 얼굴 표정이나 열, 맥박 수, 이런 것들에 대해 처방자가 직접 맥을 촉지하면서 다스려야 하기 때문에, 그 병만큼은 실제로 처방해 본 사람만이 제일 잘 알 수 있는 것입니다.

또 이러한 실전경험을 통해서 얻어낸 정보들을 한 사람이 서너 개씩 만 가지고 있어도, 100명이면 몇백 가지가 되기 때문에 도반들끼리 공유하면서 적어도 웬만한 병은 스스로 해결할 수 있도록 해야 한다는 겁니다.

공부한 것을 잊어버려서 모르는 것 같아도, 우리가 공부한 이 교재가 있잖아요. 이 교재를 펼쳐 보면 여기에 다 들어있으니까 굉장히 중요한 책입니다. 앞으로 살아가면서 그런 상황에 처했을 때, 이 자연의 원리를 아는 사람과 모르는 사람이 대처하는 방식이 다를 수밖에 없는 이유가 여기에 있습니다.

사관혈과 자석테이프(MT) 요법

질문 : 인영·촌구에 차이가 크게 있고, 과식한 상태에서 자석테이프를 사관에다 놓고 잠이 들었는데, 두통이 생기면서 몸뿐만 아니라 호흡하는 데도 불편함을 느꼈습니다. 평소에 꾸준히 생식하다가 그날은 화식을 잔뜩 먹었거든요. 과식한 것 같아 사관에 엠티를 붙인 것이 문제가 된 것 같은데, 맞는지요?

대답 : 엠티를 붙인 것이 문제가 아니고, 과식한 것이 문제입니다. 우리 몸에서 사관혈(四關穴)은 음양의 기운을 잘 돌게 하는 곳입니다. 따라서 여기에 엠티를 붙이는 것은 문제를 일으킨다기보다, 오히려 기혈순환에 도움이 된다고 해야 맞습니다.

만약 위장에 문제가 있었을 때, 사관에 엠티를 붙여 놓지 않았다면 더 체했을 수도 있습니다. 그리고 두통이 있었던 것은 몸을 차게 했다든지 또는 과식한 상태에서 소화시키느라 에너지가 위장으로 가고, 상대적으로 머리로 덜 가면 생길 수 있습니다. 과식했을 때 두통이 생기는 이유가 여기에 있는 겁니다.

누구든지 과식하고 잠들게 되면 저절로 호흡이 곤란해집니다. 특히 생식을 먹던 사람이 화식을 하고, 더구나 과식하게 되면 그런 증상이 나타날 수 있습니다. 왜냐하면 지금 생식을 하고 있기 때문에 위장이 엄청 작아져 있다고 봐야 합니다. 식사량을 옛날 기준으로 보면 안 된다는 겁니다.

지금 현재 삼시 세끼를 다 생식으로 드시고 있는 분들은 일주일만 지나도 위장이 현격히 작아져 있기 때문에 전에 먹던 만큼만 먹어도 과식이 될 수밖에 없습니다.

질문 : 인영·촌구의 차이가 많이 날 때, 사관에 보법인 자석테이프를 다 붙이면, 기혈순환을 촉진시켜 맥이 큰 쪽이 더 커져 문제를 발생시키는 것은 아닌지요?

대답 : 인영·촌구의 차이가 많이 나더라도 체질에 맞게 섭생하고, 사관에 엠티를 꾸준히 붙이게 되면, 결국은 나중에 같아집니다. 따라서 사관혈은 기운의 순환이 잘 되게 촉진시키는 자리입니다. 우리 몸 안에 있는 생명력이 최적의 상태로 회복되면서 음양의 맥을 조절해 준다는 겁니다.

예를 들어 인영·촌구 대소의 차이가 많이 나는 사람이 상하운동을 꾸준히 하여 기혈순환(氣血循環)을 촉진시키면, 맥이 큰 쪽이 더 커져서 문제를 발생시키지 않을까 걱정하는 것과 같습니다. 걱정하지 마시고 골고루 운동을 꾸준히 하면, 육체 내부의 생명력이 활성화되어 조절능력이 강화되고, 저절로 균형을 이뤄 건강해집니다. 사관(합곡과 태충혈)에 엠티를 붙이는 것도 그러한 원리입니다.

맥에 따른 자석테이프(MT) 보법

지금은 공부와 실습하는데 집중력을 높여야 하기 때문에 앞에서 배운

대로 해야 합니다. 다시 한번 복습 차원에서 엠티를 활용하는 방법을 정리하고 갑시다.

오계맥을 모를 때는 인영맥이 크면 태충혈에, 촌구맥이 클 때는 합곡혈에 붙입니다.

그러나 맥을 구별할 수 있다면 다음과 같이 하면 더 좋습니다.

석맥이 나오고 인영맥이 크면, 족소음신장경(용천, 태계, 조해, 태종 중에서)에 1 또는 2개혈에 붙입니다. 반대로 석맥이 나오고 촌구맥이 크면, 족태양방광경(지음, 속골, 신맥, 곤륜 중에서)에 1 또는 2개혈에 붙입니다.

현맥이 나오고 인영맥이 크면, 족궐음간경(태돈, 태충)에 1 또는 2개혈에 붙이고, 반대로 현맥이 나오고 촌구맥이 크면, 족소양담경(규음, 임읍, 구허 중)에 1 또는 2개혈에 붙입니다.

구맥이 나오고 인영맥이 크면, 수소음심장경(소충, 신문, 음극, 통리 중)에 1 또는 2개혈에 붙입니다. 반대로 구맥이 나오고 촌구맥이 크면, 수태양소장경(소택, 후계, 완골, 양노 중)에 1 또는 2개혈에 붙입니다.

홍맥이 나오고 인영맥이 크면, 족태음비경(은백, 태백, 공손 중)에 1 또는 2개혈에 붙이고, 반대로 홍맥이 나오고 촌구맥이 크면, 족양명위경(여태, 충양, 족삼리 중)에 1 또는 2개혈에 붙입니다.

모맥이 나오고 인영맥이 크면, 수태음폐경(소상, 어제, 열결 중)에 1 또는 2개혈에 붙이고, 반대로 모맥이 나오고 촌구맥이 크면, 수양명대장경(상양, 이간, 합곡 중)에 1 또는 2개혈에 붙입니다.

구삼맥이 나오고 인영맥이 크면 수궐음심포경(중충, 태릉, 내관 중)에 1 또는 2개혈에 붙이고, 반대로 구삼맥이 나오고 촌구맥이 크면, 수소양삼초경(관충, 중저, 외관 중)에 1 또는 2개혈에 붙입니다.

오계맥인 '현맥·구맥·홍맥·모맥·석맥·구삼맥'을 구별하지 못할 때는 이떻게 하느냐 하면 '인영맥이 크면 태충혈'에, '촌구맥이 크면 합곡혈'에 붙입니다.

오계맥도 모르고, 인영·촌구 맥의 대소(大小) 차이도 모를 때에는 좌우 '합곡혈과 태충혈'에 붙입니다.

자석테이프(MT)는 주로 보법(작은 맥을 크게 하는 방법)으로 쓰기 때문에 잠잘 때 붙이는 것이 보통입니다. 8시간 붙이는 것을 지켜야 합니다. 처음 하시는 분들은 어렵게 붙였는데 아까워 떼지 못하고, 24시간 붙이고 있는 경우가 있습니다. 8시간 지나면 효과가 없습니다. 심지어는 2~3일 동안 붙이고 안 떼시는데, 역효과가 날 수 있습니다.

맥을 볼 때 기운이 빠지는 경우와 호흡법

질문 : 제가 맥진 연습을 하다가 탈진한 적이 있는데, 맥을 많이 볼 때는 선생님이 가르쳐 주신 호흡법을 꼭 지켜서 해야 되는지요?

대답 : 그렇게 하면 좋습니다. 맥 보는 사람이 기운이 없으면 탈진할 수 있습니다. 기운이 달릴 때는 진맥을 하지 않는 것이 원칙입니다. 우리 앞에 누군가가 서 있고 그 사람의 맥을 보는 상황이라면, 그 사람의

기운이 우리보다 탁한 경우가 있습니다. 오계맥을 볼 수 있는 사람이면 과거보다는 기운이 어느 정도 맑아진 상태로 봐야 합니다.

그동안 여기에서 요법사 전 과정의 강의를 석 달이나 들으면서 아무것도 하지 않고, 가만히 앉아서 이야기만 들은 사람은 한 분도 없을 겁니다. 소금이라도 한 수저씩 먹어 봤고, 인영·촌구를 조절하는 운동과 호흡을 해서 과거보다 기운을 정갈하게 만들어놓은 상태라는 거예요.

실제로도 여러분들은 매주 생식을 드셨기 때문에 이미 3개월 전 사람이 아니다 그 이야기입니다.

그리고 병세가 깊어 보기만 해도 기운이 빠지는 사람이 있는데, 그 정도로 기운이 탁한 본인들은 얼마나 힘들겠어요.

그런 사람이 내 앞에 있으면 잠깐 고개를 약간만 돌려서 다른 쪽에서 공기를 들이마신 다음, 호흡을 멈춘 상태에서 맥을 보면 됩니다. 들숨하고 멈춘 상태에서 맥을 본다는 거예요. 그리고 맥을 보고 나서 후~ 하고 내쉬면 됩니다. 맥을 보면서 서서히 내쉬어도 됩니다. 건강하지 않은 사람이 건강이 더 나쁜 사람의 맥을 보면서 숨을 쭉 들이마시면 이때 탁기를 죄다 뒤집어쓰는 경우가 있습니다.

맥을 살피는 순서와 연습

그럼 지금부터는 오계맥을 살피는 연습을 하겠습니다. 먼저 자세를 바르게 하고, 마음을 편안하게 합니다. 공부하고 익힌 순서대로 해보십니다. 맥진 순서 기억하시죠?

(1) 먼저 호흡을 조절한 후 50박 이상을 확인하여 부정맥, 대맥이 있는가를 확인합니다.

⑵ 인영맥이 큰지 촌구맥이 큰지를 확인하고, 좌우 맥의 대소를 확인합니다.(음양 확인)

⑶ 인영·촌구 네 곳 중 제일 큰 맥이 현맥·구맥·홍맥·모맥·석맥·구삼맥 중 어느 맥인가 확인합니다. 이때 작은 맥은 일단 무시합니다.(허실 확인)

⑷ 맥이 사납게 치는 것과 부드럽고 순하게 뛰는가를 확인합니다.(한열 확인)

⑸ 부침, 시삭, 대소, 활삽을 확인합니다.

⑹ 전병의 역사를 추정합니다.

⑺ 4~5성이나 6~7성이 있는지 확인합니다.

⑻ 맥에 따른 증상 확인, 육합혈 등을 눌러 맥과 확인 대조를 할 수 있습니다.

⑼ 주 증상을 파악합니다.

맥이 명확하지 않은 경우

복습하는 차원에서 맥이 명확하지 않은 경우를 살펴봅시다. 요즘은 수술한 사람이 많고, 고혈압약 등을 예방 차원에서 복용하는 경우가 많아서 반드시 확인해야 합니다. 약을 먹으면 효력이 강력하여 맥이 확 바뀌는 경우가 있습니다. 이러한 경우도 맥이 명확하지 않은 것인데, 다음과 같습니다.

⑴ 치료제(항암, 고혈압, 당뇨 등), 피임약, 마약, 영양제 등을 계속적으로 복약 중일 때

⑵ 장부 등 절단수술이 있을 때(위장, 맹장, 쓸개, 자궁, 복강경 등)

⑶ 심한 운동이나 노동 직후

⑷ 심한 감정의 동요가 있을 때

(5) 과식이나 기아 중일 때(위장이 힘들어 대개 홍맥임)

(6) 병이 없거나 병이 미약할 때(맥이 수시로 바뀜)

(7) 투석이나 루프 등 장치가 있을 때

(8) 큰 부상으로 경맥이 길게 절단되어 경락 체계가 교란되었을 때

이렇게 맥진 순서와 맥이 명확하지 않은 경우를 숙지하고 있어야 시행착오를 줄이고, 공부가 진일보할 수 있습니다.

(30분 맥진 연습)

7대 섭생법과 기타

자연의 원리 요법사 공부를 하고 나서 그냥 놔두면 다 잊어버리기 때문에, 가끔 한 번씩 지금 메모하는 책을 봐야 합니다. 주변에 아픈 사람을 볼 때도 생각으로 하지 말고, 책을 보는 습관을 길러야 여러모로 유리합니다. 책을 반복해서 많이 볼수록 정리가 되고, 또 어떤 경우에라도 필요한 내용을 바로 꺼내 쓸 수 있는 힘이 나오기 때문입니다.

그리고 이 공부를 수료한 후 생식도 먹고, 활동도 하다 보면 난관에 봉착할 때가 있습니다. 가령 상대방이 내 말을 잘 안 들어 준다든지 혹은 내 말을 인정하지 않는다든지, 귀담아듣지 않는다든지 하는 그런 경우들이 비일비재, 다반사로 일어날 수 있다는 겁니다. 물론 이런 어려움은 시간이 지날수록 더 심해질 수 있습니다.

왜 그러하냐면 현실을 한번 잘 보세요. 지난 30년 40년을 살아오면서 내 주위 사람들은 나에 대해 이런 거 전혀 모르는 사람으로 인식돼 있거든요. 그런데 어느 날 뭘 배우러 서울에 다닌다고 법석을 떨더니 짠 것 먹어야 한다, 매운 것 먹어야 한다며 이상한 소리를 하니까 갑자기

정신이 나간 사람으로 보는 겁니다.

지금 세상에서 하는 말, 즉 판 안 주류 세력들의 소리와 반대되는 소리를 해서 그런 것인데, 그게 그 사람들 인심의 실상이다, 그 얘깁니다. 우리는 이미 그 실상을 알고 있잖아요. 그러니까 여러분이 이상한 게 아니라 어마어마한 사람이 된 것입니다. 단지 아쉬운 점이 있다면 사람들이 내 이야기에 귀담아들을 수 있도록 그 분위기를 잡지 못한 것도, 말을 가지런하게 하지 못한 것도, 모두 내가 한 것이기 때문에 그게 내 책임이라는 것입니나.

세상 사람들한테 '당신의 병이 낫는다.'라고 말하면 어떻게 할까요? 당연히 그런 곳을 알려달라고 하겠지요. 그러면 그 병을 낫게 하는 방법을 알고 있는 곳이 어디냐 하면 바로 여러분들이거든요. 단지 여러분이 그것(자연의 원리)을 제대로 써보지 않았고, 우리 주위에 그것을 입증시키지 않았을 뿐입니다.

석 달도 안 되는 짧은 시간에 너무 갑자스럽게 모든 일이 이루어져서 그걸 입증시킬만한 시간이나 기회도 없었고, 상황도 안됐을 뿐이라는 얘깁니다. 그런데도 '아! 나는 실력이 없어.' 이렇게 판단하면 안 된다는 거예요.

그래서 호흡을 천천히 고르게 하고, 정신집중 하는 연습을 꾸준히 해야 합니다. 골속에 확철대오(確哲大悟)를 그리세요. 오로지 한뜻으로 확철대오를 그릴 수 있는 사람은 반드시 원하는 것을 얻을 수 있습니다.

자연의 원리회의 인간상

자연의 원리에서 추구하는 인간상은 첫째, '자기 병을 자기가 고치고', 둘째는 '자기가 먹을 밥은 자기가 구해서 먹는다.' 즉 경제적 자립을 확고하게 세우는 것을 기본으로 합니다.

이 두 가지가 확립된다면 그 사람은, 그 누구에게도 종속되지 않는 완전한 자유인이 되는 토대를 마련했다고 볼 수 있습니다.

현재 5천 명 정도를 제외한 지구상의 75억이 넘는 모든 사람도 이 두 가지를 이루지 못하여 누군가에게 서로 의지하지 않으면 안 되는 매트릭스에 갇혀 있다고 봐도 무방합니다.

셋째, '경우와 이치와 사리에 맞게 생각하고, 말하고, 행동하는 것입니다.' 그 방편에는 일곱 가지가 있는데, 그 첫 번째 단계가 여러 번 설명해 드린 육기섭생법입니다.

모든 의식의 작용은 육신을 근(根)으로 한다

그동안에 수도 없이, 귀에 딱지가 앉을 정도로 많이 들은 것이 물과 음식으로 육신을 구성했다는 얘기일 것입니다. 이 육체를 떠나서는 몸공부나 마음공부, 기공부도 할 수 없습니다. 정신집중 하는 수행뿐 아니라, 할 수 있는 행위가 하나도 없어요. 기도도 할 수 없고, 사랑도, 일도, 생각도 아무것도 할 수 없습니다.

모든 의식(정신)은 육신을 근(根)으로 하는데, 심지어 살아있는 동안은 자신의 영혼(아뢰야식)까지도 육체를 근으로 삼는 것 같습니다. 불가에서 가르치는 '전오식(前五識)'과 '후삼식(後三識)'이 있습니다. 전오식은 '안·이·비·설·신(眼耳鼻舌身)'을 근(根)으로 '색·성·향·미·촉', 즉 눈으로 무엇을 보고, 귀로 들어서, 코로 냄새를 맡아서, 혀로 맛봐서, 몸으로 접촉하면서 느낌과 감각, 기분과 감정이 생기는데, 이것을 마음으로도 볼 수 있습니다.

의식(意識)은 이렇게 몸의 오감을 통해 얻은 정보를 받아들여 6식인 여섯 번째 '의식'이 만들어집니다. 이 의식이 성장하여 말과 문자를 알게 되면서 지식과 정보가 쌓이고, 생각(生覺)하여 믿음과 사랑이 생기고, 사고가 깊어져 종교, 철학이 생겨나고, 신념이 싹터 사상과 이념이 만들어집니다. '참된 이치(眞理)'를 깨닫고, 도통도 합니다.

'말라식(末那識)'은 살아남으려고 하는 에고, 즉 배고프면 뭐가 먹고 싶고, 추우면 따뜻한 옷을 입고 싶어지는 것들을 말합니다. '나'를 중심으로 '나'에게 이로움이 되는지 '나'에게 해로움이 되는지를 판단하고 처리하는 식(識)입니다. 인간의 모든 생존본능과 자기복제를 원하는 생리욕구 등에 따르는 본능 내지는, 자신에 대한 근본적 정서 등을 말합니다. 자연의 원리에서 말하는 심포·삼초 생명력입니다. 안 죽고 살아남으려고 하는 본능의 식과 힘을 말합니다.

'아뢰야식(阿賴耶識)'은 '장식(藏識)'이라고도 부르는데, 모든 것을 저장한다는 것입니다. 예를 들어 노트북컴퓨터로 비교한다면 노트북이 현생의 내 육신이고, 여러 기계적 기능은 전오식, 프로그램은 의식, 전원은 말라식, 아뢰야식은 "우주를 담을 수 있는 어마무지한 용량의 USB(이동식 기억 데이터베이스)"라고 보면 됩니다.

이 USB에 전오식과 의식, 말라식은 물론 몸으로, 마음으로 일으킨 모든 업(業 : 생각과 말과 행위 등)이 자동으로 저장된다는 것입니다. 이번 생뿐만 아니고, 세세생생(世世生生), 전생부터 이어져 온 모든 업(業)이 저장되어 있다는 겁니다.

따라서 육신이 명을 다하여 죽어서 천지자연으로 돌아가면 8식(八識)

중에 육신에 뿌리를 두고 있던 전오식과 의식 그리고 말라식을 포함한 7식(노트북)은 사라져 없어지지만, 무형(無形)으로 존재하는 이 USB(아뢰야식)만은 없어지지 않고, 육신이 살아있을 때 지은 모든 업(業 : 종자 행위정보)만 고스란히 더(업데이트)하여, 또 다른 인연으로 다른 몸을 받을 때까지 천지의 시공간 속에 고요한 상태로 있을 것으로 보입니다.

영원히 없어지지 않는 이 무형의 USB(아뢰야식)가 영혼이라고 해도 무방할 것 같습니다. 지금의 '나'가 윤회한다고 보기보다는 전 전생의 업식이 저장되어 나에게 훈습된 무한대의 USB(아뢰야식)에 이번 생의 나의 모든 업(정보)을 담고 있는 이것이 윤회한다고 하는 것 같습니다.

모든 가르침과 법술이 욱여 들어오는 땅 한반도

기독교나 천주교에서는 그걸(아뢰야식) 영혼이라고 합니다. 서쪽 사람들의 실용적이라는 의식으로는 복잡하게 이야기하면 못 알아먹게 되어 있습니다. 일단 전생을 인정하지 않고 있습니다. 그러니까 과거에 불교나 한자가 서양 쪽으로 갔다가, 그쪽 사람들이 수용하지 못하여 되돌아온 것으로 보입니다.

결국 그러한 모든 것들이 완성되는 곳이 이 한반도 땅이라는 겁니다. 지금 전 세계 모든 법술과 종교, 철학과 사상 등 이러한 것들이 한반도로 욱여들어서, 여기 이 떡시루에 켜켜이 쌓아 쪄내고 있습니다. 그러한 후에 전일적인 진법으로 만들어질 것으로 보입니다.

사실 인류의 시원종교가 우리 민족으로부터 파생되었다고 말하는 사람들이 많이 있습니다. 그 근거로 제시하는 것이 바로 배달민족의 삼대 경전인 『천부경(조화경)』, 『삼일신고(교화경)』, 『참전계경(치화경)』이 있습니다.

특히 사람을 교화하는 삼일신고에는 천지창조와 삼라만상을 지으신 하느님과 그분이 계시는 천궁과, 사람이 어떻게 삶을 살아야 하느님과 하나가 되는 성통공완에 이르는지를 자세하게 기록되어 있는 것을 확인할 수 있습니다.

질문 : 앞 시간에서도 천부경에 대한 내용을 일부 설명해 주셨는데, 전체적으로 강의를 해주셨으면 고맙겠습니다. 그리고 시간이 되신다면 삼일신고에 대해서도 해주실 수 없는지요.

대답 : 천부경 해설을 전체적으로 한번 하긴 해야 하는데, 삼일신고까지 하려면 상당한 시간이 필요합니다. 별도의 시간을 내서라도 해보도록 하겠습니다.(이 책 후반부에 실림.)

신장·방광을 영양하는 식품

마지막으로 문자가 생긴 이래 처음으로 정리된 신장과 방광을 영양하는 식품에 대해 알아보도록 하겠습니다.

신장·방광을 영양하는 식품의 맛으로는 짠맛과 꼬랑내나는맛, 지린내나는맛이 있습니다.

곡식으로는 콩과 서목태가 있습니다. 이것은 모두 지린맛이에요. 서목태를 다른 말로 쥐눈이콩 또는 약콩이라고도 합니다. 메주 만들 때 쓰는 노란 콩도 여기에 속합니다.

과일로는 밤과 수박이 있고, 밤과 토종수박은 원래 지린맛입니다. 수박은 확실히 소변이 잘 나오게 합니다.

야채로는 콩잎, 미역, 다시마, 파래, 각종 해초류, 김, 함초 등이 있습니다. 주로 바다에서 나는 모든 해초류를 말하는 것인데, 아주 많아요. 함초는 짤 함(鹹) 자에 풀 초(草) 자죠.

육류로는 돼지고기, 해삼, 동물의 생식기, 신장, 방광, 개구리, 지렁이, 굼벵이, 뱀, 새우젓, 조개젓, 기타 모든 젓갈류 등이 있습니다. 그리고 각종 장조림, 햄, 소시지, 건육 등이 있습니다.

조미료는 소금, 된장, 간장, 순두부, 두부 등이 있습니다.

근과로는 마가 있는데, 지린맛으로 분류합니다.

마지막으로 차류는 두향차, 두유, 베지밀이 있습니다.

표 신장·방광을 영양하는 음식

분 류	종 류 (짠맛, 꼬랑내나는맛, 지린내나는맛)
곡 식	콩, 서목태(쥐눈이콩, 약콩), 서리태(검은콩), 노란콩 등
과 일	밤, 수박 등
야 채	콩잎, 미역, 다시마, 파래, 각종 해초류, 김, 함초 등
육 류	돼지고기, 해삼, 동물의 생식기, 신장, 방광, 개구리, 지렁이, 굼벵이, 뱀, 새우젓, 조개젓, 기타 모든 젓갈류 등
조미료	소금, 된장, 간장, 순두부, 두부 등
차 류	두향차, 두유, 베지밀 등

장차 신종 바이러스가 큰 난(亂)을 일으킬 것이다

만약에 대한민국에서 사스 바이러스나 돼지 독감 바이러스 또는 치사율이 높은 어떤 바이러스에 5만 명 정도가 감염됐다면 국가적으로 비상사태를 선포할 겁니다. 비상사태를 선포하면 모든 이동을 통제하기가 쉬워지니까, 사방에 검문소 같은 것을 만들어놓고 방역한다고 약 같은 것 뿌리고, 사람이 왕래하는 것을 막을 거 아닙니까?

그러면 나라가 어떻게 되겠어요? 경제활동이고 뭐고 다 쑥대밭이 되는 겁니다. 물류가 왔다 갔다 해야 하는데, 자동차를 통제하니까 고속도로에 컨테이너가 못 다닐 것 아니냐고요. 그러니까 이동을 통제하면 나라가 대 혼란에 빠진다는 거예요.

중국에서 치사율이 높은 바이러스에 감염된 사람이 50만 명 정도가 생겼다면 어떻게 되겠어요? 한 15억 넘는 사람들이 공포 분위기가 될 것 아니에요. 그러면 그 나라를 통제하고 경제를 쑥대밭으로 만드는 것은 일도 아니란 겁니다.

그게 뭐냐면 화생방 무기 있잖아요. 독가스를 이용한 화학무기와 생물무기 그리고 바이러스나 세균 등에 의한 무기들은 이미 수천 종이 개발되어 있을 겁니다. 그 세균은 어느 곳에서 만드느냐면, 거대한 다국적 제약회사의 연구소에서 만들어지게 됩니다. 세계적 제약회사 같은 데 있죠? 그런 연구소엔 어마무지한 인력들이 있어서, 그 실험을 계속해서 하고 있습니다.

그렇게 해서 변종 바이러스를 만들고, 또 다른 변종을 만들어서 거기에 따르는 중독과 제독, 중화제, 해독제, 백신 등을 미리 확보하고 있는 것입니다. 요즘 언론이나 뉴스에 보면 바이러스의 종류가 밝혀지지 않았는데, 어떻게 백신을 6개월이면 만들 수 있다고 하는지 납득하기가 쉽지 않습니다. 원인 규명이 안 되었는데, 뉴스 시간에 나오는 이야기를 들어보면, 6개월이면 백신 개발이 성공할 수 있다고 합니다.

그건 뭐냐, 이미 만들어 놨다는 것 아닌가? 하고 충분히 의심할 수 있는 대목입니다. 그러면 한 국가나 지역을 다 초토화시키고, 그 백신을 쓰게 해서 어마어마한 돈을 또 쓸어가는 거예요. 즉 경제적 주도권이 안 넘어가게 하려고 하는 겁니다.

그러니까 그런 세력들이 한국 땅에 와서 쑥대밭 만드는 것은 일도 아닌데 그건 모를 일입니다. 한국 사람들이 바이러스에 대해서는 저항력이 제일 강한 것 같습니다. 조상 대대로 짠 것을 즐겨 먹었고, 김치와 짠지, 젓갈 등의 짠맛 나는 음식들이 많기 때문입니다.

몇 년 전에 대륙에서 '사스'라는 신종 바이러스로 난리 칠 때도 한국 사람들은 대부분 안 걸렸어요. 그게 다 맵고 짠맛이 있는 김치를 먹어서 그렇다는 겁니다. 한국인의 경우 체세포의 유전 정보체계가 전통음식이 들어가서 만든 것이 많기 때문인데, 그게 맵고 짠맛이잖아요. 호흡기 질환 이런 것들은 금기와 수기에 해당합니다.

폐로 들어가는 것은 무조건 금기가 약해서 생기는 것이고, 세균과 바이러스를 이겨내는 힘은 수기와 상화기입니다. 그러니까 김치는 매운맛과 짠맛인 금기와 수기가 아주 제대로 혼합된 발효식품인 거죠? 거기에 발효시킨다는 것은 상화기(생명력)인 미생물이 발효되는 것으로 엄청난 미생물인 소화 효소들이 발효된다는 거잖아요.

그런 효소들이 내 몸에 들어오면 잡균(바이러스나 균)들을 이겨내는데, 그런 힘이 우리 대한민국 사람들이 강하다고 합니다. 그래서 어떤 치사율이 높은 바이러스에 한국 사람들이 걸렸다 그러면, 이 바이러스가 세계에 확산될 경우엔 대부분 다 감염된다고 봐야 할 겁니다. 한국에서 발생한 바이러스가 한국 사람들을 죽이고, 그와 비슷한 강력한 슈퍼바이러스가 생겨서 다른 나라로 빠르게 뻗어 나갈 경우, 거의 다 진멸지경에 빠질 수 있다는 겁니다. 자연의 원리 관점에서 보면 그렇다는 거예요.

질문 : 어떤 경전인지 예언서에도 무슨 전염병에 의한 질병이 군산지역에서 발생하면 전라도가 난리가 나고, 인천에서 병이 나면 전 세계를 휩쓴다는 내용이 있다는데, 그건 어떻게 봐야 합니까?

대답 : 병이 군산이나 익산 쪽에서 발생하면 전라도가 어떻게 되고, 시발점이 인천이면 세계가 쑥대밭이 된다는 것이 왜 그렇겠어요? 만약, 인천지역에 치사율이 아주 높은 강력한 바이러스가 창궐해서 인천을 필두로 경기도 일대와 대한민국 사람들이 많이 죽어 나가고 있다고 가정해 봅시다.

대한민국에 들어와 있는 다문화 가정, 외국인 노동자와 여행객, 상주하는 외국 대사관 직원 등을 포함하여 250만 명 정도의 외국인들이 지금 들어와 있거든요. 그렇겠지요? 이런 경우 지금 자기 가족들이 있는 고국으로 급거 출국해야 하잖아요. 그러면 어디로 가야 합니까? 인천공항으로 가잖습니까. 바이러스를 담아서 그 나라로 가면 세계가 다 쑥대밭이 되는 거예요.

100여 년 전에 인천 앞바다에 세계적인 큰 공항이 생길지 누가 알았겠어요? 조선 말기 대철학자인 증산 강일순 선생께서 100년 훨씬 전에 천지공사 할 때 인천에서 발병이 되면, 전 세계가 어육(魚肉)이 된다는 말이 있잖아요. 그런 것을 보면 모골이 송연해집니다.

외국인들이 각자 자기들 나라로 귀국할 때, 바이러스를 품고 전 세계로 흩어져 가는 것 아닙니까? 인류문명의 끝판에 조선 땅에서 발생하는 전염병이 전 세계를 쓸어버린다는 예언은 가벼이 들어서는 안 될 것 같습니다.

하여간 적정한 생명온도와 소금 속에서는 어떠한 세균이나 바이러스도 살아날 수 없기 때문에 더욱 요긴하게 쓰일 것이 확실합니다.

신장·방광을 튼튼하게 하는 운동

신장·방광을 튼튼하게 하는 운동에는 허리운동, 발목운동, 종아리운동, 뒷목운동, 방광경 늘리기 운동, 신장경 늘리기 운동 그리고 기경팔맥인 음교맥과 양교맥이 지나가는 부위와 등 구르기 운동 등이 있습니다. 등 구르기 운동은 척추를 유연하게 하는 운동입니다.

신장·방광을 튼튼하게 하는 운동	허리, 발목, 종아리, 뒷목, 방광경 늘리기, 신장경 늘리기, 절운동, 기경팔맥인 음교맥과 양교맥이 지나가는 부위와 등 구르기 운동 등

처방할 때는 복잡하게 하지 말고 최대한 단순하게 가야 합니다. 그렇다면 처방할 때는 어떻게 하면 되느냐? 가령 어떤 사람이 목형인데, 맥을 봤더니 홍맥이다, 이럴 수 있죠? 목형이 홍맥이 나오면 목극토를 한 거잖아요.

이건 체질대로 혹은 맥대로 처방이 같은 경우에 해당합니다. 이런 경우 당연히 단맛과 함께 목극토를 했으니까 금극목으로 잡아야겠지요. 이때는 골고루에다 토기인 단맛과 금기인 매운맛을 쓰면 됩니다.

목형이 현맥일 때는 맥대로 신맛과 쓴맛을 써도 되지만, 4~5성이 아니라면 체질대로 하는 것이 더 안전하고 효과도 좋습니다. 그래서 단맛과 매운맛을 쓰는 겁니다.

혈액 속 0.9%의 소금의 중요성, 당신의 소변 염도가 건강의 척도다

요즘 사람들은 대부분 저염식을 하기 때문에 반드시 짠 것을 최소한 필요한 만큼은 먹어야 합니다. 여기에서 최소한이라는 것은, 더듬한 학문의 기준으로 단순하게 보더라도 최소 15g 정도의 소금이 필요하다는 것입니다.

성인이 하루에 대소변, 땀, 기타 분비물 등으로 몸 밖으로 배설(排泄)

하는 수분의 양이 2~3ℓ 정도이니까, 인체 안에 들어있던 염분이 적어도 15~25g 정도가 빠져나간다는 계산이 나옵니다. 상식적으로 생각해봐도 염분이 빠져나간 만큼 보충을 해줘야 인체의 기능이 항상성을 유지하는 것 아닙니까?

질문 : 하루에 소변과 분비물로 빠져나가는 염분의 양이 그렇게 많습니까?

대답 : 일반적으로 건강한 성인은 그렇습니다. 소변의 염도가 사람마다 일률적으로 같지는 않습니다. 그러나 보통 건강한 사람의 소변 염도는 0.9~1.2% 이상이 나오고, 일반 환자들의 소변 염도는 대개 0.4~0.8% 된다고 합니다.

더욱 충격적인 것은 대부분 암환자의 소변 염도는 0.2% 정도 된다고 합니다. 이것은 체내의 혈액 속에 함유된 염분이 부족하여, 체외로 내보낼 염분이 부족하다는 방증입니다.

사람마다 개인 차이는 있으나, 보통 건강한 사람의 혈액 속에는 0.9%의 염분이 들어있어 생명이 정상적으로 유지되는 것입니다.

그런데 요즘처럼 저염식과 무염식을 선호하는 예찬론자들의 득세로 인하여 소금을 적게 섭취하는 것이 대세입니다. 그 결과 혈액의 염도가 0.8% 이하로 떨어지면 건강에 적신호가 오고, 이 상태가 지속되어 염도가 0.7% 이하로 떨어진다면 정상적인 생명 유지가 힘들고, 급기야 건강에 치명적인 결과가 초래된다는 것은 건강에 조금이라도 관심이 있는 사람들에게는 상식이 되어 있습니다.

현대 학문의 말을 빌려 표현한다면 이렇습니다. 체내의 혈액 속에 염분이 0.8% 이하로 떨어지면 체내에서 만들어지는 모든 효소의 상호작용에 문제를 일으킨다고 합니다. 대표적인 것이 섭취한 음식물을 제대로 소화·흡수할 수 없게 된다는 겁니다.

그리고 혈액 속에 있는 오염성분을 깨끗하게 정화할 수 없으며, 각종 바이러스와 세균을 제거할 수 없어 여기저기에 염증이 생기게 됩니다. 또한 생체전류가 잘 흐르지 않아 37°C의 정상적인 체온을 유지할 수 없으며, 각종 신경계의 불균형을 가져와 인체의 면역력과 자연치유력도 떨어진다고 합니다.

질문 : 혈액 속의 염도가 0.8% 이하가 되면 구체적으로 어떤 문제가 야기되나요?

대답 : 여기에서 기준은 체내에서 염분이 부족하면 일단 신장·방광이 허약해지는데, 그걸 확인하는 방법으로는 석맥이 나온다는 것입니다. 수많은 증상이 있겠으나, 석맥이 나온다는 것은 일단 피가 걸쭉해지고 탁해졌다는 것입니다.

이런 상태로 생활이 계속 지속된다면 앞 시간에 이야기한 신장·방광이 허약해져서 생기는 육체적, 정신적 제 증상이 생길 뿐만 아니라, 점차 오장의 균형이 엉클어져 세포 전체에 문제가 생기게 됩니다.

질문 : 오장의 균형이 엉클어져 세포 전체에 문제가 생긴다는 것은 어떤 의미입니까?

대답 : 일단 석맥이 나온다는 것은 염분이 부족하여 신장·방광이 제일 허약해진 상태입니다. 그다음에 병의 진행 방향 순으로 수극화(水克火)하여 심장에 문제가 생깁니다. 심장에 문제가 생기면 과거에 비해서 식은땀이 많이 나게 됩니다.

그리고 토극수(土克水)를 하면 신장·방광쪽 생명이 견딜 수 없기 때문에, 그것을 억제하기 위해 토기인 비·위장에도 문제가 생깁니다. 뿐만 아니라 상생(相生)의 관계에 놓여있는 금생수(金生水) 하는 폐·대장이 힘들 것이며, 수생목(水生木)을 못 받고, 목극토(木克土) 해줘야 하는 간·담의 허실에도 문제가 생길 수 있습니다.

기계의 구조(메커니즘)를 예로 든다면, 톱니가 맞물려 정확하게 회전하던 것이 톱니 몇 개가 망가져 제 기능을 못 하게 된다면, 그와 연관된 모든 기관이 엉클어지고 덜컹거리며 엉망이 되는 것은 당연한 겁니다. 우리의 몸도 6장 6부 중 어떠한 장부가 망가지면 이와 같은 현상이 일어난다고 볼 수 있습니다.

질문 : 그럼 어느 정도의 소금을 먹어야 하는지 그게 궁금합니다.

대답 : 우리의 기준은 석맥이 나타나면 석맥이 없어질 때까지 꾸준히 먹어야 합니다. 그러나 맥과 상관없이 소변의 양을 감안하면 되겠지요. 하루에 소변으로 배설되는 양이 1,500cc 정도라면 15g 정도를 섭취하는 것이 좋습니다.

인체에서 수분은 소변으로 배설되는 것이 대부분이지만 땀이나 눈물, 콧물, 호흡, 대변으로도 이루어지고 있음을 간과해서는 안 됩니다.

그리고 그 사람이 석맥 4~5성이 나온다면, 하루에 배설되는 염분의 양(대략 15g 정도)에서 추가한 양, 즉 석맥을 고치는데 필요한 양을 섭취해야 합니다.

맥이 4~5성 이상이면 반드시 맥대로 한다

지금 시대에는 홍맥이 나오는 사람보다 석맥이 나오는 사람들이 훨씬 더 많습니다. 목형인 사람이 석맥 4~5성이 나오는 경우가 있는데, 이때는 단 것을 조금만 쓰고 대량의 짠맛으로 석맥을 다스려야 합니다.

체질이든 무엇이든 남녀 따지지 말고, 4~5성이면 일단 이 기경의 맥만 쳐다봐야 한다는 거예요.

목형이든, 금형·수형이든, 화형·토형이든 간에 지금 석맥 4~5성이 나온다면, 목극토에서 토극수, 수극화, 화극금, 금극목, 목극토, 토극수 이렇게 상극의 진행방향으로 병이 돌고 돌아서, 현재는 신장·방광이 제일 망가져 있는 상황에 놓인 겁니다. 과거를 고칠 수는 없잖아요.

지금을 고쳐야 과거의 건강한 상태로 돌아갈 수가 있는 것입니다. 지금을 고쳐야 과거의 업장이 소멸되는 것입니다. 그러니까 우리는 현실을 기준으로 보는 거예요. 지금 현재의 맥이 석맥 4~5성이 나왔다면, 무조건 골고루에다 짠맛을 주고, 목극토로 토기를 견제해야 하니까 신맛을 주면 됩니다.

목형이 모맥이 나올 수도 있겠지요. 금극목이 안되어서 모맥 4~5성이나 6~7성이 나올 수 있습니다. 그 원인은 화극금인데, 오행에서 보면 목형이 모맥 인영 6~7성이면 간·담이 실하고 비·위장과 폐·대장이 허약합니다. 그러니까 당연히 금극목이 안 되는 거지요. 이런 경우 허약한 장부에 병이 깊이 들어있다고 보는 겁니다.

목형인 이 사람은 원래 달달하고, 얼큰하고, 매운맛을 좋아했던 사람인데, 지금 세상은 매운 것은 먹지 말고 무조건 싱겁게 먹어야 한다고 해서 병이 안날 재간이 없는 거예요.

이러한 상황인데도 온갖 언론 매체에서는 건강을 지키기 위해서는 반드시 견과류를 먹어야 한다고 하는 어처구니없는 일들이 전문가라는 사람들의 입을 통해 확산되고 있습니다.

견과류는 대개 고소한 맛으로 간·담에는 좋고, 비·위장과 폐·대장이 약한 사람에게는 독이 될 수 있는 식품임을 명심해야 합니다.

이런 사람들은 입맛대로, 당기는 대로 매운 것을 달고 살아야 하거든요. 그러니까 이 사람은 볼 것도 없이 골고루에다 매운맛과 짠맛을 더 많이 먹어야 합니다.

라면을 끓일 때도 고춧가루 두 수저를 넣고 끓여야 얼큰해서 뭐 좀 먹은 것 같다고 하고, 열이 확 나서 맛있다고 그럽니다. 자기한테 필요한 것을 먹어야 열 생산 능력이 활성화되는 겁니다. 열이라는 것은 결국 칼로리 아닙니까?

단순하고 더듬한 영양학

현대 학문은 4대(단백질, 지방, 탄수화물, 비타민) 또는 6대 필수 영양소를 정해놓고, 성인이 하루 2,400kcal를 먹어야 한다고 하는데, 이게 얼마나 단순 무식한 것이냐 이겁니다. 100kcal를 먹든 2,400kcal를 먹든 그게 중요한 것이 아니라, 먹을거리의 영양소보다 더 중요한 것은 누가 먹느냐 하는 그 '누구'가 더 중요한 것입니다.

그리고 대부분 주방에서 밥을 할 때 영양소의 무게를 저울에 재거나 비커에 몇 cc를 재가며 밥을 하는 사람은 없을 것입니다. 여러 번 이야기 했는데 과일 중에서도 단맛인 참외를 통해서 얻은 100kcal와 신맛인 자두를 통해서 얻은 100kcal가 우리 몸속에서 같은 작용을 할까요? 육류도 마찬가지입니다. 단백질도 소고기를 통해 얻은 100kcal와 닭고기를 통해 얻은 100kcal가 같은 단백질 분자구조라 해도, 몸 안에서 작용하는 영양소의 속성이 다르다고 본 것이, 바로 동양의 사유와 인식의 체계입니다.

더 개탄스러운 것은 이러한 4대 필수 영양소 어쩌고 하는 더듬한 학설이, 지금 우리 인류를 병들게 하고 있다는 것을 아는 사람이 거의 없다는 사실입니다. 현대의 영양학이 사람을 건강하게 하지 못하고, 오히려 허약한 사람을 늘어나게 하는 현상을 보면 어처구니가 없을 뿐입니다.

집집마다 육류며, 생선이며, 과일·야채며, 간식이며 그렇게 과다할 정도로 많이 먹고도 뭐가 부족해서 집집마다, 사람마다 각종 비타민제를 비롯하여 수많은 건강에 좋다는 영양제를 먹고도, 병자가 늘어나는 현상은 왜 진정되지 않느냐 이겁니다. 이 시점에서 우리는 냉정하고도 차분하게 따져봐야 하는 것이 아닐까요?

우리는 단지 간을 영양할 경우 신맛이나 고소한맛으로 만들어진 칼로리 중에서 뭘 써야 할지를 선택하여 사용합니다. 즉 귤을 먹어서 얻어진 칼로리와 신김치를 먹어서 얻어진 칼로리, 겉절이를 먹어서 얻어진 칼로리가 몸 안에서 각기 다 다르게 작용한다는 겁니다.

칼로리의 총량은 같다 하더라도 체내에서 기능하는 기질(氣質)은 같지 않을 수 있어요.

심·소장이 허약할 때는 수수와 산나물, 쑥갓 등의 쓴맛을 먹어서 얻어진 칼로리와 매운 것을 먹어서 얻어진 칼로리가 같은 2,400kcal 안에 있다 하더라도 같으냐 이겁니다.

이 사람들은 무조건 2,400kcal를 재서 햄버거와 우유, 밀가루에 있는 칼로리 등만을 따집니다. 그러면 건강해졌느냐 이겁니다. 보기에도 흉측한 고도 비만에다 불치병 환자가 최고로 많은 나라가 미국이잖아요. 병을 못 고치니까 환자가 최고조로 많아진 겁니다. 실제 의료 시스템이 최고로 문제가 많은 야만적인 나라로 보입니다. 그걸 알아야 합니다.

장차 자연의 원리가 점점 뻗어 나가서 확대되면, 사람들은 이걸 배우러 대한민국으로 올 수밖에 없습니다. 그래서 강의하는 사람들은 무조건 한국말로 해야 한다는 거예요. 영어 배우려고 들인 비용이 얼마입니까? 말 배우러 미국으로 어학연수 1년 가네, 2년 가네 하지요?

지금 조선 사람이 영어 공부하려고 들이는 돈이 한 해에 얼마나 될까요? 어린 학생들이 캐나다 가고, 미국 가고, 호주 등 영어권 나라에 가는 것은 전부 영어 배우러 가는 거잖아요.

이제 우리가 자연의 원리학으로 사람을 살리는 것을 가르칠 때, 절대 영어나 일어, 중국어 등을 쓰면 안 된다는 거예요. 그 사람들이 못 알아먹어도 상관없습니다. 그 사람들이 못 알아먹어도 아쉬울 것이 없으니까, 우리는 무조건 한국말로 해야 된다는 겁니다. 그러면 그들이 어버버하면서 한국말을 배워가지고 점차 알아들을 거 아니에요. 무릎 아플 때 단 것 드세요, 하면 아~ 단것 먹어야 한다고 자기들끼리 영어로 막 얘기할 것 아니에요. 야, 너 어떻게 알았냐? 그러면 한국에서 배웠다고 말하면, 그 사람들도 한국말을 배워야 한다는 겁니다.

지금 보십시오, 우리 젊은 가수들이 전 세계에 우리의 대중가요(K-POP)를 우리말로 하니까, 전 세계 젊은이들이 우리의 대중가요를 따라 부르기 위해, 한국어 공부를 하는 현상이 일어나고 있습니다.

이렇게 되면 외국에 나가 있는 우리 교민들이 전부 한국말을 가르치는 선생님이 되는 거예요. 왜 우리가 그렇게 하면 안 되나요? 그렇게 되도록 해야지요.

그래서 여러분들을 포함한 여러 요법사 선생님들이 전국에 한 자리씩 차지하고 있으면, 자연의 원리에 바탕을 둔 자연섭생법을 배우러 여러분 문하로 전 세계에서 오는 거예요. 등록금 받을 때 절대로 달러나 엔화 같은 통화로 받지 말고, 한국 돈으로만 받아야 합니다.

달러 환전할 때 환전비용 들어가고 별짓 다 하잖아요. 우리가 그동안 지불한 것이 얼마입니까? 그러니까 우리도 그렇게 하면 된다는 겁니다.

내일 김 선생이 미국을 가는데, 미국 한의대생들이 맥진법 세미나를 해달라고 한답니다. 세미나라고 하지 말고 그냥 교육연수라고 해야 맞겠지요. 맥진법 교육 요법사반이라고 칭해 놓고, 철저하게 한국말로만 교육하는 겁니다. 그리고 반드시 한국말로만 전개하겠다는 약속을 거기에서 받아야 합니다. 그래야 그들이 귀를 쫑긋 세우고 들어요.

학생들이 맥을 보고 영어로 말하든, 이건 맥대로 고치면 되니까 따라오게 돼 있습니다. 또 한국 돈으로 받으면 이게 독일이나 영국, 프랑스 사람들한테 다 소문날 것 아니에요. 그러면 배우러 오잖아요. 그때 우리는 여기에 앉아서 그냥 가르치면 된다는 얘깁니다. 자신의 병도 못 고치는 그런 더듬한 의학이 아닌, 진정으로 자신의 병을 스스로 고치고 건강하게 잘 사는 법을 가르치는 겁니다.

재외교민을 가르쳐라. 장차 대한민국이 의학대국, 정신대국이 된다

유럽이나 남미, 북미 대륙 등지에 가 있는 우리 동포 아이들을 가르쳐서, 그 아이들이 그 나라에서 무조건 한국말로만 강의하게 하는 겁니다. 간혹 사람들이 알아듣기 쉬운 그 나라 말로 해줘도 되지만, 맛이나 맥은 철저하게 한국말로만 해야 합니다. 그래야 왜곡되지 않고, 본질이 제대로 전달될 수가 있습니다.

우리가 연수받으러 미국에 가듯이 그 사람들도 본토인 이곳으로 와야 한다는 얘기예요. 그러면 우리나라 조폐공사에서는 돈만 찍으면 되는 겁니다. 세계의 돈이 다 들어올 거니까, 환전도 절대 외국에서 하지 말고, 한국에서만 환전하게 하는 법을 만들어서 비행기 타고 들어오게 만드는 겁니다. 그럼 우리나라 항공사는 떼돈을 벌고, 각 호텔 관광 수입이 그냥 되는 거예요.

우리가 이것(자연의 원리학)으로 세계 1등 지도국가가 될 수 있다는 것입니다. 그리되면 한국어가 전 세계 공용어가 되는 겁니다. 자신의 병을 고치는 것을 배우고자 한다면 한국말을 알아야 하고, 맥을 고치고, 간이나 심장을 고치려면 전부 한국말을 알아야 하기 때문입니다. 더불어 일체의 만병을 다스리는 법을 세계만방에 전파하는 것입니다.

태권도가 외국에 나가서 보급, 전파할 때 한국말로 해서 지금은 모든 태권도 용어가 한국말로 되어 있습니다. 태권도 가지고도 하는데, 이건 더 말할 나위 없겠지요. 더구나 우리의 3대 경전인 『천부경』, 『삼일신고』, 『참전계경』을 가르쳐 주면, 그들도 우리도 일석이조가 될 것은 자명해집니다. 장차 대한민국이 의학대국, 정신문화 대국이 되는 것은 확실합니다.

한자라고 쓰는 문자가 과연 한나라 때 만들어졌나?

그리고 모맥(毛脈), 이 문자는 우리 거니까 이렇게 써도 됩니다. 이 문자는 지금의 중국 것이 아니에요. 한자(漢字)라고 해서 한나라 때 만들어진 문자라고 착각하는데, 그게 아니라 한나라 이전인 수백 년 전에 동이 문자가 만들어진 것입니다. 그걸 알아야 합니다.

지금 일부 학자들 몇 명을 빼고, 나머지 정신머리 없는 사람들은 일제 강점기 식민사관에 세뇌되어 한자가 왜 우리 것이냐고 말하고 있습니다.

중국 사람들은 이미 자기들 것이 아니라고 고백했어요. 일본이나 중국 사람들도 이 문자가, 소위 한자가 자기들 것이 아니라고 고백했잖아요. 자신들 문자면 왜 문자를 깨트리고 파괴했겠어요?

지금 대륙에서는 간자체를 만들어서 쓴다고 그랬지요? 그게 자기들 조상들이 만든 것이 아니기 때문에 그렇습니다. 그 정도 수준 가지고는 복잡하고 힘들어서 도저히 따라 갈 수가 없는 거예요.

그런데 우리 대한민국은 어떻습니까? 한자(漢字)는 남의 나라 것이라고 박박 우기면서, 곧 죽어도 정자체를 쓰고 있습니다. 그건 역사를 유심히 살펴보면 우리 것이란 게 입증이 됩니다. 대륙의 역사도 조선의 역사인데, 지금 재야학자들이 이런 일을 열심히 하고 있어서 언젠가는 그런 것도 명명백백하게 찾게 될 겁니다.

지금 관변사학이라든지 강단 사학이 일제 강점기 식민사관의 독에 너무 많이 물들어 있긴 한데, 그런 것들도 조만간에 정리될 것 같습니다. 그러니까 우리는 우리 것에 대한 기둥 줄거리를 확고하게 틀어쥐고 있으면 되는 겁니다.

이제는 정신세계가 됐든, 기술문명세계가 됐든, 의학 세계가 됐든, 정기신(精氣神)의 세계와 천지인(天地人)의 세계에서는 조선이 원래 종주국이었단 사실을 알아야 합니다. 한단고기만 보더라도 수메르 문명 같은 것도 전부 이쪽에서 간 것이 확실해 보입니다. 그러니까 다시 원시반본(原始返本) 하여 한 바퀴를 돌아서 지금 제자리로 오고 있는데, 우리가 그걸 모를 뿐입니다.

짠맛을 짠맛이라 하지 못하는 개탄스러운 현실

모맥을 고칠 때, 즉 모맥 6~7성일 때는 일체 이유 없이 매운 것으로 먼저 다스리고, 그 원인이 화극금이니까 짠맛을 먹어야 합니다. 화기를 다스리기 위해 짠맛으로 수극화(水克火) 하는 이치입니다.

짠맛을 가지고 있는 먹거리 중 가장 강력한 것이 소금이고, 그다음이 간장, 된상, 콩, 젓갈, 장조림, 장아찌 등이 있습니다. 그러니까 당신은 석맥이니까 소금을 좋아해, 이렇게 말하면 소금을 좋아할 사람이 어디 있어요? 이건 강의실에서나 하는 소리지요.

'석맥이 나오는 당신은 신장·방광이 허약하므로 된장찌개를 좋아하고, 두부를 좋아하고, 간장게장을 좋아합니다.'라고 말해야 합니다. 그리고 김을 좋아하고, 파래, 장조림, 콩자반을 잘 먹는다고 사실대로 말하는 겁니다.

그러면 상대방이 '너 어떻게 아는 거야?'라고 물으면 '맥을 보면 그럴 것 같다'라고 말하면 됩니다. 목·화형들은 대부분 짠맛을 가지고 있는 음식과 매운맛을 가지고 있는 먹거리를 좋아합니다.

그런데 만약 너 매운 것 좋아하지? 혹은 짠맛 좋아하지? 이렇게 물으면 요즘 세상에선 이상한 사람으로 취급받게 됩니다. 모든 사람이 때와 장소를 불문하고 맵고 짠 것을 먹으면 안 된다고, 서로가 서로를 세뇌시켜 놔서 그런 인식들이 팽배하게 자리잡고 있습니다. 그래서 맵고 짠 것 먹어 이러면 안 되고, 현장에서는 떡볶이가 맛있고, 겉절이가 맛있고, 골뱅이무침이 맛있고, 아구찜이 맛있고, 매운탕이 맛있다고 말해야 납득이 되는 겁니다. 일반 사람들하고 대화할 때는 그 사람들 의식 수준의 언어를 써야 소통할 수 있습니다.

밥 먹을 줄 알고, 옷 입을 줄 아는 것은 대단한 것이다

우리는 이제 일반 보통사람이 아니에요. 왜 아니냐? 밥 먹을 줄을 알고, 숨 쉴 줄을 알고, 옷 입을 줄을 알고, 물 먹을 줄을 알기 때문입니다. 이게 우스운 것 같지만 일반인들은 잘 모르고 살아가고 있습니다. 식품영양학교수도, 의사도, 의대교수도 밥 먹을 줄을 모르는 게 지금 시대의 현실입니다.

간이 병났을 때 간을 살리는 밥이 무슨 밥인지를 압니까? 무릎이 약해서 아프고 절뚝거릴 때 무슨 밥을 먹어야 통증이 없어지고, 무릎에 힘이 생기는지를 압니까? 그 누구도 모른다는 말씀입니다. 그런데 이것이 신시 배달국 시대에는 일반화되어 있었다는 얘기예요.

우리가 허기지면 밥을 먹잖아요. 이 허기(虛氣)라는 개념이 여기(뱃속)가 비었다는 말도 있지만, 간·담이 허기(虛氣)지면 현맥이 나오고, 폐와 대장에 기운이 비면, 즉 허기지면 모맥이 나오게 됩니다.

결국 이 허기라는 개념도 보통 쓰는 허기와 각 장부에서의 허기의 쓰임이 각각 다르다는 얘깁니다. 석맥이 나오면 일체 이유 없이 신장과 방광이 허기(虛氣)진 거예요.

이런 사람들은 실제 짭짜름한 음식을 좋아해서 김치찌개나 된장찌개를 맛있게 먹습니다. 그죠? 실제로 짠맛인 음식을 맛있게 잘 먹잖아요. 그리고 어느 정도 먹고 나면 기운이 채워져서, 그 음식이 먹기 싫어집니다. 그렇지요? 그러면 또 허기지겠지요. 일정 기간이 지나면 그 음식이 또 먹고 싶죠? 이렇게 반복 순환되는 것이 식생활입니다. 그런데 감히 맵고 짠 것이 해로우니 먹지 말라?

우리 몸은 수분이 부족하면 갈증을 일으켜 물을 먹고 싶게 만듭니다. 마찬가지로 6장 6부에 에너지가 부족하면 병이 생기는데, 처음에는 소소한 증상으로 신호를 보냅니다. 그것이 지금까지 공부한 각 장부가 허약할 때 나타나는 정신적 증상과 육체적 증상입니다.

이제 약을 처방하는 것이 아니고, 식사를 처방해야 한다

목마르면 물이 먹고 싶은 것처럼 어떠한 음식이 먹고 싶을 때는, 입맛이 당기는 대로 먹어야 합니다. 현시대는 짠맛이 입에 당기는데도 짠 것을 피하는 기이한 세상으로 변해 있습니다.

그러니까 아프게 살 수밖에 없는 거예요. 그래서 할 수 없이 건강하게 할 목적으로, 그 기운을 채울 목적으로 순소금을 처방하고, 사람을 살리기 위해 콩이 많이 들어간 생식을 처방하게 되는 것입니다.

사람을 살리는 법방대로 한다면 이 석맥을 확실하게 잡을 수 있는 처방을 해야 한다는 겁니다. 그러니까 짠맛 중에서도 이 사람한테 필요한 것을 알려줘야 합니다. 즉 매운맛과 짠맛이 있는 음식 중에서 실제 이름들을 알려 주는데, 짠맛 그러지 말고 된장찌개나 두부찌개, 해초류 등의 음식들을 말해 주면 이해가 쉽게 된다는 겁니다.

맛이 뭔지 모르는 현대 문명인

현맥인 사람은 신맛 나는 귤이나 딸기, 포도, 사과, 자두, 귤, 블루베리, 체리 등 이런 걸 좋아합니다.

홍맥이 나왔을 때는 방금 말한 신맛은 별로이고 단맛을 좋아하는데, 이 단맛을 먹으면 당뇨니 어쩌니 하면서 먹으면 안 되는 것으로 인식되어 있습니다. 비·위장이 허약해서 홍맥이 나오면, 감, 연시감, 홍시감, 곶감이 맛있고, 참외, 멜론, 고구마, 연근, 무화과, 꿀 등이 맛있다고 합니다.

조청은 단맛이죠. 그러니까 시루떡을 먹을 때 조청에 찍어 먹어야 맛있는 사람이 있고, 조청을 찍지 않고 동치미나 김치를 먹어야 맛있는 사람이 있다는 거예요.

가령 석맥이 나오면 짭짜름한 동치미 국물과 같이 먹으면 맛있고, 홍맥이 나오는 사람은 꿀이나 조청에 찍어 먹으면 그야말로 꿀맛이거든요. 같은 목형이라도 맥이 여러 가지로 나타날 수 있다는 겁니다. 그래서 맥진법을 공부하면 의식주에서 완전히 자유로워집니다.

정경의 맥일 때와 기경의 맥일 때의 처방

만약에 수형인 사람이 석맥이 나왔다면, 석맥에도 두 가지로 나타날 수 있습니다. 정경(正經)의 병인 2성이냐 아니면 기경(奇經)의 병인 4~5성 이상이냐 하는 겁니다. 맥이 4~5성 이상일 때는 무조건 맥대로 처방해야 합니다.

수형이 석맥 2성이면 토극수를 못해 생긴 것이므로 체질대로 처방하는데, 이때는 쓴맛과 단맛을 주면 바로 낫는 거예요.

그런데 석맥 2성이라도 나는 맥대로 다스려야겠다고 한다면 그렇게 해도 됩니다. 짠맛을 주면 수극화를 해서 구맥이 나타나거든요. 수형이 석맥 2성일 때 짠맛을 주면 바로 구맥으로 변합니다. 즉 체질 맥이 나타나는 겁니다. 수형은 화(심·소장)와 토(비·위장)가 약하잖아요? 수형이 정경의 병(3성 미만의 맥)으로 석맥이 나올 때는 토극수를 못해 생긴 겁니다.

그리고 수형이 석맥 4~5성일 때는, 병이 어제오늘 생긴 것이 아니라 상극의 방향으로 몇 바퀴(수극화→화극금→금극목→목극토→토극수)를 돌아서 생긴 것으로 봐야 합니다. 수형이 석맥 4~5성이면 제일 큰 장부가 병난 거잖아요. 이게 웬만하면 병이 안 나야 하는데, 자신의 큰 장부가 병이 났으니까 다른 장부도 문제가 생겼다고 봐야 합니다.

금형인 경우에도 모맥 4~5성이면 다른 장부는 이미 상당히 나빠졌다고 봐야 합니다.

금형이 모맥 4~5성이면 의욕이 떨어지고, 포기하고 싶은 생각밖에 안 드는 거예요. 그러니 수형이 석맥 4~5성이면 이게 보통 일이 아니란 얘깁니다. 우리 김 선생님이 처음 여기에 오셨을 때 석맥 4~5성이 아니라 모맥이 나왔잖아요. 그게 석맥이 아니기 때문에 그런대로 살아가는 것입니다. 만약에 수형이 석맥 4~5성 이상이다. 그러면 몸이 훨씬 힘든 거예요.

누구든지 자신의 체질에서 큰 장부에 4~5성인 기경의 병이 왔다면 심각한 병으로 봐야 합니다. 이를 정리하면 다음과 같습니다.

(1) 간·담이 큰 목형이 현맥 4~5성이면 큰 병으로 심각하게 인식해야 합니다.

(2) 심·소장이 큰 화형이 구맥 4~5성이면 큰 병으로 심각하게 인식해야 합니다.

(3) 비·위장이 큰 토형이 홍맥 4~5성이면 큰 병으로 심각하게 인식해야 합니다.

(4) 폐·대장이 큰 금형이 모맥 4~5성이면 큰 병으로 심각하게 인식해야 합니다.

(5) 신장·방광이 큰 수형이 석맥 4~5성이면 큰 병으로 심각하게 인식해야 합니다.

(6) 심포·삼초가 큰 상화형이 구삼맥 4~5성이면 큰 병으로 심각하게 인식해야 합니다.

기경의 맥을 고치는 데는 시간이 더 오래 걸립니다. 가령 이 여사님이 처음에 현맥 20성쯤이었던 맥이 요즘 4~5성으로 내려오니까 몸이 아파 매우 힘들어 합니다. 맥이 6~7성 이상이 넘어가면 죽을 만큼 몸이 아파서, 자기 안에 있는 생명(상화기의 조절능력)이 스스로 통증을 잘 못 느끼게 합니다. 그런 몸을 이 여사님이 오랫동안 다듬어서 4~5성 정도로 내려오니까, 일어나지도 못할 정도로 온몸 여기저기가 아파서 힘든 겁니다. 맥의 상태가 변할 때마다 여러 반응이 나타나는 겁니다.

경기하고 격렬한 반응은 몸이 추워서 하는 생명체의 몸짓이다

질문 : 경기(驚氣)할 때 체온이 오르고, 몸에서 격렬한 반응을 보이면, 해열제로 열을 내려 줘야 합니까?

대답 : 덜덜 떨거나 격렬한 반응은 몸이 추워서 하는 생명체의 몸짓입니다. 생명이 지금 격렬하게 반응하고 있기 때문에, 어떤 조치를 취하지 말고 그냥 담요 같은 것으로 춥지 않게 보온하고 기다려야 합니다.

그리고 갈증이 나면 따뜻한 물을 조금씩 마시는 것도 괜찮습니다. 과거에 가족 중 누가 아프면 뜨거운 물을 수저로 떠서 입에 조금씩 넣어 주었던 것을 보셨을 텐데, 뜨거운 물이 몸속 온도를 올리는데 상당한 역할을 하게 됩니다.

만약에 해열제를 쓰고 싶을 때는 어떻게 하느냐 하면 열이 올라갔다가 내려올 때 그때 써줘야 탈이 안 납니다. 열이 충분히 만들었다가 내려갈 때는 타이밍을 잘 써서 괜찮습니다. 그런데 열이 올라갈 때 쓰게 되면 몸이 더 힘들어지는 거예요.

대부분의 사람은 몸이 격렬하게 반응하면 열이 한없이 올라가는 것으로 생각하는데, 그렇지 않습니다. 가령 방 보일러 조절 스위치를 25도의 온도로 맞춰 놓으면 열이 더 올라가지 않고, 그 온도에서 방이 따뜻해지잖아요. 우리 몸의 열도 마찬가집니다.

심장에서 만들어진 열이 심포·삼초 생명력에 의해 조절되는데, 열이 몸 안에 충분히 들어있으면, 그 상태에서 와들와들 떨다가 안정감이 생기면서 식은땀이 나고 열이 내려가게 됩니다. 감기 걸렸을 때의 처방법과 같습니다.

뇌가 오그라진 것도 추워서 생긴 것이다

질문 : 어렸을 때 열병 때문에 뇌가 상해서 뇌 기능이 떨어진 20대 아가씨가 있습니다. 그런 경우도 병원에서 주는 해열제를 먹지 않고, 그 상태로 넘겼으면 열병 같은 것도 없었다는 거지요? 지금은 뇌가 오그라들어서 평균치보다 작다고 합니다.

대답 : 그렇습니다. 이치적으로 생각해 보세요. 원래 뇌세포가 이 정도 정상의 크기인데, 냉기가 들어가 식어서 오그라든 것입니다. 오그라든 것을 원래대로 늘리려면 열이 있어야 하겠지요. 그죠?

정상적인 사람의 체온이라는 것이 열을 만들어서 땀이 뻘뻘 나고, 열이 상승할 때 몸이 감당할 만큼 올라가는 것이지 한없이 올라가는 것이 아닙니다. 따라서 몸의 열이 필요한 만큼 올라가면 생명의 조절능력으로 오그라든 것이 펴지게 되는 것입니다.

생명력은 냉기가 들어와 오그라지는 것을 막고 정상적으로 되돌리려고 열을 만드는 것인데, 열난다고 해열제를 무분별하게 사용하면 냉기가 빠져나가지 못해 치명적인 상황을 만들기도 합니다.

그리고 해열제를 쓰더라도 열이 내려갈 때 쓰면 좋은데, 어제도 열이 올라갈 때 쓰고, 오늘도 올라갈 때 써서, 생명 입장에서 보면 결국 열을 비효율적으로 다 써버리게 된 겁니다.

그렇게 되면 생명은 열을 더 만들기 위해 몸 안에서 진동이 일어납니다. 열을 만들려고 하는 기운(火氣)과 불을 끄려고 하는 기운(水氣)이 있지요? 수화(水火), 즉 물과 불이 서로 강하게 부딪치는 것이 발작이고 경련이잖아요. 그런데 여기에서 해열제를 써서 억지로 열을 식혀 놓으니까 세포가 그대로 오그라들어서 정상으로 회복이 안 됐던 겁니다.

이런 세포들이 많으면 우리 몸에서는 어떤 장애를 일으키게 됩니다. 이러한 장애로 인하여 무슨 마비(소아마비, 뇌성마비 등)라는 것이 생기는데, 마비라는 것은 몸이 식어서 기능이 굳은 것을 말합니다.

틱 장애도 추워서 생긴 것이다

질문 : 틱 장애가 있는 아이가 짠맛을 엄청나게 좋아하는데, 화토형이라 그런 겁니까?

대답 : 화토형은 본래 신장·방광이 작기 때문에 짠맛을 매우 좋아합니다. 틱 장애는 대부분 심포·삼초에 원인이 있고, 몸속이 식어서 생기는 것입니다. 어떠한 스트레스가 축적되어 있고, 찬 우유나 아이스크림, 찬물 등 몸속을 냉하게 하는 것을 많이 먹어서 생긴 것으로, 몸을 따뜻하게 하면 훨씬 낫습니다.

어차피 약으로는 힘들고 음식으로 하면 되는데, 화토형의 체질이라면 짠맛이 있는 된장찌개나 장아찌 등을 담가서 주면 잘 먹습니다. 참외장아찌나 오이장아찌 등 밑반찬을 여름이나 가을철에 넉넉하게 담가 놓으면, 겨울과 초봄에 먹일 수 있어서 좋습니다. 사실 이런 음식이 약보다 더 좋은 겁니다. 화토형은 평소 매운맛과 신맛·떫은맛을 더 영양하고, 특히 틱 장애에는 몸을 차게 하면 호전이 잘 안되므로, 몸을 따뜻하게 해야 합니다. 몸이 따뜻해야 몸의 정기(精氣)가 제대로 순환되는 것입니다. 그리고 꾸준한 운동은 필수입니다.

인영·촌구의 맥이 비슷하고, 오계맥이 확실하지 않을 때는 육합혈을 눌러본다

질문 : 맥을 정확하게 모를 경우, 육합혈인 그 부위를 눌러보면 알 수 있다고 하셨는데 맞는지요? 만약 홍맥인지 확실치 않을 경우 족삼리혈을 눌러보면 되는 겁니까?

대답 : 그렇습니다. 육합혈을 눌러봤는데, 위경맥에 냉기가 들어가면 어떤 사람은 족삼리, 상거허, 하거허 혈자리가 모두 아플 수 있습니다. 그리고 경맥이 어느 정도 잘 흐르는 상황에서는 여섯 개 중에 똑같은 압력으로 눌렀을 때, 제일 아픈 자리가 가장 허약하다고 판단할 수 있습니다.

맥을 봐서 알 수 없을 때, 즉 인영·촌구의 맥이 얼추 비슷하고, 맥이 확실하지 않고, 잘 모를 때는 육합혈을 눌러보는 것이 아주 유용합니다.

육합혈 6곳 중 같은 힘으로 눌렀을 때, 어느 혈자리가 제일 아픈가를 확인하는 겁니다. 복습 차원에서 한번 살펴봅시다.

(1) 양릉천이 제일 아프면 현맥으로 보고,
(2) 하거허가 제일 아프면 구맥으로 보고,
(3) 족삼리가 제일 아프면 홍맥으로 봅니다.
(4) 상거허가 제일 아프면 모맥으로 보고,
(5) 위중혈이 제일 아프면 석맥으로 보고,
(6) 위양혈이 제일 아프면 구삼맥으로 보면 됩니다.
(비·위장편 249~251쪽 육합혈 참조)

그동안 공부한 것 중에 아쉬웠던 내용이나 잘 모르겠다 싶은 게 있으면 걱정하지 마세요. 모를 때는 처방을 어떻게 하라고 그랬지요? 체질대로 처방하면 된다고 했습니다. 또 체질도 모르고, 맥도 모를 때가 있다고 그랬잖아요. 그때는 우리가 모르는 것이 아니라 맥이나 체질로도 명확하지 않은 경우에 해당된다고 했습니다.

가령 어떤 사람의 체질을 봤는데, 턱을 수술했다든지, 얼굴을 성형했다든지 하면 본래의 모습을 찾을 수가 없잖아요. 옛날에는 홀쭉했던 사람이 10년 후에 살이 쪄서 통통하면 모를 수 있습니다. 이처럼 그런 경우들이 종종 있다는 거예요.

그리고 맥을 봤을 때 빼빼 마른 사람은 인영맥이 커야 정상인데, 반대로 촌구맥이 터무니없이 큰 경우가 있습니다. 또 살이 많아 비만인 사람은 촌구맥이 큰 것이 정상인데, 반대로 촌구는 작고, 인영맥이 크게 나오는 경우가 있습니다.

이런 사람들은 몸이 그만큼 잘못된 것인데, 그 원인(장부의 수술, 잘못된 운동 등)을 한마디로 정리해서 규명할 수 없을 때도 있다는 거예요.

그건 내가 모르는 것이 아니라 모를 수밖에 없게 된 경우입니다. 모르는 것은 모른다고 하는 것이 정답입니다. 이때는 골고루에다 떫은맛 상화를 주고 기다리면 된다고 했습니다. 한 달이고 두 달이고 기다리면서 골고루 생식에 상화생식을 꾸준히 드시게 하는 거예요. 생식을 하고 운동을 하면서 몸을 따뜻하게 하면 생명체 내부에서 스스로 허실의 균형을 찾아 정리가 되는 겁니다.

그 사람의 오장에 충분한 힘이 생기면, 심포·삼초 상화가 기운을 조절하게 되어 있습니다. 이때 생각이나 지식이 조절하는 것이 아니고, 장부(臟腑)의 생명력이 하는 겁니다.

실제로 위장에 힘이 생기려면 단 것이 들어가야 하고, 대장에 힘을 얻으려면 매운 것이 들어가야 합니다. 여기에 골고루를 넣어 주면 생명이 알아서 균형과 조화를 이루게 되는데, 그것이 떫은맛 상화예요. 시고·쓰고·달고·맵고·짜고의 오미(五味)를 혼합하면 텁텁한 떫은맛이 됩니다. 부도지에 나오는 지유(地乳)의 맛을 말하는 것 같습니다.

소우주 전체의 물형을 주관하고 생명력을 통제하는 무형의 장부 심포장과 삼초부

지난 5천 년 과거로부터 내려오다가 어느 시점부터 지금 현재까지 이 심포·삼초 상화(相火)가 망실되었습니다. 제 생각으로는 분서갱유라는 혼란 무도한 전국 시기에 이러한 내용이 불태워진 것이 아닌가 보고 있습니다.

동양학에서는 사상(四象)과 오행(五行)이 있었습니다. 여기 그림에 있는 하통지리인 사상과 상통천문인 오행에서는 생명이 없는 천문(天文)과 지리(地理)를 이야기하는 것입니다. 즉 생명을 다루는 학문이 아니었다는 것입니다. 이것 역시 근본적으로 심포·삼초는 다루지 않는다는 거예요. 생명력 자체가 신진대사 하는 힘입니다. 면역계다, 신경계다, 저항력이다, 느낌, 감각, 감정 등 이런 것은 안 다루잖아요.

물형으로는 존재하지 않지만, 전체의 물형을 주관하고, 생명력을 통제하는 장부가 바로 상화기를 만들어 내는 심포장과 삼초부라는 것입니다. 이러한 생명력은 무형으로 존재하지만, 우리 몸을 이루는 수백조 개의 모든 세포 속에 꽉 들어차 있습니다.

『삼일신고』의 가르침 내용 중 1장에 나오는 하늘에 관한 내용이 떠오릅니다.
무형질(無形質)~허허공공(虛虛空空) 무부재 무불용(無不在 無不容) : 하늘(생명력)은 형태나 질량이 없고, 텅텅 비어 있는 듯하나 우주(몸 전체)에 존재하지 않는 곳이 없고, 털끝 하나까지 감싸지 않는 곳이 없다.

그래서 과거에는 이 삼태극을 우주의 근간을 이루는 음양중으로 보았던 겁니다. 음양중이라는 것도 여기(삼태극)에서 확실하게 설명됩니다. 밖에는 거의 태극만 가지고 이야기하는데, 사실 태극을 만들어낸 주체가 중이거든요.

지구가 있다, 그러면 지구의 자기장이 북극과 남극이 있듯이, 음양에 해당하는 N(북)극과 S(남)극이 있습니다. 그렇다면 이 엔에스는 누가 만들었느냐 하는 겁니다. 그걸 알고서 엔에스를 논해야 순서가 맞는다는 얘기예요. 이 N극과 S극을 있게 한 것이 있습니다. 지구의 중(가름)이 있다, 그 말입니다. 'NS'의 가운데를 딱 갈라서 위에는 엔이고 아래는 에스다, 그러면 중이 있음으로 해서 음양이 갈라진 거라 그 얘깁니다.

그게 태초의 일기(一氣)입니다. 한단고기나 규원사화에 보면 태초에 가름인 일기(一氣)가 있었다고 했듯이, 우리 선조들은 항상 그렇게(삼태극) 이야기 했던 겁니다. 태초에 일기(一氣)가 딱 생기면서 밤낮이 갈라졌다 그 말입니다.

그러니까 우리 몸도 중이 있음으로 해서 들숨과 날숨이 시작된 거예요. 들숨은 음이고 날숨은 양이잖아요. 그걸 음양으로 나누는데, 대부분은 중을 이야기하지 않았다는 겁니다. 이러한 것을 현성 선생님께서 알아먹기 쉽게 정리를 싹 해놓았어요. 그래서 자연의 원리에서는 그림이 태극으로 시작하지 않고, 삼태극(음양중)으로 시작됩니다.

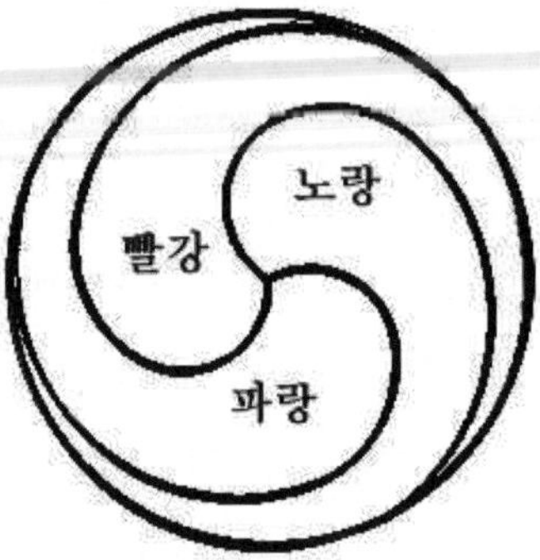

그림 삼태극(陰陽中)

사상은 땅의 이치를, 지지의 이치를 이야기한 것이고, 상통천문은 천간 오행의 이치를 이야기한 거예요. 쉽게 말하면 모든 학문이 다 이걸 가지고 논했다고 해도 과언이 아닙니다.

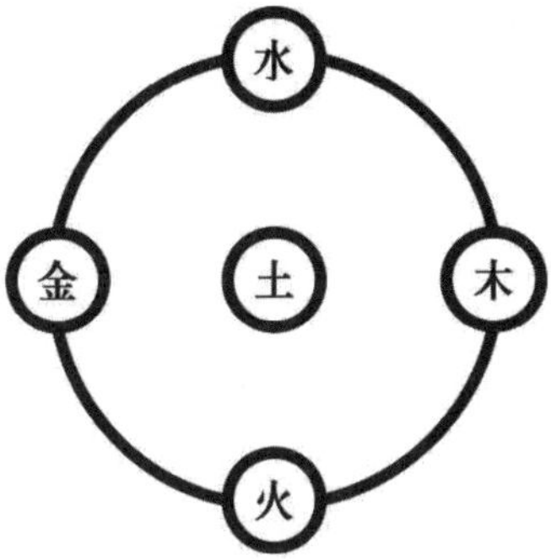

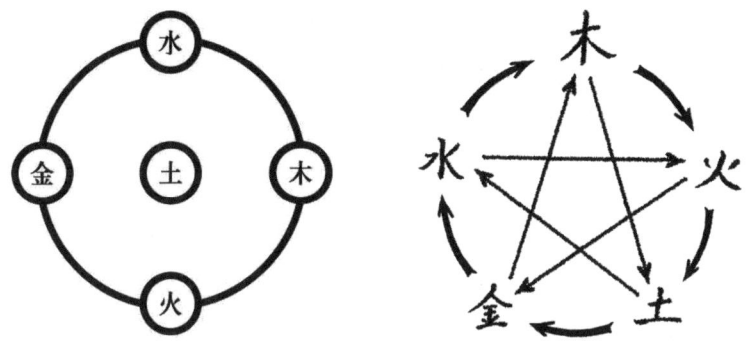

그림 사상(下通地理), 오행(上通天門)

그래서 비로소 하늘과 땅의 기운이 응결되어서 최초의 균이나 남조류 같은 원시생명 하나가 만들어졌는데, 여기서 죽었다 살았다 하는 것이 심포·삼초 생명력, 상화다 그 이야깁니다.

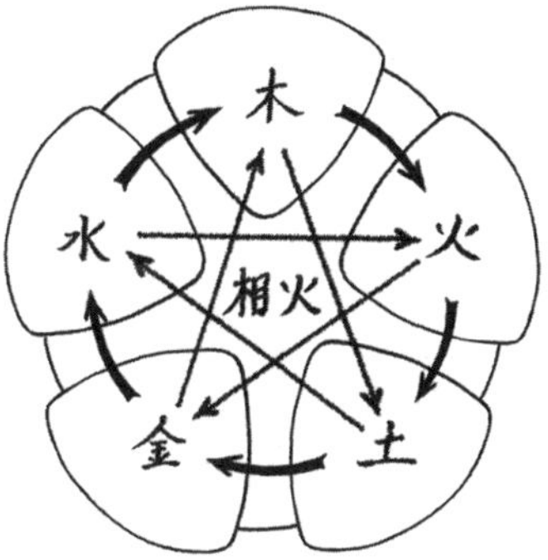

그림 육기(中通人事)

최초 생명, 그 생명이 무량한 세월을 윤회와 진보를 거듭하고 진화를 거듭해서, 많은 뭇 생명인 천하 만물이 생겨나기 시작한 것입니다.

더욱이 우리가 사람이기에, 사람 안에서 생겨나는 만사를 육기(六氣)로 설명하는 겁니다. 분명한 것은 이 심포·삼초가 고대의 문헌에 있었다는 겁니다. 경락에도 심포경과 삼초경이 있어서, 12경락이 존재했다는 사실입니다.

이렇게 분명히 있는 것을 지난 세월 동안 동양의학에서 오장육부로 이야기하고 있는 겁니다. 그러니까 하나가 빠진 거예요. 일단 육장·육부라고 해야 짝이 맞습니다. 사실 이제껏 짝이 안 맞는 것을 가지고 어거지로 해온 거예요. 지금 대학이나 학자들도 짝이 맞는지 안 맞는지 따져보지도 않고 이야기하고 있습니다. 그러니 자기 맥도 모르고, 자기 병을 고칠 방도가 없다고 말하는 겁니다.

지금까지 자연의 원리와 육기섭생법을 설명하면서, 마지막 7번째에 초능력(잠재능력)개발이 있었지요? 육기섭생법을 다 실천하고, 일곱 번째에서 초능력개발이 됐다면 이것이 7대 완전한 자연섭생법이 되는 것입니다.

이제 우리는 인영·촌구의 맥을 같게 하고, 오계맥을 조절하여 자기 병을 자기 스스로 고칠 수 있고, 자기 밥은 자기가 구해서 먹고, 적어도 필요한 만큼 경제력도 확보할 수 있는 그런 사람들입니다. 또한 7대 완전한 자연 섭생법을 시행할 수 있는 단초를 확보하고 거기에 진입된 사람으로 보는 겁니다.

그래서 앞으로 하려고 하는 자연의 원리 섭생법 지도자반에서는 이것을 집중하는데 역점을 두어서 진행하려고 합니다.

맥이 불명확한 것 같을 때

질문 : 진맥을 했는데, 한번은 가늘게 뛰는 것이 현맥 같고 한번은 구맥 같은 맥이 한 번씩 번갈아 가면서 나타나는 경우는 어떻게 봐야 하나요?

대답 : 긴장되면서 흔들리는 맥으로 이때는 구삼맥으로 봐야 합니다. 그리고 실제 그런 맥을 보았다는 것은 맥진 공부가 상당이 이뤄진 것입니다.

질문 : 맥을 처음 짚을 때는 구맥처럼 말랑말랑하게 뛰다가 약 10초 정도 지나면 가늘어졌다가 조금 있으면 석맥처럼 변할 수도 있나요?

대답 : 네, 촉지된 느낌이 그럴 수 있습니다. 수극화(水克火) 하는 과정에서 구맥과 석맥이 출몰(出沒)하는 과정을 본 것일 수 있습니다. 그것이 아니라면 일종의 대맥이라고도 할 수 있어요.

대맥은 맥의 크기가 일정하지 않게 뛰는 것을 말합니다. '몇 번은 삭게 몇 번은 크게' 뛰거나 '몇 번은 빠르게 몇 번은 느리게' 뛰는 것도 대맥입니다.

오장(五臟)의 허실(虛實)을 따져봤을 때, 만약에 이 사람이 확실하게 토극수를 한다면 석맥이 뛰어야 하는데, 안에서 맥이 일정하지가 않다는 겁니다. 그러니까 이때는 심포·삼초를 다스리면 된다 그 이야기예요. 어려울 것 없이 간단하게 골고루에다 떫은 것을 먹는데, 녹두, 옥수수, 조를 넣어 계속해서 충분하게 먹는 거예요. 밥은 시간을 따지고 먹는 것이 아니라, 배고플 때 먹는 것입니다.

이치적으로 그 맥을 다스리는 밥을 먹는 것이 가장 좋은 밥이지, 산해진미가 좋은 밥이 아니란 거예요. 만약에 지금처럼 맥이 흔들리면 뭔지 모르잖아요. 뭔지 모를 때는 무조건 심포·삼초 상화가 안 좋아서 그런 일이 생기는 것입니다.

이런 경우 일단 상화부터 다스리는 것이 순서임을 잊으시면 안 됩니다. 그러면 사람들은 '그걸 누가 몰라?' 그래요. 아니 낮이 환하고 밤이 캄캄한 것을 누가 모르나요? 그게 진리인 거예요. 진리는 복잡하고 어려운 것이 아닙니다.

그런데 학문에만 몰두한 사람들은 뭔가? 복잡하고, 아리송하고, 어렵게 설명하고, 못 알아듣게 말합니다. 계산기 두드려서 억지로 어렵게 답을 얻으려고 한다는 거예요. 그건 학문이지 진리가 아닙니다.

그래서 학자는 자신의 병을 고칠 수 없어서, 지금도 다른 사람이 쓴 책을 보고 연구에만 몰두하고 있는 것입니다.

여기서는 어떤 학문을 논하는 것이 아니라, 생명입장에서 일체 진리만을 이야기하는 것입니다.

신장이 허약하여 병이 생기면, 허약해진 신장을 영양해서 기력을 회복하고, 추우면 옷을 더 입으라고 했습니다. 사는 법에 있어서 그건 진리입니다. 또 더우면 옷을 하나 벗으면 되는 겁니다. 외출할 때 옷을 얇게 입고 나가지 말고, 하나를 더 입고 나가서 더우면 겉옷 하나를 벗으면 되잖아요. 그래야 감기에 안 걸린다, 그 이야깁니다.

목마른 사슴이 물을 마시듯, 진리는 그렇게 쉬운 거예요. 뭔지 모를 때는 심포·삼초 생명력이 지금 생명체 안에서 안정이 안 되는 상황이니까, 그 심포·삼초를 튼튼하게 하는 것이 백점짜리 정답입니다.

자가 면역성 질환

질문 : 보통 류마티스 관절염이나 루푸스, 혈소판 이상과 같은 자가 면역성 질환이 심각한 것은, 자기가 자기 몸인지 모르고 공격하기 때문이라고 알고 있는데, 이런 경우엔 어떻게 해야 하나요?

대답 : 자가 면역계 질환에 류마티스나 루푸스, 혈소판 감소증 등 그런 병들이 있다고 합니다. 통증이 심각하게 나타나는 것이 보통인데, 국소적으로 나타나느냐 아니면 전체적으로 광범위하게 나타나느냐로 분류하기도 하더군요. 좌우지간 이러든 저러든 자가 면역질환의 본질은 만성염증성 질환이라는 것이 해당 학계의 일치된 의견으로 알고 있습니다.

그런 사람들의 맥을 보면, 거의 십중팔구가 매우 급하고 석맥과 구삼맥이 나타납니다. 평소에 저염식 하느라 짠 것을 안 먹어서 생기고, 주로 찬 것을 많이 먹고 몸을 차게 한 사람들에게 많이 나타납니다.

그러니까 이것도 맥대로 짠맛과 떫은맛을 충분히 먹어서 염증을 다스리면 호전됩니다. 그리고 통증이 심하게 나타난다는 것은 그곳이 심하게 식어있다는 방증입니다. 전신을 따뜻하게 해서 혈액순환을 촉진하고, 통증이 심한 국소 부위에 곡식자루 찜질 등으로 따뜻하게 해서 냉기를 빼내는 것이 무엇보다 중요합니다.

통풍이라는 병을 앓고 있는 사람도 마찬가지입니다. 따뜻하게 하고 식품 중에서 가장 짠맛인 좋은 소금을 주식처럼 먹어야 고쳐지는 병입니다.

이럴 때 대부분은 맥이 빠르고 급하게 뜁니다. 맥이 느린 사람도 간혹 있는데, 느려도 사납고 강하게 뛰면 급한 겁니다. 대개 독한 약을 먹어서 그래요. 스테로이드 같은 무지막지한 항생제를 쓰거든요. 그런 항생제를 썼다고 면역력이 강화됐느냐? 그건 아니거든요.

누차 말하지만 크고 작은 병원에 입원한 환자분들 너나 할 것 없이 대부분 소금물인 생리식염수로 치료받고 있다는 사실을 알아차려야 합니다.

석맥이 나오는 경우 좋은 소금을 먹고, 몸을 따뜻하게 하는 것은 자기 스스로 저항력과 면역력을 기르는 방법입니다. 운동하고, 호흡을 고르게 해서 에너지 순환과 신진대사의 기능을 활성화 하고, 면역력과 저항력을 기르는 거예요. 엄밀히 따지면 육기섭생법은 자기 스스로 병마와 싸워서 이길 수 있는 생명력을 만드는 것입니다.

자기가 자기인 줄 모르고 공격하는 병의 원인

질문 : 자가 면역질환의 항체인자가 자기가 자기인 줄 모르고 공격하는 원인은 무엇인가요?

대답 : 현대 학문으로는 그 원인이 명확하게 규명된 바가 없고, 다만 유전적 원인이나 환경적 원인이 아닌가로 보고 있는 것 같습니다.

우리 몸은 생명을 유지하기 위해서 수많은 생명물질을 생성하고, 분비하고 조절하는데, 그 조절하는 힘이 잘못되어 생기는 것입니다.

외부에서 들어오거나 내부에서 만들어진 균이나 염증 등을 공격하여 잡아먹는 항체의 기능이 뒤집어져 자신을 공격하는 것은 토기(土氣)가 항진되고, 심포·삼초 생명력이 병나고, 몸이 차서 그런 거예요. 그리고 피가 깨끗하지 않아서 생기는 경우가 대부분입니다.

질문 : 그것을 어떻게 알 수 있습니까?

대답 : 어찌 아느냐고요? 대부분 구삼맥이 나오고 맥이 급하게 뛹니

다. 게다가 석맥을 기본적으로 가지고 있는 경우가 태반이기 때문에 이렇게 확정적으로 말씀드릴 수 있는 것입니다.

더군다나 몸이 차면 사람이 정신이 없습니다. 한겨울에 찬 바람 불 때 얇은 옷 하나만 입혀 놓고 밖에서 10분만 서 있게 해보세요. 사람이 어떻게 되는가? 세포가 얼어서 분별력을 상실해 버립니다. 세포의 본성은 원래 따뜻해야 하거든요.

그런데 지금 우리 아이들은 거의 90%가 차게 키워서 장차 문제가 심각하다고 봅니다. 자기가 자기인 줄을 모르고 공격한다는 것은 면역계인 백혈구 같은 것이 이상 항진되어서, 자기가 자기 세포를 죽이고 있는 것입니다.

그러면 어떻게 해야 되느냐? 백혈구를 생성하는 그 장기를 튼튼하게 하면 되는 것입니다. 이때는 단맛과 떫은맛의 식품을 주식, 부식, 간식 등으로 식사하면 정상으로 돌아갑니다.

만약에 그 사람이 현맥이고 토기가 항진됐다면, 신맛을 줘서 목극토를 시킵니다. 항진된 토기를 목극토로 견제하는 겁니다. 그러니까 그 사람의 체질과 맥을 봐야 한다는 거예요.

결국은 그 사람의 몸 상태, 즉 체질과 맥을 봐야지만 항진되어서 그런 건지, 저하되어서 그런 건지를 따져 볼 수 있습니다. 중(中)이라면 그런 일이 안 생깁니다.

넘쳤느냐 혹은 부족했느냐를 따지는 거예요. 동양학에서는 그걸 한 줄로 줄여서 태과냐, 불급이냐로 말합니다. 과유불급이란 말이 있지요? 넘치는 것은 부족함만 못하다. 그러니까 넘칠 때는 모든 것이 난리치는 겁니다.

과잉행동 증후군

행동 같은 것도 어떤 아이들은 과잉되게 하잖아요? 아이의 맥이 굉장히 빠르고 인영맥이 크면 그런 증상들이 나타나게 됩니다. 위험한 것을 인지하지 못하고 높은 곳에 올라가게 되는 것인데, 그런 아이들은 눈 깜짝할 사이에 다치는 일이 많아서 잠시도 눈을 뗄 수가 없는 거예요.

화기가 넘칠 때는 이 화기를 다스리는 것이 수기잖아요. 이때도 떫은 맛으로 심포·삼초를 꾸준하게 영양해 주고, 짠맛으로 수극화를 시켜 다스립니다. 이처럼 일련의 문제들에서 알 수 있듯이, 짠맛을 독극물 보듯 세뇌시킨 지식인들은 누구도 그 책임에서 벗어날 수 없습니다.

젓갈이나 장조림 같은 짠 것 더 먹인다고 탈날 일은 없거든요. 아이들이 짠지 같은 거 먹으면 맛있어하고, 김을 간장에 찍어서 주면 잘 먹잖아요. 애들은 집안에서 그렇게 키우는 겁니다. 발육을 잘 시켜야 하니까 골고루 생식이나 집에서 먹는 전통음식을 잘 먹이면서 필요할 때 조금씩 쓰면 되는 겁니다.

실제 우리의 음식인 토속음식 있잖아요. 옛날에 우리 할머니들이 손으로 직접 담근 음식을 먹어야 합니다. 그런데 지금은 전부 마트에서 사다 먹이고 있어서, 거기다가 뭘 넣었는지 모르잖아요. 인간들이 병나면 얼마나 나쁘냐면 대륙에서는 가짜 간장과 고기를 만들고, 가짜 계란을 만들어 판다는 겁니다.

배달음식이 주식이 되어가는 새로운 세대들, 이게 보통 일이 아니에요. 집에서 반찬 만들고 밥하기 싫어하는 부모들로 인하여 미래의 재앙을 만들어가는 것일지도 모릅니다.

부모들은 그냥 먹고 싶은 것 사 먹으라고 돈을 준 건데, 그게 다가 아니라는 겁니다. 아이를 반은 죽인 거예요. 가게에서 뭘 사 먹는지를 어떻게 알아요? 돈 몇 푼 툭 던져주고 엄마·아빠가 할 일 다 했다? 한심하기 짝이 없는 이야기입니다. 분명한 건 그 업보는 나중에 드러나게 되어 있습니다.

분만 촉진제 쓰지 마세요

질문 : 출산을 앞둔 임신부가 분만 촉진제 맞는 것은 어떤가요?

대답 : 요즘 엄마들이 아기 낳을 때 분만 촉진제를 아무렇지도 않게 주사로 맞고 있지요? 산모들이 아무 개념 없이 아기가 잘 안 나온다고 분만 촉진제를 맞잖아요. 그게 무슨 약인지 알아요? 아기가 그 속에서 살 수 없도록 만드는 약입니다.

그러니까 아기는 죽기 살기로 빠져나가야만 하는데, 분만을 촉진하기 위해 아기가 살 수 없도록 만드는 거예요. 엄마가 힘을 줘도 그 힘으로 못 나오니까, 아기의 힘을 자극해서 나가게 만드는 것입니다.

얼마나 지독한 약을 쓰길래 아직 태어나지도 않은 애기를 자극해서 하느냐고요. 분만 촉진제를 맞은 엄마들은 체질이 갑자기 막 변하기도 합니다. 그래서 물어보면 자기는 아무런 뭣도 없었대요. 도대체 알 수가 없는 거예요. 맥도 이상하고, 심포·삼초 상화도 이상한데 병원에서 조치해 준 거니까, 그런 것에 대해서는 조금도 의구심을 안 갖는다는 겁니다.

그러면 그 약이 도대체 뭐냐 이거예요. 무슨 성분이 들어있어서 아기가 요동을 치면서 순식간에 빠져나가려고 노력을 하겠느냐고요. 거기서는 살 수 없게 하는 거지요? 그런데 지금 그것뿐이겠냐 이 말입니다.

괄약근 조이는 약이 있지요? 그 수축제는 자궁만 수축할까요? 생각해 보세요. 자궁에 있는 근육만 수축하는 것이 아니라 뇌, 눈, 근육 등 전신에 걸쳐서 다 수축시키는 겁니다. 그것 맞고 눈이 삐뚤어졌느니, 뭐가 삐뚤어졌느니 하잖아요.

태중의 새 생명이 아직 세상 밖으로 나갈 때가 안 되어 최적의 시간대를 기다리고 있는데, 인간의 무지한 잣대로 인위적 약물을 투여해서, 강제적인 분만을 유도한다는 것이 천도(天道)에 어긋난다고 보는 것입니다.

태아가 출산 예정일까지 무탈하게 왔다면 좀 더 여유를 가지고 기다려야 합니다. 내가 아는 사람은 예정일 한 달 넘어 순산한 경우도 있습니다.

자연을 보십시오, 수많은 종류의 꽃도 같은 날 같은 시간에 피는 것이 아닙니다. 예정일이라는 것은 말 그대로 예정일입니다. 조금 일씩 되는 때도 있고, 조금 나중에 되는 경우도 많습니다.

걱정하지 말고 기다려 보는 것도 나쁘지 않습니다. 옛날 어른들은 늦게 나오는 아이가 영글게 된다고 했습니다.

이제 시간이 다 되어 가는데, 자연의 원리에 바탕을 둔 현성의 자연섭생법 강의를 마치도록 합니다. 이 공부를 함께 하신 모든 분과 그 가족들께서도 건강하시고, 기쁘고 즐거운 삶이 항상 함께하시길 기원합니다. 감사합니다.

천부경(天符經) 삼일신고(三一神誥)

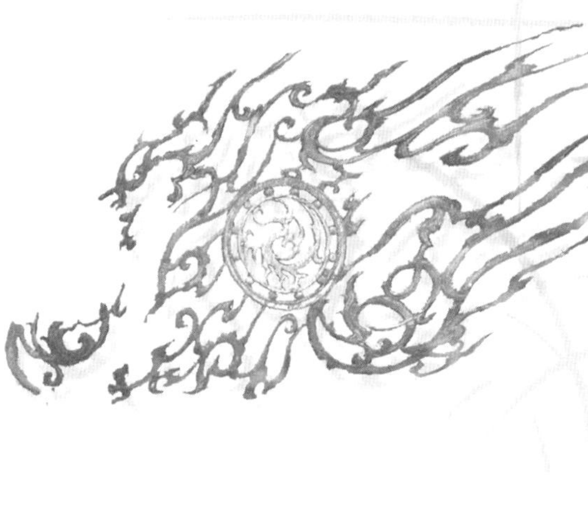

천부경(天符經), 삼일신고(三一神誥)

천부경(天符經)에 대해서

현대 인류문명을 주도하는 것은 무엇인가? 이렇게 질문하면 먼저 떠오르는 것이 과학기술이 아닌가 하고 생각이 들 수 있습니다. 그중에서도 컴퓨터기술을 발전시킨 AI, 즉 인공지능 기술이 미래의 인류문명을 주도할 것으로 생각할 수 있을 겁니다.

그러나 그러한 인공지능을 연구하는 사람들의 정신을 지배하는 것은 무엇인가? 바로 그 사람의 종교와 사상, 철학, 이념으로 쌓여 있는 정서와 가치관입니다. 이런 가치관이 만들어지는 근원처는 어디에 있다고 보는가? 바로 경전에 있다고 봅니다.

세계의 유수한 역사를 자랑하는 나라와 민족은 어김없이 그들의 경전을 가지고 있습니다. 다름 아닌 지금 그들의 선조들이 남긴 기록물을 말하는 것입니다.

유수한 역사 민족에게는 그들의 경전이 있다

예를 들자면 인도는 힌두교 경전과 부처님 가르침을 기록한 불교의 8만경전이 있어 십 수억 명의 삶에 막대한 영향을 주고 있습니다.

중동에는 코란이라는 경전이 있어 수억 명 이슬람교도들의 정신세계를 지배하고 있으며, 중국에서는 도덕경을 위시하여 4서3경이라는 경전이 동양권의 정신적 지주가 되고 있습니다.

또한 이스라엘 유대민족은 구약과 신약이라는 바이블이 있습니다. 이 구약과 신약을 바탕으로 유대교, 천주교, 개신교가 만들어지면서 현 서구문명과 사상의 탯줄이 되어 수십억 명의 정신 줄을 지배하며, 세계의 문명을 주도하고 있습니다.

이렇듯 세계의 모든 기성 종교에는 그들 나름의 경전이 있고, 지금 이 시각에도 세계 도처에서 수많은 사람이 소리 내어 읽고, 그 내용대로 살기 위해 목숨까지도 바치고 있는 것입니다.

대부분의 경전에는 사람 이름뿐 아니라 지역과 민족의 이름, 신의 이름 등이 나옵니다. 이것으로 보아 각 경전은 한정된 지역에 사는 사람들을 위한 가르침이었고 경전이었던 것입니다.

기독교 경전인 신약과 구약에는 수많은 사람이 나오고, 지역과 신의 이름인 야훼가 등장합니다. 코란도 마찬가지이며, 힌두경전에도 수많은 신의 이름이 등장합니다.

일단 신(神)의 이름이 나오면 예외 없이 기복신앙으로 흐르는 것이 보통입니다. 불경도 예외가 아니죠? 천수경, 반야심경, 금강경에도 보면 사람 이름인지, 사리자 또는 수보리를 비롯하여 여러 신과 인물들이 나옵니다.

그런데 우리 배달겨레에게 내려오는 경전에는 일체 사람의 이름이나, 지역 이름과 신의 이름이 나오지 않는 특이한 경전이 전해져 오고 있습니다.

그럼 우리 한민족 배달겨레 단군의 자손들에게는 어떠한 경전이 있을까요? 이렇게 질문하면 대부분 대한민국 사람들은 안타깝지만 잘 모르는 경우가 많습니다.

3대 경전

우리에게는《3대 경전》이 있습니다. 바로『천부경(天符經)』,『삼일신고(三一神誥)』,『참전계경(叅佺戒經)』을 말합니다. 상고시대의 역사를 기록한 발해국 대조영태왕의 동생 대야발이 쓴『단기고사』나 조선 후기 북애 노인이 쓴『규원사화』, 한단고기의 이맥이 쓴『태백일사』같은 역사기록을 보면 신시배달국의 한웅천황께서 그리고 단군조선 시대에는 단군성제 임금님께서 만조백관들, 지금으로 치면 국무위원들과 공직자들에게『천경신고(天經神誥)』와『전계(佺戒)』를 강설했다는 기록이 여러 군데에 나옵니다.

황제가 직접 나라를 함께 다스리는 오가의 수장들과 백성들에게 직접 천경신고와 전계를 강설했다는 것은 엄청난 의미가 있습니다.

여기서 천경신고는 '조화경인 천부경'과 '교화경인 삼일신고'를 말하며, 전계는 '치화경인 참전계경'을 말하는 것입니다.

『천부경』을 조화경(造化經)이라 하는데, 총 81자로 되어 있습니다. 이는 천지만물이 생성, 발전하는 과정과 그 안에서 살아가는 인간의 본성에 관한 내용이 들어있습니다.

『삼일신고』는 교화경(教化經)이라 하며, 이는 천부경을 더욱 세밀하게 설명한 경전인데, 총 366자로 되어 있습니다. 전체 5장으로 되어 있으며, 1장은 하늘에 대해서, 2장은 하느님에 대해서, 3장은 천궁, 즉 하느님 나라에 대해서, 4장은 천체와 세계에 대해서, 마지막으로 5장은 진리훈 또는 인물편으로 사람에 대해서 말씀하시는 내용입니다.

『참전계경』은 치화경(治化經)이라 하며, 신시(神市) 배달국(倍達國) 때 한웅천황이 5사(穀命刑病善惡)와 8훈(誠信愛濟禍福報應)을 중심으로 366가지의 지혜로 백성을 가르치고 다스린 것을 신지(神誌)가 기록했다고 나옵니다.

오늘날 전해지는 것은 1,840여 년 전(前) 고구려 9대 고국천 태왕 때 국상을 지낸 을파소 선생이 8훈을 날줄(經度)로 삼고, 5사를 씨줄(緯度)로 삼아 교화가 크게 행하여져 홍익제물(弘益濟物) 하였으니, 모두가 참전(叅佺)을 이루었다고 했습니다. 여기서 참전(叅佺)이란 '사람으로서 온전하게 된다.'는 뜻입니다.

'을파소' 선생이 참전계경을 정리하신 후(後), 그때 당시 말씀하시기를 '지금 사람들이 이 참전계를 통해 수양에 힘쓴다면, 온 백성을 편안하게 함에 어찌 어려움이 있겠는가.' 하였다고 합니다.

참전계경은 신시배달국 한웅천황 때부터 백성을 교화하는 기본 경전으로서 단군조선을 이어 북부여와 고구려, 해동성국 발해에까지 이르러 국운을 융성시킨 원동력이 되었다고 전해 내려오고 있는 것입니다.

천부경(天符經)

『천부경(天符經)』의 뜻은 한인천제께서 인간세상을 다스리는데, '하늘(우주)의 이치를 밝혀(기록하여) 증표로 내려주신 경전'을 말합니다.

천(天) : 하늘 천, 우주 천, 임금님 천, 조물주 천, 제왕 천, 자연 천, 천체의 운행, 타고난 성품, 아버지 천, 운명 등 여러 뜻으로 쓰이고 있습니다. 여기서는 '하늘 또는 임금님 천'의 뜻으로 쓰겠습니다.

부(符) : 증거 부, 상서 부, 증표 부, 부적 부, 예언서, 미래의 기록,

도장 등의 뜻으로 쓰입니다. 이 증표 부(符)자를 파자(破字)하면, 대나무 죽(竹) 자와 '주다 할 때의 줄' 부(付)자로 되어 있습니다.

죽(竹)자는 대나무 죽, 죽간 죽, 글자를 기록할 죽, 피리 죽, 단위 죽, 세울 죽, 밝힐 죽 등으로 쓰고, 부(付)자는 내어준다는 뜻의 '줄 부' 자 입니다. 따라서 주다, 수여하다, 의지하다, 맡기다, 부탁하다의 뜻으로도 쓸 수 있습니다. 여기서 부(符)자는 '이치를 밝혀 증표로 준다' 또는 '기록하여 증표로 준다'는 뜻으로 쓰겠습니다.

경(經) : 경서 경, 글 경, 도리 경, 훌륭한 글을 모아놓은 책 경, 지경 경, 다스릴 경, 날줄 경, 세로 경 등 여러 뜻으로 쓰입니다. 여기서는 '다스리다'라는 뜻으로 쓰겠습니다. 그러니까 세상을 다스리는데 가장 훌륭한 내용을 모아놓은 책을 경(經)이라 합니다. 불교에서 부처님의 말씀을 기록한 책을 불경(佛經)이라 하는 것과 같습니다.

천부경(天符經)은 한국의 마지막 천제이신 7대 구을리 한인천제께서 5,918(신시배달국 1,565년+단군조선(북부여 포함) 2,333년+서기 2,020년 기준)년 전 거발한 한웅천황을 신시(神市)에 3,000무리와 함께 내려 보낼 때 '홍익인간, 재세이화로 다스리는 가르침을 증표로 기록하여 내어 준 경전'으로 이해할 수 있습니다.

여기에서 3,000무리 할 때의 '3,000무리'는 '3,000명' 하고는 다른 것이죠? '무리'는 복수(複數)의 소규모 집단의 개념입니다. 한 가족 단위를 최소의 무리로 4~6명으로 잡고, 각종 기술과 재능의 집단을 각각 1무리로 보았을 때 적어도 3,000의 무리라면, 최소 15,000명 정도의 선택된 사람들이 신시건설에 참여한 것으로 생각할 수 있습니다.

천부경은 아래 원문 자료에서 보듯 가로세로 아홉 자씩 아홉 줄 9×9 총 81자로 되어 있습니다.

中	本	衍	運	三	三	一	盡	一
天	本	萬	三	大	天	三	本	始
地	心	往	四	三	二	一	天	無
一	本	萬	成	合	三	積	一	始
一	太	來	環	六	地	十	一	一
終	陽	用	五	生	二	鉅	地	析
無	昂	變	七	七	三	無	一	三
終	明	不	一	八	人	匱	二	極
一	人	動	妙	九	二	化	人	無

이렇게 글자 수가 81자로 짧다 보니 이것을 책으로 볼 수도 없고, 경전으로 보기도 어렵고 해서, 더구나 부적(符籍)할 때의 부(符)자가 떡하니 있으니까 부적이 아니냐? 하는 생각을 하기도 했답니다. 그런데 이 천부경을 대하고 번역 또는 해석하는 사람마다 경탄을 자아내는 것은 왜 그럴까요?

보시다시피 천부경은 총 81자 중 숫자가 무려 31자, 문자가 50자로 우주의 생성과 전개 과정 그리고 생명이 출현하여 사람이 되는 과정과 사람의 본성은 무엇이고, 어떻게 살아야 하는가를 가르치는 경전입니다.

일(一)자는 11번, 삼(三)자가 6번 나옵니다. 그리고 문자에서 무(無)자와 본(本) 자가 각각 4번씩 나오는 등 매우 단순할 것 같은 문장들입니다.

지금 우리가 보고 있는 이 천부경은, 한인천제께서 다스리시던 한국(桓國)시대까지 구전으로 내려오던 것을, 6,000여 년 전 신시배달국을 개천(開天) 하신 거발한 한웅의 명을 받아 신지(神誌) 혁덕(赫德)이 녹도(鹿圖)문자(사슴발자국을 보고 착안하여 만들었다는 글자)로 기록하여 전해져 오다가, 단군조선에 이르러서 전문(篆文)으로 기록하여 전해져 오던 것을 신라(新羅) 말엽 고운 최치원 선생이 전자(篆字)로 기록해 놓은 비문을 보고, 지금의 한자로 옮겨 적어 지금에 이르게 되었다고 합니다.

천부경의 내력과 전승에 대해서는 따로 길게 설명하지 않겠습니다.

천부경을 풀어 쓸 때 띄어쓰기를 어떻게 하느냐에 따라 해석이 많이 다르게 될 수 있는데, 여기서는 가장 보편적이고 많이 쓰이는 문단을 채용하여 설명해 드리도록 하겠습니다.

천부경 전문(全文)의 문장 나누기는 다음과 같이 9문장으로 했습니다.

천부경(天符經) 전문

一 始 無 始 一　析 三 極 無 盡 本
일 시 무 시 일　석 삼 극 무 진 본

天 一 一　地 一 二　人 一 三
천 일 일　지 일 이　인 일 삼

一 積 十 鉅　無 匱 化 三
일 적 십 거　무 궤 화 삼

天 二 三　地 二 三　人 二 三
천 이 삼　지 이 삼　인 이 삼

大 三 合 六　生 七 八 九
대 삼 합 육　생 칠 팔 구

運 三　四 成　環 五 七
운 삼　사 성　환 오 칠

一 妙 衍　萬 往 萬 來　用 變 不 動 本
일 묘 연　만 왕 만 래　용 변 부 동 본

本 心 本 太 陽　仰 明　人 中 天 地 一
본 심 본 태 양　앙 명　인 중 천 지 일

一 終 無 終 一
일 종 무 종 일

전문을 이렇게 아홉 문장으로 나눠 놓고, 이야기를 전개해 나가도록 하겠습니다.

【원 문】

一 始 無 始 一　析 三 極 無 盡 本

일 시 무 시 일　석 삼 극 무 진 본

【번 역】

하나로 인하여 처음 하늘이 시작되었는데, 그 하늘이 언제 시작됐는지 (無始)아무리 거슬러 올라가도, 처음 시작을 알 수 없다.

하나(하늘)로부터 비롯된 지극한 천지만물은 삼극(三極)으로 (析)쪼개고 나누어 밝혀도, 그 근본 바탕은 다 함이 없다.

【문자 해설】

천부경은 아주 짧은 글자와 숫자로 천지만물의 생성, 전개 과정과 사람의 모든 것에 대해 가르침을 주는 내용입니다. 그러므로 문자 하나, 숫자 하나에 여러 뜻을 담아 고도의 압축 기법으로 구성된 경전입니다.

원전에 나와 있는 문자의 뜻에 최대한 다가서기 위해 한자 사전에 들어있는 여러 뜻을 올림으로써, 독자들과 함께 해석해 보고자 문자해설 부분을 만들었습니다. 지루하시더라도 공부 차원에서 같이 보도록 하겠습니다.

일(一) : 처음 일, 하나 일, 하늘, 전체, 전, 모두, 오로지, 한결같은, 한번, 잠시(暫時), 만일, 같다, 동일 등의 뜻으로 쓰이고, 태초의 일기(一氣)로도 쓸 수 있습니다. 우주가 시작될 때의 첫 파동을 말함인데,

여기서는 '처음 하늘'의 뜻으로 쓰겠습니다.

여기서 일(一)은 빛이 생기기 이전을 말합니다. 창세기에 나오는 '하느님께서 빛이 있으라.'라고 말씀하시기 이전을 말합니다. 태초 이전에 '첫 움직임'은 우주의 본바탕인 무(無)에서 첫 파동(波動)이 생기면서 울림이 생기고, 이것이 억겁 동안 증폭되어 미세한 소리(素理=만물이 생겨나는 이치의 바탕)가 만들어졌습니다. 이 파동이 점점 성장하여 빛(色)이 되고, 점차 향기도 만들어지고, 맛이 만들어지면서 물형이 창조되는 일기(一氣)의 조화 권능을 말하기도 합니다.

시(始) : 처음 시, 비로소 시, 시작하다, 비롯하다, 바야흐로, 시초(始初), 근본 시, 근원 시, 먼저, 앞서서, 옛날에, 일으키다 등의 뜻으로 쓰입니다. 여기서는 '처음 시작'의 뜻으로 쓰겠습니다.

무(無) : '무(無)'자가 나오면 대부분 '없다'로 해석하는 경향이 있는데, 없다, 아니다(=非), 아닐(=不) 무, 말다, 금지하다(禁止=하지 못하게 하다), ~ 끝없을 무, 존재하지 않을 무, 허공 무, 무한대 무, 한(限)없을 무, 알 수 없을 무 등 여러 가지의 뜻으로 쓰입니다.

여기서는 무(無)자 앞뒤에 시(始)작이라는 시간의 개념이 있으므로 '처음 시작의 지점인 그 끝을 알 수 없다'라는 뜻으로 쓸 수 있습니다.

무시(無始) : 아무리 거슬러 올라가도 그 처음이 없음, 시간(과거)의 무한대성을 말합니다.

석(析) : 쪼갤 석, 가르다, 나눌 석, 나누어서 밝히다, 분산되다(分散-), 해부하다, 흩어지다 등의 뜻으로 쓰입니다. 여기서는 '쪼개고 나누어서 밝히는 것'의 뜻으로 쓰겠습니다.

삼극(三極) : 삼재(三才)인 천지인, 삼태극, 극, 삼령(三靈), 음양중, 천지만물 등으로 쓰입니다. 극(極)자는 극진할 극, 지극할 극, 다할 극, 최고의 자리, 정 가운데, 남북의 두 끝, 근본, 제위, 한계, 물질계의 지극한 자리 등의 뜻으로 쓰입니다. 여기에서는 '지극한 천지만물'로 쓰겠습니다.

무(無) : 무(無)는 앞에서 한번 거론했고, 여기는 무진(無盡)으로 두 자를 묶어 한 단어로 봅니다. '無盡'은 다함이 없을 만큼 매우 또는 '무궁무진(한이 없고 끝이 없다, 다함이 없다)'의 준말로 쓰입니다. 여기서는 '무궁무진(無窮無盡)'의 준말로 쓰겠습니다.

진(盡) : 다할진, 다하다, 다되다, 정성을 다하다, 완수하다, 극치(極致)에 달(達)하다, 최고에 달하다, 다 없어지다, 사망하다, 죽다, 모든, 전부(全部) 등의 뜻으로 쓰입니다. 여기서는 '다하다'의 뜻으로 쓰겠습니다.

본(本) : 근본 본, 뿌리 본, 기초 본, 밑 본, 기원 본, 바탕 본, 근원 본 등의 뜻으로 쓰입니다. 여기에서는 '근본바탕'으로 쓰겠습니다.

【풀어서 읽기】

一始無始一(일시무시일) : 우주만물의 본바탕인 시공간(時空間)도 없는 무(無)에서 태초에 일기가 태동(비롯)하여 처음 하나(하늘)가 시작되었는데, 그 시작이 언제인지, 아무리 과거로 거슬러 올라가도 한없는 곳에서 시작되어 알 수 없다.

析三極無盡本(석삼극무진본) : 하나(하늘)로부터 비롯된 지극한 천지만물은 삼극(三極)으로 쪼개고, 나누어 밝혀도, 그 근본바탕은 다함이 없다. 또는 한도 끝도 없이 무궁무진(無窮無盡)하다.

여기에서는 바로 앞 문장에 시일(始一)이라는 자구가 있어, 일석삼극

(一析三極)으로 연결 해석이 가능합니다. 다음 문장을 보겠습니다.

【원 문】

天一一 地一二 人一三

천일일 지일이 인일삼

【번 역】

天一一(천일일) : 처음 원시 하늘은 '일무극'으로서 음양(陰陽)이 없어 생명을 낳고 기를 수 없고,

地一二(지일이) : 처음 원시 지구는 '일무극'으로서 음양(陰陽)이 없어 생명을 낳고, 자라게 할 수 없으며

人一三(인일삼) : 처음의 원시 생명체는 '일무극'으로서 암수 음양(陰陽)이 없었느니라.

【문자 해설】

여기에서 천일(天一), 지이(地二), 인삼(人三)이 나오는데, '一은 하늘'을 말하고, '二는 땅', '三은 생명체(사람)'를 나타내는 숫자입니다. 천일일(天一一), 지일이(地一二), 인일삼(人一三) 할 때의 가운데 '일(一)'은 무극(無極)을 말합니다. 즉 큰 틀에서 음양(태극)으로 전개되기 전 상황으로 볼 수 있습니다.

다시 말해서 이때의 일(一)은 천지인(天地人) 삼재(三才)가 뚜렷하게 음양으로 갈라지지 않은 상태를 말하는데, '천일일(天一一)'은 지금처럼 안정화된 그런 하늘이 아니고, 생명체가 살 수 없는 하늘을 말합니다. 즉 태초의 원시(元始) 하늘은 대기권의 막이 뚜렷하지 않아 비가 내리거나 공기를 가두어 생명체가 호흡할 수 있는 그러한 하늘이 아니었을

겁니다.

다음다음 문장에 나오는 천이삼(天二三), 지이삼(地二三), 인이삼(人二三)은 천지인 각각의 가운데에 '이(二)'자가 나옵니다. 여기서 이 '이(二)'는 '음양'을 말합니다. 즉 천이삼(天二三)은 비로소 하늘은 음양이 뚜렷하여 생명(三)을 먹여 살릴 수 있는 하늘이 되었다는 뜻입니다.

'일(一)은 무극(無極)'을 말하고, '이(二)는 음양인 태극'을 뜻하는데요, 천일일(天一一)일 때는 '원시 하늘'인 상태에서 '지구가 생기기 이전'을 말하고, 천이삼(天二三)은 '지구를 중심으로 대기권 안쪽의 안정화된 하늘'을 말합니다.

하늘의 대기권 안쪽을 음(陰), 대기권 바깥쪽은 양(陽)이라고 해도 됩니다. 다음 문장에서 자세히 설명하기로 하고, 진도 나가겠습니다.

'지일이(地一二)'는 원시하늘(天一一)이 생겨난 후 무량겁의 시간이 지난 후 원시지구(地一二)가 생겨납니다. 마찬가지로 지일이(地一二)의 가운데 일(一)은 무극으로서 육지와 바다가 지금처럼 안정화되지 않은 상태의 태초의 원시지구를 말합니다. 당연히 생명이 살 수 없는 유황 같은 것들이 부글부글 들끓는 지옥과 같은 지구일 것입니다.

이렇게 생명이 살 수 없는 무지막지한 환경에서 지구가 억겁의 세월을 돌고 돌아 비로소 원시 생명체가 출현한다는 가르침이 바로 人一三(인일삼)입니다.

'인일삼(人一三)'은 원시지구(地一二)가 생겨난 후, 헤아릴 수 없는 시간이 지난 후 음양(陰陽), 즉 암수가 구분이 안 되는 '원시 생명체(균이나 조류 같은 생명)'가 출현한다는 내용까지가 이 문장의 뜻입니다.

【풀어서 읽기】

天一一 地一二 人一三(천일일 지일이 인일삼) : 황량한 천지가 생겨나고 최초의 생명체가 출현하는 과정까지의 억겁의 시간이 행간에 들어 있습니다. 하늘과 땅과 사람이 동시에 출현하는 것이 아니고, 태초 이전의 일기(一氣)가 시작되어 하늘과 땅 그리고 태초의 생명이 무량한 시차를 두고 출현하는 과정을 나타내는 문장입니다.

天一一(천일일) : 처음의 일기(一氣)가 작용하여 생겨난 '원시 하늘'은 '일무극'으로서 음양이 없어 낮과 밤도 없는 하늘이었다. 북극성 같은 별이 생기기 이전을 말하기도 합니다.

地一二(지일이) : 이로부터 한없는 시간이 지난 후 처음 '원시 지구'는 '일무극'으로 황량하고 무시무시한 상태로 음양이 없고, 생명을 낳고, 자라게 할 수 없는 땅이었다.

人一三(인일삼) : 이러한 '원시 하늘과 땅'이 생기고, 억겁의 시간이 흐른 후, 처음 원시 생명체가 출현하는데, 일무극으로서 암수기 없는 원시생명체(균이나 조류 같은 생명)였다.

【원 문】

一 積 十 鉅　無 匱 化 三
일 적 십 거　무 궤 화 삼

【번 역】

일적십거(一積十鉅) : 태초에 하늘(천지인)을 있게 한 그 '하나(一)가 쌓이고 쌓여 크게 완성(十)하여도'

무궤화삼(無匱化三) : 담아둘 그릇(궤짝, 함, 상자)이 없어 너 사람이 되게 하였느니라.

【문자 해설】

일(一) : 여기에서 일(一)은 우주의 처음 시작한 하나의 기(氣=에너지)입니다. 이것이 생명을 낳고 길러내는 에너지로서 하늘에 공기(空氣) 상태로 꽉 들어차 있는 것입니다.

적(積) : 쌓을 적, 쌓다, 많다, 곱하여 얻은 수, 부피, 넓이, 병이 들다, 더미, 모을 적, 포개다, 저축 자, 모으다, 저축하다 등 여러 뜻으로 쓰입니다. 여기서는 '쌓이고 쌓여서'의 뜻으로 쓰겠습니다.

일적(一積) : 처음 우주의 삼재(三才)인 천지인이 생성되는 과정에서 1단계의 원시생명체들을 말합니다. 바로 뒤에 나오는 것이 '십거(十鉅)'인데, 여기에서 십(十)은 수의 완성을 뜻합니다.

십(十) : 열 십, 열 번, 열, 전부(全部), 일체(一切), 완전(完全) 등의 뜻으로 쓰입니다. 여기서는 하나가 쌓이고 쌓여 완전하게 커지는 모습을 말하는데, '1 과 10' 사이의 행간을 보면 2적·3적·4적·5적·6적·7적·8적·9적(積)이 생략된 것을 확인할 수 있습니다. 천부경의 경탄할 만한 압축 기법입니다.

거(鉅) : 클 거, 단단할 거, 강하게 할 거, 존귀할 거, 크다, 높다 등의 뜻으로 쓰입니다. 여기서는 '크게 하다'의 뜻으로 쓰겠습니다.

일적(一積) 십거(十鉅) 이 네 글자로 이루어진 문장은, '일(一)이 쌓이고 쌓여, 십(十=완성)이 될 때까지 커진다.'라고 말합니다. 여기에서 잘 들여다보면 '일(一)' 다음에 바로 '십(十)'이 나오는데, 천부경을 한 번이라도 읽어 본 사람이라면, 천부경은 수많은 언어와 문자로 설명해야 하는 것을, 고도로 압축하여 간단한 숫자나 문자로 표현했다는 것을 짐작하셨으리라 봅니다.

그러면 여기 일(一) 다음에 바로 십(十)이 나오는데, 이 행간을 살펴보면 무엇을 생략하고 압축했는지 알 수 있습니다. 바로 일적(一積)에서 건너뛰어 십(十)으로 가기 전, 2적~9적까지 8단계가 생략된 것을 짐작할 수 있다고 했습니다.

처음 하나가 쌓이고, 이적(二積), 2단계가 쌓이면 일적(一積) 때보다 더 크고(鉅) 진보된 물건이 만들어지는 것이 상식입니다. 그다음에는 당연히 3적(三積)은 2단계의 진화보다 더 커지게 하여 3거(三鉅)가 됩니다. 단계별로 어마어마한 시간이 소요됩니다.

천지(天地)가 최상의 정수(精髓)를 뽑아 우주의 걸작품인 생명체를 만들어가는 과정을 설명하고 있는 것입니다. 각 단계별로 이렇게 적어도 수천만 년에서 수십억 년의 시간이 소요되는 과정도 생략하고, 압축하여 표현했다는 놀라운 문장 기법을 알 수 있습니다. 일반 범인으로서는 상상할 수 없는 표현기법입니다.

계속하여 4적(四積), 3단계의 진화보다 더 커지게 하여 4거(四鉅)가 됩니다. 5적(五積), 4단계의 진화보다 더 커지게 하여 5거(五鉅)가 됩니다.

여기까지가 지구의 탄생(地一二)부터 시작하여 아주 느리게 진화하여 오다가, 6단계, 즉 6적(六積)부터 진화의 전개가 가파르게 빨라지고, 그 폭도 넓어진 것으로 보입니다. 그것은 다음 6적(六積), 7적(七積), 8적(八積), 9적(九積)까지 쌓고 또 쌓아 십거(十鉅)까지 해봤는데, 담을 그릇이 없어 사람이 되게 하였다는 '무궤화삼(無匱化三)'입니다.

일적십거(一積十鉅) 무궤화삼(無匱化三)의 해설을 지구과학자들의 말을 빌려서 전개해 보겠습니다. 전적으로 필자의 상상입니다.

하늘이 생기고 무량겁의 세월이 지난 후 지금으로부터 약 46억 년 전에 지구가 탄생했고, 지구에 최초의 생명체(원핵생물=세균이나 남조류)가 처음 출현하는 시기는 25억 년 전이라고 합니다.

이때부터 대략 20억 년 정도 시간이 지나오면서 최초의 진핵생물(단세포동물)이 출현하고, 다양한 조류(藻類)와 연체성 무척추동물이 출현합니다.

지구가 탄생하고 여기까지 대략 40억 년이 지나는 시간대를 선캄브리아대라고 합니다. 제 개인적으로는 이 시기를 1적(一積)과 2적(二積)의 시기로 상상해보고 싶습니다.

다음은 약 2억9천만 년의 고생대로 분류하는 시기입니다.

• 캄브리아기(5억4천만 년 전~4억8천만 년)는 현존하는 동물 대부분 조상이 출현하는 시기라 합니다.

• 오르도비스기(~4억4천3백만 년)는 해양생물 번성, 어류 출현, 식물의 육상진출, 선태식물과 양치식물 등이 출현합니다.

• 실루리아기(~4억1천6백만 년)는 육상 절지동물 출현, 초기 관다발 식물이 번성하는 시기입니다.

• 데본기(~3억5천9백만 년)는 어류의 번성, 최초의 네발 달린 동물이 출현하는 시기입니다.

• 석탄기(~2억9천9백만 년)는 종자식물과 최초 파충류 출현, 여러 종류의 날개 달린 곤충이 출현하는 시기입니다.

• 페름기(~2억5천1백만 년)는 침엽수가 출현하고, 파충류가 번성하기 시작하는 시기입니다. 여기까지가 고생대입니다. 필자의 상상으로는

3적(三積), 4적(四積), 5적(五積)으로 쌓아가며 완성을 향해 다함이 없이 진력(盡力)을 다하고 있습니다.

여기서부터 우리에게 익숙하게 들리는 약 1억9천만 년의 '중생대'입니다.

• 트라이아스기(~1억9천9백만 년)는 공룡이 번성하기 시작, 포유류와 유사한 파충류가 출현하는 시기입니다.

• 쥐라기(~1억4천5백만 년)는 공룡의 번성, 겉씨식물이 번성하는 시기입니다.

• 백악기(~6천5백5십만 년)는 포유류 출현, 속씨식물 출현, 공룡이 대부분 멸종하는 시기입니다.

여기까지를 '중생대'로 분류하는데, 약 1억9천만 년의 비교적 짧은 시간에 6적(六積), 7적(七積)을 성취합니다.

다음은 공룡이 멸종하고 포유류가 번성하는 '신생대'입니다.

• 신생대 제2기(6천5백5십만 년~1천8백만 년)는 포유류와 속씨식물 번성, 인류의 조상이 출현하는 시기입니다.

• 신생대 제4기(~1백만 년) 현재의 생물 종(種) 대부분이 출현하는 시기입니다. 여기까지가 '신생대'입니다. 6천4백만 년의 아주 짧은 시간에 전광석화처럼 8적(八積)과 9적(九積)에 해당하는 것을 완결 짓는다고 볼 수 있습니다.

• 마지막으로 현대입니다.

대략 1백만 년 전부터 지금까지의 시기를 말합니다. 이 시기에 현생 인류가 출현하고, 지금까지의 지구환경과 지적, 영적 수준의 현재 지구 문명이 우리 앞에 놓여 있습니다.

이 부분은 흥미를 더하기 위해 현대의 지구과학과 진화론을 가지고 '일적십거 무궤화삼(一積十鉅 無匱化三)', 이 문장의 내용을 설명해 보았습니다.

즉 하나가 쌓이고 쌓여서 2積, 3積, 4積 그리고 9적까지 천지의 진액을 짜내어 온갖 생명체들에게 담아봤는데도 불구하고, 완전(十)한 그릇이 없어(無匱), 사람에게 담아놨다(化三)는 어마어마한 진리를 말씀하고 있는 것입니다.

무(無) : '없다'는 뜻으로 씁니다.

궤(匱) : 함 궤, 상자 궤, 다할 궤, 다하다, 삼태기, 상자, 우리(짐승 등을 가두는 시설) 등의 뜻으로 쓰이는데, 여기서는 '상자, 함 또는 그릇'으로 쓰겠습니다. 이 궤(匱)자를 파자하면 '감출 혜(匸)'에 '귀할 귀(貴)'를 합친 것으로 귀중하고 소중한 것을 감춰놓은 함(그릇)을 뜻합니다.

화(化) : 될 화, 되게 하다, 되다, 화하다, 교화하다, 따르다, 변천하다, 변화, 조화, 가르치다 등의 뜻이 있으며, 여기서는 '되다 또는 되게 하다'의 뜻으로 쓰겠습니다.

삼(三) : 여기서의 삼(三)은 '생명 또는 사람'을 뜻합니다.(天=1, 地=2, 人=3)

이것은 하늘과 땅이 최상의 공력을 들여 무수한 생명체를 만들어 봤지만 마땅한 존재가 없어(무궤(無匱), 담을 그릇(상자)이 없어), 최종적으로 '화삼(化三)' 사람이 되게 하였다.

직설적으로 말하면 천지가 최상의 공력으로 사람을 지어냈다는 말씀입니다. 그러니 너 사람은 '천지(天地)의 정수(精髓)를 짜내어 그 진액을 담아놓은 존재'라 가르치고 있는 것입니다.

이렇게 억겁의 시간이 지나오면서 천지가 생성되고, 이 천지(天地)라는 공간의 무대에서 지난 45억 년 동안 무수(無數)한 소우주 생명체가 생성·소멸하였습니다.

이렇듯 각각의 소우주 생명체들이 진화 발전을 거듭하여 지금 여기까지 오는 과정에서, 현재 이 땅에 생존하는 생명의 모든 종(種)이 지구의 주인이며, 바로 우리 인류가 천지와 더불어 천지인(天地人) 삼재(三才)를 이루게 되었습니다. 그래서 '사람이야말로 천지 중에 최고로 존귀한 존재'인 것입니다.

바로 『삼일신고』 진리훈(인물편) 첫 줄에 나오는 대목인데, 미리 읽어봅시다.

人物 同受三眞 曰 性命精(인물 동수삼진 왈 성명정) 人全之 物偏之(인전지 물편지) : 사람과 만물이 세 가지 참됨(三眞)을 똑같이 받았으니, 그것을 일러 성명정(性命精=성품과 생명과 정기)이라 한다. 사람은 이 세 가지를 온전히 받고 태어나나, 만물은 치우치게 받고 태어난다. 삼일신고는 천부경을 더욱 세밀하고 구체적으로 설명한 경전입니다.

【풀어서 읽기】

일적십거 무궤화삼(一積十鉅 無匱化三) : 우주의 처음 시작한 일기가 쌓이고 쌓여 온갖 모양의 만물을 만들어 완성하여 크게 지어도 봤지만, 담아낼 그릇(궤짝, 함, 상자)이 없어 사람이 되게 하였다. 사람인 너는 천지의 정수와 진액을 담아놓은 존재이다.

하늘을 있게 한 태초 이전의 일기(一氣)가 작용하여 무량겁(無量劫)

의 시간이 지나오면서, 천지를 지어내고 만물을 창조한 전지전능한 일기(一氣=하느님)의 조화권능에 대한 내용은 삼일신고에 상세하게 나옵니다.

【원 문】

天 二 三　地 二 三　人 二 三

천 이 삼　지 이 삼　인 이 삼

【번 역】

天二三(천이삼) : 지금의 하늘은 음양(二)이 뚜렷하여 모든 생명(三)을 낳고 기를 수 있게 되었고,

地二三(지이삼) : 지금의 땅도 음양(二)이 뚜렷하여 모든 생명(三)을 생육할 수 있게 되었으며,

人二三(인이삼) : 지금의 사람을 비롯하여 모든 생명체도 암수 음양이 뚜렷하여 번성하게 되었느니라.

【문자 해설】

天二三(천이삼) : 여기에서 이(二)는 음양(陰陽)을 말합니다. 하늘에는 땅을 보호하는 대기권이라는 여러 층의 막으로 둘러쳐져 있는데, 이 막의 중심인 안쪽을 음(陰), 바깥쪽을 양(陽)이라 할 수 있습니다.

이 안에서 하늘은 비와 이슬, 눈과 서리를 내려 한열(寒熱)과 조습(燥濕)이 조절되고, 밤과 낮 그리고 사시가 순환하며, 생명인 사람(三)을 낳고, 기르고 먹여 살리는 하늘입니다.

天一一(천일일) : 이때는 일(一)이 무극으로서 음양이 없었습니다. 대기권의 대류권, 성층권, 오존층, 전리층 등 여러 층의 막들이 없거나,

있어도 너무 부실하여 생명을 낳고 기를 수 없는 하늘이었습니다.

地二三(지이삼) : 여기에서도 이(二)는 음양(陰陽)을 말합니다. '삼(三)은 사람과 생명체들'을 말합니다. 지구의 바다는 음(陰), 육지는 양(陽)입니다. 척박한 사막은 양이고, 비옥한 숲은 음입니다. 바닷가에 물이 들어오는 밀물은 음이고, 썰물은 양입니다.

이 땅(地)은 천기(天氣)의 사시(四時)에 상응하며, 생명(三)인 만물과 억조창생(億兆蒼生)을 낳고 기르는 본바탕이 됩니다.

地一二(지일이) : 이때의 일(一)은 무극으로서 음양이 없었습니다. 태초의 원시적 땅일 때는 황량하고, 거칠고 무시무시한 땅이어서 생명을 낳고 기를 수 없다고 했습니다. 지일이(地一二)에서 지이삼(地二三)이 되는 데까지는 무량한 시간이 지난 다음의 세계인 것입니다.

人二三(인이삼) : 이때의 '이(二)'도 '음양(陰陽)'을 말합니다. '삼(三)'은 '사람과 생명'을 말합니다. 사람의 육체는 음(陰)이고, 정신은 양(陽)입니다. 들숨은 음이고, 날숨은 양입니다. 상체는 양이고, 하체는 음입니다.

사람을 포함한 모든 생명체가 음양(陰陽), 암수로 나누어져 완전한 균형을 이루어 자손을 번식할 수 있게 된 것입니다. 《삼일신고》 4장 세계훈에 세상에 존재하는 생명체들이 출현하는 장면이 상세하게 나옵니다.

人一三(인일삼) : 이때의 '일(一)'은 '무극'으로서 '음양'이 없었습니다. '원시 생명체'를 말하는 것입니다. 앞에서 설명한 것처럼 지구에 최초의 생명체(원핵생물=균, 남조류)가 처음 출현하는 시기는 25억 년 전이라고 합니다. 이때부터 대략 20억 년 정도 시간이 지나오면서 최초의 진핵생물(단세포동물)이 출현하고, 다양한 조류(藻類)와 연체성 무척추동물이 출현합니다. 지구가 탄생하고 여기까지 대략 40억 년이 지나는 시간대를 선캄브리아대라고 하는데, 이 시기까지의 생명체들을 말한다고 상상할 수 있습니다.

【풀어서 읽기】

天二三(천이삼) : 이때의 하늘은 음양의 질서가 분명해져 밤과 낮, 사계절이 절기에 맞춰 순환하고, 비와 이슬, 눈과 서리를 넉넉하게 내려 사람이나 동물, 초목을 비롯한 모든 생명체를 먹여 살릴 수 있게 되었습니다.

地二三(지이삼) : 이때의 땅은 음양인 바다와 육지가 나뉘어 안정된 하늘로부터 비와 이슬을 받아, 억조창생을 먹여 살릴 수 있는 거룩한 땅이 되있습니다.

人二三(인이삼) : 이때의 사람과 모든 생명체가 음양인 암수로 나누어져 서로 화합하여 자손을 낳고 기르며, 만대를 살아갈 수 있게 되었습니다.

【원 문】

大 三 合 六　生 七 八 九
대 삼 합 육　생 칠 팔 구

【번 역】

'대삼(大三)'은 존귀해진 삼재(三才) '천(一), 지(二), 인(三)' 셋을 말하는데, 이 셋을 합하면 육(六)이 된다. 이 육(六)으로부터 새로운 세계가 열리는데, 바로 완전한 하늘인 칠(七)과 완전한 땅인 팔(八) 그리고 완전한 사람인 구(九)가 만들어진다.

【문자 해설】

대(大) : 보통 '크다'는 뜻으로, 이것 외에도 20여 가지 이상의 뜻으로도 쓰입니다. 그중 몇 가지만 살펴봅시다. 크다, 높다, 존귀하다, 뛰어나다, 많다, 자랑하다, 중히 여기다, 거칠다, 낫다, 나이를 먹다, 성(盛)하다, 하늘, 존경하거나 찬미하다, 극치 등의 뜻으로 쓰입니다. 여기에서는 '크게 존귀하다'로 쓰겠습니다.

여기에서 '삼(三)'은 '만물을 생육'하는 '천지인 삼재(三才)'를 말합니다. '천(一), 지(二), 인(三)'을 합하면 육(六)이 됩니다.

'대삼(大三)'은 커지고 존귀해진 천지인(삼재)으로 볼 수 있고, '天一·地一·人一' 무극일 때보다 '天二·地二·人二' 천지인이 각각 음양으로 더 커진 대삼(大三)으로 볼 수 있습니다. 이 대삼의 수를 합하면 육(六)이 되는데, 이 육(六)은 매우 중요한 의미를 지닙니다.

합(合) : 합할 합, 합하다, 맞다, 모으다, 만나다, 싸우다, 적합하다, 짝, 대답하다, 합(그릇), 쪽문, 마을, 대궐, 틀리거나 어긋남이 없다, 여럿을 한데 모은 수, 둘 이상을 합해서 얻은 수치 등의 뜻으로 쓰입니다. 여기서는 '합하다'의 뜻으로 쓰겠습니다.

천부경은 총 81자로 된 짧은 문장의 경전인데, 81자 중에서 31자가 수(數)로 되어있다고 말씀드린 바 있습니다. 그래서 이 숫자를 해석할 때, 원문 그대로 절대수로 읽어야 하는 예도 있고, 앞 문장과 뒤 문장과의 연결을 고려해서 읽어야 하는 예도 있으며, 최치원 선생 당대의 정서를 고려해서 읽어야 하는 등 몇 가지를 살펴볼 필요가 있다고 봅니다. 그럼 육(六)에 대해 알아봅시다. 지금부터는 편의상 아라비아 숫자로 표기하겠습니다.

'6(六)'은 '육기(六氣)'의 '중통인사(中通人事)'를 나타내는 수(數)로써 천부경 81자 중 '41'번째에 있습니다.

이 6은 '6자 이전 40자'와 '6자 이후 40자'를 가르는 경전의 중앙을 나타내는 수인데요, 바로 '6' 이전을 선천(先天)으로 보고, '6' 이후를 후천(後天)으로 볼 수 있습니다.

그러니까 첫 문장 '일시무시일(一始無始一)'부터 '대삼합(大三合)'까지는 선천의 상황인 우주, 즉 하늘과 땅의 생성·전개 과정을 말하고 있습니다. 그리고 생명의 출현과 성장·소멸 과정을 거치며, 천지(天地)는 최종적으로 사람을 선택하여 천지의 중심으로 삼았다는 가르침을 말하고 있습니다.

여기까지의 내용을 수십 권의 책으로 표현하기도 만만치 않은 것을, 딱 40자의 글자로 표현했다 함은, 적어도 문학적으로는 인간의 능력을 뛰어넘었다 할 것입니다.

이제 천지자연의 모든 조건이 완전하게 조성되어 있고, 그것이 어떻게 운행되며, 사람 너는 어떠한 존재인가, 그리고 어떻게 살아야 하는가의 가르침이 바로 '6' 이후에 펼쳐지고 있습니다.

인류 전체에서 보면 새로운 세계가 열린다고 선언하는 수가 바로 '6'입니다. 이것은 바로 후천을 여는(開) 개벽수(開闢數)로 볼 수 있기 때문입니다. 개벽(開闢)이란 천개지벽(天開地闢)의 준말입니다.

수리학에서 1·2·3·4·5를 '생수(生數)' 또는 '선천수(先天數)'라 하고, 6·7·8·9·0을 성수(成數) 또는 후천수(後天數)라 합니다. 생수(선천수)는 낳은 수 또는 만들어진 수를 말하고, 성수(후천수)는 '생수(生數)'의 제일 큰 수 '5'와 '1·2·3·4·5'를 각각 한 개씩 더하여 '이루어진 수(成數)'를 말합니다.

육(六)을 '6'이라고도 하고, '여섯'이라고도 하죠? '여섯'이라는 개념은 바로 앞 수 '5'까지 선천의 기본이 '다 섯'으니, 이제 감추어진 우주(天·地·人)의 모든 봉인을 뜯어내고, 열어서 세우자! 라는 뜻을 포함하고 있습니다. 바로 '여섯'은 선천에서 후천세계를 열어젖히는 후천개벽의 시발점임을 말하고 있는 것입니다.

'선선천(先先天)'의 '태초 이전'에 시작의 끝을 알 수 없는 '1' 하나에서 시작된 '하늘(一)'이 억겁의 세월이 지나 '땅(二)'이 만들어지고 헤아릴 수 없는 시간이 지나며 원시 '생명(三)'이 출현합니나.

그 이후의 전개 과정은 지각이동과 혹독한 기후변화 등의 대격변(大激變)을 거치면서 점차 하늘과 땅에 음양의 기운이 형성되면서 생명을 낳고 기르는 온전한 대자연이 형성되고, 현생인류가 출현하여 생존적응력을 길러 드디어 인류는 한인(桓因)시대를 열게 됩니다.

'生七八九(생칠팔구)'는 '육(六) 이후' 인류의 새로운 깨달음으로 열리는 하늘과 땅 그리고 사람이 출현(生)합니다. 그러한 깨어나는 사람들로 인하여 七(天)·八(地)의 문명이 개벽 되고, 九(사람)는 깨달아 개벽 되는 광명세계를 열어 홍익인간, 재세이화 하는 신시문명을 열어가는 시발점입니다.

선천(先天)의 천지인(天地人=1·2·3)은 자연 그대로의 순수한 상태를 말하고, 후천의 삼재(三才)인 천지인(天地人=7·8·9)은 인간의 지적(知的), 영적(靈的) 그리고 지금 현재의 시점에서는 과학기술과 결합하여 개벽이 된 천지인을 말합니다.

여기서 '육생칠팔구(六生七八九)'라는 문장을 봅시다. '6'이 '7·8·9'를 만들었는데, 왜 '7'이 하늘이 되고, '8'이 땅, 그리고 '9'가 사람이 되는지 그 까닭을 살펴봅시다. 후천을 여는 개벽수 여섯(6)에 天(1), 地(2), 人(3)을 각각 더하면 '7·8·9'가 되는데, 다음과 같습니다.

후천 개벽수 六 + 天(一) = 七
(개벽이 된 하늘=인간의 의식으로 보는 하늘)

후천 개벽수 六 + 地(二) = 八
(개벽이 된 땅=인간의 의식으로 보는 땅)

후천 개벽수 六 + 人(三) = 九
(개벽이 된 사람=의식과 영적으로 열린 사람)

그리고 원문에 나오는 '천지인(天地人)'을 표현한 각각의 수(數)를 아래와 같이 합하여도, 하늘(7), 땅(8), 사람(9)이 만들어집니다.

하늘을 표현한 수 : 天一一 + 天二三 : 합이 七(개벽이 된 하늘)
땅을 표현한 수 : 地一二 + 地二三 : 합이 八(개벽이 된 땅)
사람을 표현한 수 : 人一三 + 人二三 : 합이 九(개벽이 된 사람) 문명

이 열린 상황.

생(生) : 날 생, 나다, 태어나다, 낳다, 살다, 기르다, 싱싱하다, 만들다, 백성, 사람, 선비(학식은 있으나 벼슬하지 않은 사람), 날것(익지 않은), 삶 등의 뜻으로 쓰입니다. 여기서는 '만들다 또는 만들어 진다'는 뜻으로 쓰겠습니다.

七(개벽이 된 하늘) : 21세기 현시점에서의 해석으로 이것은 인류의 지적, 영적 역량과 과학기술이 결합하여, 인간이 하늘에 절대적 순응만 하던 '선천의 하늘(天二)'과 달리, 인간이 하늘을 활용하는 시대를 말합니다.

달리 말하면 천상문화를 열어 가는데, 물질적으로는 인간의 공간 이동과 운송능력의 대전환을 일으킨 비행기와 수많은 인공위성을 통해 무선전파를 활용하는 방송, 통신, GPS, 인터넷, 5G 등을 무한대로 발전시켜 나가고 있습니다.

이것이 후천의 개벽된 하늘(7)을 말한다고 볼 수 있습니다. 최치원 선생 시대는 그 시대에 맞는 해석이 필요하고, 현시대에는 현재에 맞는 해석이 필요하므로 이렇게 해석할 수 있다고 봅니다.

八(개벽이 된 땅) : '선천의 땅(地二)'은 사람의 의식주(衣食住)를 얻는데 한정됐습니다. 21세기 현시점에서의 해석으로는 인류의 지적, 영적 역량과 과학기술이 결합하여, 농경시대의 땅과는 '완연히 다른 땅(八)'이 되었습니다.

인류의 삶은 땅을 활용하여 편리성과 효율성 그리고 모든 문명이기를 만들어 쓰고 있습니다. 하늘의 인공위성으로부터 무선전파를 송신 받아 활용되는 최첨단 장비와 기술인 5G(5Generation 5세대의 약자)기술에 들어가는 반도체를 포함한 모든 소재는 땅으로부터 얻고 있습니다.

그리고 땅속에 굴을 뚫어 고속철도, 지하도로, 지하철 등을 건설하여 지상의 복잡함을 덜어내고 있습니다. 1백 년 전의 땅과는 상상을 초월한 개벽된 모습을 보고 있을 것입니다. 땅 위에 토목·건축기술을 비롯한 융합된 기술로 상상을 초월하는 건축 구조물들을 만들어 내고 있습니다.

또한 각 가정과 인간이 생활하고 활동하는 모든 곳에 컴퓨터가 내재된 모든 기기(器機)의 재료도 땅으로부터 받아쓰고 있습니다. 이것이 후천의 개벽된 땅(8)을 말한다고 볼 수 있습니다.

九(개벽이 된 사람) : 사실 대부분 현대인은 개벽이 되어 있습니다. 개벽(開闢)이란 '열 개(開)'자에 '열 벽(闢)'자를 쓰고 있는데, 하늘의 이치가 열리고, 땅의 이치가 열린다는 뜻입니다. 그것은 사람이 개입될 때만 가능합니다. 사람의 정기신이 열려 있어 어떠한 지식이나 영성이 바로바로 소통이 이루어지는 상황이 만들어져 있습니다.

지금 현대인은 앉은 자리에서 만리(萬里) 밖을 보고, 만리(萬里) 밖의 소리를 듣고 있습니다. 인터넷 통신망으로 원하는 지식과 정보를 실시간에 얻을 수 있는, 지식과 정보의 대 지평이 펼쳐져 있습니다. 불과 50년 전만 해도 상상하기 어려운 기술적 진보를 이루어 냈습니다. 종교, 철학, 사상과 이념, 영성의 진보를 향해 여기에서('구(九)'는 수(數) 중에서 제일 큰 수) '완성(十)'되기 바로 직전에 와있는 것입니다. 아리랑(我理朗)에서 노래하는 십리(十理)에 도달하기 바로 직전에 와 있는 수입니다.(심포·삼초편 314~319쪽 아리랑 참조)

【풀어서 읽기】

大三合六 生七八九(대삼합육 생칠팔구) : 여기서 '대삼(大三)'은 존귀해진 삼재(三才) '천(一), 지(二), 인(三)' 셋을 말하는데, 이 셋을 합하면 육(六)이 된다. 이 육(六)으로부터 새로운 세계인 완전한 하늘인 칠(七)과 완전한 땅인 팔(八) 그리고 완전한 사람 구(九)를 만든다.

이 문장과 다음 문장 '운삼 사성 환오칠(運三 四成 環五七)'이 중요한 것은 선천에서 후천개벽을 맞이하는 과도기적 시점일 뿐 아니라, 새롭게 열리는 후천개벽의 천지인의 실체를 숫자로 표현하고 있기 때문입니다.

사실 여기에 대부분의 숫자가 다 나옵니다. '3·4·5·6·7·8·9' 이 수(數)들은 모두 사람과 사람이 활동하는 무대 그리고 삼태극(3), 사상(4), 오행(5), 육기(6) 등이 나오고, 후천의 완성(十)으로 가는 개벽된 천지인의 수 7·8·9가 있습니다.

【원 문】

運三 四成 環五七

운삼 사성 환오칠

【번 역】

'천·지·인' '삼태극(三太極)'이 '음·양·중'으로 움직여 돌고, '하통지리(下通地理)'인 '사상(四象)'이 '동·서·남·북' 방위를 이루며, '상통천문(上通天門)'인 '오행(五行)'의 '상생과 상극'의 이치로 조화를 이루어, 칠(七=후천의 개벽된 하늘)과 고리를 이룬다.

【문자 해설】

운(運) : 돌 운, 돌다, 돌리다, 움직이다, 옮길 운, 옮기다, 운행하다, 운용하다 등의 뜻이 있고, 이 외에도 오행(五行)의 유전(流轉), 나르다, 운반하다, 회전하다, 진을 치다, 운명, 천체의 궤도 등 여러 뜻이 있습니다. 여기서는 '움직여 돌다'의 뜻으로 쓰겠습니다.

'삼(三)'은 '천지인, 원·방·각(○·□·△), 삼태극, 음양중'을 말합니다. 모든 만물은 삼태극을 이루고 움직여 돕니다. 노자가 이르길 "도생일(道生一), 일생이(一生二), 이생삼(二生三), 삼생만물(三生萬物)"이라 하였습니다. 여기에서 삼(三)은 만물을 화생(化生)하게 한 근본인 천·지·인을 말합니다.

음양중, 삼태극 몇 가지를 봅시다.

우주의 삼태극 : 땅은 음(陰), 하늘은 양(陽), 사람은 중(中)입니다.

하루의 삼태극 : 밤은 음, 낮은 양, 음양을 가르는 중은 일출과 일몰입니다.

가정의 삼태극 : 어머니는 음, 아버지는 양, 중은 자녀(子女)입니다.

물질의 삼태극 : 음은 음전자, 양은 양전자, 중은 중성자가 있습니다.

사람의 삼태극 : 육체는 음, 정신은 양, 기력은 중입니다.

시간의 삼태극 : 과거는 음, 미래는 양, 현재는 중입니다.

호흡의 삼태극 : 들숨은 음, 날숨은 양, 멈춤은 중입니다.

계절의 삼태극 : 겨울은 음, 여름은 양, 봄·가을은 중입니다.

이렇듯 모든 만물과 만상을 삼태극으로 움직이면서 작용하고 있습니다.

사(四) : 넉 사, 넉, 넷, 네 번, 사방(四方=동서남북)의 뜻이 있습니다. 또한 사(四)는 사상(四象)인 '하통지리(下通地理)'를 말하는데, 모든 소우주 생명체와 사람은 크든 작든 자신의 영역을 갖습니다. 삶의 터전 또는 생존 반경을 말하는데, 지경, 경계, 환경, 영역을 말합니다.

'사상(四象)은 어떠한 경우라도 동·서·남·북의 방위'를 이루고 있습니다.

사람이 삶을 영위하는 데 있어서 이 사상은 절대적으로 중요한 요소입니다. 땅 위에서 일어나는 모든 일을 말하는 것이며, 의식주(衣食住)를 확보하기 위해 땅의 이치(地理)를 깨달아야 한다고 말하는 것이 바로 사(四)입니다.

어느 장소의 땅에서 농사를 짓고, 사냥할 것이냐, 어느 장소(터)에 집과 마을을 이룰(四成) 것이냐를 결정하는 것을 말하는 것입니다.

다음은 '성(成)'자의 뜻을 살펴봅시다. 이룰 성, 이루다, 이루어지다, 갖추어지다, 정리되다, 익다, 성숙하다, 평정하다, 다스리다, 나아가다, 진보하다, 고르게 하다, 완성하다, 크다, 층계, 사방 10리의 땅 등 이외에도 수십 가지의 뜻이 있습니다. 여기서는 '이루다'의 뜻으로 쓰겠습니다.

이번에는 '환(環)'자를 봅시다. 고리 환, 고리, 둥근 옥, 둘레, 두르다, 돌다, 선회하다, 두루 미치다, 물러나다 등으로 쓰입니다. 여기서는 '고리를 이루어 돌다'의 뜻으로 쓰겠습니다.

여기에서 '운(運)'자나 '환(環)'자 모두 '돌다'의 뜻을 가지고 있는데, '운(運)'자는 큰 틀에서 도는 것이고, '환(環)'자는 작은 틀에서 도는 글자로 보입니다.

예를 들어 '운(運)'자는 천체운행, 해운, 항공운항, 국운, 운명, 대운, 운수 등의 뜻으로 쓰입니다. 그리고 인체 안에서는 운기조식, 기운 할 때의 움직일 운, 돌 운, 운행할 운 등으로 쓰이고 있습니다.

반면에 '환(環)'자는 고리, 돌다, 선회하다 등 이것은 정해진 것을 따라 도는 것이죠? 가령 '순환도로', 지하철 순환선(서울 지하철 2호선) 등으로 쓰이면서 인체 안에서는 혈액순환, 순환기, 경기순환 등 정해진 특정 범위를 도는 것을 말합니다.

오(五) : 다섯 오, 다섯, 다섯 곱절, 오행(五行 : 우주 만물을 이루는 다섯 가지 원소), 제위(帝位 : 제왕의 자리) 등의 뜻이 있습니다. 여기서는 '선천의 완성 수'이며 '오행(五行)'을 말합니다. 오행은 상통천문(上通天文)을 말하는데, 삼라만상의 생성·소멸의 이치를 담고 있습니다. 오행의 원리는 '상생(相生)의 원리(原理)'와 '상극(相克)의 이치(理致)'로 고리(環)를 이루고 있습니다.

'칠(七)'은 후천의 '개벽된 하늘'을 말하는데, 칠(7)은 개벽 수 '6'과 하늘의 수 '1'을 합한 수라 말씀드린 바 있습니다. '7·8·9'의 수가 나올 때는 '6生' 이 기본적으로 들어있다고 보면 됩니다.

여기서 각 수(數) 자가 지칭하는 의미를 간략하게 살펴보고 갑시다. 각 수에 의미와 뜻을 붙인 것은 선조들께서는 이미 상수학과 수리학으로 사용하시던 숫자의 뜻으로 봐도 무방할 것입니다.

일(一) : 하늘, 처음 시작으로서 무극(無極), 첫 가름을 말함. 나(我), 하나, 원(元), ONE.

이(二) : 땅, 첫 가름으로 음양이 생겨남으로 태극(太極)을 말함. 둘, 두(豆), TWO.

삼(三) : 사람(모든 생명체 포함), 천지기운을 먹고 출현한 소출자(소우주). 삼태극(三太極), 삼신(三神), 삼재(三才), 기본, 음·양·중(陰陽

中)을 말함. 셋(석).

사(四) : 사상(四象)인 하통지리(下通地理), 동서남북 4방 방위를 말함. 터, 울타리, 넷(넉).

오(五) : 오행(五行)인 상통천문(上通天門)을 말함. 우주천체의 생성·소멸이 오행의 상생의 원리와 상극의 원리로 고리를 이룸. 선천의 완성수, 다섯(다 섯다), 오.

육(六) : 육기(六氣)인 중통인사(中通人事)를 말함. 삼태극과 사상과 오행이 질서와 조화를 이루고, 서로 상생·상극하며 후천의 새로운 세계를 열어가는 숫자임(후천이 시작되는 수 또는 후천개벽 수). 여섯(열어서 세운다).

칠(七) : 개벽 수 6+하늘의 수 1=7, 인간의 의식과 정신세계와 펼쳐지는 개벽된 하늘. 일곱(이루어 곱한다).

팔(八) : 개벽 수 6+땅의 수 2=8, 인간의 지식과 정신세계와 과학기술이 펼쳐지는 개벽된 땅. 여덟, 나눈다.

구(九) : 개벽 수 6+사람의 수 3=9, 의식이 급속도로 확대되는 깨달아 개벽된 사람. 아홉, 이끈다.

십(十) : 완전한 수, 온전한 수, 완성을 나타내는 수. 깨달음, 도통, 열반, 니르바나 등으로 표현되는 수(아리랑의 십리(十理)를 나타내는 수), 열.

【풀어서 읽기】

運三 四成 環五七(운삼 사성 환오칠) : 천지인(天地人)인 만물은 삼태극(음양중)으로 돌면서, 사상(四象)인 하통지리(下通地理)는 동서남북 방위와 지경(地境), 즉 터전(영역)을 이루고, 선천의 완성수이며 오행(五行)을 말하는 상통천문(上通天門)은 상생(相生)의 원리와 상극(相

克)의 이치로 후천 개벽하는 '7'과 고리를 이룬다.

【원 문】

一 妙 衍　萬 往 萬 來　用 變 不 動 本

일 묘 연　만 왕 만 래　용 변 부 동 본

【번 역】

처음 하늘을 있게 한 태초의 일기(一氣)가 오묘하게 널리 퍼져, 삼라만상을 수없이 오고 가며, 그 쓰임과 작용은 무수히 변하지만, 그 근본 바탕은 변하지 않는다.

【문자 해설】

일(一) : 여기에서 일(一)은 '처음 하늘'을 있게 한 첫 파동인, 태초의 '일기(一氣)'를 말합니다. 즉 만물을 있게 한 그 무엇입니다.(조물주)

묘(妙) : 묘할 묘, 묘하다, 오묘하다, 미묘하다, 예쁘다, 젊다, 아득히 멀다, 아주 작다 등의 뜻으로 쓰입니다. 여기서는 '오묘하다'라는 뜻으로 쓰겠습니다.

연(衍) : 넓을 연, 넓다, 넘치다, 넘실거리며 흐르다, 널리 퍼지다, 펴다, 산개(散開)하다, 넉넉하다, 풍부하다 등의 뜻으로 쓰입니다. 여기서는 '널리 퍼지다'로 쓰겠습니다.

'만(萬)'은 일만 만, 천의 열 배, 대단히 많은, 매우 많은, 여럿, 절대로 등의 뜻으로 쓰입니다. 여기서는 '만(萬)'이 두 번 거듭해서 나오므로 천지의 모든 만물, 즉 '삼라만상 또는 수없이 많은'의 뜻으로 쓰겠습니다.

왕(往) : 갈 왕, 가다, 보내주다, 향하다, 과거, 언제나, 이후, 뒤 등의 뜻으로 쓰입니다. 여기서는 '가다'의 뜻으로 쓰겠습니다.

래(來) : 올 래, 오다, 미래, 앞으로, 돌아오다, 후세, 이래, 그 이후로 등의 뜻으로 쓰입니다. 여기서는 '오다'의 뜻으로 쓰겠습니다.

왕래(往來) : '오고 간다'의 뜻으로 씁니다.

'용(用)'은 쓸 용이죠? 쓰다, 부리다, 베풀다, 다스리다, 작용, 쓰임, 용도(쓸데), 도구 등의 뜻으로 쓰입니다. 여기서는 '쓰임과 작용'의 뜻으로 쓰겠습니다.

변(變) : 변할 변, 변하다, 변화하다, 고치다, 움직이다, 어그러지다, 놀라게 하다, 다투다, 속이다, 변고(變故), 재앙(災殃), 상(喪), 죽음 등 외에도 여러 뜻으로 쓰입니다. 여기서는 '변하다'의 뜻으로 쓰겠습니다.

용변(用變) : '쓰임과 작용은 변하지만'의 뜻이 됩니다.

'부동(不動)'은 움직이지 않는다, 흔들리지 않는다, 변하지 않는다, 동요하지 않는다 등으로 쓰입니다. 여기서는 '변하지 않는다'로 씁니다.

'본(本)'은 근본 본, 근본, 바탕, 뿌리, 본래, 원래, 근원, 본원, 본성, 마음, 농사, 채, 주(主)가 되는 것 등 많은 뜻으로 쓰이고 있습니다. 여기서는 '근본 바탕'의 뜻으로 쓰겠습니다.

【풀어서 읽기】

一妙衍(일묘연) : 태초의 일기가 처음 하늘을 만들고, 땅을 만들고, 수많은 생명과 사람을 만들 때, 그리고 지금 그 하나가 오묘하고 넓게 퍼져 나가

萬往萬來(만왕만래) : 만 번 가고 만 번 온다. 만 번을 오고 가며 또는 삼라만상을 수없이 오고 가며,

用變不動本(용변부동본) : 그 쓰임과 작용이 변하여도, 근본자리(바탕)는 변하지 않는다는 뜻이 됩니다.

【원 문】

本心本太陽 仰明 人中天地一

본심본태양 앙명 인중천지일

【번 역】

사람의 본래 마음은 그 바탕이 하늘의 태양처럼 따뜻하고 환한 것이어서, 항상 밝고 환한 마음으로 따른다면, 사람 가운데에 천지가 하나되어, 우아일체(宇我一體)를 이루게 된다.

【문자 해설】

본심본태양(本心本太陽) : 사람의 본심 바탕은 하늘과 땅이 최상의 절대 공력으로 사람을 지어낼 때 만들어진, 즉 천지와 같은 마음을 말합니다.

그래서 땅도 하늘의 정기가 응결되어 만들어진 창조물이기 때문에 밝고 따뜻한 기운이 응결되어 있습니다. 지구 땅속이 뜨거운 불덩어리가 있는 것처럼 그 본성이 태양과 같다는 것입니다. 사람과 모든 생명의 본성은 밝음을 말하고 있습니다.

앙(仰) : 우러를 앙, 따를 앙, 믿을 앙, 우러러보다, 경모하다(景慕), 의지하다, 머리를 쳐들다, 높다, 명령 등의 뜻으로 쓰입니다. 여기서는 '따르다'의 뜻으로 쓰겠습니다.

명(明) : 밝을 명, 밝히다. 밝게 하다, 환하게 하다, 밝고 환한 모양, 나타나다, 명료하다, 갖추어지다, 높이다, 숭상하다, 맹세하다, 확실하게 하다, 신령 등의 뜻으로 쓰입니다. 여기서는 '밝고 환한'의 뜻으로 쓰겠습니다.

앙명(仰明) : '밝고 환한 마음으로 따른다면'의 뜻으로 풀겠습니다.

중(中) : 가운데 중, 마음속, 심중, 몸의 내장, 중간, 절반, 장정, 버금(둘째), 가운데 있다, 맞히다, 적중, 뚫다, 바르다, 이루다, 이루어지다 등의 뜻으로 쓰입니다. 여기서는 '가운데에서 이루어지다.'라는 뜻으로 쓰겠습니다.

인중천지일(人中天地一) : 지구상에 있는 모든 생명체는 지금도 하늘로부터 우주의 근본 질료인 공기와 햇볕과 햇살과 햇빛을 온몸으로 받아먹고, 땅으로부터 물과 곡기를 받아먹고 있습니다.

이처럼 거룩한 천지기운을 먹고 자신의 정기신을 만들고 있습니다. 대우주 천지(天地)가 소우주 사람을 만들고 키우고 있는 것입니다. 사람이 죽어도 본래의 자리인 천지(天地)로 돌아가는 것입니다.

혼비백산(魂飛魄散)이라는 말이 있듯, 의식의 세계를 아우르는 혼(魂)은 하늘로 날아가고, 육신의 세계를 아우르는 백(魄)은 땅으로 흩어진다고 하는 것입니다. 그래서 사람 가운데에 천지가 합하여 하나가 된다고, 한인 할아버지께서 1만 년도 더 전에, 이 천부경을 통해 가르침을 펼쳤다는 것은 경이 그 자체입니다.

【풀어서 읽기】

本心本太陽 仰明 人中天地一(본심본태양 앙명 인중천지일) : 사람의 본래 마음은 그 근본 바탕이, 태양과 같이 크고 따뜻하고 환한 것이어서, 그 밝고 환한 것을 온전히 따른다면, 사람 가운데에 하늘과 땅이 하나다.

여기에서 천지(天地)는 우주(宇宙)를 말하고, 인(人)은 나(我)를 뜻합니다. 여기에 '중일(中一)'은 '중심에서 하나가 된다.'라는 뜻인데, 이것을 정리하면 나와 우주가 하나로 이루게 된다는 뜻이 됩니다. 줄여서 말하면 '우아일체(宇我一體)를 이루게 된다.'입니다.

【원 문】
一 終 無 終 一
일 종 무 종 일

【번 역】
태초의 일기(一氣)인 하나가 끝난다고 하여도, 그 하나가 끝남의 끝이 존재하지 않으므로, 그때가 언제인지 알 수 없다.

【문자 해설】
'일(一)'은 처음 하늘과 땅 그리고 사람, 즉 삼라만상을 지어낸 태초의 일기(一氣)인 하늘을 말합니다.

'종(終)'은 마칠 종, 끝날 종, 마치다, 끝내다, 사람이 죽다, 다하다, 이루어지다, 채우다, 끝, 마지막, 열두 해, 윤달, 항상, 늘, 마침내, 결국, 완성되다 등의 뜻으로 쓰입니다. 여기서는 '마침내 완성을 이루어 끝난다.'라는 뜻으로 쓰겠습니다.

'무종일(無終一)' 여기서 무(無)자는 처음 일시무시일(一始無始一)에서 이야기한 것처럼 '없다'로 해석할 수도 있습니다. 그러나 끝없을 무, 존재하지 않을 무, 허공 무, 무한대 무, 한(限)없을 무, 알 수 없을 무 등 여러 가지의 뜻이 있습니다, 여기서는 '종무종일(終無終一)', 무(無)자 앞뒤에 끝(終)이라는 시공간의 개념이 있기 때문에 '하나의 끝남의 끝은 존재하지 않으므로 알 수 없다.'라는 뜻으로 쓰겠습니다.

【풀어서 읽기】

一終無終一(일종무종일) : 처음 하늘과 땅 그리고 사람, 즉 삼라만상을 지어낸 태초의 일기(一氣)인 하늘이 '마침내 완성을 이루어 끝난다.' 하여도, 그 '하나의 끝남의 끝은, 존재하지 않으므로 알 수 없다.'

천부경(天符經) 전문 번역

一始無始一(일시무시일)

하나로 인하여 처음 하늘이 시작되었는데, 그 하늘이 언제 시작됐는지, (無始)아무리 거슬러 올라가도, 처음 시작의 시작이 없어, 알 수 없도다.

析三極無盡本(석삼극무진본)

하나(하늘)로부터 비롯된 지극한 천지만물은 삼극(三極)으로 (析)쪼개고 나누어 밝혀도, 그 근본바탕은 다함이 없도다.

天一一(천일일) 地一二(지일이) 人一三(인일삼)

天一一(천일일) : 처음 원시 하늘은 '일무극'으로서 음양이 없어 생명을 낳고 기를 수 없고,

地一二(지일이) : 처음 원시 지구는 '일무극'으로서 음양이 없어 생명을 낳고 자라게 할 수 없으며,

人一三(인일삼) : 처음의 원시 생명체는 '일무극'으로서 음양이 없어 암수가 없었느니라.

一積十鉅(일적십거) 無匱化三(무궤화삼)

태초에 하늘(천지인)을 있게 한 그 '하나(一)가 쌓이고 쌓여 크게 완

성(十)하여도', 담아둘 그릇(궤짝, 함, 상자)이 없어, 너 사람이 되게 하였느니라.

天二三(천이삼) 地二三(지이삼) 人二三(인이삼)

天二三(천이삼) : 이제 하늘은 음양이 뚜렷하여 모든 생명을 낳고 기를 수 있게 되었고,

地二三(지이삼) : 또한 땅도 음양이 뚜렷하여 모든 생명을 생육할 수 있게 되었으며,

人二三(인이삼) : 사람을 비롯하여 모든 생명체도 암수 음양이 뚜렷하여 번성하게 되었느니라.

大三合六(대삼합육) 生七八九(생칠팔구)

크고 존귀한 삼재(三才) '천(一), 지(二), 인(三)' 셋을 합하면 '육(六)'이 된다. 이 육(六)으로부터 새로운 후천세계인 개벽된 하늘 칠(七)과 개벽된 땅인 팔(八) 그리고 개벽된 사람인 구(九)가 나온다.

運三 四成 環五七(운삼 사성 환오칠)

'천·지·인' '삼태극(三太極)'이 '음·양·중'으로 움직여 돌고, '하통지리(下通地理)'인 '사상(四象)'은 '동·서·남·북' 방위를 이루며, '상통천문(上通天門)'인 '오행(五行)'은 '상생과 상극'의 이치로 조화를 이루어, '후천의 개벽된 하늘'인 '칠(七)'과 고리를 이루어 순환한다.

一妙衍(일묘연) 萬往萬來(만왕만래) 用變不動本(용변부동본)

처음 하늘을 있게 한 태초의 일기(一氣)가 오묘하게 널리 퍼져, 삼라만상을 수없이 오가며, 그 쓰임과 작용은 무수히 변하지만, 그 근본바탕

은 변하지 않는다.

本心本太陽(본심본태양) 仰明(앙명) 人中天地一(인중천지일)

사람의 본래 마음은 그 바탕이 하늘의 태양처럼 따뜻하고 환한 것이어서, 항상 밝고 환한 마음으로 따른다면, 사람 가운데에 천지가 하나 되어, 우아일체(宇我一體)를 이루게 된다.

一終無終一(일종무종일)

태초의 일기(一氣)인 하나가 삼라만상을 생육하고, 마침내 완성을 이루고 끝난다 하여도, 그 하나의 끝남의 끝이 존재하지 않으므로 그때가 언제인지 알 수 없다.

삼일신고(三一神誥)

『삼일신고』는 『천부경(天符經)』·『팔리훈(八理訓)』·『신사기(神事記)』와 더불어 대종교의 계시경전(啓示經典)에 속하지만, 그 중에서도 제일 근원이 되고 중심이 되는 보경(寶經)이다. 특히 『삼일신고』의 '三一'은 삼신일체(三神一體)·삼진귀일(三眞歸一)이라는 이치(理致)를 뜻하고, '신고(神誥)'는 '신(神)의 신명(神明)한 글로 하신 말씀'을 뜻한다.

따라서 삼일신고는 삼신일체, 즉 신도(神道)의 홍익인간(弘益人間) 이념을 구현하고, 삼진귀일(三眞歸一), 즉 인도(人道)의 차원에서 성통공완(性通功完)의 공덕을 쌓아 지상천궁(地上天宮)을 세우는 가르침을 한배검〔神〕이 분명하게 글로 남겨 전한 말이라는 뜻이 된다.

전하여 내려온 경위

이 경전이 전하여진 경위는 다음과 같다. 단기 4238년(서기 1906년) 1월 24일 오후 11시, 당시 구국운동으로 동분서주하던 홍암(弘岩) 나철(羅喆)이 일본에서 귀국, 서대문역에 도착하여 세종로 방향으로 걸어갈 때, 한 노인이 급히 달려와서, "그대가 나철이 아닌가?" 하고 묻고, "나의 보명은 백전(伯佺)이요 호는 두암(頭巖)이며 나이는 90인데, 백두산에 계신 백봉신형(白峯神兄)의 명을 받고, 공(公)에게 이것을 전하러 왔노라." 하면서 백지에 싼 것을 주고 총총히 가버렸다.

나중에 풀어보니 『삼일신고』와 『신사기』가 한 권씩 들어있었다고 한다. 그런데 이 책의 본문 앞에는 발해국 고왕(高王)의 '어제삼일신고찬문(御製三一神誥贊文)'이 있다.

또 그 앞에 어제(御弟)인 대야발(大野勃)의 '삼일신고서(三一神誥序)'가 있으며, 본문 뒤에는 고구려 개국공신인 마의극재사(麻衣克再思)의 '삼일신고독법(三一神誥讀法)'이 있고, 끝으로 특히 발해국 문왕(文王)의 '삼일신고봉장기(三一神誥奉藏記)'가 붙어 있다.

여기에 삼일신고가 전해진 경위와 유실(遺失)되지 않도록 문왕이 각별히 노력한 경위가 실려 있다. 이들 내용 가운데 발해국 문왕까지 이 경전이 전해진 경위가 밝혀져 있고, 그 뒤에 대종교까지 전하여진 경위는 백두산의 백봉과 백전 등 32인이 1904년 10월 3일에 발표했다는 '단군교포명서(檀君教佈明書)'에 밝혀져 있다.

내용을 요약하면, 이 책은 한배검이 홍익인간·광명이세(光明理世)의 큰 이념으로 팽우(彭虞)에게 명하여 그 가르침을 받게 하고, 고시(高矢)는 동해가에서 청석(青石)을 캐어 오고, 신지(神誌)는 그 돌에 고문(古文)으로 새겨 전하니, 이것이 이 책의 고문석본(古文石本)이다. 그 뒤 부여조의 법학자 왕수긍(王受兢)이 은문(殷文)으로 단목(檀木)에 새겨 읽게 하니, 이것을 은문단본(殷文檀本)이라 한다.

후대에는 이 두 가지가 모두 전화(戰禍)로 없어졌는데, 고구려 때 한문으로 번역한 것이 전하여져서, 발해국 3대 문왕(대흠무 제위 737~793년)이 조부인 태조 고왕(대조영 제위 698~719년)의 찬문과 대야발의 서문과 극재사의 독법 등을 엮고, 자신의 봉장기를 덧붙여서 어찬진본(御贊珍本)을 만들었다.

문왕은 전대에 석본과 단본이 모두 유실되어 후세에 전하지 못함을 안타깝게 여겨, 대흥(大興) 3년 3월 15일 백두산 보본단(報本壇) 석실(石室) 안에 비장(秘藏 : 숨겨서 소중히 간직함)하였던 것이다.

이렇게 비장된 지 1,300여 년이 지나도록 찾지 못하고 있다가 백두산에서 수도하던 백봉신사가 10년을 도천(禱天)하고 한배검의 묵시를 받아 찾아낸 다음, 뒤에 초대 교주가 될 나철에게 비전하게 되었다고 전하여진다.

삼일신고 내용

『삼일신고』는 366자의 한자로 쓰여졌으며, 「천훈(天訓)」, 「신훈(神訓)」, 「천궁훈(天宮訓)」, 「세계훈(世界訓)」, 「진리훈(眞理訓)」의 오훈(五訓)으로 구성되어 있다.

「천훈(天訓)」에서는, '천(天)'에 대한 무가명성(無可名性)·무형질성(無形質性)·무시종성(無始終性)·무위치성(無位置性) 등 무한성(無限性)을 전제함으로써 천체의 지대(至大)함과 천리(天理)의 지명(之明)함, 천도(天道)의 무궁함을 36자로 가르치고 있다.

종교적인 우주관과 절대성의 개념이 명백하게 밝혀져 있어, 신도(神道)의 달통무애(達通無碍)함을 설명하는 바탕이 된다.

「신훈(神訓)」에서는 무상위(無上位)인 '신(神)'이 대덕(大德)·대혜(大慧)·대력(大力)이라는 삼대권능(三大權能)으로 우주만물을 창조하고 다스림에 조금도 허술하거나 빠짐이 없으며, 인간이 진성(眞性)으로 구하면 머릿속에 항상 자리한다는 내용이다.

유일무이하고 전지전능한 절대 신임을 밝혔고, 동시에 신인합일(神人合一)이라는 달통무애함이 인간의 신앙적 가능성을 열어주는 의의를 가지게 한다.

「천궁훈(天宮訓)」에서는 신교(神敎)에 따라 성통공완(性通功完), 즉 반망귀진(返妄歸眞 : 헛된 마음을 돌이켜 참된 성품으로 돌아옴)하는 수행을 쌓아 진성(眞性)과 통하고, 366가지의 모든 인간사(人間事)에 공덕을 이룬 사람이 갈 수 있는 곳이 천궁(天宮)이다. 여기는 한배검이 여러 신장(神將)과 철인(哲人)을 거느리고 있는 곳이며, 길상(吉祥)과 광명, 영원한 쾌락이 있는 곳이다.

인생이 마지막 찾아야 할 희망처가 천궁이며, 신교가 단순한 기복형(祈福型)의 신앙이 아니고, 힘든 수도를 전제로 한 구도형(求道型)의 신앙이 바탕임을 보여준다. 그러나 성통공완이란 반드시 죽음을 통하여 이룩하는 것이 아니요. 현세적으로도 가능하며, 이것이 더욱 바람직하다.

실제로 천궁훈의 가르침 안에, "천궁은 천상(天上)에만 있는 것이 아니다. 지상에도 있는 것이니 태백산(지금의 백두산) 남북이 신국(神國)이며, 산상(山上)의 신강처(神降處)가 천궁이다. 또한 사람에게도 있으니 몸이 신국이요, 뇌(腦)가 천궁이다. 그래서 삼천궁(三天宮)은 하나이다."라고 하여, 신인합일적(神人合一的)이요 삼이일적(三而一的)인 천궁설(天宮說)을 설명하고 있어, 단순한 내세관과는 크게 다르다는 것을 짐작할 수 있다.

「세계훈(世界訓)」에서는, 우주창조의 과정을 설명한다. 우주천체에 관한 내용과 지구 자체에 관한 내용으로 나누어 말하고 있다. 즉 "눈앞에 보이는 별들은 무수히 많고 크기와 밝기와 고락이 같지 않다. 신(神)이 모든 세계를 창조하고, 일세계(日世界)를 맡은 사자(使者)를 시켜 700세계를 다스리게 하였다."라는 내용과 "지구가 큰듯하지만 하나의 둥근 덩어리이며, 땅속의 불〔中火〕이 울려서 바다는 육지가 되었다. 신이 기(氣)를 불어 넣어 둘러싸고 태양의 빛과 더움으로 동식물을 비롯한 만물을 번식하게 하였다."라는 내용인데, 뒤의 부분은 현대 과학적 안목으로도 설득력이 있어 관심을 끌게 한다.

「진리훈(眞理訓)」에서는, 사람이 수행하여 반망귀진하고 성통공완을 이루는 가르침이 주요 내용으로 되어있어, 수행적인 면에서 매우 중요하다.

『천부경』에서 언급하고 있듯이 사람은 삼망(三妄)인 심(心)·기(氣)·신(身)에서 벗어나 본래의 삼진(三眞)인 성(性)·명(命)·정(精)으로 돌아가야 하는데, 여기에는 신교(神敎)에 따른 수행이 필요하다.

즉, 심(心)의 감(感)을 지감(止感)하고, 기(氣)의 식(息)을 조식(調息)하고, 신(身)의 촉(觸)을 금촉(禁觸)하는 삼법(三法)을 힘써 익혀야 한다.

이상이 그 내용인데, 여기서 지감은 불가(佛家)의 명심견성(明心見性)으로, 조식은 선가(仙家)의 양기연성(養氣鍊性)으로, 금촉은 유가(儒家)의 수신솔성(修身率性)으로 비교하기도 한다.

《이상 - 한민족문화대백과사전에서 발췌함.》

참고문헌(대종교중광육십년사)

삼일신고 전문

제1장 하늘(天訓 : 36자)

帝曰 爾五加衆 蒼蒼非天 玄玄非天 天無形質 無端倪 無上下四方

제왈 이오가중 창창비천 현현비천 천무형질 무단예 무상하사방

虛虛空空 無不在 無不容

허허공공 무부재 무불용

제2장 신훈(神訓 : 51자)

神 在無上一位 有大德大慧大力 生天 主無數世界 造甡甡物

신 재무상일위 유대덕대혜대력 생천 주무수세계 조신신물

纖塵無漏 昭昭靈靈 不敢名量 聲氣願禱 絶親見 自性求子 降在爾腦

섬진무루 소소영영 불감명량 성기원도 절친현 자성구자 강재이뇌

제3장 천궁훈(天宮訓 : 40자)

天神國 有天宮 階萬善 門萬德 一神攸居 群靈諸哲護侍

천신국 유천궁 계만선 문만덕 일신유거 군령제철호시

大吉祥大光明處 惟性通功完者 朝永得快樂

대길상대광명처 유성통공완자 조영득쾌락

제4장 세계훈(世界訓 : 72자)

爾觀森列星辰 數無盡 大小明暗苦樂 不同 一神造群世界 神勅曰

이관삼열성신 수무진 대소명암고락 부동 일신조군세계 신칙왈

世界使者 轄七百世界 爾地自大 一丸世界 中火震盪 海幻陸遷 乃成見象

세계사자 할칠백세계 이지자대 일환세계 중화진탕 해환육천 내성현상

神呵氣包底 煦日色熱 行翥化游栽物 繁植

신가기포저 후일색열 행저화유재물 번식

제5장 인간훈(人間訓 : 167자)

人物 同受三眞 曰 性命精 人全之 物偏之

인물 동수삼진 왈 성명정 인전지 물편지

眞性 無善惡 上哲通 眞命 無淸濁 中哲知 眞精 無厚薄 下哲保 返眞一神

진성 무선악 상철통 진명 무청탁 중철지 진정 무후박 하철보 반진일신

惟衆迷地 三妄着根 曰 心氣身 心 依性 有善惡 善福惡禍

유중미지 삼망착근 왈 심기신 심 의성 유선악 선복악화

氣 依命 有淸濁 淸壽濁殀 身 依精 有厚薄 厚貴薄賤

기 의명 유청탁 청수탁요 신 의정 유후박 후귀박천

眞妄 對作三途 曰 感息觸 轉成十八境 感 喜懼哀怒貪厭
진망 대작삼도 왈 감식촉 전성십팔경 감 희구애로탐염

息 芬爛寒熱震濕 觸 聲色臭味淫抵
식 분란한열진습 촉 성색취미음저

衆 善惡淸濁厚薄 相雜 從境途任走 墮 生長肖病沒苦 哲 止感 調息 禁觸
중 선악청탁후박 상잡 종경도임주 타 생장소병몰고 철 지감 조식 금촉

一意化行 返妄卽眞 發大神機 性通功完 是
일의화행 반망즉진 발대신기 성통공완 시

지금부터 5장으로 구성된 삼일신고의 가르침을 읽고 해설을 해보겠습니다.

【원 문】

제1장 하늘(天訓)

帝曰 爾五加衆 蒼蒼非天 玄玄非天 天無形質 無端倪 無上下四方
제왈 이오가중 창창비천 현현비천 천무형질 무단예 무상하사방

虛虛空空 無不在 無不容
허허공공 무부재 무불용

【번 역】

한웅천황 임금님께서 말씀하시기를 너희 오가의 모든 백성이여, 저

아득히 먼 푸르고 푸른 것이 하늘이 아니며, 지극히 현묘하여 가물가물 한 것도 하늘이 아니니라.

하늘은 형상이나 형체가 없고, 바탕도 없으며, 처음과 끝도 없도다. 또한 위아래도 없으며, 동서남북 사방도 없고 텅텅 비어 있으나, 어디나 있지 않은 곳이 없으며, 무엇이든 담지 않은 것이 없느니라.

【문자해설(文字解說)】

제(帝) : 임금 제, 하느님, 천자, 크다 등의 뜻으로 쓰입니다. 여기서는 '한웅천황'을 말합니다.

왈(曰) : 가로 왈, 가라사대, 말하기를, 이르길 등의 뜻으로 쓰입니다. 여기서는 '말씀하시기를'의 뜻으로 씁니다.

이(爾) : 너 이, 너희, 그대 중에서 '너희'라는 뜻으로 쓰겠습니다.

오가(五加) : 우리의 고대 국가인 한국(桓國), 신시배달국(神市倍達國), 단군조선(檀君朝鮮) 시대까지 약 7,000여 년 동안 국가의 중추를 이루던 부족으로서, 우가(牛加), 마가(馬加), 구가(狗加), 저가(豬加), 양가(羊加)를 말합니다.

중(衆) : 무리 중, 무리, 많은 사람, 군신, 많은 신하, 백성, 서민, 많은 물건 등의 뜻으로 쓰입니다. 여기서는 '모든 백성'의 뜻으로 쓰겠습니다.

창(蒼) : 푸를 창, 푸른 빛깔, 무성하다, 울창하다, 늙다 등의 뜻으로 쓰입니다.

창창(蒼蒼) : 창창(蒼蒼) 이렇게 '푸를 창'자가 이중으로 거듭하면, 하늘, 바다, 호수 따위가 매우 푸르다 또는 아득히 멀다 등으로 쓰입니다. 여기서는 '아득히 푸르고 푸른 것'으로 쓰겠습니다.

현(玄) : 검을 현, 검다, 가물 현, 가물 하다, 하늘빛, 하늘, 그윽하다 등의 뜻으로 쓰입니다.

현현(玄玄) : 마찬가지로 현(玄)자가 이중 강조형으로 있으면 지극히 깊고 멀다, 검고 검다, 가물가물하다, 현묘하고 심오하다 등으로 쓰임에 따라, 여기서는 '지극히 현묘하여 가물가물한 것'으로 쓰겠습니다.

천(天) : 여기에서 천(天)은 하늘을 말하기도 하며, 천부경 일시무시일(一始無始一)에 나오는 태초에 하늘을 있게 한 일기(一氣)로 봐도 됩니다.

'천부경의 천일일(天一一)'에 자세히 설명되어 있습니다. 계속 보시겠습니다.

무형질(無形質) : 무형(無形)은 '형상이나 형체가 없음'을 말하고, 질(質)은 '바탕'을 말합니다.

무단예(無端倪) : 시작과 끝, 맨 끝, 한없는 가의 뜻이 있습니다. 단(端)은 끝, 가, 처음, 시초, 일의 실마리, 까닭, 원인 등의 뜻으로 쓰이고, 예(倪)는 어린이 예, 끝, 가, 가장자리, 다시난 이, 성 위에 낮게 쌓은 담 등의 뜻으로 쓰입니다. 여기서 무단예(無端倪)는 '처음과 끝이 없다'로 씁니다. 천부경의 처음과 마지막 문장에 나오는 "'시작도 없고, 끝도 없다'는 무시무종(無始無終)"과 상통(相通)되는 부분입니다.

무상하사방(無上下四方) : 하늘은 위아래의 끝이 없고, 동서남북 사방, 모든 방향의 끝도 없다는 뜻입니다. 우주(天)의 공간적 무한대를 말하고 있습니다.

허허공공(虛虛空空) : 허공(虛空)의 '텅 비어 있다'라는 뜻을 반복해서 사용되어, '텅텅 비어 있다'라는 뜻으로 쓰겠습니다. '허허공공(虛虛空空)' 여기에서 『천부경』의 첫머리인 일시무시(一始無始)의 하나(一)가 작용하여 만물을 지어낸 것으로 보면 되겠습니다.

무부재(無不在) : 부재(不在)는 '있지 않다', '존재하지 않는다.'라는 뜻으로, 앞에 없다는 무(無)자가 있으므로 '존재하지 않는 곳이 없다.' 또는 '있지 않은 곳이 없다.'라는 이중 부정의 뜻으로 쓰여, 상대적 의미의 유존재(有存在=존재하는 것이 있다)보다 더 강한 의미로 전달되고 있습니다. 여기서는 '있지 않은 곳이 없다'로 쓰겠습니다.

무불용(無不容) : 용(容)은 무엇을 담다, 그릇에 넣다, 얼굴, 모양, 몸가짐, 속에 들어있는 것, 받아들이다 등의 뜻으로 쓰입니다.

불용(不容)은 '담지 않는다.'라는 뜻으로, 앞에 이중 부정(二重否定)의 무(無)자가 있으므로, 여기에서는 '무엇이든 담지 않은 것이 없다'라는 뜻으로 씁니다. 하늘은 삼천대천세계의 모든 삼라만상을 빠짐없이 담아낸다는 가르침을 주시는 것입니다. 어마어마한 하늘이죠?

【풀어서 읽기】

한웅천황 임금님께서 말씀하시기를 너희 오가의 모든 백성이여, 낮에 보이는 저 아득히 먼 푸르고 푸른 것이 하늘이 아니며, 밤에 보이는 검고 지극히 현묘하여 가물가물한 것도 하늘이 아니다.

하늘은 형상이나 형체가 없고, 바탕도 없으며, 처음과 끝도 없다. 또한 하늘은 위아래도 없으며, 동서남북 사방도 없어 텅텅 비어 있으나, 어디나 있지 않은 곳이 없으며, 무엇이든 품어 담지 않은 것이 없다. 하늘의 본 모습과 무한대성을 말하며, 삼천대천세계와 모든 삼라만상을 빠짐없이 담아낸다는 뜻입니다.

우리 눈에 보이는 하늘이, 하늘의 다가 아니라고 말씀하시는 것입니다. 눈으로 보이는 유형의 하늘보다, 눈으로 보이지 않는 무형의 하늘을 구체적으로 일러 주는 대목입니다.

다시 말해 오감(五感)으로 보이는 푸른 하늘과 검은 하늘, 밝고, 어둡고, 춥고, 덥고, 구름, 비, 바람, 눈, 천둥, 번개, 건조하고, 습한 것 등은 유형천(有形天)을 말하고, 이외에 이러한 형체가 없는 하늘, 즉 무형천(無形天)에 대해 더 자세하게 가르치고 있습니다. 다음을 보겠습니다.

【원 문】

제2장 신훈(神訓)

神 在無上一位 有大德大慧大力 生天
신 재무상일위 유대덕대혜대력 생천

主無數世界 造甡甡物 纖塵無漏
주무수세계 조신신물 섬진무루

昭昭靈靈 不敢名量
소소영영 불감명량

聲氣願禱 絶親見 自性求子 降在爾腦
성기원도 절친현 자성구자 강재이뇌

【번 역】

하늘을 주재하시는 하느님은 더 이상의 위가 없는 으뜸자리에 계시며, 크나큰 덕을 베풀고 큰 지혜 주시며, 위대한 능력을 펼치시며 하늘에 살고 계신다.

하느님은 헤아릴 수 없이 많은 세계를 주관하시며, 천지만물을 온갖 모양으로 창조하시고, 먼지보다 작은 티끌 하나도 새어나가는 틈이 없도록 하신다.

밝고 환하게 빛나며 너무도 신령스러운 하느님을 함부로 이름을 짓거나 감히 하느님의 위상을 헤아리지 말라.

기운을 다하여 마음에 품은 소원이 성취되기를, 아무리 소리를 내어 기도한다고 하여도, 하느님께서는 친히 모습을 드러내지 않는다. 오로지 본성의 깨달음을 일심으로 구하면 저절로 너의 깊은 머릿골(뇌) 속에 이미 내려와 계시느니라.

【문자해설(文字解說)】

신 재무상일위(神 在無上一位) : '하느님은 더 이상 높은 곳이 없는 으뜸자리에 있다.'라는 뜻이 됩니다.

신(神) : 하느님 신, 귀신 신, 신령, 정신, 마음, 혼, 불가사의한 것, 영묘하다, 신기하다, 영험하다, 소중하다, 덕이 높은 사람, 해박한 사람 등의 뜻으로 쓰입니다. 여기서는 천지만물을 창조하시는 절대신 '하느님'의 뜻으로 쓰겠습니다.

이 신(神)자를 파자(破字)하면 '보일 시(示)자'에 '펼칠 신(申)자'로 천지기운이 응축되어 삼천대천세계에 '펼쳐(申)져 보이는(示)' 모든 삼라만상을 '하느님(神)의 섭리'로 본 것입니다.

재(在) : 있을 재, 있다.

무(無) : 없을 무, 없다, 존재하지 않는다, 말라(~말라, 금지어) 등의 뜻으로 쓰입니다. 여기서는 '없다'라는 뜻으로 쓰겠습니다.

상(上) : 위 상, 위, 윗, 하늘, 임금, 높다, 올리다, 오르다, 앞, 첫째 등의 뜻으로 쓰입니다. 여기서는 '높다'라는 뜻으로 씁니다.

일(一) : 하나 일, 하나, 일, 오로지, 첫째, 첫 번째, 으뜸 등의 뜻으로 쓰입니다. 여기서는 '첫 번째 또는 으뜸'의 뜻으로 쓰겠습니다.

위(位) : 자리 위, 자리, 위치, 곳, 지위, 직위, 품위 등의 뜻으로 쓰입니다. 여기서는 '자리 또는 위치'의 뜻으로 씁니다.

유대덕대혜대력 생천(有大德大慧大力 生天) : '큰 덕을 베풀고, 큰 지혜를 주시며, 위대한 능력을 펼치시며 하늘에 살고 계신다.'라는 뜻이 됩니다.

불가에서는 부처님이 바로 이러한 분이라고 말합니다. 즉 부처님은 대덕(大德)하시고, 대혜(大慧)하시며, 대력(大力)하신 위대한 분이라고 가르칩니다.

대(大)는 크다, 높다, 존귀하다, 뛰어나다 등으로 쓰입니다.

덕(德)은 크게 덕을 베풀다, 도움을 주다, 혜택을 받게 하다 등으로 쓰이고,

혜(慧)는 지혜, 슬기, 능력, 사리에 밝다, 총명하다 등의 뜻이고,

력(力) : 힘력, 힘쓰다, 능력 등의 뜻으로 쓰입니다.

생(生) : 날 생, 낳다, 태어나다, 살다, 살아 있다, 살고 있다, 기르다, 서투르다, 만들다, 백성, 선비(학식은 있으나 벼슬하지 않은 사람을 이르던 말), 생명, 삶 등의 뜻으로 쓰입니다. 여기서는 '살다 또는 살고 계신다'라는 뜻으로 쓰겠습니다.

천(天) : 하늘 천, 하늘, 하느님, 임금, 제왕, 천자, 자연, 천체, 운명,

아버지, 남편 등의 뜻으로 쓰입니다. 여기서는 '하늘'의 뜻으로 씁니다.

생천(生天) : 많은 해설서에서는 '하늘을' 낳으셨다 또는 지으셨다, 만드셨다 등으로 해석하는데, 여기서는 '하늘에 살고 계신다.'라는 뜻으로 풀겠습니다.

주무수세계(主無數世界) : '하느님은 삼천대천세계의 헤아릴 수 없이 많은 세계를 주관(주재)하신다.'라는 뜻이 됩니다.

주(主) : '주인 주', '임금 주', 하느님, 여호와, 알라, 주체, 우두머리, 상전, 주관하다, 책임지다, 줏대, 주관적인, 소우주, 가장 중요한 등의 뜻으로 쓰입니다. 여기서는 '주관하다'의 뜻으로 쓰겠습니다.

수(數) : 셀 수, 세다, 계산하다, 셈하다, 헤아리다, 이치, 도리, 규칙, 예법, 꾀, 책략 등의 뜻으로 쓰입니다. 그래서 어떤 일을 진행하다가 난관에 봉착하면, 수(數)를 내보라고 하든가, 무슨 좋은 수(數)가 없냐? 아니면 그럴듯한 수(數)를 내 봐라. 묘수, 악수, 신의 한 수 등 우리 선조들은 세상만사를 수(數)로 나타냈던 겁니다.

특히 천부경은 이 숫자(數字)로 대우주인 천지와 소우주인 사람을 설명한 인류사에 '유일무이한 경전'입니다. 여기서는 '헤아리다'의 뜻으로 씁니다.

조신신물(造甡甡物) : '천지만물을 온갖 모양으로 지으신다.' 또는 '온갖 모양의 천지만물을 창조하셨다.'라는 뜻도 됩니다.

조(造) : 지을 조, 짓는다, 만들다, 이루다, 기르다, 양성하다, 배양하다, 시작하다, 꾸미다, 날조하다, 처음, 때 등의 뜻으로 쓰입니다. 여기서는 '지으신다'로 쓰겠습니다.

신신(甡甡) : 나아갈 신, 나아가다, 모이는 모양 신, 많은 모양 신 등의 뜻으로 쓰이며, 신(甡)자가 이중으로 거듭해서 사용됐기 때문에 여기서는 '온갖 많은 모양'의 뜻으로 쓰겠습니다.

물(物) : '물건 물', '만물 물', 사물, 일, 헤아리다, 살피다 등의 뜻으로 쓰입니다. 여기서는 '만물'로 쓰는데, 앞의 자구(字句)와 연결해서 '천지만물(天地萬物)'의 뜻으로 씁니다.

섬진무루(纖塵無漏) : '먼지보다 작은 티끌 하나도 새나가는 틈이 없게 한다.'라는 뜻으로 쓰겠습니다. 완전무결함을 나타내는 뜻으로 볼 수 있습니다.

섬(纖) : 가늘 섬, 잘다, 작다, 가늘고 고운 비단, 가는 줄, 자세하다, 가냘프다 등의 뜻으로 쓰입니다. 여기서는 '작다'라는 뜻으로 쓰겠습니다.

진(塵) : 티끌 진, 티끌, 흙먼지 등의 뜻으로 쓰입니다.

섬진(纖塵) : '먼지보다 작은 티끌'의 뜻입니다.

루(漏) : 샐 누, 새다, 스며들다, 틈으로 나타나다, 빠트리다, 틈으로 새나가다, 번뇌(煩惱) 등의 뜻으로 쓰입니다. 여기서는 '새나가는 틈'의 뜻으로 쓰겠습니다.

무루(無漏) : '새나가는 틈을 없게 한다'라는 뜻이 됩니다.

소소영영(昭昭靈靈) : '밝고 환하게 빛남이 너무도 신령스러움'의 뜻입니다.

소(昭) : 밝을 소, 비출 소, 밝다, 빛나다, 환하다 등의 뜻으로 쓰입니다. 여기서는 밝을 소(昭)자가 이중으로 사용되어, '밝고 환하게 빛나'의 뜻으로 쓰겠습니다.

영(靈) : 신령 영, 신령 령, 신령, 혼백, 영혼, 혼령, 귀신, 유령, 정기, 영기, 정신, 도깨비, 존엄, 하늘, 천제, 영적인 존재, 죽은 사람에 대한 높임말, 아름답다, 훌륭하다, 기이하다 등의 뜻으로 쓰입니다. 여기에서는 '신령스러움'으로 쓰는데, 영(靈)자가 반복적으로 사용됨에 따라 '너무도 신령스러움'으로 씁니다.

불감명량(不敢名量) : '함부로 하느님의 이름을 짓지 말고, 감히 그 위상을 헤아리지 말라.'의 뜻이 됩니다.

불(不) : 아닐 불, 아닐 부, 아니다, 말라(금지의 뜻), 아니하다, 못하다, 없다, 크다 등의 뜻으로 쓰입니다. 여기서는 '~을 하지 말라'는 '금지어(禁止語)'로 쓰겠습니다.

감(敢) : 감히 감, 감히, 함부로, 감히 하자, 감행하다, 굳세다, 용맹스럽다, 결단성이 있다, 구태여 등의 뜻으로 쓰입니다. 여기서는 '감히 또는 함부로'의 뜻으로 쓰겠습니다.

명(名) : 이름 명, 명칭, 평판, 부자·군신·존비·귀천 등의 '신분상의 위상에 쓰이는 명칭', 외형 등의 뜻으로 쓰입니다. 여기서는 '이름을 지어 그 위상'의 뜻으로 쓰겠습니다.

량(量) : 헤아릴 량, 헤아릴 양, 헤아리다, 길이, ~달다, ~재다, 되질하다, 추측하다 등의 뜻으로 쓰입니다. 여기서는 '헤아리다'로 씁니다.

불감명량(不敢名量) : '함부로 이름을 지어 그 위상을 헤아리지 말라.'의 뜻은 '감히 함부로 하느님의 이름을 짓지 말라'고 경고한 것입니다. 그럼에도 인류 역사이래 수많은 종교가 생겨나면서, 각 민족과 지역에서는 그들 나름대로의 신의 이름을 지어 전지하니, 전능하니, 유일신이니 하고 있습니다. 그리고 그 신의 이름 아래 인간이 종속되고, 노예가 되면서 인간 내면에 내재하고 있는 신성(神性)은 말살되기 시작하였고, 점차 인간이 타락하면서 각종 전쟁과 살육, 약탈 등을 일삼고, 지금도 세계 도처에서 신의 이름으로 자행되고 있음을 목도하고 있는 것입니다.

'함부로 하느님의 이름을 짓거나 감히 하느님의 위상을 헤아리지 말라.' 이 대목은 종교집단의 폐단을 경계하고, 서로 다른 종교집단 간의 분쟁을 경고한 것입니다. 신시배달국을 개천 하신 한웅천황께서 6,000년 전에 이러한 혜안으로 사람들을 교화(教化)했다는 것이 놀라울 뿐입니다.

성기원도(聲氣願禱) 절친현(絶親見) 자성구자 강재이뇌(自性求子 降在爾腦) : 기운을 다해 마음에 품은 소원이 성취되기를, 크게 소리를 내어 기도한다고 하여도 하느님께서는 친히 모습을 드러내지 않는다. 오로지 본성의 깨달음을 일심으로 구한다면, 너의 머릿골((뇌=정신) 속에 내려와 계신다.

성기원도(聲氣願禱) : '기운을 다해 마음에 품은 소원이 성취되기를, 크게 소리를 내어 기도한다.'라는 뜻이 되겠습니다.

성(聲) : 소리 성, 소리를 내다, 음성, 탄식하는 따위의 소리, 노래, 음악, 음향, 말하다, 풍류, 밝히다 등의 뜻으로 쓰입니다. 여기서는 '크게 소리를 내다'의 뜻으로 쓰겠습니다.

기(氣) : 기운 기, 기운(눈에는 보이지 않으나 오관(五官)으로 느껴지는 현상), 공기, 대기, 숨(공기를 들이쉬고 내쉬는 기운), 기백, 기세, 힘, 날씨, 기후, 바람 등의 뜻으로 쓰입니다. 여기서는 '기운을 다한다.'라는 뜻으로 쓰겠습니다.

원(願) : 원할 원, 원하다, 마음에 품다, 바라다, 소망, 소원, 빌다, 기원하다, 희망, 염원, 사모하다, 정중하다, 언행을 삼가다 등의 뜻으로 쓰입니다. 여기서는 '마음에 품은 소원'으로 쓰겠습니다.

도(禱) : 빌 도, 기원하다, 성취되기를 기원한다, 하느님이나 부처님께 기도하다, 소망하다, 바라다 등의 뜻으로 쓰입니다. 여기서는 '기도한다'라는 뜻으로 씁니다.

절친현(絶親見) : '친히 모습을 드러내지 않는다.'는 뜻이 되겠습니다.

절(絶) : 끊을 절, 끊다, 거절함, 그만둠, 막히다, 격리함, 떨어지다, 가로막다, 사이를 띄우다, 죽다, 숨이 끊어지다, 다하다, 끝나다, 뛰어나다 등의 뜻으로 쓰입니다. 여기서는 '거절한다 또는 가로 막는다'는 뜻으로 쓰겠습니다.

친(親) : 친할 친, 친히, 친하다, 가깝다, 사랑하다, 사이좋게 지내다, 어버이, 친척, 혼인 등의 뜻으로 쓰입니다. 여기서는 '친히 모습을'의 뜻으로 씁니다.

현(見) : 나타날 현, 볼 견, 나타나다, 드러나다, 보이다 등의 뜻으로 쓰입니다. 보통 볼 견(見)으로 읽는데, 여기서는 '나타날 현 또는 드러날 현(見)'으로 씁니다.

자성구자(自性求子) : '오로지 본성의 깨달음을 일심으로 구한다.'라는 뜻이 됩니다.

자성(自性) : 자성(自性)은 본래 가지고 있는 본성(本性) 또는 진성(眞性)을 말합니다. 불가에서는 자성을 '자성본불'의 준말로 쓰고 있습니다. 이 말은 견성성불(見性成佛)을 말함인데, 견성은 본성을 보는 것이고, 성불(成佛)은 깨달아 해탈에 이르는 것을 말합니다.

구(求) : 구할 구, 구하다, 필요한 것을 찾다, 청하다, 묻다, 취하다, 탐하다 등의 뜻으로 쓰입니다. 여기서는 '구하다'로 씁니다.

자(子) : 아들 자, 자식, 남자, 스승, 경칭, 첫 번째 지지(地支), 사랑하다, 깨달은 사람 등의 뜻으로 쓰입니다. 여기서는 '깨달음'으로 쓰겠습니다.

'아들 자(子)'자를 파자하면 '마칠 료(了)'자에 '가를 일(一)'이 합친 것으로, '마칠 료(了)'자는 '마치다, 깨닫다, 밝다'라는 뜻이 있습니다. 어떠한 과정을 수료(修了)한다고 할 때의 수료는 '닦아서 마친다' 또는 '닦아서 깨닫는다'라는 뜻입니다. 그래서 여기에서 아들 자(子)자는 '깨달을 자'로 쓸 수 있습니다.

역사적으로 그 대표적인 사례가 공자(孔子), 맹자(孟子), 노자(老子), 장자(莊子), 한비자(韓非子), 순자(荀子), 손자(孫子) 등 당대의 각 분야에서, 최고의 경지에 간 깨달은 분들에게 자(子)를 붙여서 최고의 경칭(敬稱)으로 불렀던 것입니다.

그러므로 '구자(求子)'는 '씨를 구하는 것'이라기보다는 '깨달음을 구하는 것'으로 보는 것이 타당할 것 같습니다.

여기에서 자성(自性)할 때의 성(性)은 삼일신고 5장 인물편(진리훈) 첫 줄에 나오는 삼진(三眞)인 성·명·정(性·命·精) 중 성(性)에 대한 것인데, 보통 정·기·신(精·氣·神) 중에서 신(神)과 같은 맥락으로 통합니다.

성·명·정(性·命·精)이나 정·기·신(精·氣·神)은 사람 안에서의 음·양·중(陰·陽·中)을 말합니다. 몸 입장에서는 상중하(上中下)를 말하기도 하며, 소위 삼단전(三丹田)이라 하는 상단전(인당혈)은 정신(본성)을 통하고, 중단전(잔중혈)은 기운(느낌)을 알고, 하단전(관원혈)은 몸을 지키는 것입니다.

더 나아가 몸 수련을 통해 하단전을 통해 진정(眞精=몸)을 깨달(下哲=大力)아 보(保)하여 몸을 지키는 힘이 생기고, 기수련을 통해 중단전을 통해 진명(眞命=생명력)을 깨달(中哲=大慧)아 지(知)하여 기운(氣運)을 다스릴 수 있게 되며, 마음수련을 통해 상단전(인당혈)을 통해 진성(眞性=神)을 깨달(上哲=大德)아 통(通)한다는 것입니다.

강재이뇌(降在爾腦) : '너의 깊은 머릿골((뇌=정신=의식) 속에 내려와 계신다.'의 뜻이 됩니다.

강(降) : 내릴 강, 내리다, 내려주다, 떨어지다, 하사하다, 물이 넘쳐흐르다 등의 뜻으로 쓰입니다. 여기서는 '내리다'의 뜻으로 쓰겠습니다.

재(在) : 있을 재, 있다, 존재하다, 보다, 살피다 등의 뜻으로 쓰입니다. 여기서는 '~에 있다'라는 뜻으로 쓰겠습니다.

이(爾) : 너 이, 너, 그, 같이, 어조사, 그러하다, 가깝다 등의 뜻 중에서 '너'라는 뜻으로 쓰겠습니다.

뇌(腦) : 골 뇌, 뇌 뇌, 골, 머릿골, 뇌, 마음, 정신 등의 뜻으로 쓰입니다. 여기서는 '머릿골((뇌=정신=의식)'의 뜻으로 씁니다.

【풀어서 읽기】

하느님에 대한 가르침.

하늘을 주재하시는 하느님은 더 이상의 위가 없는 으뜸자리에 존재하시며, 크나큰 덕을 베풀고 큰 지혜를 주시며, 위대한 능력을 펼치시며 하늘에 살고 계신다.

하느님은 삼천대천세계의 헤아릴 수 없이 많은 세계를 주관하시며, 천지만물을 온갖 모양으로 창조하시고, 먼지보다 작은 티끌 하나도 새나가는 틈이 없게 하시며, 밝고 환하게 빛남이 너무나 신령스러우니라. 그러니 함부로 이름을 짓지 말고, 감히 그 위상을 헤아리지 말라.

기운을 다해 마음에 품은 소원이 성취되기를, 크게 소리를 내어 기도한다고 하여도 하느님께서는 친히 모습을 드러내지 않는다. 기복신앙은 안 된다는 것을 말합니다.

오로지 본성의 깨달음을 일심으로 구하면 저절로 너의 깊은 머릿골(뇌) 속에 하느님은 이미 내려와 계신다고 가르치고 있습니다.

소위 세계적으로 고등종교라 하는 대부분 종교에서는 신앙의 대상인 하느님, 예수님, 부처님, 알라님, 상제님 등의 절대자에게 큰소리를 내어 통성기도를 하거나, 염불하거나, 주문을 외우는 등 소리 내어 마음속으로 품고 있는 소원을 이뤄달라고 비는데, 그렇게 하지 말라고 타이르면서 오로지 자신의 본성의 깨달음을 일심으로 구한다면 하느님은 네 마음(머릿골)속에 내려와 계신다고 말씀하시고 있습니다. 우리는 지금 인류의 시원종교의 본 모습을 보고 있습니다.

【원 문】

제3장 천궁훈(天宮訓)

天神國 有天宮 階萬善 門萬德

천신국 유천궁 계만선 문만덕

一神攸居 群靈諸哲護侍 大吉祥大光明處

일신유거 군령제철호시 대길상대광명처

惟性通功完者 朝永得快樂

유성통공완자 조영득쾌락

【번 역】

하늘은 하느님의 나라인데, 그곳에 천궁이 있다. 이곳은 아주 많은 선(착한 일)을 행함으로 그 계단을 오를 수 있고, 많은 덕을 베풀면 저절로 천궁의 문이 열린다.

하느님은 이러한 곳을 다스리고 계시며, 신령스러운 무리를 통솔하고 이끌며, 무릇 밝고 슬기로운 이들을 길러내시고 있어, 이는 크게 길하고 상서로우며, 큰 빛을 비추어 밝고 환하게 다스려지는 곳이다.

오직 본성을 깨달아 통하고, 공적을 완전히 이룬 사람은 천궁에서 하느님을 알현하고, 영원한 기쁨과 즐거움을 얻을 수 있느니라.

【문자해설(文字解說)】

천신국 유천궁(天神國 有天宮) : '하늘은 하느님의 나라인데, 그곳에 천궁이 있다.'라는 뜻이 됩니다.

천(天) : 하늘을 말하는데, 여기서는 우주 전체를 나타냅니다.

신국(神國) : 하느님의 나라, 삼라만상을 말하기도 하며, 나의 정기신(精氣神)을 말하기도 합니다. 여기서는 '하느님의 나라'로 씁니다.

유(有) : 있을 유, 있다, 존재하다, 많다 등의 뜻이 있습니다. 여기서는 '있다'라는 뜻으로 쓰겠습니다.

천궁(天宮) : 하느님이 거처하는 궁전, 하늘 집, 하늘 궁전 등을 나타내는데, 우주(天·地·人)에서 가장 안전하고 즐겁고 편안한 집을 말하는 것 같습니다. 천주교나 개신교에서 말하는 천당이나 불교에서 말하는 극락과 같은 개념입니다.

삼일신고는 한웅천황께서 신시에 개천을 하면서 당시 오가의 사람들에게 가르친 내용이라고 한다면, 적어도 6,000년 전(前)경에 말씀하신 것입니다.

부처님 태어나시기 3,500년 전, 그리고 예수님 태어나시기 4,000년 전에 이미 이러한 내용의 가르침이 우리 선조들에게 있었다는 것입니다.

세계의 모든 종교 교리의 기본들이 이 삼일신고의 가르침에서 한 발자국도 벗어나지 못하고 있는 것을 볼 수 있습니다.

계만선(階萬善) 문만덕(門萬德) : '많은 선(착한 일)을 행함으로 천궁의 계단을 오를 수 있고, 많은 덕을 베풀면 저절로 천궁의 문이 열린다.'는 뜻이 됩니다.

계만선(階萬善) : '많은 선(착한 일)을 행하여 그 계단을 오를 수 있다.'라고 풀이하겠습니다.

계(階) : 섬돌 계, 섬돌(집채의 앞뒤에 오르내릴 수 있게 놓은 돌층계), 층계, 계단, 사다리, 오르다, 나아가다, 인도하다, 이끌다, 품계, 벼슬의 차례 등의 뜻으로 쓰입니다. 여기서는 '계단을 오르다'의 뜻으로 쓰겠습니다.

만(萬) : 일만 만, 일만, 수의 많음을 뜻함, 매우 많음, 대단히 등의 뜻으로 쓰입니다. 여기서는 '매우 많은, 아주 많은'의 뜻으로 쓰겠습니다.

선(善) : 착할 선, 착하다, 훌륭하다, 좋다, 옳게 여기다, 옳음, 착하고 정당하여 도덕적(道德的) 기준에 맞는 것, 잘하다 등의 뜻으로 쓰입니다. 여기서는 '착한 일'의 뜻으로 쓰겠습니다.

문만덕(門萬德) : '아주 많은 덕을 베풀면 천궁의 문이 열린다.'라는 뜻이 됩니다.

문(門) : 문 문, 문, 출입문, 집안, 문벌, 동문, 방법, 종류, 비결, 분류 등의 뜻으로 쓰입니다. 여기서는 출입문 할 때의 '문'으로 씁니다.

덕(德) : 큰 덕, 크다, 덕, 행위, 어진이, 현자(賢者), (덕으로)여기다, (덕을)베풀다, 도와주어서 혜택을 받게 하다, 고맙게 생각하다, 오르다, 도덕(道德), 은덕(恩德), 선행(善行), 정의(正義) 등의 뜻으로 쓰입니다. 여기서는 '덕을 베풀다'의 뜻으로 쓰겠습니다.

보통 '계만선(階萬善) 문만덕(門萬德)'을 '만 가지의 선(착함)으로 층계를 삼고, 만 가지의 덕으로 문을 만들었다.'고 해석해 놓은 것이 대부분입니다. 기존의 대부분 해설서는 만선(萬善)과 만덕(萬德)을 천궁의 층계(階)와 문(門)의 재료(材料)로 사용되었다는 뜻으로, 번역이 되어 있습니다.

그러나 뒤에 나오는 '성통공완(性通功完)'을 보면, 성통(性通), 즉 '본성(本性=自性=眞如)'을 통하고, 공(功)을 완(完)전히 이룬 사람만이 조영득쾌락(朝永得快樂) 한다고 되어 있습니다. '성통'은 '지감·조식·금촉'으로 이루고, '공완(功完)'은 '만선'과 '만덕'을 베풀어야 천궁의 계단을 오를 수 있고, 문이 열린다고 가르치고 계시는 것이 바로 《천궁훈》의 내용입니다.

'계만선(階萬善) 문만덕(門萬德)'의 행간(行間)을 보면 많은 선을 행하고, 많은 덕을 베풀면 천궁에 이르는 계단을 오를 수 있고, 문이 열린다는 뜻으로 읽는 것이 앞뒤 문맥상 자연스러운 풀이로 보입니다. 다음을 보겠습니다.

일신유거(一神攸居) : '하느님은 이러한 곳을 다스리고 계신다.'라는 뜻이 됩니다.

일신(一神) : 우주를 창조하시고 다스리시는 하느님을 말합니다.

유(攸) : 바 유, 바(所), 곳, 장소, 처소, 다스리다, 닦다(修), 태연한 모양, 여유 있는 모습, 오래다, 장구하다, 재빠른 모양, 위태로운 모양 등의 뜻으로 쓰입니다. 여기서는 '~곳을 다스린다'라는 뜻으로 쓰겠습니다.

거(居) : 살 거, 있을 거, 있다, 차지하다, 거주하다, 살다, 자리 잡다, 곳, 장소, 거처(居處)하는 곳, 집, (벼슬을)하지 않다, (처지에) 놓여 있다 등의 뜻으로 쓰입니다. 여기서는 '계신다(머물다, 있다)'의 뜻으로 씁니다.

군령제철호시(群靈諸哲護侍) : '신령스러운 무리를 통솔하고 이끄시어 무릇 밝고 슬기로운 이들을 길러내신다.'라는 뜻이 됩니다.

군(群) : 무리 군, 무리(모여서 뭉친 한 동아리), 떼, (羣의 俗字), 많은, 여럿 등의 뜻으로 쓰입니다. 여기서는 '무리'라는 뜻으로 쓰겠습니다.

영(靈) : 신령 영, 신령스럽다, 혼, 혼령, 혼백, 영혼, 정기, 영기, 정신, 감정, 귀신, 유령, 도깨비, 존엄, 하늘, 천제, 영적인 존재, 죽은 사람에 대한 높임말, 복, 도움, 위세, 법령, 신령하다, 기이하다, 영검하다, 영험하다, 성명하다(聖明=임금의 밝은 지혜)=덕이 거룩하고 슬기롭다, 총명하다, 통달하다(通達 : 사물의 이치나 지식, 기술 따위를 훤히 알거나 아주 능란하게 한다.), 아름답다, 훌륭하다 등 여러 가지 뜻으로 쓰입니다. 여기서는 '신령스러움'의 뜻으로 쓰겠습니다.

제(諸) : 모두 제, 모두, 모든, 무릇, 여럿, 기타의, 김치 저(소금에 절인 배추나 무 따위를 양념에 버무린 뒤 발효를 시킨 음식), 장아찌 등의 뜻으로 쓰입니다. 여기서는 '모든 또는 무릇'의 뜻으로 쓰겠습니다.

철(哲) : 밝을 철, 밝다, 총명하다, 슬기롭다, 철인(哲人 : 도리나 사리에 밝은 사람) 등의 뜻으로 쓰입니다. 여기서는 '밝고 슬기로운 이들'의 뜻으로 쓰겠습니다.

호(護) : 도울 호, 돕다, 보호할 호, 보호하다, 호위하다, 감싸다, 지키다, 통솔하다, 이끌다 등의 뜻으로 쓰입니다. 여기서는 '통솔하고 이끌다'의 뜻으로 쓰겠습니다.

시(侍) : 모실 시, 모시다, 시중들다, 기르다, 양육하다, 받들다, 기다리다, 믿다, 부탁하다 등의 뜻으로 쓰입니다. 여기서는 '기르다'의 뜻으로 씁니다.

호시(護侍) : 삼일신고 해설서 대부분이 '호위하여 모신다.'라는 뜻으로 번역, 해설하고 있는데, 천지만물을 창조하고 주관하시는 전지전능하신 하느님께서 굳이 신령스럽고 밝은 이들의 호위와 시중이 필요한가? 라고 의문이 드는 대목입니다.

그래서 사전을 펼쳐 보니, '호(護)'자는 '통솔하고 이끌다'의 뜻이 있고, '시(侍)'자는 '기르다, 양육하다'의 뜻도 있으므로, 하느님(대덕·대혜·대력 하시는)의 입장에서 보면 천지만물을 창조하신 연후에 영험(靈驗)하고 훌륭하고 밝은 존재들을 기르고 양육하시는 것이 천리(天理=하늘의 바른 이치)에 합당하다고 보고, 여기서는 '신령스러운 무리를 통솔하고 이끄시어 무릇 밝고 슬기로운 이들을 길러내신다.'라는 뜻으로 해석합니다.

대길상대광명처(大吉祥大光明處) : '이는 크게 길하고 상서로우며, 큰 빛을 비추어 밝고 환하게 다스려지는 곳이다.'라는 뜻이 되겠습니다.

대(大) : 클 대. 큰 대, 크다, 넓다. 높다, 많다, 존귀하다, 훌륭하다, 뛰어나다, 자랑하다, 하늘, 존경하거나 찬미(讚美)할 때 쓰는 말, 중요시하다 등의 뜻으로 쓰입니다. 여기서는 '크다'라는 뜻으로 쓰겠습니다.

길(吉) : 길할 길, 길하다, 운이 좋다, 일이 상서롭다, 좋다, 아름답거나 착하거나 훌륭하다, 착하다, 복, 행복, 길한 일, 좋은 일, 혼인(婚姻) 등의 뜻으로 쓰입니다. 여기서는 '길하다'의 뜻으로 씁니다.

상(祥) : 상서로울 상, 상서롭다(祥瑞), 조짐, 복, 제사, 재앙, 자세하다 등의 뜻으로 쓰입니다. 여기서는 '상서롭다'의 뜻으로 쓰겠습니다.

광(光) : 빛 광, 빛나다, 빛, 비추다, 어둠을 물리치는 빛 등 많은 뜻으로 쓰입니다. 여기서는 '빛을 비추다'의 뜻으로 쓰겠습니다.

명(明) : 밝을 명, 밝다, 밝히다, 환하다, 해, 달, 별, 밝고 환한 곳 등의 뜻 중에서, 여기서는 '밝고 환한'으로 씁니다.

처(處) : 곳 처, 곳, 처소, 살 처, 살다, 거주하다, 머무르다, 다스리다, 때, 시간, 돌아가다 등 여러 뜻으로 쓰입니다. 여기서는 '다스려지는 곳'의 뜻으로 씁니다.

유성통공완자(惟性通功完者) : '오로지 사람의 본성을 꿰뚫어 통하고, 공적을 완전히 이룬 사람'의 뜻이 됩니다.

유(唯) : 생각할 유, 생각하다, 사려하다, 오직 유, 오직, 비록 ~하더라도, 오로지, 바라건대, 생각건대, 마땅하다, 들어맞다 등의 뜻으로 쓰입니다. 여기서는 '오로지'의 뜻으로 쓰겠습니다.

성(性) : 성품 성, 성품, 본성, 타고난 사람의 천성(天性), 바탕, 사물의 본질(本質), 마음, 성질, 생명, 목숨, 만유(萬有)의 원인(原因), 성별(性別), 오행(五行), 본바탕 등의 뜻으로 쓰입니다. 여기서는 '사람의 본성'으로 쓰겠습니다.

통(通) : 통할 통, 통하다, 꿰뚫다, 두루 미치다, 왕래하다, 환히 비추다, 알다 등의 뜻으로 쓰입니다. 여기서는 '통하다 또는 꿰뚫어 통하다, 훤히 알다'의 뜻으로 쓰겠습니다.

공(功) : 공 공, 공, 공적, 공로, 보람, 업적, 일 등의 뜻으로 쓰입니다. 여기서는 '공적(功績)'의 뜻으로 쓰겠습니다.

完(完) : 완전할 완, 완전하다, 온전하다, 완전하게 하다, 끝내다, 일을 완결 짓다, 결함이나 부족이 없다, 완성하다, 다스리다, 튼튼하다, 견고하다, 둥근 모양, 스스로 만족해하는 모양 등의 뜻으로 쓰입니다. 여기서는 '완전하게 이루다'의 뜻으로 쓰겠습니다.

자(者) : 놈 자, 것 자, 놈, 것, 사람, (일이나 물건)을 가르켜 이른다 등의 뜻으로 쓰입니다. 여기서는 '사람'의 뜻으로 씁니다.

조영득쾌락(朝永得快樂) : '천궁에서 하느님을 알현(찾아뵙고)하고, 영원한 기쁨과 즐거움을 얻을 수 있다.'는 뜻이 됩니다.

조(朝) : 아침 조, 아침, 처음, 찾아뵙다, (임금을)알현하다, 배알(拜謁)하다, 임금을 뵙다, 만나보다, 정사(政事), 문안(問安)하다, 윗사람이 아랫사람을 불러서 만나보다, 조정, 왕조 등의 뜻으로 쓰입니다. 여기서는 '알현하다 또는 찾아뵙다'의 뜻으로 쓰겠습니다.

영(永) : 길 영, (시간이)오래다, 깊다, 멀다, 영원히, 오래도록 등의 뜻으로 쓰입니다. 여기서는 '오래도록 영원히'의 뜻으로 쓰겠습니다.

득(得) : 얻을 득, 얻다, 이익, 덕, 손에 넣다, 만족하다, 깨닫다, 알다, 분명해지다, 이루어지다, 분명해지다 등의 뜻으로 쓰입니다. 여기서는 '얻는다'라는 뜻으로 씁니다.

쾌(快) : 쾌할 쾌, 쾌하다, 상쾌하다, 유쾌하다, 기뻐하다, 즐겁다, 좋아하다, 좋아지다, 바르다, 정당하다, 오로지, 빠르다 등의 뜻으로 쓰입니다. 여기서는 '기쁘고 즐겁다'라는 뜻으로 쓰겠습니다.

락(樂) : 즐길 락, 즐길 낙, 즐기다, 즐거워하다, 즐겁게 하다, 즐거움, 좋아할 요, 풍류 악, 노래 악 등으로 쓰입니다.

【풀어서 읽기】

하늘은 하느님의 나라인데, 그곳에 천궁이 있다. 이곳은 아주 많은 선(착한 일)을 행함으로써 그 계단을 오를 수 있고, 많은 덕을 베풀면 저절로 천궁의 문이 열린다.

하느님은 이러한 곳을 다스리고 계시며, 신령스러운 무리를 통솔하고 이끌며, 뭇 밝고 슬기로운 이들을 길러내시고 있어, 이는 크게 길하고 상서로우며, 큰 빛을 비추어 밝고 환하게 다스려지는 곳이다. 오직 본성을 꿰뚫어 통하고, 공적을 완전히 이루어야 천궁에서 하느님을 알현하고, 영원한 기쁨과 즐거움을 얻을 수 있다.

【원 문】

제4장 세계훈(世界訓 : 72자)

爾觀森列星辰 數無盡 大小明暗苦樂 不同
이관삼열성신 수무진 대소명암고락 부동

一神造群世界 神勅曰 世界使者 轄七百世界
일신조군세계 신칙왈 세계사자 할칠백세계

爾地自大 一丸世界 中火震盪 海幻陸遷 乃成見象
이지자대 일환세계 중화진탕 해환육천 내성현상

神呵氣包底 煦日色熱 行翥化游栽物 繁植
신가기포저 후일색열 행저화유재물 번식

【번 역】

너희는 자세히 보라. 밤하늘에 빼곡히 늘어선 저 별들은 그 수를 헤아릴 수 없을 만큼 무궁무진하나, 크고 작고, 밝고 어둡고, 괴롭고 즐거움 등이 각각 있는데, 똑같은 것이 없느니라.

하느님께서 온 세계(누리)를 창조하시고, 친히 말씀하시어 그 세계를 다스릴 사자(使者)들로 하여금 칠백세계를 나누어 관장하게 하시느니라.

너희들의 땅이 처음부터 넓고 큰 듯 보이나, 하나의 작은 알과 같은 세계이니라. 깊은 땅속 가운데에서 천둥벼락 치듯 큰 진동이 일어나고 불덩어리가 솟구치고, 바다에 기이한 변화가 일어 뭍이 드러나 육지로 바뀌고, 비로소 지금 보이는 땅의 형상이 이루어졌느니라.

이에 하느님께서 가장 밑바닥에서부터 기운을 불어넣어 감싸시고, 밝은 빛과 따뜻한 기운을 불어넣어 보호하시며, 땅 위를 돌아다니는 것과, 하늘을 나는 것과, 탈바꿈하고, 물속을 헤엄치는 것과, 땅에 심는 초목들과 만물이 생육·화생하는 모든 것들을 번식하게 하였느니라.

【문자 해설(文字解說)】

이관삼열성신(爾觀森列星辰) : '너희는 자세히 보라, 밤하늘에 빼곡(총총)히 늘어선 저 별들을' 또는 '너희는 밤하늘의 총총히 늘어선 수많은 별을 보라.'의 뜻으로 쓸 수 있습니다. 『천부경』의 천일일(天一一)의 상황을 구체적으로 나타내고 있습니다.

이(爾) : 너 이, 너, 그(彼), 어조사, 같이, 그러하다, 가깝다 등의 뜻으로 쓰입니다. 여기서는 '너희'로 씁니다.

관(觀) : 볼 관, 보다, 자세히 보다, 보이다, 나타내 보이다, 드러내다, 생각, 용모 등의 뜻으로 쓰입니다. 여기서는 '자세히 보라'의 뜻으로 쓰겠습니다.

이관(爾觀) : '너희는 자세히 보라.'의 뜻이 되겠습니다.

삼(森) : 나무가 빽빽할 삼, 수풀 삼, 빽빽하다, 빽빽이 들어선 모양, 많은 모양, 우뚝 서다 등의 뜻으로 쓰입니다. 여기서는 '빼곡하다'라는 뜻으로 쓰겠습니다.

열(列) : 벌일 열, 벌일 렬, 벌이다, 늘어서다, 줄짓다, 나란히 서다, 분리하다, 진열하다, 등급, 순서를 매기다, 반열(품계나 신분의 등급) 등의 뜻으로 쓰입니다. 여기서는 '늘어서다'의 뜻으로, '삼(森)'자와 묶어서 '빼곡히 늘어선 또는 총총히 늘어선'의 뜻으로 쓰겠습니다.

성(星) : 별 성, 별, 별의 이름, 오성, 28수의 범칭, 해, 세원, 천문, 천체의 현상, 밤, 저울의 눈금 등의 뜻으로 쓰입니다. 여기서는 '별'로 쓰겠습니다.

신(辰) : 별 신, 별 진, 별, 때, 시각, 아침, 새벽, 새롭다, 해, 달, 별의 총칭. '성신(星辰)'을 묶어서 '많은 별'이라고 쓸 수 있습니다.

수무진(數無盡) : '그 수를 헤아릴 수 없을 만큼 무궁무진하다.'의 뜻으로 쓰겠습니다.

수(數) : 셀 수, 자주 삭, 촘촘할 촉, 이렇게 3개의 발음으로도 쓰이는 문자이고, 30여 가지의 뜻으로 쓰이는 대단한 문자입니다. 셈하다, 헤아리다, 꾀, 책략, 수단, 방법 등의 뜻 중에서 '수를 헤아리다'의 뜻으로 쓰겠습니다.

진(盡) : 다할 진, 다하다, 완수하다, 극치에 달하다, 최고에 달하다,

무진(無盡) : 다함이 없다, 무궁무진하다, '다함이 없을 만큼 매우' 등의 뜻이 있습니다.

대소명암고락 부동(大小明暗苦樂 不同) : 여기는 글자 그대로 읽으면

되는 문장입니다. '크고 작고, 밝고 어둡고, 괴롭고 즐거움이 각각 있는데, 똑같은 것이 없다.'라는 뜻이 됩니다. 하느님께서 창조하신 천지만물은 같은 것이 없고, 저마다 고유의 특성이 있다는 가르침입니다.

부(不) : 아닐 불, 아니다, 아니하다, 없다, 말라(금지의 뜻), 못하다 등의 뜻으로 쓰입니다. 여기서는 '없다'라는 뜻으로 씁니다.

일신조군세계(一神造群世界) : '하느님께서 온 세계(누리)를 창조하셨다.'라는 뜻이 됩니다.

일신(一神) : 천지만물을 창조하시는 하느님을 말합니다.

조(造) : 지을 조, 짓다, 만들다, 세우다, 이루다, 기르다, 시작하다, 처음 등의 뜻으로 쓰입니다. 여기서는 '만들다, 창조하다'의 뜻으로 쓰겠습니다. 아시다시피 『천부경』과 『삼일신고』는 고도의 압축 기법을 사용한 문장이기 때문에, 전체적인 뜻과 부분적인 면을 가늠하여 행간을 잘 살펴서 읽을 필요가 있습니다.

군(群) : 무리 군, 무리, 떼, 동아리(같은 뜻을 가지고 모여서 한패를 이룬 무리), 벗, 많은, 여럿의, 모이다, 동료 등의 뜻으로 쓰입니다. 여기서는 '많은 무리'의 뜻으로 쓰겠습니다.

앞에서 말한 이관삼열성신((爾觀森列星辰)은 천체(天體)의 수많은 은하계가 모인 여러 은하수를 말하는 것 같고, 은하계 안에서도 각각의 성단과 특히 '우리의 태양계'를 보면 9개의 '행성'과 지구에 딸린 '달(月)'과 같은 '60여 개의 위성(衛星)' 그리고 소행성, 혜성, 유성 등의 '무리'로 이루어진 것을 볼 수 있습니다. 그리고 지구상의 모든 생명 무리(육상동물, 어류, 조류, 식물 등)를 군(群)으로 표기한 대단한 통찰력에 머리가 절로 숙여집니다.

세계(世界) : 온 세계, 온 세상, 지구상의 전체 나라, 온 누리, 물질의 형체로 구성된 우주의 모든 세계 등을 말합니다.

신칙왈 세계사자 할칠백세계(神勅曰 世界使者 轄七百世界) : '하느님께서 친히 말씀하시어, 온 세계를 다스릴 사자(使者)들로 하여금 칠백세계를 나누어 관장하게 하셨다.'라는 뜻으로 쓰겠습니다.

신(神) : 하느님 신, 귀신 신, 신령, 정신, 마음, 혼, 불가사의한 것, 영묘하다, 신기하다, 영험하다, 소중하다, 덕이 높은 사람, 해박한 사람, 마음 등의 뜻으로 쓰입니다. 여기서는 천지만물을 창조하시는 '하느님'의 뜻으로 씁니다.

칙(勅) : 칙서 칙, 조서 칙, 칙서(勅書 : 임금이 특정인에게 훈계하거나 할 일을 적은 문서) 조서(詔書), 천자나 임금의 명령을 적은 문서, 친히 말하다, 다스리다 등의 뜻이 있습니다. 여기서는 '다스리다 또는 친히'의 뜻으로 쓰겠습니다.

왈(曰) : 가로 왈, 가로되, 말하기를, 일컫다, 이르다, 부르다, ~라 하다, 말하다 등의 뜻이 있습니다.

그러나 대부분 원문에는 왈(曰)이 아니고, 일(日)자로 표기되어 있습니다. 앞뒤 자구와 문장의 구성으로 볼 때, 태양계(日世界)보다는 '친히 말씀하시기를(勅曰)'의 뜻으로 쓰는 것이 자연스러운 맥락이 되는 것 같습니다.

세(世) : 인간 세, 인간(人間), 대 세, 대, 세대, 세간(世間 : 세상의 일반), 시대, 시기, 백 년, 맏, 세상(모든 사람이 살고 있는 사회의 총칭), 때, 일생, 생애, 한평생, 여러 대에 걸친, 대대로 전해오는, 대를 잇다 등의 뜻으로 쓰입니다. 여기서는 '사람이 살고 있는 곳'을 지칭하는 것으로 보아야 합니다.

계(界) : 지경 계, 지경, 경계, 이웃하다, 사이하다, 둘레, 경계(境界) 안, 세계, 부근, 경계를 삼다, 이간하다 등의 뜻으로 쓰입니다. 여기서는 '세계'의 뜻으로 씁니다.

세계(世界) : 세상의 모든 나라, 사람이 살고 있는 온 세계, 지구 전체의 뜻이 있습니다.

사(使) : 하여금 사, 부릴 사, 보낼 사, 심부름꾼, 하인, 하여금, 가령(假令), 만일(萬一), 설사(設使), 시키다, 사신(使臣 : 임금이나 국가의 명령으로 외국에 사절로 가는 신하), 부리다, 따르다, 순종하다, 쓰다, 운용하다, 방종하다, 제멋대로 하다 등의 뜻으로 쓰입니다. 여기에서 사자(使者)는 '하느님의 대리인' 정도의 뜻으로 '사자'로 쓰겠습니다.

할(轄) : 다스릴 할, 다스리다, 관장하다, 비녀장 할, 비녀장(수레의 굴레 머리에서 내리질러 바퀴가 굴레에서 벗어나가지 않게 하는 쇠), 관할하다, 관리하다 등의 뜻으로 쓰입니다. 여기서는 '다스리다 또는 관장(管掌 : 일을 맡아서 주관함)하다'의 뜻으로 씁니다.

〔일(日)=해 일, 날 일, '태양'을 뜻하는 글자를 '왈(曰)=말한다.'라고 해석한 단체와 사람은 '배달민족진흥회'의 '송부웅 선생'이다. 필자는 송부웅 선생의 해석에 공감한다.〕

대부분 해설서에는 대략 아래와 같이 일(日=태양, 해)자로 해석을 해서 태양계에 한정시키는 풀이를 하고 있습니다.

神勅 日 世界使者 : 하느님께서 해의 세계(태양계)를 맡은 사자를 시켜,

神勅日世界使者 : 하느님께서 해의 세계(태양계)를 맡은 이에게,

神 勅日 世界使者 : 한얼님께서 해의 세계(태양계)를 맡은 사자를 시켜,

할칠백세계(轄七百世界) : '칠백세계를 거느리게 하셨다.(다스리게 하셨다. 칠백세계를 다스리게 임무를 부여하였다.)'의 뜻으로 해석되고 있습니다.

『천부경』과 『삼일신고』의 해설서가 아주 많이 출간되어 나와 있는데, 특히 천부경의 해설서는 정식으로 출판한 해설서만도 150여 본 가까이 되는 것으로 알고 있습니다.

해설하신 선생님들께서 경전을 바라보는 관점에 따라 제각기 다른 해석이 나오므로, 처음 공부하는 사람에게는 누구의 해설이 제대로 된 것인지 판단하기가 매우 어려운 상황입니다.

이러한 점을 감안하여 원문에 충실하기 위해 여기서는 문자(文字=漢字) 한 자, 한 자마다 사전을 찾아 풀어서 해석하는 방식을 취했습니다.

천부경과 삼일신고를 처음 한자로 번역한 사람과 그 시대 문자사용의 상황을 감안하여 생각하는 것은 각자의 몫으로 보고, 지루하지만 이러한 서술 방법이 어떤 이에게는 도움이 될까 하여 이렇게 해설하고 있습니다. 계속 진행하겠습니다.

이지자대(爾地自大) : '너희들의 땅이 처음부터 넓고 큰 듯 보이나,'의 뜻이 됩니다.

이(爾) : 너 이, 너, 너희들 등의 뜻으로 쓰입니다.

지(地) : 땅 지, 땅, 토지, 토지의 신(神), 대지, 곳, 장소, 뭍, 육지, 영토, 국토, 처지, 신분, 자리, 문벌, 지위, 분별, 구별, 다만, 살다, 거주하다 등의 뜻으로 쓰입니다. 여기서는 '땅'의 뜻으로 쓰겠습니다.

자(自) : 스스로 자, 스스로, 저절로, 몸소, 자연히, 자기, 처음, 시초,

출처(出處), 진실로, 본연의, 말미암다, ~부터, 좇다, 따르다, 사용하다, 쓰다 등 이외에도 많은 뜻으로 쓰입니다. 여기서는 '처음부터'의 뜻으로 쓰겠습니다.

대(大) : 큰 대, 클 대, 클 태, 크다, 넓다 등의 뜻으로 쓰입니다. 여기서는 '넓고 크다'라는 뜻으로 쓰겠습니다.

일환세계(一丸世界) : '하나의 작은 알과 같은 세계이니라.'의 뜻이 됩니다.

일(一) : 하나 일, 한 일, 하나, 한번, 처음, 오로지, 모두, 동일하다 등의 뜻으로 쓰입니다. 여기서는 '하나'의 뜻으로 씁니다.

환(丸) : 알 환, 둥글 환, 알, 새의 알, 취하다, 방울, 약의 이름, 환약, 높이 곧게 솟은 모양, 무성한 모양, 전동(箭筒 : 화살을 담아 두는 통), 오로지, 한결같이 등의 뜻으로 쓰입니다. 여기서는 '작은 알의 모양'으로 쓰겠습니다. '지구가 둥글다'라고 말하고 있습니다.

중화진탕(中火震盪) : '깊은 땅속 가운데에서 천둥벼락 치듯 큰 진동이 일어나고, 불덩어리가 솟구친다.'라는 뜻이 됩니다.

중(中) : 가운데 중, 가운데, 안, 속, 마음, 중심, 치우치지 않다, 내장, 사이, 진행, 중도, 절반, 장정, 관아의 장부, 중국, 버금(으뜸 바로 아래), 둘째, 다음, 가운데 있다, 부합하다, 들어맞다, 적중시키다, 합격하다, 해당하다, 뚫다 등의 뜻으로 쓰입니다. 여기서는 '가운데 속'이라는 뜻으로 쓰겠습니다.

화(火) : 불 화, 불, 열과 빛, 타다, 태우다, 타는 불, 화재, 오행 중의 하나, 화(한의학 용어), 화성, 별의 이름, 긴급함, 동행자, 급하다 등의 뜻으로 쓰입니다. 여기서는 '타는 불덩어리'의 뜻으로 쓰겠습니다.

진(震) : 벼락 진, 우레 진, 임신할 신, 벼락, 천둥(=우뢰=뇌성과 번개), 떨다, 지진, 위엄, 위세, 동쪽, 괘(卦)의 이름, 흔들리다, 진동하다, 놀라다, 성내다, 격동하다, 공경하다, 빠르다, 임신하다(娠娠), 회임하다(懷妊) 등의 뜻으로 쓰입니다. 여기서는 '천둥·번개 치듯 크게 흔들리고'의 뜻으로 쓰겠습니다.

탕(盪) : 씻을 탕, 씻다, 흔들리다, 흔들다, 밀다, 밀어 움직이다, 이동하다 등의 뜻으로 쓰입니다. 여기서는 '크게 흔들린다'라는 뜻으로 쓰겠습니다. 거대한 지진과 화산 폭발로 지구가 격동하는 모습을 말하고 있습니다.

해환육천 내성현상(海幻陸遷 乃成見象) : '바다에 괴이한 변화가 일어 뭍이 드러나 육지로 바뀌고, 비로소 지금 드러나 보이는 땅의 형상이 이루어졌느니라.'의 뜻이 됩니다.

태초에 지구가 형성(形成)되는 과정을 설명하는 것인데, 『천부경』의 지일이(地一二)의 마지막 상황을 말하는 것 같습니다.

해(海) : 바다 해, 바다, 바닷물, 물산이 풍부한 모양, 여기서는 '바다'를 말합니다.

환(幻) : 변할 환, 헛보일 환, 헛보이다, 괴이(怪異)하다, 기이(奇異)하다, 홀리게 하다, 현혹시키다, 어지럽히다, 신기하다, 변하다, 변화하다, 바뀌다, 요술, 허깨비, 환상(幻想) 등의 뜻으로 쓰입니다. 여기서는 '괴이한 변화'의 뜻으로 쓰겠습니다.

허깨비에게 홀려서 몽환적이고 환상적인 상태를 말하는데, 현실에서 일어날 수 없는 그 무엇을 뜻할 수도 있습니다.

해환(海幻) : '바다에 괴이한 변화가 일어나다'의 뜻이 됩니다.

육(陸) : 뭍 육, 뭍(지구 표면에서 바다를 뺀 나머지 부분), 육지, 땅,

길, 언덕, 높고 평평한 땅, 두텁다, 여섯(六)과 통용, 섬이 아닌 본토 등의 뜻으로 쓰입니다. 여기서는 '뭍과 육지'의 뜻으로 병용해서 쓰겠습니다.

천(遷) : 옮길 천, 옮기다, 바꾸다, 위치를 바꾸어 놓다, 변경하다, 이동하다, 변하다, 물러나다, 떠나다, 내몰다, 추방하다, 천도(遷都) 등의 뜻으로 쓰입니다. 여기서는 '바뀌다'의 뜻으로 쓰겠습니다.

육천(陸遷) : '뭍이 드러나 육지로 바뀌다'의 뜻으로 쓰겠습니다. 대폭발과 지각이동 현상을 표현하는 것 같습니다.

내(乃) : 이에 내, 이에, 곧, 그래서, 더구나, 너, 접때, 도리어, 비로소, 의외로, 다만, 어찌, 또, 겨우, 만일, 너, 당신, 그대, 이와 같다 등의 뜻으로 쓰입니다. 여기서는 '비로소'의 뜻으로 쓰겠습니다.

성(成) : 이룰 성, 이루다, 이루어지다, 정하여지다, 갖추어지다, 구비되다, 살찌나, 비대해지다, 우거지다, 무성해지다, 익다, 성숙하다, 나아가다, 진보하다, 일어나다, 흥기하다, 세력이 왕성해지다, 완성하다, 어른(성인)이 되다, 가지런하다, 크다, 고르게 하다, 끝나다, 사방 10리의 땅 등 30여 가지의 뜻으로 쓰입니다. 여기서는 '이루어졌다'라는 뜻으로 쓰겠습니다.

현(見) : 나타날 현, 볼 견, 보다, 보이다, 뵙다, 나타나다, 드러나다, 소개하다, 만나다, 현재, 지금, 생각해 보다, 돌이켜 보다, 변별하다, 마음에 터득하다, 소견, 생각 등의 뜻으로 쓰입니다. 여기서는 '지금 보이는'의 뜻으로 쓰겠습니다.

상(象) : 코끼리 상, 코끼리, 모양, 그림, 꼴, 형상, 얼굴 모양, 초상, 징후, 조짐, 법, 법제, 도리, 상징하다, 유추하다, 본뜨다, 본받다, 따르다, 비슷하다 등의 뜻으로 쓰입니다. 여기서는 '형상'의 뜻으로 쓰겠습니다.

신가기포저(神呵氣包底) : '하느님께서 가장 밑바닥에서부터 기운을 불어넣어 감싸다.'의 뜻이 되겠습니다.

신(神) : 하느님께서

가(呵) : 꾸짖을 가, 꾸짖을 하, 불다, 숨을 내쉬다, 내뿜다, 꾸짖다, 헐뜯다, 껄껄 웃다, 웃는 소리, 입김을 불다(하), 내뿜다(하), 소리쳐 행인의 통행을 금하다(하), 어조사 등의 뜻으로 쓰입니다. 여기서는 '신가기(神呵氣)'를 붙여서 '하느님이 입으로 기운을 불어 넣는다'라는 뜻으로 쓰겠습니다.

기(氣) : 기운 기, 기운, 공기, 대기, 숨, 숨을 내쉴 때 나오는 기운, 힘 등의 뜻으로 쓰입니다.

포(包) : 쌀 포, 싸다, 감싸다, 용납하다, 너그럽게 받아들이다, 아우르다, 함께 넣다, 꾸러미, 보따리, 주머니, 봉지, 아이를 배다, 더부룩하게 나다, 초목이 무성하다 등의 뜻으로 쓰입니다. 여기서는 '감싸다'의 뜻으로 쓰겠습니다.

저(底) : 밑 저, 밑, 바닥, 이르다, 그치다, 속(내부), 기초, 초고(草稿), 원고(原稿), 어찌, 왜, 아주, 몹시, 그치다, 멈추다, 숨기다, 막히다, 정체되다, 평정하다, 안정시키다, 숫돌 등의 뜻으로 쓰입니다. 여기서는 '가장 밑바닥'의 뜻으로 쓰겠습니다.

6,000년 전에 한웅천황께서 가르치기를 '우리의 하느님께서 지구를 끌어안고 따뜻한 생명의 기운을 불어넣고 계시는 모습'을 설명하고 있는 것입니다.

후일색열(煦日色熱) : '밝은 빛과 따뜻한 기운을 불어넣어 보호한다.'라는 뜻입니다.

후(煦) : 불 후, 불다, 보호하다, 숨을 내쉬다, 나타내다, 데우다, 선웃음 치다, 아첨하여 웃는 모습 등의 뜻으로 쓰입니다. 여기서는 '입김을 불어 넣어 보호하다'의 뜻으로 쓰겠습니다.

일(日) : 해 일, 날 일, 날, 해, 태양, 햇빛, 햇볕, 햇살, 햇발, 해의 움직임, 날수, 기한, 낮의 길이, 달력, 나날이, 매일 등의 뜻으로 쓰입니다. 여기서는 '햇빛'으로 쓰겠습니다.

색(色) : 빛 색, 빛, 빛깔, 열, 얼굴빛, 색채, 광택, 모양, 상태, 기색, 색, 형상, 미색(美色), 여색, 정욕, 색칠하다, 물이 들다, 생기가 돌다, 평온하다 등의 뜻으로 쓰입니다. 여기서는 '빛'의 뜻으로 쓰겠습니다. 해(日)빛에서 여러 가지 빛이 나오는데, 가시광선, 불가시광선, 적외선, 감마선, 원적외선, 자외선 등 수많은 빛이 있습니다.

열(熱) : 더울 열, 덥다, 열, 따뜻하다, 더워지다, 더위, 더운 기운, 높은 체온, 바쁘다, 성하다, 태우다, 타다 등의 뜻으로 쓰입니다. 여기서는 '따뜻한 기운'의 뜻으로 쓰겠습니다.

행저화유재물 번식(行翥化游栽物 繁植) : '땅 위를 돌아다니는 것과, 하늘을 나는 것과, 탈바꿈하는 것과, 물속을 헤엄치는 것과, 땅에 심는 초목들과 만물이 생육·화생하는 모든 것이 번식하게 하였느니라.'의 뜻이 됩니다.

행(行) : 갈 행, 다닐 행, 가다, 걷다, 돌아다니다, 다니다, 행하다, 돌다, 순시하다, 늘다, 뻗다, 흐르다, 움직이다, 일하다, 쓰다, 행하여지다, 길, 도로, 통로, 시집가다 등의 뜻으로 쓰입니다. 여기서는 '땅 위를 돌아다니는 것'의 뜻으로 쓰겠습니다.

저(翥) : 날아오를 저, 날다, 날아오르다, 날아 올라가는 모양 등의 뜻으로 쓰입니다. 여기서는 '하늘을 나는 것'으로 쓰겠습니다.

화(化) : 될 화, 되다, 모양이 바뀌다, 고쳐지다, 따르다, 변화, 조화(造化), 변천(變遷)하다, 가르침, 교육, 천지자연이 만물을 생육하는 작용, 천지변화의 운용·변화의 법칙 등의 뜻으로 쓰입니다. 여기서는 '모양이 바뀌다 또는 탈바꿈하다'의 뜻으로 쓰겠습니다.

유(游) : 헤엄칠 유, 깃발 류, 헤엄치다, 물 위에 뜨다, 떠내려가다, 걷다, 여행하다, 놀다, 놀이, 흐름, 깃발, 어슬렁거리다, 물줄기, 강물, 사귀다, 교제하다 등의 뜻으로 쓰입니다. 여기서는 '물속을 헤엄치는 것'의 뜻으로 쓰겠습니다.

재(栽) : 심을 재, (초목을)심다, 가꾸다, 묘목, 어린 싹 등의 뜻으로 쓰입니다. 여기서는 '모든 초목'의 뜻으로 쓰겠습니다.

유대인 경전인 구약 창세기편에 신이 천지를 만들고 만물을 창조하는 과정과 일맥상통하는 대목으로, 여기까지만 보면『삼일신고 4장 세계훈』과 구약의《창세기》1장 앞부분은 서로 참고하여 베껴 쓰지 않고는 이렇게 같을 수가 없다고 봅니다.

【풀어서 읽기】

너희는 자세히 보라, 밤하늘에 빼곡히 늘어선 저 별들은 그 수를 헤아릴 수 없을 만큼 많다. 크고 작고, 밝고 어둡고, 괴롭고 즐거움 등이 각각 있는데, 똑같은 것이 하나도 없다. 하느님께서 온 세계(누리)를 창조하시고 친히 말씀하시어, 그 세계를 다스릴 사자(使者)들로 하여금 칠백세계를 나누어 관장하게 하였다.

너희들의 땅이 처음부터 넓고 큰 듯 보이나, 하나의 작은 알과 같은 세계이다. 깊은 땅속 가운데에서 천둥벼락 치듯 큰 진동이 일어나고 불덩어리가 솟구쳐(용암분출), 바다에 괴이한 변화가 일어 뭍이 드러나 육지로 바뀌고(지각이동), 비로소 지금 보이는 땅의 형상이 이루어졌다.

이에 하느님께서 가장 밑바닥에서부터 기운을 불어넣어 감싸시고, 밝은 빛과 따뜻한 기운을 불어넣어 보호하시며, 땅 위를 돌아다니는 것과, 하늘을 나는 것과, 탈바꿈하고, 물속을 헤엄치는 것과, 땅에 심는 초목들과 만물이 생육·화생하는 모든 것들을 번식하게 하였느니라.

【원 문】

제5장 인간훈(人間訓)

人物 同受三眞 曰 性命精 人全之 物偏之

인물 동수삼진 왈 성명정 인전지 물편지

眞性 無善惡 上哲通 眞命 無淸濁 中哲知

진성 무선악 상철통 진명 무청탁 중철지

眞精 無厚薄 下哲保 返眞一神

진정 무후박 하철보 반진일신

惟衆迷地 三妄着根 曰 心氣身 心 依性 有善惡 善福惡禍

유중미지 삼망착근 왈 심기신 심 의성 유선악 선복악화

氣 依命 有淸濁 淸壽濁殀 身 依精 有厚薄 厚貴薄賤

기 의명 유청탁 청수탁요 신 의정 유후박 후귀박천

眞妄 對作三途 曰 感息觸 轉成十八境

진망 대작삼도 왈 감식촉 전성십팔경

感 喜懼哀怒貪厭 息 芬爛寒熱震濕 觸 聲色臭味淫抵
감 희구애로탐염 식 분란한열진습 촉 성색취미음저

衆 善惡淸濁厚薄 相雜 從境途任走
중 선악청탁후박 상잡 종경도임주

墮 生長肖病沒苦 哲 止感 調息 禁觸
타 생장소병몰고 철 지감 조식 금촉

一意化行 返妄卽眞 發大神機 性通功完 是
일의화행 반망즉진 발대신기 성통공완 시

【번 역】

人物 同受三眞 曰 性命精 人全之 物偏之 眞性 無善惡 上哲通 眞命 無淸濁 中哲知 眞精 無厚薄 下哲保 返眞一神

사람과 만물이 세 가지 참됨(三眞)을 똑같이 받나니, 그것을 일러 성·명·정(性·命·精=성품과 생명과 정기)이니라. 사람은 이 세 가지를 온전히 받고 태어나나, 만물은 치우치게 받고 태어난다.

성의 참된 모습은(眞性) 착함도 없고 악함도 없으니, 이것을 깨달은 상철자(上哲者)는 가장 높은 단계의 깨달음으로 통(通)이라 한다.

생명의 참된 모습(眞命)은 깨끗함도 없고 더러움도 없으며, 이것을 깨달은 중철자(中哲者)는 중간 단계의 깨달음으로 지(知)라 한다.

정기의 참된 모습(眞精)은 두터움(厚)도 빈약함(薄)도 없으니, 이것을 깨달은 하철자(下哲者)는 낮은 단계의 깨달음으로 보(保)라 하느니,

성·명·정의 바탕을 꿰뚫어 깨닫고 잘 보전하여, 참(三眞)으로 돌아온다면 하느님과 하나(神人合一)가 된다.

惟衆迷地 三妄着根 曰 心氣身 心 依性 有善惡 善福惡禍 氣 依命 有淸濁 淸壽濁殀 身 依精 有厚薄 厚貴薄賤

많은 사람들이 각자 처지에서 미혹에 빠지는 것은(또는 미혹에서 벗어나지 못하는 것은) 세 가지의 망령됨(三妄)이 뿌리를 내리고 있어서인데, 그것을 일러 심·기·신(心·氣·身=마음과 기운과 몸)이라 한다. 마음(心)은 성품에 의(依)해 나타나는 것으로 착한 마음과 악한 마음이 있으니, 마음이 착하면 복을 받고, 그 마음이 악하면 화를 입느니라.

기운(氣)은 생명(命)에 의지한 것으로 맑고 탁함(淸濁)이 있으니, 기운이 맑으면 오래 살고, 그 기운이 탁하면 일찍 죽으며, 몸(身)은 정기(精氣)에 의지한 것으로 두터움(厚)과 빈약함(薄)이 있으니, 몸이 후(두터움)하면 귀(貴)하게 되고, 그 몸이 박(빈약)하면 천(賤)하게 되느니라.

眞妄 對作三途 曰 感息觸 轉成十八境 感 喜懼哀怒貪厭 息 芬爛寒熱震濕 觸 聲色臭味淫抵

삼진(三眞)과 삼망(三妄)이 서로 맞서 세 갈래의 길(三途)을 지으니, 그것을 일러 감·식·촉(感·息·觸=감정과 호흡과 접촉)이라 한다. 이 세 갈래의 길을 바꾸면(轉) 열여덟 경계를 이루는데 다음과 같다.

'감정(感)'은 기쁨(喜), 두려움(懼), 슬픔(哀), 성냄(怒), 탐욕(貪), 싫어함(厭)으로 나타나고,

'호흡(息)'은 향기(芬), 썩은 내(爛), 차가움(寒), 뜨거움(熱), 건조함(燥≠震), 축축함(濕)으로 나타나며,

'접촉(觸)'에는 소리(聲), 빛깔(色), 냄새(臭), 맛(味), 음탕함(淫), 살닿음(抵)이 있느니라.

衆 善惡淸濁厚薄 相雜 從境途任走 墮 生長肖病沒苦 哲 止感 調息 禁觸 一意化行 返妄卽眞 發大神機 性通功完 是

많은 사람은 마음의 착하고 악한 것과, 기운의 맑고 탁함 그리고 몸의 두터움과 빈약함이 서로 뒤섞여, 삼도(三途=감·식·촉)의 18경계를 좇아 제멋대로 내달리다가, '나고(生), 자라고(長), 쇠약하고(肖), 병들고(病), 죽는(沒) 괴로움(苦)'에 빠지고 말지만, 밝은이는 감정을 그치고(止感), 호흡을 조절하며(調息), 접촉(닿음)을 피하며(禁觸) 오로지 한뜻으로 수행하고, 허망함(三妄)을 되돌려 참됨(三眞)으로 나아간다면, 하느님과 같은 기틀이 크게 일어나 '본성을 꿰뚫어 통하고(性通) 공적을 완전하게 이룸(功完)'이 바로 이것이다.

【문자 해설】

인물 동수삼진 왈 성명정(人物 同受三眞 曰 性命精) : 사람과 만물이 '세 가지 참됨(三眞)'을 똑같이 함께 받았으니, 그것을 일러 '성·명·정(性·命·精=성품·생명·정기)'이라 한다.

인(人) : 사람 인, 사람, 인간, 백성, 인품, 인격, 그 사람, 타인, 다른 사람, 낯, 체면, 명예, 몸, 건강, 의식, 어른, 성인, 남자, 여자, 일손, 인재 등 이외에도 여러 가지 뜻으로 쓰입니다. 여기서는 '사람'으로 씁니다.

물(物) : 만물 물, 물건 물, 만물, 물건, 무리, 일, 종류, 사물, 재물, 색깔, 사람, 모든 생물, 살피다, 변별하다, 헤아리다, 견주다, 기(旗), 얼룩소 등의 뜻으로 쓰입니다. 여기서는 '만물 또는 사람을 제외한 모든 생물'의 뜻으로 쓰겠습니다.

동(同) : 한 가지 동, 한가지, 서로 같게 하다, 같게 하다, 함께, 똑같이, 다 같이, 같다, 무리, 전한 바와 같이, 합치다, 균일하게 하다, 화합(化合)하다, 모이다, 회동하다 등의 뜻으로 쓰입니다. 여기서는 '똑같이 또는 함께'의 뜻으로 쓰겠습니다.

수(受) : 받을 수, 받다, 얻다, (이익을)누리다, 받아들이다, 받아들여 쓰다, 거두어들이다, 회수(回收)하다, 배우다, 주다, 내려주다, 수여하다, 응하다, 들어주다, 이루다, 이어받다, 12인연(因緣)의 하나 등의 뜻으로 쓰입니다. 여기서는 '받았다'라는 뜻으로 쓰겠습니다.

삼(三) : 석 삼, 기본 삼, 석, 셋, 세 번, 거듭, 자주, 재삼, 몇 번이고, 여러 번 등의 뜻으로 쓰입니다. 여기서는 '세 가지'의 뜻으로 쓰겠습니다.

진(眞) : 참 진, 참, 변하지 아니하는, 진리, 진실, 본성, 본질, 참으로, 정말로, 사실이다, 참되다, 명료하다, 또렷하다, 뚜렷하다, 똑똑하다 등의 뜻으로 쓰입니다. 여기서는 '참됨'의 뜻으로 씁니다. 삼진(三眞)은 '세 가지의 참된 것'으로 바로 뒤에 나오는 '성·명·정(性·命·精)'을 말합니다.

왈(曰) : 가로 왈, 가로되, 말하기를, 이에, 일컫다, 이르다, 이르기를, 부르다, 말하다, ~라 하다 등의 뜻으로 쓰입니다. 여기서는 '이르기를 또는 ~을 일러'의 뜻으로 씁니다.

성(性) : 성품 성, 성품, 타고난 사람의 천성(天性), 바탕, 성질, 생명, 목숨, 사물의 본질(本質), 마음, 만유의 원인, 성병, 남녀, 자웅(雌雄)의 구별, 모습, 자태, 오행, 자태 등의 뜻으로 쓰입니다. 여기서는 '성품'으로 쓰겠습니다.

명(命) : 목숨 명, 목숨, 운, 운수, 생명, 수명, 성질, 천성, 표적, 목표물, 명령, 말, 언약, 규정, 규칙, 가르침, 작위(爵位), 하늘의 뜻, 천명, 도(道), 자연의 이법(理法), 가르치다, 알리다, 이름을 붙이다 등의 뜻으로 쓰입니다. 여기서는 '생명 또는 목숨'의 뜻으로 쓰겠습니다.

정(精) : 정할 정, 찧을 정, 쓿은 쌀 정, 정하다, 깨끗하다, 정성스럽다, 찧다(쌀을 곱게 쓿다), 뛰어나다, 우수하다, 가장 좋다, 훌륭하다, 총명하다, 똑똑하다, 영리하다, 세밀하다, 정밀하다, 정교하다, 정통하다, 능통하다, 순수한, 정제(精製)한, 몹시, 매우, 대단히, 정기(精氣), 정신(精神), 정력(精力), 원기(元氣), 요정(妖精), 정령(精靈), 도깨비, 정액(精液), 정수(精髓) 등 여러 가지 뜻으로 쓰입니다. 여기서는 '정기(精氣)'의 뜻으로 씁니다.

정(精)은 성·명(性·命)을 담는 그릇으로 보면 되겠습니다.

인전지 물편지(人全之 物偏之) : '사람은 삼진(三眞)인 성·명·정(性·命·精=성품·생명·정기)을 온전히 받고, 만물은 치우치게 받았다.'라는 뜻이 됩니다.

전(全) : 온전할 전, 온전하다, 순전하다, 무사하다, 흠이 없다, 상처가 없다, 갖추다, 갖추어지다, 온전(穩全)하게 하다, 완전하다, 모두, 다, 흠이 없는 옥 등의 뜻으로 쓰입니다. 여기서는 '온전히 모두다'의 뜻으로 쓰겠습니다.

지(之) : 갈 지, 가다, 도달하다, 이르다(어떤 장소나 시간에 닿다), 사용하다, 쓰다, 영향을 끼치다, 어조사(語助辭), 가, 이, ~의, 에, ~

에 있어서, 와, ~과, 이에, 이곳에, ~을, ~를 그리고 만일, 만약에 등 어조사로 많이 쓰입니다. 여기서도 '어조사'로 씁니다.

편(偏) : 치우칠 편, 치우치다, 절반, 쏠리다, 기울다, 편중되다, 편향되다, 한쪽, 한편, 보좌 등 이외에도 수십 가지의 뜻으로 쓰입니다. 여기서는 '치우치다 또는 편중되다'의 뜻으로 씁니다.

진성 무선악 상철통(眞性 無善惡 上哲通) : 성의 참된 모습은(眞性) 선함도 없고 악함도 없으며, 가장 높은 단계를 깨달음으로 통(通)이라 한다.〔상철자(上哲者) : 가장 높은 단계인 진성(眞性)을 깨달아(上哲) 천지인의 이치를 일통(一通)한 사람〕

진성(眞性) : 참된 성품, 본성의 참모습, 성의 참된 모습 등으로 쓸 수 있습니다.

무선악(無善惡) : 착함도 없고, 악함도 없다.

상(上) : 위 상, 위, 윗, 첫째, 하늘, 임금, 군주, 높다, 올리다, 드리다, 오르다, 탈것을 타다, 이전, 옛날, 진헌하다(進獻 : 임금에게 예물을 바치다) 등의 뜻으로 쓰입니다. 여기서는 '위에 오른 사람 또는 상철자=본성을 깨달을 사람'의 뜻으로 쓰겠습니다.

상철통(上哲通) : 상철자(가장 높은 단계인 본성을 깨달을 사람)는 슬기로움과 통(通)한다.

삼진(三眞)인 성·명·정(性·命·精) 중 성(性)에 대한 것인데, 보통 '성·명·정(性·命·精)'은 '정·기·신(精·氣·神)'과 같은 뜻으로 통합니다. 사람 안에서의 '음·양·중(陰·陽·中)'을 말합니다. 몸 입장에서는 '상중하(上中下)'를 말하기도 하며, 소위 '삼단전(三丹田)'이라 하는 '상단전(上

丹田=인당혈)'을 열어 '정신(본성)을 통(通)하는 것을 상철(上哲)'이라 하고, 중철(中哲)은 '중단전(中丹田=잔중혈)'을 열어 '기운(느낌·감정)을 알아(知)지는 것'을 말합니다, 하철(下哲)은 '하단전(下丹田=관원혈)'을 통해 '몸을 지키(保)는 것'을 말합니다.

더 나아가 몸 수련을 통해 하단전이 열리면 진정(眞精=몸)을 깨달아(下哲=大力) 보(保)하여, 몸을 지키는 힘이 생기고, 기수련을 통해 중단전이 열리면 진명(眞命=생명력)을 깨달아(中哲=大慧) 지(知)하여 감정과 기운(氣運)을 다스릴 수 있게 되며, 마음수련을 통해 상단전(인당혈)이 열리면 진성(眞性=神)을 깨달아(上哲=大德) 천지인(天地人)의 이치를 일통(一通)한다는 것입니다.

여기에서 정(精=몸)은 성(性=정신)과 명(命=생명력)을 담는 그릇이며, 성통공완의 가장 밑바탕이 되는 기틀이기 때문에 더욱 중요하다고 봅니다. 그래서 몸(6장 6부)을 통제하는 공부가 공부 중의 가장 기본이 되어야 합니다. 계속하겠습니다.

삼신 일체

우주	삼진	삼망	삼도	사람	일신	단전	진망	삼성	하느님	삼대경전
天	性	心	感	神	大德	상단전	善惡	한인	조화주	천부경
地	命	氣	息	氣	大慧	중단전	淸濁	한웅	교화주	삼일신고
人	精	身	觸	精	大力	하단전	厚薄	단군	치화주	참전계경

진명 무청탁 중철지(眞命 無淸濁 中哲知) : '생명의 참된 모습은 깨끗함도 없고 더러움도 없으며, 중간 단계의 깨달음으로 지혜로움을 안다

(知).'의 뜻이 됩니다.〔중철자(中哲者) : 중간 단계의 진명(참 생명력)을 깨달아 모든 감정과 느낌을 다스리는 법을 깨달아 아(知)는 사람〕

진명(眞命) : 참된 생명, 참 목숨, 생명의 참된 모습, 참 생명력 등의 뜻으로 쓸 수 있습니다. 여기서는 '생명의 참된 모습'의 뜻으로 쓰겠습니다.

청(淸) : 맑을 청, 맑다, 빛이 선명하다, 사심이 없다, 깨끗하다, 탐욕이 없다, 분명하다, 고요하다, 차갑다, 한랭하다(寒冷) 등의 뜻으로 쓰입니다. 여기서는 '깨끗하다 또는 맑다'라는 뜻으로 쓰겠습니다.

탁(濁) : 흐릴 탁, 흐리다, 흐리게 하다, 더러움, 더럽다, 혼탁하다, 혼란하다, 어지럽다, 불결, 바보스럽다, 우매하다, 우둔하다 등의 뜻으로 쓰입니다. 여기서는 '더러움'의 뜻으로 쓰겠습니다.

중(中) : 가운데 중, 가운데, 안, 속, 마음, 중심, 치우치지 않다, 내장, 사이, 진행, 중도, 절반, 장정, 관아의 장부, 중국, 버금(으뜸 바로 아래), 둘째, 다음, 가운데 있다, 부합하다, 들어맞다, 적중시키다, 합격하다, 해당하다, 뚫다 등 이외에도 여러 뜻으로 쓰입니다. 여기서는 '가운데에 있다 또는 버금가는 사람, 중철자'의 뜻으로 쓰겠습니다.

지(知) : 알 지, 알다, 깨닫다, 느끼다, 분별하다, 기억하다, 오관으로 아는 것, 보아서 알다, 들어서 알다, 사귀다, 나타나다, 다스리다 등의 뜻으로 쓰입니다. 여기서는 '알다 또는 깨닫다'의 뜻으로 씁니다.

진정 무후박 하철보(眞精 無厚薄 下哲保) : '정기의 참된 모습(眞精)은 두터움(厚)도 빈약함(薄)도 없으니, 낮은 단계의 깨달음으로 정기의 바탕을 밝혀 편안하게 한다(保).'라는 뜻이 됩니다.〔하철자(下哲者) : 하단전을 통해 진정(眞精=참된 정기)을 지키는 법을 터득한 사람〕

후(厚) : 두터울 후, 두텁다, 두터이 하다, 두껍다, 후하다, 짙다, 지극하다, 진하다, 맛있다, 친하다, 친밀하다, 우대하다, 많다, 많아지다, 크다, 무겁다, 늘리다, 증가시키다, 부(富), 매우, 훌륭하다 등의 뜻으로 쓰입니다. 여기서는 '두텁다 또는 후하다'의 뜻으로 쓰겠습니다.

박(薄) : 엷을 박, 엷다, 엷음, 가볍다, 얇다, 빈약하다, 적다, 좁다, 작다, 박하다, 야박하다, 싱겁다, 맛없다, 깔보다, 업신여기다, 등한히 하다, 싫어하다, 척박하다, 가까워지다, 대로 만든 그릇, 동자기둥 보, 들보에 세우는 짧은 기둥 등의 뜻으로 쓰입니다. 여기서는 '엷음 또는 빈약하다'라는 뜻으로 쓰겠습니다.

무후박(無厚薄) : '두터움도 없고, 빈약함도 없다'라는 뜻이 됩니다.

하(下) : 아래 하, 아래, 밑, 바닥, 뒤, 끝, 임금, 귀인의 거처, 아랫사람, 천한 사람, 하급, 열등, 내리다, 낮아지다, 낮추다, 못하다, 없애다, 제거하다, 물리치다, 손대다, 착수하다, 떨어지다 등의 뜻으로 쓰입니다. 여기서는 '아래 또는 아래에 위치한 사람'의 뜻으로 쓰겠습니다.

보(保) : 지킬 보, 지키다, 돕다, 편안하게 하다 등의 뜻으로 쓰입니다. 여기서는 '편안하게 하다'의 뜻으로 쓰겠습니다.

반진일신(返眞一神) : '참(三眞)으로 돌아온다면, 하느님과 하나가 된다.'라는 뜻이 됩니다.

반(返) : 돌아올 반, 돌이킬 반, 돌아오다, 되돌아오다, 되돌려주다, 돌려보내다, 바꾸다, 새롭게 하다 등의 뜻으로 쓰입니다. 여기서는 '돌아온다면'의 뜻으로 쓰겠습니다.

일신(一神) : 하느님과 하나 된다, 신인합일(神人合一), 신인일체(神人一體) 등의 뜻으로 쓸 수 있는데, 여기서는 '하느님과 하나 된다'라는 뜻으로 씁니다.

【편하게 읽기】

人物 同受三眞 曰 性命精 人全之 物偏之 眞性 無善惡 上哲通 眞命 無淸濁 中哲知 眞精 無厚薄 下哲保 返眞一神

사람과 만물이 세 가지 참됨(三眞)을 똑같이 받았으니, 그것을 일러 성·명·정(性·命·精=성품과 생명과 정기)이라 한다. 사람은 이 세 가지를 온전히 받고 태어나나, 만물은 치우치게 받고 태어난다. 성의 참된 모습은(眞性) 선함도 없고 악함도 없으며, 상철자(上哲者)는 슬기로움과 통(通)하고, 생명의 참된 모습(眞命)은 깨끗함도 없고 더러움도 없으며, 중철자(中哲者)는 지혜로움을 알(知)고, 정기의 참된 모습(眞精)은 후함(厚)도 박함(薄)도 없으니, 하철자(下哲者)는 정기신의 바탕을 밝히고 잘 보전하여 참(三眞)으로 돌아온다면, 하느님과 일체(神人合一)가 된다.

다음 문장을 같이 봅시다.

유중미지 삼망착근 왈 심기신(惟衆迷地 三妄着根 曰 心氣身) : 많은 사람이 각자 처지에서 미혹에 빠지는 것은(또는 미혹에서 벗어나지 못하는 것은) 세 가지의 망령됨(三妄)이 뿌리를 내리고 있어서인데, 그것을 일러 '심·기·신(心·氣·身=마음과 기운과 몸)이라 한다.'라는 뜻이 됩니다.

유(惟) : 생각할 유, 생각하다, 도모하다, 꾀하다, 사려(思慮)하다, 마땅하다, 늘어서다, 오직, 오로지, 오직, 홀로, 생각건대, 이(어조사=伊, 是), ~와(접속사), ~으로써, 때문에, 예, 대답(對答=묻는 말에 답함) 등의 뜻으로 쓰입니다. 여기서는 '~이'의 어조사로 쓰겠습니다.

중(衆) : 무리 중, 무리, 여러 사람, 많은 사람, 군신(君臣 : 많은 신하), 백관(百官) 등의 뜻으로 쓰입니다. 여기서는 '많은 사람 또는 뭇 사람'의 뜻으로 쓰겠습니다.

미(迷) : 미혹할 미, 미혹하다, 헷갈리다, 헤매게 하다, 헤매다, 길을 잃다, 어지럽게 하다, 흐리게 하다, 빠지다, 심취하다, 혼미하다 등의 뜻으로 쓰입니다. 여기서는 '미혹에 빠지면'의 뜻으로 쓰겠습니다.

지(地) : 땅 지, 땅, 토지의 신, 처지, 처해있는 형편, 곳, 장소 등 이외에도 여러 가지 뜻으로 쓰입니다. 여기서는 '처지 또는 처해있는 형편'의 뜻으로 쓰겠습니다.

삼(三) : 여기서는 '세 가지'의 뜻이 되겠습니다.

망(妄) : 허망할 망, 망령될 망, 허망하다, 망령되다, 어그러지다, 헛되다, 잊다, 잊어버리다, 거짓, 제멋대로, 함부로 등의 뜻으로 쓰입니다. 여기서는 '망령되다 또는 허망함'의 뜻으로 쓰겠습니다.

착(着) : 붙을 착, 나타날 저, 붙다, 입다, 옷을 입다, (머리에)쓰다, (신을)신다, 다다르다, 시작하다, 나타나다, 내려붙다, 분명하다, 세우다, 정하다 등 이외에도 여러 가지 뜻으로 쓰입니다. 여기서는 '달라붙다'의 뜻으로 쓰겠습니다.

근(根) : 뿌리 근, 뿌리, 뿌리를 박다, 뿌리를 내리다, 뿌리째 뽑아버리다, 근본, 밑동(나무줄기에서 뿌리에 가까운 부분), 능력, 마음, 생식기, 근거하다, 기인하다 등의 뜻으로 쓰입니다. 여기서는 '뿌리를 내리다'의 뜻으로 쓰겠습니다.

왈(曰) : 가로 왈, 가로대, ~일러

심(心) : 마음 심, 마음, 심장, 염통, 가슴, 가운데, 중앙, 중심, 도의 본원(本源), 꽃술, 꽃수염, 별자리 이름, 진수(眞修 : 보살이 행하는 觀法 수행), 생각하다 등의 뜻으로 쓰입니다. 여기서는 '마음'의 뜻으로 쓰겠습니다.

기(氣) : 기운 기, 기운(눈에는 보이지 않으나 오관(五官)으로 느껴지는 현상), 공기, 대기, 숨(공기를 들이쉬고 내쉬는 기운), 기백, 기세, 힘, 날씨, 기후, 바람 등의 뜻으로 쓰입니다. 여기서는 '기운'의 뜻으로 쓰겠습니다.

신(身) : 몸 신, 몸, 신체, 자기, 나 자신, 출신, 신분, 몸소, 친히, 나, 1인칭 대명사, 나이, 아이를 배다, 체험하다 등의 뜻으로 쓰입니다. 여기서는 '몸'이라는 뜻으로 씁니다.

심기신(心氣身) : '마음과 기운과 몸'을 말합니다.

다음 세 구절은 문자 그대로 읽으시면 됩니다.

심 의성 유선악 선복악화(心 依性 有善惡 善福惡禍) : 마음(心)은 성품(性)에 의(依)해 나타나는 것으로, 착한 마음과 악한 마음이 있는데, 마음이 착하면 복을 받고, 그 마음이 악하면 화를 입는다.

기 의명 유청탁 청수탁요(氣 依命 有淸濁 淸壽濁殀) : 기운(氣)은 생명(命)에 의지(依)한 것으로 맑음과 탁함(淸濁)이 있으니, 기운이 맑으면 오래 살고, 그 기운이 탁하면 일찍 죽는다.

신 의정 유후박 후귀박천(身 依精 有厚薄 厚貴薄賤) : 몸(身)은 정기(精氣)에 의지한 것으로 두터움(厚)과 빈약함(薄)이 있으니, '몸이 두터우면 귀(貴)하게 되고, 그 몸이 빈약하면 천(賤)하게 된다.'라는 뜻이 됩니다.

【편하게 읽기】

惟衆迷地 三妄着根 曰 心氣身 心 依性 有善惡 善福惡禍 氣 依命 有清濁 清壽濁殀 身 依精 有厚薄 厚貴薄賤

많은 사람이 각자 처지에서 미혹에 빠지는 것은(또는 미혹에서 벗어나지 못하는 것은), 세 가지의 망령됨(三妄)이 뿌리를 내리고 있어서인데, 그것을 일러 심·기·신(心·氣·身=마음과 기운과 몸)이라 한다. 마음(心)은 성품에 의(依)해 나타나는 것으로 착한 마음과 악한 마음이 있으니, 마음이 착하면 복을 받고, 그 마음이 악하면 화를 입는다.

기운(氣)은 생명(命)에 의지한 것으로 맑고 탁함(清濁)이 있으니, 기운이 맑으면 오래 살고, 그 기운이 탁하면 일찍 죽는다.

몸(身)은 정기(精氣)에 의지한 것으로 두터움(厚)과 빈약함(薄)이 있으니, 몸이 후(두터움)하면 귀(貴)하게 되고, 그 몸이 박(빈약)하면 천(賤)하게 된다.

다음 구절로 넘어갑니다.

진망 대작삼도 왈 감식촉 전성십팔경(眞妄 對作三途 曰 感息觸 轉成十八境) : 삼진(三眞)과 삼망(三妄)이 서로 맞서 세 갈래의 길(三途)을 지으니, 그것을 일러 감·식·촉(感·息·觸=감정과 호흡과 접촉)이라 한다. 이 세 갈래의 길을 바꾸면(轉) 다시 열여덟 경계를 이루는데, 다음과 같습니다.

진망(眞妄) : 여기에서 진은 삼진(三眞=性·命·精)을 말하고, 망은 삼망(三妄=心·氣·身)을 말합니다.

대(對) : 대답할 대, 대할 대, 대답하다, 대하다, 대(對)하여, 맞서다, 마주하다, 상대, 맞수, 짝, 배우자, 대조하다, 맞추어보다, 대구(對句),

쌍(두 짝으로 이루어진 것의 단위), 벌(옷을 세는 단위) 등의 뜻으로 쓰입니다. 여기서는 '서로 맞서다'의 뜻으로 쓰겠습니다.

작(作) : 지을 작, 만들 주, 저주 저, 짓다, 만들다, 창작하다, 일하다, 노동하다, 행동하다, 부리다, ~하게 하다, 비롯하다, 삼다, 임명하다, 닮다, 농사, 일, 사업, 저작, 일어나다, 일으키다, 작품, 저주하다 등 여러 뜻으로 쓰입니다. 여기서는 '짓다 또는 만들다'의 뜻으로 쓰겠습니다.

도(途) : 길 도, 길, 도로 등의 뜻으로 쓰입니다. 여기서는 '길'의 뜻으로 쓰겠습니다.

삼도(三途) : '세 개의 길 또는 세 갈래 길'의 뜻으로 쓰겠습니다.

왈(曰) : '이르기를 또는 ~일러'의 뜻으로 쓰겠습니다.

감(感) : 느낄 감, 한할 감, 느끼다, 느낌, 마음을 움직이다, 감응하다, 느낌이 통하다, 깨닫다, 생각하다, 움직이다, 흔들다, 감정, 감동, 닿다, 부딪치다 등의 뜻으로 쓰입니다. 여기서는 '감정'의 뜻으로 쓰겠습니다.

식(息) : 숨 쉴 식, 숨 쉬다, 숨, 호흡, 호흡하다, 생존하다, 살다, 생활하다, (숨을)쉬다, 휴식, 번식하다, 자라다, 키우다, 그치다, 그만두다, 중지하다, 아이, 자식(子息=아들과 딸의 총칭) 등 여러 가지 뜻으로 쓰입니다. 여기서는 '호흡'의 뜻으로 쓰겠습니다.

촉(觸) : 닿을 촉, 닿다, 접촉하다, 치르다, 느끼다, 받다, 떠받다, 감동하다, 범하다(犯), 더럽히다, 물고기 이름 등의 뜻으로 쓰입니다. 여기서는 '접촉(닿다)'의 뜻으로 쓰겠습니다.

감식촉(感息觸) : '감정과 호흡과 접촉(닿다)'을 말합니다.

전(轉) : 구를 전, 구르다, 회전하다, 굴러 옮기다, 선회하다, 맴돌다,

바꾸다, 부리다, 조종하다, 깨닫다, 알다, 터득하다, 넘어지다, 다루다, 더욱더, 오히려, 한층 더 등의 뜻으로 쓰입니다. 여기서는 '바꾸다'의 뜻으로 쓰겠습니다.

성(成) : 이룰 성, 이루다, 이루어지다, 갖추어지다, 정리하다, 구비하다, 살찌다, 우거지다, 무성해지다(茂盛-), 익다, 성숙하다, 일어나다, 흥기하다(興起-), 정하여지다, 완성하다, 재판(裁判), 심판(審判), 정성, 참으로, 총계(總計), 층, 층계지다, 크다, 큰, 나아가다, 진보하다, 다스리다, 평정하다 등 여러 가지 뜻으로 쓰입니다. 여기서는 '이루다'의 뜻으로 쓰겠습니다.

십팔(十八) : 열여덟 가지

경(境) : 지경 경, 지경(땅의 가장자리), 경계, 국경, 장소, 곳, 처지, 상태 등의 뜻으로 쓰입니다. 여기서는 '경계'의 뜻으로 쓰겠습니다.

감정(感)은 기쁨(喜), 두려움(懼), 슬픔(哀), 성냄(怒), 탐욕(貪), 싫어함(厭)으로 나타나고,

감(感) : 느낄 감, 한할 감, 느끼다, 느낌, 마음을 움직이다, 감응하다, 느낌이 통하다, 깨닫다, 생각하다, 움직이다, 흔들다, 감정, 감동, 닿다, 부딪치다 등의 뜻으로 쓰입니다. 여기서는 '느낌과 감정'의 뜻으로 쓰겠습니다.

희(喜) : 기쁠 희, 기쁨, 기쁘다, 즐겁다, 좋아하다, 즐거워하다 등의 뜻으로 쓰입니다. 여기서는 '기쁨'의 뜻으로 씁니다.

구(懼) : 두려워할 구, 두려워하다, 두렵다, 두려움, 걱정하다, 염려하다, 으르다(무서운 말이나 행동으로 위협하다), 경계(警戒)하다, 조심하다 등의 뜻으로 쓰입니다. 여기서는 '두려움'의 뜻으로 쓰겠습니다.

애(哀) : 슬플 애, 슬프다, 슬퍼하다, 불쌍히 여기다, 가엾다, 가련하다, 마음을 아파하다, 민망(憫惘)히 여기다, 슬픔, 상중(喪中), 애처로이 등의 뜻으로 쓰입니다. 여기서는 '슬픔'의 뜻으로 쓰겠습니다.

노(怒) : 성낼 노, 성내다, 성냄, 화내다, 꾸짖다, 나무라다, 곤두서다, 떨쳐 일어나다, 성, 화 등의 뜻으로 쓰입니다. 여기서는 '성냄 또는 분노'의 뜻으로 쓰겠습니다.

탐(貪) : 탐낼 탐, 탐하다, 탐내다, 바라다, 희망하다, 자초하다, 탐욕, 더듬어 찾다 등의 뜻으로 쓰입니다. 여기서는 '탐욕'의 뜻으로 쓰겠습니다.

염(厭) : 싫어할 염, 싫어하다, 싫어함, 물리다, 조용하다, 가리다, 막다, 가위눌리다(움직이지 못하고 답답함을 느끼다), 누를 엽, 빠질 암 등의 뜻으로 쓰입니다. 여기서는 '싫어함'의 뜻으로 쓰겠습니다.

호흡(息)은 향기(芬), 문드러짐(爛), 차가움(寒), 뜨거움(熱), 건조함(震), 습기(濕)로 나타나며,

분(芬) : 향기로울 분, 향기(香氣), 향기롭다, 부드러워지다, 온화해지다, 향내가 나다, 아름다운 덕행이나 명성, 많다, 성하다(盛-), 오르다 등의 뜻으로 쓰입니다. 여기서는 '향기(香氣)'의 뜻으로 쓰겠습니다.

란(爛) : 빛날 란, 문드러질 란, 문드러지다, 무르익다, 썩다, (불에) 데다, 너무 익다, 지나치게 익다, 흩어지다, 다치어 헐다, 빛나다, 밝다, 화미하다(華美-), 화려하다, 곱다, 화려하고 산뜻한 모양 등의 뜻으로 쓰입니다. 여기서는 '문드러져 썩다'의 뜻으로 쓰겠습니다.

한寒) : 찰 한, 차다, 차가움, 차갑다, 얼다, 차게 하다, 식히다, 추워서 손발 등이 곱다, 춥다, 떨다, 오싹하다, 어렵다, 가난하다, 쓸쓸하다, 불에 굽다, 삶다, 중지하다, 그만두다, 침묵하다, 울지 않다, 천하다(賤

-) 등의 뜻으로 쓰입니다. 여기서는 '차가움'의 뜻으로 쓰겠습니다.

열(熱) : 더울 열, 덥다, 더워지다, 따뜻하다, 타다, 뜨겁다, 태우다, 열(熱), 몸이 달다, 흥분하다, 친밀해지다, 바쁘다, 성하다, 더위, 더운 기운, 높은 체온 등의 뜻으로 쓰입니다. 여기서는 '뜨겁다 또는 덥다'의 뜻으로 쓰겠습니다.

진(震) : 우뢰 진, 벼락, 지진, 벼락이 치다, (두려워)떨다, 흔들다, 진동하다, 놀라다, 격동하다 등의 뜻으로 쓰입니다. 아무래도 여기에서는 '건조하다'의 뜻으로 쓰는 것은 무리라고 봅니다. 만약 '마르다 또는 건조하다'의 뜻으로 쓰려고 한다면 마르다, 말리다, 마른 것, 물기가 없어지다 등의 뜻으로 쓰이는 '마를 조(燥)'자를 써야 할 것 같습니다. '건조함'의 상대적 개념이 축축한 습기(濕)이기 때문입니다. 그렇다고 원문을 함부로 고칠 수는 없으므로 그대로 둡니다.

습(濕) : 젖을 습, 축축할 습, 축축하다, 습기, 물기, 비와 이슬(雨露), 낮추다, 마르다, 말리다 등의 뜻으로 쓰입니다. 여기서는 '축축하다 또는 습기'로 씁니다.

접촉(觸)에는 소리(聲), 빛깔(色), 냄새(臭), 맛(味), 음란(淫), 살닿음(抵) 등으로 바뀐다의 뜻이 됩니다.

성(聲) : 소리 성, 소리, 음성, 음향, 소리를 내다, 풍류, 노래, 이름, 명예, 말하다, 선언하다, 펴다, 밝히다 등의 뜻으로 쓰입니다. 여기서는 '소리'의 뜻으로 쓰겠습니다.

색(色) : 빛 색, 빛, 빛깔, 얼굴빛, 색채, 윤, 광택, 기색, 모양, 상태, 물이 들다 등의 뜻으로 쓰입니다. 여기서는 '빛깔'의 뜻으로 쓰겠습니다.

취(臭) : 냄새 취, 냄새, 후각을 통한 감각, 냄새나다, 구린내, 심하게, 지독하게, 썩다, 더럽다, 나빠지다, 맡다, 더럽히다, 추악하다, 나쁜 소문, 평판이 나쁘다 등의 뜻으로 쓰입니다. 여기서는 '냄새'로 씁니다.

미(味) : 맛 미, 맛, 맛보다, 의의, 뜻, 기분, 취향, 맛 들이다, 빛깔매, 광택 등의 뜻으로 쓰입니다. 여기서는 '맛'의 뜻으로 씁니다.

음(淫) : 음란할 음, 음란하다, 간사하다, 도리에 어긋나다, 탐하다, 욕심내다, 과하다, 지나치다, 도리에 어긋나다, 어지럽다, 어지럽히다, 미혹시키다, 빠지다, 깊다, 심하다, 크다, 대단하다, 사치하다, 제멋대로 하다, 오래다, 머무르다, 진실하지 못하다 등 여러 뜻으로 쓰입니다. 여기서는 '음란하다'의 뜻으로 쓰겠습니다.

저(抵) : 거스를 저, 막을 저, 막다, 거스르다, 밀다, 부딪다, 이르다(어떤 장소나 시간에 닿다), 다다르다, 거절하다, 배척하다, 겨루다, 들이받다, 만나다, 저촉되다, 몰아내다, 속이다, 치다, 때리다, 손뼉을 치다 등의 뜻으로 쓰입니다. 여기서는 '살닿음'의 뜻으로 쓰겠습니다.

【편하게 읽기】

眞妄 對作三途 曰 感息觸 轉成十八境 感 喜懼哀怒貪厭 息 芬爛寒熱震濕 觸 聲色臭味淫抵

삼진(三眞)과 삼망(三妄)이 서로 맞서 세 갈래의 길(三途)을 지으니, 그것을 일러 감·식·촉(感·息·觸=느낌과 호흡과 접촉)이라 한다. 이 세 갈래의 길을 바꾸면(轉) 열여덟 경계를 이루는데 다음과 같다. '감정(感)'은 기쁨(喜), 두려움(懼), 슬픔(哀), 성냄(怒), 탐욕(貪), 싫어함(厭)으로 나타나고, '호흡(息)'은 향기(芬), 썩어 문드러짐(爛), 차가움(寒), 뜨거움(熱), 건조함(燥≠震), 습기(濕)로 나타나며, '접촉(觸)'에는 소리(聲), 빛깔(色), 냄새(臭), 맛(味), 음란(淫), 살닿음(抵) 등으로 바뀐다.

다음 마지막 대목을 봅시다.

중 선악청탁후박 상잡(衆 善惡淸濁厚薄 相雜) : '많은 사람은 마음의 착하고 악함과 기운의 맑고 탁함 그리고 몸의 두터움과 빈약함이 서로 뒤섞여 있다.'라는 뜻이 됩니다.

중(衆) : 무리 중, 무리, 많은 사람, 뭇 사람들, 군신(群臣 : 많은 신하), 백성, 서민, 많은 물건, 많은 일, 많다 등의 뜻으로 쓰입니다. 여기서는 '뭇 사람들 또는 많은 사람'으로 쓰겠습니다.

선악청탁후박(善惡淸濁厚薄) : 착하고 악함, 맑고 탁함, 두텁고 빈약함.

상(相) : 서로 상, 빌 양, 서로, 자세히 보다, 바탕, 도움, 보조자, 시중드는 사람, 담당자, 정승, 모양, 형상, 방아타령, 악기의 이름, 돕다, 가리다, 고르다, 따르다, 이끌다, 점치다, 생각하다 등의 뜻으로 쓰입니다. 여기서는 '서로'의 뜻으로 쓰겠습니다.

잡(雜) : 섞일 잡, 섞이다, 뒤섞다 등의 뜻으로 쓰입니다. 여기서는 '뒤섞다'의 뜻으로 쓰겠습니다.

종경도임주 타 생장소병몰고(從境途任走 墮 生長肖病歿苦) : '삼도(三途=감·식·촉)의 18경계를 좇아 제멋대로 내달리다가, '나고(生), 자라고(長), 쇠약하고(肖), 병들고(病), 죽는(歿) 괴로움에 빠진다.'라는 뜻이 됩니다.

종(從) : 좇을 종, 좇다, 따르다, 순직하다, 나아가다, 모시다, 시중들다, 일하다, 놓다, 모이다, 말미암다, 따라서 죽다 등의 뜻으로 쓰입니다. 여기서는 '좇다 또는 따르다'의 뜻으로 쓰겠습니다.

경도(境途) : 여기에서 도(途)는 삼도(三途=感息觸)를 말하고, 경(境)은 18경계를 말합니다.

임(任) : 맡길 임, 맡기다, 맡은 일, 책무, 마음대로 하다, 능(能)하다, 잘하다, 공을 세우다, 보증하다, 미쁘다(믿음성이 있다), 당해내다, 책무, 짐, 부담, 재능, 재주, 마음대로, 멋대로 등의 뜻으로 쓰입니다. 여기서는 '제멋대로 또는 마음대로 하다'의 뜻으로 쓸 수 있습니다.

주(走) : 달릴 주, 달리다, 빨리 가다, 향하여 가다, 걷다, 나아가다, 종, 노비, 하인, 심부름꾼, 종종걸음, 달아나다, 도망치다 등의 뜻으로 쓰입니다. 여기서는 '가다 또는 달리다'의 뜻으로 쓰겠습니다.

타(墮) : 떨어질 타, 떨어지다, 떨어트리다, 빠지다, 탈락하다, 낙하하다, 게으르다, 태만하다, 무너지다, 부서지다, 황폐하다, 버려지다 등의 뜻으로 쓰입니다. 여기서는 '빠지다'의 뜻으로 쓰겠습니다.

생(生) : 날 생, 나다, 태어나다, 천생으로, 낳다, 자식을 낳다, 살다, 기르다, 서투르다, 싱싱하다, 만들다, 백성, 선비(학식은 있으나 벼슬하지 않은 사람을 이르던 말), 자기의 겸칭, 사람, 날것(익지 않음), 삶, 생명 등의 뜻으로 쓰입니다. 여기서는 '나다(生)'의 뜻으로 쓰겠습니다.

장(長) : 길 장, 길다, 길이, 오래도록, 늘이다, 낫다, 나아가다, 자라다, 맏, 어른, 우두머리, 처음, 늘, 항상 등의 뜻으로 쓰입니다. 여기서는 '자라다'의 뜻으로 쓰겠습니다.

소(肖) : 쇠약할 소, 쇠하다, 쇠약하다, 흩어지다, 닮을 초, 닮다, 본받다 등의 뜻으로 쓰입니다. 여기서는 '쇠약하다'라는 뜻으로 쓰겠습니다.

병(病) : 병 병, 병들다, 질병, 질환, 탈(頉), 흠, 결점, 하자, 근심, 굳어진 좋지 않은 버릇, 괴로워하다, 어려워하다, 피곤하다, 원망하다, 괴롭히다, 비방하다, 욕보이다, 책망하다, 성벽(性癖=몸에 밴 습관), 손해, 손해를 입히다, 시들다, 마르다, 헐뜯다, 굶주리다 등 여러 뜻이 있는 문자입니다. 여기서는 '병들다'의 뜻으로 쓰겠습니다.

몰(歿) : 죽을 몰, 죽다(沒), 끝나다, 끝내다, 숨다, 은거하다, 떨어지다, 해가 지다 등의 뜻으로 쓰입니다. 여기서는 '죽다'의 뜻으로 쓰겠습니다.

고(苦) : 쓸 고, 괴로움, 고통, 괴로워하다, 애쓰다, 힘쓰다, 쓴맛, 씀바귀, 쓴맛 나는 나물, 많다, 오래 계속되다, 거칠다, 엉성하다, 졸렬하다, 무르다, 욕되다, 욕보이다, 싫어하다, 깊이, 심히, 기어코, 땅이름 호 등의 뜻으로 쓰입니다. 여기서는 '괴로움'의 뜻으로 쓰겠습니다.

철 지감 조식 금촉(哲 止感 調息 禁觸) : '밝은이는 감정을 그치고(止感), 호흡을 조절하며(調息), 접촉을 금한다(禁觸).'라는 뜻이 됩니다.

철(哲) : 밝을 철, 밝다, 총명하다, 슬기롭다, 철인(도리나 사리에 밝은 사람), 알다, 결단하다, 높임말 등의 뜻으로 쓰입니다. 여기서는 '밝은 이'의 뜻으로 쓰겠습니다.

지(止) : 그칠 지, 그치다, 멈추다, 멎다, 금(禁)하다, 끝나다, 억제하다, 없애다, 머무르다, 붙들다, 만류하다, 모이다, 모여들다, 손에 넣다, 이르다, 도달하다, 되돌아오다, 만족하다, 자리 잡다, 꼭 잡다 등의 뜻으로 쓰입니다. 여기서는 '그치다 또는 멈추다'의 뜻으로 쓰겠습니다.

지감(止感) : '감정(느낌)을 그치다 또는 감정을 멈추다'의 뜻이 됩니다.

조(調) : 고를 조, 고르다, 조절하다, 헤아리다, 길들이다, 갖추다, 어울리다, 적합하다, 꼭 맞다, 지키다, 보호하다, 살피다, 조사하다, 비웃다, 조롱하다(嘲弄), 가락, 음률(音律), 취향, 운치, 속이다, 기만하다, 부르다, 불러내다, 아침(주) 등의 뜻으로 쓰입니다. 여기서는 '조절하다 또는 고르다'의 뜻으로 쓰겠습니다.

식(息) : 숨 쉴 식, 숨 쉬다, 숨, 호흡, 호흡하다, 생존하다, 살다, 생활하다, (숨을)쉬다, 휴식, 번식하다, 자라다, 키우다, 그치다, 그만두다, 중지하다, 아이, 자식(子息=아들과 딸의 총칭) 등의 뜻으로 쓰입니다. 여기서는 '호흡'의 뜻으로 쓰겠습니다.

조식(調息) : '호흡을 조절하다 또는 숨을 고르다'라는 뜻으로 씁니다.

금(禁) : 금할 금, 금하다(禁), 꺼리다, 견디다, 이겨내다, 누르다, 억제하다, 삼가다(몸가짐이나 언행을 조심하다), 비밀, 금령(禁令), ~을 못하게 하다, 규칙, 계율, 비밀, 감옥, 대궐, 궁궐, 주술, 저주, 짐승을 기르는 우리 등의 뜻으로 쓰입니다. 여기서는 '금하다'의 뜻으로 쓰겠습니다.

촉(觸) : 닿을 촉, 닿다, 치르다, 느끼다, 받다, 떠받다, 감동하다, 범하다(犯), 더럽히다, 물고기 이름 등의 뜻으로 쓰입니다. 여기서는 '접촉(닿다)'의 뜻으로 쓰겠습니다.

금촉(禁觸) : '접촉(닿음)을 금하다'의 뜻으로 씁니다. 여기서 '감정을 그치고(止感), 호흡을 조절하며(調息), 접촉을 금(禁觸)'하라는 것은 역사가 기록된 이래 모든 수도자(修道者)의 기도와 수행뿐 아니라 모든 기(氣) 수련자, 기타 모든 수행자의 기본 바탕이 되는 가르침입니다. 이러한 경전이 우리의 선조들로부터 전해져 내려왔다는 것이 너무나 가슴 벅찬 일입니다.

일의화행(一意化行) : '오로지 한뜻으로 수행하여'의 뜻이 됩니다.

일(一) : 한 일, 하나, 한 번, 처음, 첫째, 첫 번째, 오로지, 모두, 전체, 온, 전, 모두, 하나의, 한결같은, 다른, 또 하나의, 만일, 혹시, 같다, 동일 등의 뜻으로 쓰입니다. 여기서는 '오로지 하나 또는 하나'의 뜻으로 쓰겠습니다.

의(意) : 뜻 의, 뜻, 생각, 생각으로 하는 모든 행위, 정신의 본체, 마음, 사사로운 마음, 사욕, 생각건대, 의심하다, 헤아리다, 기억할 억 등의 뜻으로 쓰입니다. 여기서는 '뜻 또는 마음'의 뜻으로 쓰겠습니다.

화(化) : 될 화, 되다, 화하다, 교화, 교화하다, 감화하다, 가르치다, 본받다, 변천하다, 달라지다, 죽다, 망하다, 없애다, 제거하다, 교역하다, 태어나다, 바꾸다, 모양이 바뀌다, 고쳐지다, 따르다, 천지자연이 만물을 생육하는 작용, 천지의 운용, 변화의 법칙, 변화, 조화(造化) 등 여러 뜻으로 쓰입니다. 여기서는 '변화를 일으켜 또는 조화를 일으켜'의 뜻으로 쓰겠습니다.

행(行) : 갈 행, 다닐 행, 가다, 걷다, 다니다, 행하다, 하다, 행하여지다, 쓰이다, 나아가다, 돌다, 순시하다, 늘다, 뻗다, 장사지내다, 시집가다, 보다, 관찰하다, 길, 도로, 통로, 고행, 계행, 행실, 행위, 여행, 여장(旅裝 : 여행할 때의 차림), 항렬(行列) 항, 줄, 대열, 순서, 차례, 같은 또래, 의지가 굳센 모양, 늘어서다 등의 뜻으로 쓰입니다. 여기서는 '행하다'의 뜻으로 쓰겠습니다.

반망즉진(返妄卽眞) : '허망함(三妄)을 되돌려 참됨(三眞)으로 나아간다면'의 뜻이 됩니다.

반(返) : 돌아올 반, 돌이킬 반, 돌아오다, 되돌아오다, 되돌려주다, 돌려보내다, 되돌리다, 바꾸다, 새롭게 하다 등의 뜻으로 쓰입니다. 여기서는 '되돌리다'의 뜻으로 쓰겠습니다.

망(妄) : 허망할 망, 망령될 망, 허망하다, 망령되다, 어그러지다, 헛되다, 잊다, 잊어버리다, 거짓, 제멋대로, 함부로 등의 뜻으로 쓰입니다. 여기서는 '허망함(三妄)'의 뜻으로 쓰겠습니다.

즉(卽) : 곧 즉, 곧, 가깝다, 가까이하다, 나아가다, 이제, 만약, 만일, 혹은, 끝나다, 죽다 등의 뜻으로 쓰입니다. 여기서는 '나아가다'의 뜻으로 쓰겠습니다.

발대신기(發大神機) : '하느님과 같은 기틀이 크게 일어나'의 뜻으로 풀이하겠습니다.

발(發) : 필 발, 피다, 피어나다, 일어나다, 떠나다, 나타나다, 드러내다, 밝히다, 들추다, 계발하다, 베풀다, 쏠 발, 쏘다, 빠른 발 모양, 파견하다 등의 뜻으로 쓰입니다. 여기서는 '일어나다 또는 드러내다'의 뜻으로 쓰겠습니다.

대(大) : 큰 대, 크다, 넓다. 높다, 많다, 존귀하다, 훌륭하다, 뛰어나다, 자랑하다, 하늘, 존경하거나 찬미(讚美)할 때 쓰는 말, 중요시하다 등 이외에도 여러 가지 뜻으로 쓰입니다. 여기서는 '크다'라는 뜻으로 쓰겠습니다.

신(神) : 하느님 신, 귀신 신, 신령, 정신, 마음, 혼, 불가사의한 것, 영묘하다, 신기하다, 영험하다, 소중하다, 덕이 높은 사람, 해박한 사람 등의 뜻으로 쓰입니다. 여기서는 '하느님'으로 쓰겠습니다.

기(機) : 틀 기, 틀, 기계, 베틀, 기틀, 고동(기계장치), 재치, 기교, 때, 시기, 기회, 거짓, 허위, 권세, 갈림길, 분기점, 비롯하다, 위태롭다, 위험하다 등의 뜻으로 쓰입니다. 여기서는 '기틀'의 뜻으로 쓰겠습니다.

성통공완 시(性通功完 是) : '본성을 깨달아 꿰뚫어 통하고(性通) 공적을 완전하게 이룸(功完)'이 바로 이것이다.

성(性) : 여기에서 성(性)은 '본성을 깨닫다'의 뜻으로 씁니다.

통(通) : 통할 통, 통하다, 꿰뚫다, 오가다, 내왕하다, 알리다, 알다,

정을 통하다, 두루 미치다, 환히 비치다 등의 뜻으로 쓰입니다. 여기서는 '꿰뚫어 통한다'라는 뜻으로 쓰겠습니다.

공(功) : 공 공, 공, 공로, 공적, 일, 사업, 공부, 공의(公義), 보람, 업적 등의 뜻으로 쓰입니다. 여기서는 '공부 또는 공적'의 뜻으로 쓰겠습니다.

완(完) : 완전할 완, 완전하다, 완전하게 하다, 끝내다, 일을 완결 짓다, 온전하다, 결함이나 부족이 없다, 다스리다, 수선하다, 둥글다, 둥근 모양, 튼튼하다, 견고하다, 스스로 만족해하는 모양 등의 뜻으로 쓰입니다. 여기서는 '완전하게 이룸'의 뜻으로 쓰겠습니다.

시(是) : 옳을 시, 이 시, 옳다, 바르다, 이것, 여기, 바르게 하다, 바로잡다, 다스리다 등의 뜻으로 쓰입니다. 여기서는 '바로 이것'의 뜻으로 씁니다.

【편하게 읽기】

衆 善惡淸濁厚薄 相雜 從境途任走 墮 生長肖病沒苦 哲 止感 調息 禁觸 一意化行 返妄卽眞 發大神機 性通功完 是

많은 사람들은 마음의 착하고 악한 것과 기운의 맑고 탁함, 그리고 몸의 두터움과 빈약함이 서로 뒤섞여, 삼도(三途=감·식·촉)의 18경계를 좇아 제멋대로 내달리다가, '나고(生), 자라고(長), 쇠약하고(肖), 병들고(病), 죽는(沒) 괴로움(苦)'에 빠지고 말지만, 밝은이는 감정을 그치고(止感), 숨을 고르게 하며(調息), 접촉(닿음)을 피하여(禁觸) 오로지 한뜻으로 수행하고, 허망함(三妄)을 되돌려 참됨(三眞)으로 나아간다면 하느님과 같은 기틀이 크게 일어나 '본성을 깨달아 꿰뚫어 통(性通)하고, 공적을 완전하게 이룸(功完)'이 바로 이것이다.

강의록을 마치며

단기 4344년(서기 2011년) 가을에 자연의 원리 강의록 시리즈 1편 『현성의 쟁기로 새 문명의 밭을 갈다 - 간·담편』이 나오고 9년이 지난 단기 4353년(서기 2020년) 6월에 완결편인 6편 '신장·방광편'이 나와 시리즈 전 6권이 완간되는데, 도움을 주신 모든 분께 감사한 마음을 전한다.

이 책은 단기 4331년(서기 2008년) 가을에 진행된 《자연의 원리 요법사 과정》 제33기 수강생을 대상으로 강의한 것을 녹취하여 책으로 펴낸 것이다.

강의시간에도 그러하지만, 동양철학(사상·과학)과 사람의 정기신에 대해 쉽게 전달하기 위해 나름대로 최선을 다하였다. 그러나 사람의 생사와 만병의 근원을 밝히고, 그 해결책을 제시하는데 있어 여러 부분에서 어려움이 있었다.

그 이유는 현대를 살아가는 우리가 외래사상에 물들어 서구적 의식으로 편중화 되어 있고, 특히 의학 분야에서는 서양의학에 종속되다시피 지식과 상식이 고착화되어 있음을 확인하였다.

뿐만 아니라 각종 언론매체와 교육 현장에 이르기까지 지난 수십 년간 '서양인보다 한국인은 짜게 먹는다. 그래서 당뇨, 고혈압, 암 환자가 늘어났다.'라는 말로 매트릭스를 만들어 세뇌해 왔다.

지금 이 땅에서 조상들의 지혜가 담긴 전통 음식들은 서구의 샐러드만도 못한 음식이 되고 업신여기기까지 한다. 조상대대로 전통 음식인 절임음식, 발효음식, 담그는 음식들을 영양하며 우리 몸을 만들어 왔는데, 나트륨이 많다고 김치가 몸에 해롭다고까지 한다. 우리 고유의 전통 음식들은 8할 이상이 짠맛으로 되어 있다. 그만큼 우리 몸을 구성하는데 필요해서이지 않을까? 서양 수치의학에 맹목화 되어 우리 것을 부정하고, 이제는 짜게 먹는다고 하면 얼굴을 찌푸릴 정도로 교양 없는 사람으로 취급하기 일쑤다.

더구나 서양을 통해 건너온 커피 전문점들은 공격적으로 시장을 확장하여, 이제는 현대인들의 가장 선호하는 기호식품으로 자리매김하고 있다. 이 말은 전통 음식 대부분의 맵고 짠맛(수기)은 피하고, 상대적으로 쓴맛(화기)을 많이 섭취하게 되는 음식문화가 정착되었다는 것이다. 이러한 식습관은 결국 짠맛(수기)과 쓴맛(화기)의 불균형뿐 아니라 6장 6부의 균형을 어그러트려 인체 내에서의 생명활동에 막대한 영향을 끼치게 된다. 즉 자신에게 맞는 짠맛과 쓴맛의 적절한 섭취가 이루어지지 않을 경우 폐·대장과 신장·방광은 물론, 6장 6부에도 문제를 일으켜 온갖 질병에 시달리게 된다는 것이다.

자연의 원리 강의록 전체 분량 중 절반 정도는 짠맛의 중요성을 이야기했다고 봐도 될 것이다. 이 책을 읽는 독자께서 열린 마음으로 자연의 원리를 이해하여 깨닫고 활용할 수 있기를 간절한 마음으로 기원한다.

과분하게도 이 책 말미에 우리 민족의 3대 경전 중 『천부경』과 『삼일신고』 해설본을 용기를 내어 실었는데, 독자들의 비평을 달게 받겠다.

단기 4353년(서기 2020년) 2월 입춘절(立春節)에

다해 표상수 씀

찾아보기

【 ㅇ 】

【 ㅋ 】

【 ㅌ 】

【 ㅍ 】

【 ㅎ 】

【 책 】

오 행 속 성 표

삼태극(陰陽中)

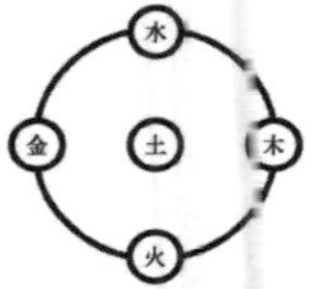

사상(下通地理)

오행(上通天門)

육기(中通人事)

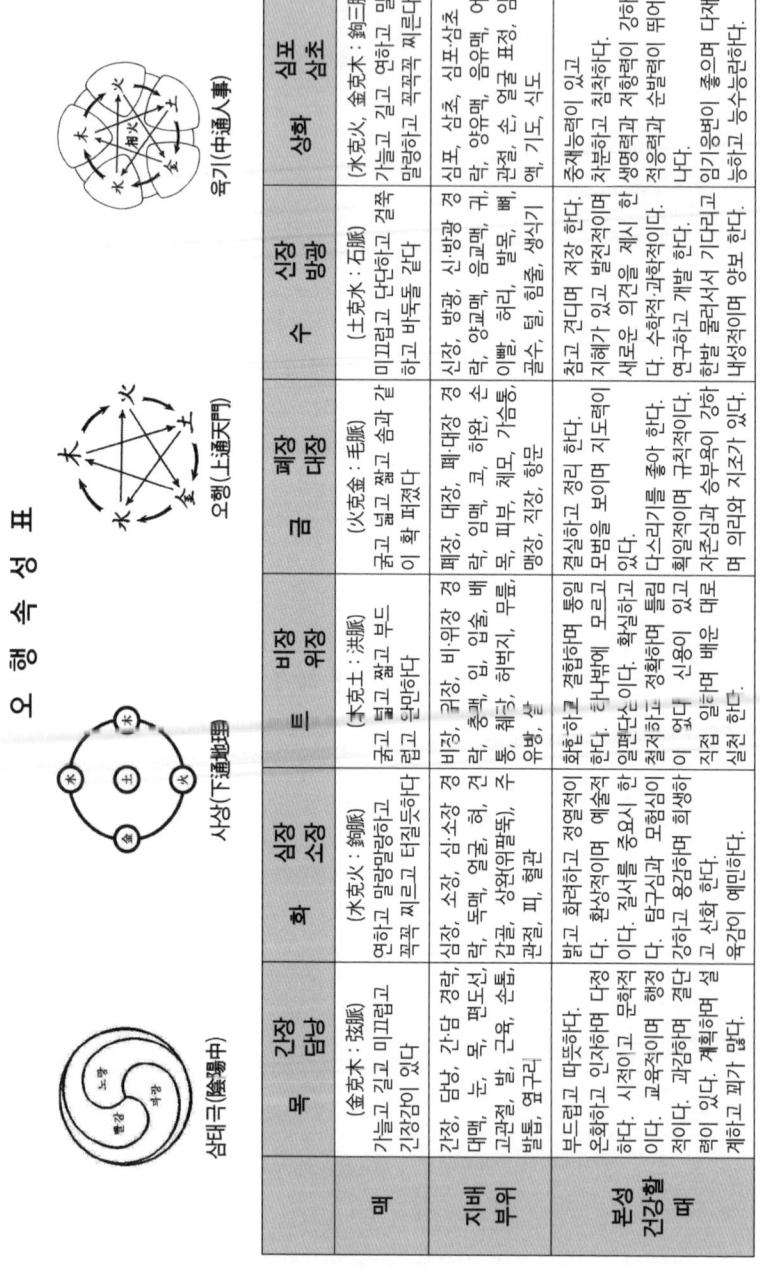

	목 간장 담낭	화 심장 소장	토 비장 위장	금 폐장 대장	수 신장 방광	상화 심포 삼초
맥	(金克木 : 弦脈) 가늘고 길고 미끄럽고 긴장감이 있다	(水克火 : 鉤脈) 연하고 말랑말랑하고 꼭꼭 찌르고 터질듯하다	(木克土 : 洪脈) 굵고 넓고 짧고 부드럽고 완만하다	(火克金 : 毛脈) 굵고 넓고 짧고 솜과 같이 확 퍼졌다	(土克水 : 石脈) 미끄럽고 단단하고 걸쭉하고 바둑돌 같다	(水克火, 金克木 : 鉤三脈) 가늘고 길고 연하고 말랑말랑하고 꼭꼭꼭 찌른다
지배 부위	간장, 담낭, 간·담 경락, 대맥, 눈, 목, 편도선, 고관절, 발, 근육, 손톱, 발톱, 옆구리	심장, 소장, 심·소장 경락, 독맥, 얼굴, 혀, 견갑골, 상완(위팔뚝), 주관절, 피, 혈관	비장, 위장, 비·위장 경락, 충맥, 입, 입술, 배통, 췌장, 허벅지, 무릎, 유방, 살	폐장, 대장, 폐·대장 경락, 임맥, 코, 하완, 손목, 피부, 체모, 가슴통, 맹장, 직장, 항문	신장, 방광, 신·방광 경락, 양교맥, 음교맥, 귀, 이빨, 허리, 발목, 뼈, 골수, 털, 힘줄, 생식기	심포, 삼초, 심포·삼초 경락, 양유맥, 음유맥, 어깨관절, 손, 얼굴 표정, 임파액, 기도, 식도
본성 건강할 때	부드럽고 따뜻하다. 온화하고 인자하며 다정하다. 시적이고 문학적이다. 교육적이며 행정적이다. 과감하며 결단력이 있다. 계획하며 설계하고 꾀가 많다.	밝고 화려하고 정열적이다. 환상적이며 예술적이다. 질서를 중요시 한다. 탐구심과 모험심이 강하고 용감하며 희생하고 산화 한다. 육감이 예민하다.	화합하고 결합하며 통일한다. 하나밖에 모르고 일편단심이다. 확실하고 철저하고 정확하며 틀림이 없다. 신용이 있고 직접 일하며 배운 대로 실천 한다.	결실하고 정리 한다. 모범을 보이며 지도력이 있다. 다스리기를 좋아 한다. 획일적이며 규칙적이다. 자존심과 승부욕이 강하며 의리와 지조가 있다.	참고 견디며 저장 한다. 지혜가 있고 발전적이며 새로운 의견을 제시 한다. 수학적·과학적이다. 연구하고 개발 한다. 한발 물러서서 기다리고 내성적이며 양보 한다.	중재능력이 있고 차분하고 침착하다. 생명력과 저항력이 강하고 적응력과 순발력이 뛰어나다. 임기응변이 좋으며 다재다능하고 능수능란하다.

병적증세	정신적 증상	쉽게 결단하며 변덕이 심하다. 약 올리고 심술 부린다. 욕하고 쉽게 화를 낸다. 폭력적이고 죽이고 싶어 한다. 비꼬아 말하고 남을 무시 한다. 남에게 가슴 아픈 말을 한다.	돌격하고 사생결단 한다. 신경질적이며 화를 잘 낸다. 버릇이 없고 교만하다. 지나치게 웃고 자주 놀라며 극단적인 생각을 한다. 사치하며 남에게 잘 보이고 싶어 한다.	공상 하고 망상하며 쓸데없이 생각하고 의심한다.. 거짓말하며 호언장담 한다. 게으르고 미련하다. 반복해서 말하고 확인하다. 비현실적 상황을 가정 한다	비관적이고 슬퍼하며 포기하고 절망하고 좌절한다. 자살 한다. 독재한다. 눈물이 많고 염세주의적이다. 동정심이 지나치다. 남을 불쌍하게 여긴다.	부정하고 반대하며 저항하고 반항 한다. 궁상떨며 엄살 부린다. 핑계를 대고 책임을 전가 한다. 될 것과 안 될 것을 반대로 생각 한다. 겁이 많다.	불안하고 초조하다. 신경이 예민하고 날카롭다. 부끄럽고 수줍고 아니꼽고 치사하게 여긴다. 이간질 한다. 집중력이 없고 무기력하다. 요령을 피우고 잔꾀를 부린다.
	육체적 증상	간암, 간염(A형, C형), 담석증, 늑막염, 편두통, 눈이 따갑고 눈물이 남, 백태, 입이 쓰다, 목이 쉬다, 편도선염, 가래, 근육통, 근육경련, 쥐가 남, 손(발)톱 이상, 닭살, 탈장, 이갈고 잠꼬대	심장통증, 숨차고 목이 마름, 얼굴이 붓고, 땀이 많다, 여드름, 심장성 고혈압, 주관절통, 견갑골통, 상완통, 좌골신경통, 혀의 이상, 말더듬, 심포삼초증 수반, 하혈, 생리통, 습관성 유산	위궤양, 위암, 췌장암, 위산과다, 속 쓰림, 위하수, 전(前)두통, 입과 입술 이상, 구취, 하치통, 구안와사, 무릎통증, 개기름, 당뇨병, 식욕의 이상항진, 맛을 모름, 비만, 눕기를 좋아함.	폐렴, 폐암, 대장염, 대장암, 맹장염, 직장암, 치질, 치루, 코피, 콧물, 비염, 축농증, 재채기, 기침, 해소천식, 손목관절통, 하완통, 상치통, 각종 피부병, 설사	신부전증, 신석증, 방광염, 소변 빈삭, 후(後)두통, 눈알이 빠질듯함, 귀의 이상, 중이염, 요통, 종아리통, 발목관절통, 신장성 고혈압, 뼈·골수·힘줄 이상, 골수염, 식욕부진, 자주 하품을 함.	한열왕래, 통증(저린증) 이동, 미릉골통, 임파액이 뭉침, 손(발)이 저리고 붓는다, 손바닥이 땀나고 벗겨지고 갈라진다, 가슴이 답답하다, 어깨가 무겁다, 견관절염, 매핵, 각종 신경성 질환
육색		청(青)	적(赤)	황(黃)	백(白)	흑(黑)	광(光)
육향		신내, 누린내	단내, 불내, 쓴내	향내, 구린내	비린내, 박하내	짠내, 꼬랑내, 지린내	생내, 먼지내, 곰팡이내
육성		呼(부르짖는 소리)	笑(웃음소리)	歌(가는 목소리)	哭(곡소리)	呻(신음소리)	흐느낌
육지		怒(화냄)	喜(기쁨)	思(생각)	悲(슬픔)	恐(무서움)	불안, 초조함

	목 간장 담낭	화 심장 소장	토 비장 위장	금 폐장 대장	수 신장 방광	상화 심포 삼초
몸짓	한숨	딸꾹질	트림	재채기	하품	진저리
육액	눈물	땀	개기름	콧물	침	한열
육기능	색(色)	촉감(觸感)	미(味)	취(臭)	성(聲)	기(氣)
육대기	풍(風)	열(熱)	습(濕)	조(燥)	한(寒)	화(火)
육계절	봄(春)	여름(夏)	장하(수영하는 기간)	가을(秋)	겨울(冬)	환절기
일생	출생	결혼	장년	노년	사망	생명
육미	신맛, 고소한 맛, 노린내 나는 맛	쓴맛, 단내 나는 맛 불내나는 맛	단맛, 향내 나는 맛 곯은내 나는 맛	매운맛, 비린맛, 화한맛	짠맛, 꼬랑내 나는 맛 지린내 나는 맛	떫은맛, 생내 나는 맛, 아린맛, 흙내 나는 맛
육곡	귀리, 메밀, 밀, 보리, 동부, 팥, 강낭콩	수수	기장, 피	현미, 율무	콩, 서목태(쥐눈이콩)	옥수수, 녹두, 조
육과	귤, 딸기, 포도, 모과, 사과, 앵두, 유자, 매실	살구, 은행, 해바라기씨, 자몽	참외, 호박, 대추, 감	배, 복숭아	밤, 수박	오이, 가지, 토마토, 바나나
육채	부추, 신김치, 깻잎	풋고추, 냉이, 상추, 쑥갓, 취나물, 고들빼기	고구마 줄기, 미나리, 시금치	파, 마늘, 고추, 달래, 무, 배추	미역, 다시마, 파래 등 각종 해초류, 콩떡잎	콩나물, 고사리, 우엉, 버섯, 양배추, 우무, 아욱
육육	개, 닭, 계란, 메추리 알, 동물의 간, 쓸개	염소, 참새, 칠면조, 동물의 염통, 곱창, 피	소, 토끼, 동물의 비장, 위장, 췌장	말, 고양이, 생선, 조개류, 동물의 허파, 대장	돼지, 해삼, 개구리, 동물의 신장, 방광, 생식기	양(羊), 오리, 오리 알, 꿩, 번데기

육조미료	식초, 참기름, 들기름, 마아가린	술, 짜장, 면실유	엿기름, 꿀, 설탕, 잼, 우유, 버터, 포도당	고춧가루, 고추장, 후추, 박하, 생강, 겨자,	소금, 된장, 두부, 간장, 치즈, 젓갈류	된장, 케첩, 마요네즈
육다	오미자차, 땅콩차, 유자차, 들깨차, 오렌지주스	홍차, 녹차, 커피, 영지버섯차	인삼차, 칡차, 식혜, 두충차, 구기자차, 대추차	생강차, 율무차, 수정과	두향차, 두유	요구르트, 코코아, 덩굴차, 로얄제리, 알로에, 이온음료
육근	땅콩, 들깨, 잣, 호도	더덕, 도라지	고구마, 칡, 연근	양파, 무릇	마	감자, 도토리, 토란, 죽순
황제내경 침 법	인영대 1배 담경 구허 규음 간경 태충	인영대 2배 소장경 소택 완골 심경 소부	인영대 3배 위경 여태 충양 비경 태백	인영대 3배 대장경 상양 합곡 폐경 소상	인영대 2배 방광경 지음 속골 신경 태계	인영대 1배 삼초경 관충 액문 심포경 중충
	인영4배 족 임읍	인영4배 후계	인영6배 합곡(족삼리)	인영6배 합곡	인영4배 신맥	인영4배 외관
	촌구대 1배 담경 구허 간경 태충 태돈	촌구대 2배 소장경 소택 심경 소부 소충	촌구대 3배 위경 충양 비경 태백 상구	촌구대 3배 대장경 상양 폐경 소상 어제	촌구대 2배 방광경 지음 신경 태계 용천	촌구대 1배 삼초경 관충 심포경 중충 노궁
	촌구6배 태충	촌구6배 태충(소부)	촌구4배 공손	촌구4배 열결	촌구4배 조해	촌구4배 내관
육합혈	양릉천	하거허	족삼리	상거허	위중	위양
12모혈	간장 : 기문 담낭 : 일월	심장 : 거궐 소장 : 관원	비장 : 장문 위장 : 중완	폐장 : 중부 대장 : 천추	신장 : 경문 방광 : 중극	심포 : 잔중 삼초 : 석문
12유혈	간유 담유	심유 소장유	비유 위유	폐유 대장유	신유 방광유	심포유 삼초유

【참고문헌】

《국어대사전》 이희승 편, 민중서관, 1961년
《교학 한한대사전》 ㈜ 교학사, 1998년
《한한대사전》 전 15권, 단국대학교 동양학연구소, 1999년
《실용한지사전》 조한구, 목인법한자연구원, 1997년
《한국민족문화대백과사전》 한국정신문화연구원, 1997년
《천자문》 주흥사, 박병대 역해, 일신서적 출판사, 1969년
《김성동 천자문(하늘의 섭리 땅의 도리)》 김성동, 도서출판 청년사, 2004년
《황당 천자문 교본》 전 10권 박소천, 도서출판 소천성, 2012년
《고운집》 최치원, 한국고전번역원, 2009년
《계원필경집》 최치원, 한국고전번역원, 2009년
《천도아리랑학》 김무덕, 세명문화사, 1997년
《천부경(삼일신고)》 최민자, 모시는사람들, 2006년
《천경신고》 배달민족진흥회, 도서출판 한문화배달민족, 2011년
《베일 벗은 천부경》 조하선, 도서출판 물병자리, 1998년
《천부경 집주》 제상재, 도서출판 삼양, 1997년
《문자에 숨겨진 민족의 연원》 유찬균, 집문당, 1999년
《오행생식요법》 김춘식, 도서출판 유림, 1992년
《맥진법》 김춘식, 도서출판 유림, 1995년
《선도체험기》 8·9·10권 김태영, 도서출판 유림, 1992년
《황제내경소문해석》 홍원식, 고문사, 1990년
《황제내경영추해석》 홍원식, 고문사, 1994년
《황제내경운기해석(오운 육기)》 백윤기, 고문사, 1992년
《의방류취》 번역 북한 의학과학원 동의학연구소, 북한·의학출판사, 영인 여강출판사, 1991년
《화타경혈총서》 편집부 ㈜ 성한&김, 1989년
《경혈도》 상·하권 이병국 도서출판 현대침구원, 1995년
《소설 天子文》(문자의 정신학) 박소천, 도서출판 소천성, 초판. 1993년
《한국인에게 역사는 있는가》 김종윤, 도서출판 일깨움, 2016년
《인물로 본 한반도 조선사의 허구》 김종윤, 여명출판시(집문당), 2004년
《한단고기》 임승국 번역·수해, 정신세계사, 1986년
《환단고기》 김은수 해설, 가나출판사, 1985년
《부도지》 박제상 지음, 김은수 옮김, 한문화, 2002년